感染症

診療に役立つ 学べる

カラーイラストレイティッド

編集
松島敏春 川崎医科大学名誉教授
二木芳人 昭和大学医学部臨床感染症学講座教授
尾内一信 川崎医科大学小児科学教室主任教授
寺田喜平 川崎医科大学小児科学教室教授

診断と治療社

序　文

　川崎医科大学では，2011年より感染症の講義ユニットが新しく始まりました．新しい講義ユニットですので，講義内容の検討や教科書の選定には大変苦労しました．教科書として適当な本をいろいろ探しましたが，ふさわしい本はなく，それなら思い切って自分たちで教科書を作ろうということになりました．幸い，川崎医科大学呼吸器内科には故副島林造教授，松島敏春現名誉教授，昭和大学の二木芳人教授という感染症に強い先生方が所属していらっしゃったこともあり，それに伴って感染症専門医や指導医だけでなく感染症に興味を持つ多くの医師が育つことになりました．私自身も科は異なりますが，3人の先生方から多くの教えをいただいた者のひとりです．また小児科にも，尾内一信教授，中野貴司教授と感染症関係の指導者がいらっしゃいます．一時は感染症指導医の数が日本で一番多い大学であったと聞いています．そして現在もなお，感染症に興味を持つ医師，感染症専門医や指導医が多く在籍しています．

　この本の特徴は，感染症の知識を基礎から臨床へとつなげることを大きな柱としています．臨床で疑問となった時に，基本に戻ることができるように配慮しています．またできるだけわかりやすいイラストや図，表を利用して，自分で学べるように工夫し，さらに感染症に興味のある研修医や感染症専門医を目指す方でも利用できるように配慮しました．感染症を宿主別に分けて，小児，高齢者，膠原病，腎疾患，糖尿病，血液悪性腫瘍などと，関連する感染症をまとめたことも特徴です．診断の基本や忘れがちな検体の採り方，さらに治療についても細菌，ウイルス，真菌に分けてまとめています．また多くの基本的な症例を呈示しています．きっと多くの学生や研修医，感染症に興味のある先生方に満足していただけると信じています．しかし，まだまだ至らない点もあるかと思いますので，皆様からのご指導，ご鞭撻をいただければ幸いです．

　今回，私が講義ユニットの責任者ということで，大先輩の先生方を差し置いて序文を書かせていただきましたが，本来なら末席にいるものであり，どうかお許しください．

　最後に，出版にあたり，ご尽力くださった編集の先生方，ご多忙の中，原稿をご執筆いただいた先生方に心より感謝いたします．また，診断と治療社の土橋幸代さん，二村香央里さんには並々ならずお世話になりました．ありがとうございました．

2011年12月吉日

川崎医科大学小児科学教室
寺田喜平

執筆者一覧

編集

松島敏春	川崎医科大学名誉教授
二木芳人	昭和大学医学部臨床感染症学講座教授
尾内一信	川崎医科大学小児科学教室主任教授
寺田喜平 （責任編集）	川崎医科大学小児科学教室教授

執筆（50音順）

井上和彦	川崎医科大学総合臨床医学教室
梅原憲史	川崎医科大学骨・関節整形外科学教室
尾内一信	川崎医科大学小児科学教室
岡脇　誠	川崎医科大学臨床腫瘍学教室
沖野哲也	川崎医科大学微生物学教室
荻野隆光	川崎医科大学救急医学教室
柏原直樹	川崎医科大学腎臓・高血圧内科学教室
鎌田智有	川崎医科大学消化管内科学教室
岸本寿男	岡山県環境保健センター内科
黒川勝己	川崎医科大学神経内科学教室
河口　豊	川崎医科大学医学部附属病院中央検査部
小橋吉博	川崎医科大学呼吸器内科学教室
是永匡紹	国立国際医療研究センター国府台病院肝炎・免疫研究センター
佐々木　環	川崎医科大学腎臓・高血圧内科学教室
下屋浩一郎	川崎医科大学産婦人科学教室
砂田芳秀	川崎医科大学神経内科学教室
田坂大象	川崎医科大学血液内科学教室
垂水研一	川崎医科大学消化管内科学教室
寺田喜平	川崎医科大学小児科学教室
永井　敦	川崎医科大学泌尿器科学教室
中野貴司	川崎医科大学小児科学教室
二木芳人	昭和大学医学部臨床感染症学講座

根石陽二	川崎医科大学循環器内科学教室
春間　賢	川崎医科大学消化管内科学教室
福島久毅	川崎医科大学耳鼻咽喉科学教室
藤井智浩	川崎医科大学泌尿器科学教室
藤井　豊	川崎医科大学微生物学教室
藤本壮八	川崎医科大学腎臓・高血圧内科学教室
牧野英一	川崎医科大学皮膚科学教室
松木道裕	川崎医科大学糖尿病・代謝・内分泌内科学教室
松島敏春	川崎医科大学名誉教授
宮下修行	川崎医科大学総合内科学1教室
守田吉孝	川崎医科大学リウマチ・膠原病学教室
山口佳之	川崎医科大学臨床腫瘍学教室
山下直人	川崎医科大学総合臨床医学教室
山根一和	川崎医科大学公衆衛生学
吉田耕一郎	昭和大学医学部臨床感染症学講座
和田秀穂	川崎医科大学血液内科学教室

CONTENTS

序文 iii
執筆者一覧 iv

A. 原因微生物

1	細菌	山根一和	2
2	ウイルス	藤井　豊	10
3	マイコプラズマ，クラミジア	宮下修行	17
4	リケッチア	岸本寿男	20
5	スピロヘータ	山根一和	26
6	寄生虫	沖野哲也	28
7	真菌	吉田耕一郎	31
8	プリオン	砂田芳秀	35

B. 宿主別感染症

1	小児の感染症	寺田喜平	40
2	高齢者の感染症	井上和彦	43
3	膠原病と感染症	守田吉孝	46
4	腎疾患と感染症（腎不全と透析に関連した感染症） 佐々木　環，藤本壮八，柏原直樹		49
5	糖尿病と感染症	松木道裕	53
6	血液悪性腫瘍と感染症	和田秀穂	56
7	固形がんと感染症	岡脇　誠，山口佳之	59
8	移植と感染症	田坂大象	62

C. 主な疾患

1	不明熱	小橋吉博	70
2	急性上気道炎	山下直人	75
3	耳鼻咽喉科関連感染	福島久毅	83
4	下気道感染	松島敏春	89
5	結核（抗酸菌感染）	小橋吉博	103
6	尿路感染	藤井智浩，永井　敦	108
7	敗血症	宮下修行	115
8	腹腔内感染（肝膿瘍，腹膜炎）	是永匡紹	120
9	心血管系感染	根石陽二	124
10	中枢神経感染	黒川勝己	128

11	皮膚軟部組織感染	牧野英一	139
12	外傷と感染	荻野隆光	145
13	消化管感染（食道・胃）	鎌田智有	151
14	消化管感染（下部消化管）	垂水研一，春間　賢	156
15	骨と関節の感染	梅原憲史	166
16	性感染症と生殖器感染（女性）	下屋浩一郎	171
17	性感染症と生殖器感染（男性）	藤井智浩，永井　敦	177
18	肝炎	是永匡紹	182
19	HIV，HTLV	和田秀穂	193
20	深在性真菌感染	吉田耕一郎	203
21	小児の細菌感染	尾内一信	212
22	小児のウイルス感染	寺田喜平	227
23	感染性発疹	寺田喜平	240
24	海外からの輸入感染	中野貴司	244

D. 診断の総論

| 1 | 検査・診断の実際 | 山根一和 | 252 |
| 2 | 検体の採り方 | 河口　豊 | 257 |

E. 治療の総論

1	細菌	二木芳人	262
2	ウイルス	寺田喜平	267
3	真菌	吉田耕一郎	271

F. 予防の総論

1	予防接種	寺田喜平	276
2	院内感染対策	山根一和	280
3	感染症法	寺田喜平	286

付録

1. 感染症治療薬一覧 290
2. 薬物相互作用一覧 302

問題の解答 308
INDEX 313

Column

ウイルス感染症における診断の基本は？	寺田喜平	9
抗体検査の基本は？	寺田喜平	30
抗体測定はどの方法で？	寺田喜平	48
胸部X線写真読影のコツ	松島敏春	67
抗菌薬と抗生物質は何が違う？	二木芳人	102
成人における肺炎診療ガイドライン	松島敏春	119
抗菌薬の選択は，広域あるいは狭域のどちらがよいの？	尾内一信	123
抗体の有意な増加とは？	寺田喜平	144
原因菌が同じでも，感染部位によって抗菌薬の選択，用法が異なる	尾内一信	165
耐性菌は抗菌薬を使えば増える？	二木芳人	170
小児における肺炎の抗菌薬選択	尾内一信	226
抗菌薬の投与が必要な呼吸器感染症	松島敏春	260

A 原因微生物

A-1 細菌

- 細菌の形状は球形，桿状，らせん形の3種類に大別される．細胞壁を有さないマイコプラズマ，細胞内寄生性のリケッチア，クラミジアも細菌に分類される．
- 球菌は2つの菌体が対を成した形の双球菌，連鎖状のレンサ球菌，ブドウの房状のブドウ球菌などに分類される．
- 桿菌には非常に短く球菌と見紛うようなものがあり，球桿菌とよばれる．代表的な菌に百日咳菌（*Bordetella pertussis*）や *Acinetobacter* 属などがある．通常の桿菌は棒状の菌である．
- らせん菌には細長く回転数が多いスピロヘータや回転数が少ない *Vibrio* 属がある．
- 細菌の大きさは概ね1〜10 μmである．
- グラム染色により染め分けることができる（図1[1]）．グラム陽性菌は紫色，グラム陰性菌は赤色に染色される．染色性の違いは細胞壁の組成によると考えられている．臨床で問題となる感染症の原因菌の多くはグラム陽性球菌もしくはグラム陰性桿菌である（表1）．

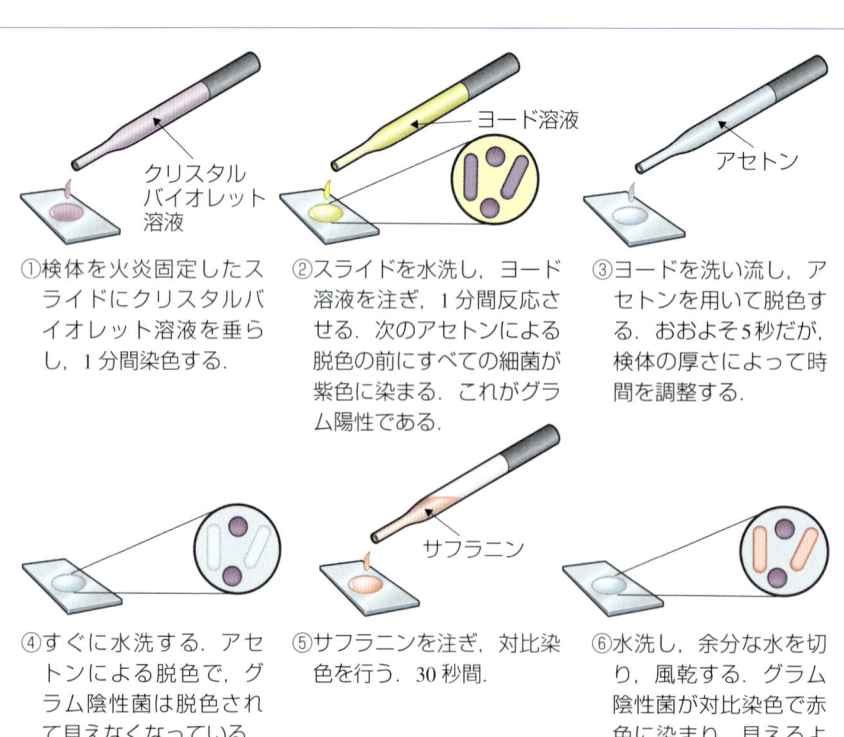

図1 グラム染色の手順
(朝野和典（訳）．微生物学的診断．山口惠三，他（監訳）．イラストレイテッド微生物学 第2版．丸善出版，2008: 22 をもとに作成)

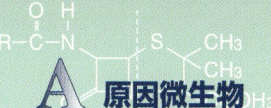

A 原因微生物

- 細菌は発酵と呼吸によってATPを産生する．呼吸には酸素が必要であるが，発酵では必要としない．呼吸のみを行う細菌を偏性好気性菌，発酵のみを行う細菌を偏性嫌気性菌，呼吸と発酵の両方を行うことができる菌を通性嫌気性菌とよぶ．

基本構造（図2[2])）

- 細菌は原核生物[※1]に分類され，細胞に核膜がなく，ミトコンドリアや小胞体を持たない．
- 最大の特徴は細胞膜の外側に細胞壁を持つことである．動物細胞には存在しないため，細胞壁は理想的な抗菌薬の標的となる．
- 細菌の蛋白合成に関与するリボソームはヒトのリボソームと構造が異なり，DNA複製に関与するDNAジャイレースやトポイソメラーゼIVも同じく構造が異なるため，これらも抗菌薬の標的となる．

[※1] 原核生物と真核生物
真核生物には真菌，原虫，蠕虫が含まれ，ヒトも真核生物である．

表1 代表的な感染症の原因菌とグラム染色性

	グラム陽性	グラム陰性
球菌	*Staphylococcus* 属 　*S. aureus*, *S. epidermidis* *Streptococcus* 属 　*S. pneumoniae*, *S. pyogenes*, *S. viridans* *Enterococcus* 属 　*E. faecalis*, *E. faecium*	*Neisseria* 属 　*N. gonorrhoeae*, *N. meningitidis* *Moraxella* 属 　*M. catarrhalis*
桿菌	*Bacillus* 属 　*B. cereus*, *B. anthracis* *Listeria* 属 　*L. monocytogenes* *Clostridium* 属 　*C. botulinum*, *C. tetani*, *C. difficile*	腸内細菌科 　*Escherichia* 属 　　*E. coli* 　*Klebsiella* 属 　　*K. pneumoniae* 　*Salmonella* 属 　　*S. enterica* subsp. *enterica* 　*Shigella* 属 　　*S. dysenteriae*, *S. flexneri* 　*Enterobacter* 属 　*Serratia* 属 ブドウ糖非発酵菌 　*Pseudomonas* 属 　　*P. aeruginosa* 　*Acinetobacter* 属＊ 　　*A. baumannii* その他 　*Haemophilus* 属 　　*H. influenzae* 　*Vibrio* 属 　　*V. cholerae*, *V. parahaemolyticus* 　*Campylobacter* 属 　　*C. jejuni*

＊ *Acinetobacter* 属は菌体が短く，球菌と区別がつきにくいことがあり，「球桿菌」と表現することがある．

A-1 細菌

● 細胞壁

- グラム陽性菌は細胞膜の外側に厚いペプチドグリカン層を持ち，タイコ酸とよばれるリンを含有する多糖様高分子を含む（図 3-A[3]）．
- グラム陰性菌のペプチドグリカン層は薄く，その外側に外膜を有する．外膜はリポ多糖とリン脂質による脂質の二重層であり，外部からの物質の透過がされにくくなっている．このため，外膜には外部から物質を取り込むために蛋白が存在し，ポーリンを形成して外部の物質を取り込んでいる（図 3-B[3]）．
- 結核菌に代表される *Mycobacterium*（マイコバクテリウム）属は細胞壁の構造が異なり，脂質に非常に富んでいる．このため菌体は強い疎水性を示し，グラム染色では染色されず，抗酸菌染色により染色される．

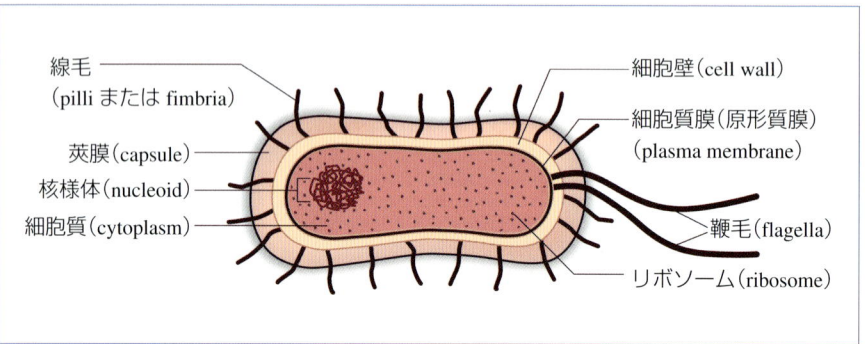

図2 細菌の一般的な構造

（大野章（訳）．細菌の構造，生育および代謝．山口惠三，他（監訳）．イラストレイテッド微生物学 第2版．丸善出版，2008: 53 をもとに作成）

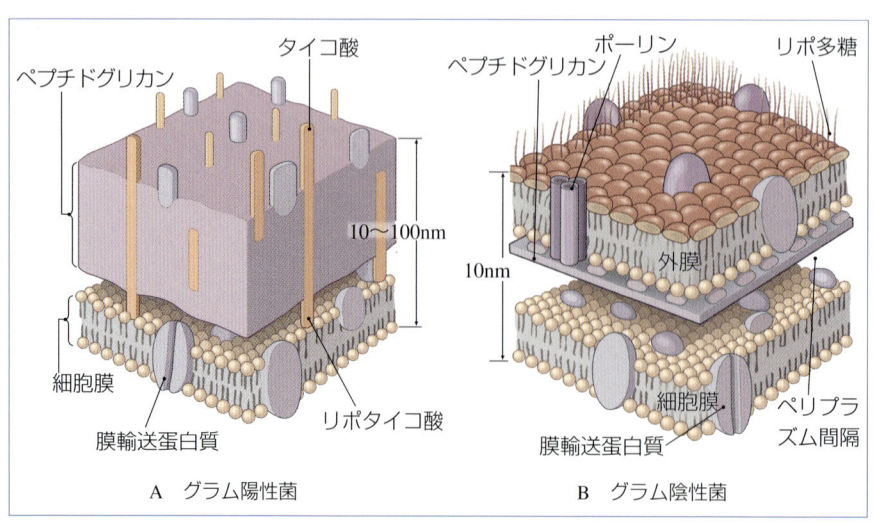

図3 細胞壁の構造

グラム陽性菌は厚いペプチドグリカン層に覆われているのに対し，グラム陰性菌のペプチドグリカン層は薄く，その外側に外膜が存在する．

（Black JG（著），林英生，他（監訳）．ブラック微生物学 第2版．丸善出版，2007: 85 をもとに作成）

A 原因微生物

● 細胞膜
- 細胞膜は動物細胞同様に脂質二重層からなる．
- 細胞内で合成された蛋白などを分泌する装置があり，I〜IV型の4種類が知られている．特にIII型とIV型分泌機構は外毒素などを標的細胞に注入する機能があることが知られている．

● 莢膜
- 莢膜は菌体の周囲に形成され，主に多糖体により構成される．
- 莢膜の作用として，ヒトの食細胞による貪食の回避やオプソニン抗体産生が難しくなること，補体結合の抑制などが知られており，細菌の病原因子の1つと考えられている．
- 莢膜を形成する代表的な菌として，肺炎球菌，インフルエンザ菌，髄膜炎菌がある．これらの菌による感染症は液性免疫障害[※2]がある場合に特に重症化しやすい．
- インフルエンザ菌は莢膜によりa〜f型に分類され，好中球に貪食されにくい[※3]．無莢膜型は中耳炎などの局所感染炎症を起こす．

● 芽胞
- 芽胞とは，休眠状態の細菌で，物理的化学的処理に対する抵抗性が高く，菌の周囲の環境が悪くなっても生き残ることができる．
- 炭疽菌，セレウス菌などの*Bacillus*（バチルス）属や*Clostridium*（クロストリジウム）属[※4]が菌体内に芽胞を作る．
- 芽胞を不活化させるためには高圧蒸気滅菌が必要である．

細菌毒素

- 細菌毒素は内毒素と外毒素に分けることができる．
- 外毒素は菌から菌体外へ分泌される毒素で，内毒素は菌の構成成分に由来する．

● 内毒素（エンドトキシン）
- エンドトキシンショックの原因となる．
- 細胞壁の構成成分であるリポ多糖（lipopolysaccharide：LPS）が主体である．LPSはリピドA，コア多糖，O抗原多糖[※5]に分けられ，リピドAの脂肪酸が外膜に埋め込まれている（図4）．
- リピドAがエンドトキシン活性を持つが，外膜に埋め込まれているため中和抗体は産生されない．
- グラム陰性菌に多い．
- 細胞壁の構成成分であるため，治療などにより菌体が破壊された時に特に放出される．
- LPSはマクロファージなどに作用し，大量の炎症性サイトカイン（IL-1やTNF-αなど）を産生させる．このサイトカインによってショックが引き起こされる．

※2　**液性免疫障害**
先天性液性免疫障害の代表として，X連鎖無ガンマグロブリン血症がある．成人では多発性骨髄腫や慢性リンパ性白血病による免疫グロブリンの機能低下や，脾臓の摘出および機能不全がある．

※3　**インフルエンザ菌b型**
臨床でもっとも重要な菌である．小児の髄膜炎など重症感染症の原因となる．ワクチンが開発されており，接種することにより感染症の発症を予防することができる．

※4　***Clostridium*属**
破傷風菌（*C. tetani*テタニ）やボツリヌス菌（*C. botulinum*ボツリヌム）は非常に毒力の強い毒素を産生する．*C. difficile*ディフィシルは抗菌薬関連下痢症の原因菌で，院内感染対策上，重要な菌である．

※5　**O抗原多糖**
O抗原多糖は数個の糖の繰り返し構造が特徴で，菌体抗原の決定基を含み，細菌の血清型別に用いられる．例えば，腸管出血性大腸菌の最も多い血清型は大腸菌O157である．

A-1 細菌

● 外毒素

◆細菌が菌体外に分泌し，生体に有害に働く蛋白の総称である．
◆様々な外毒素が知られており，代表的なものについて表2に示す．

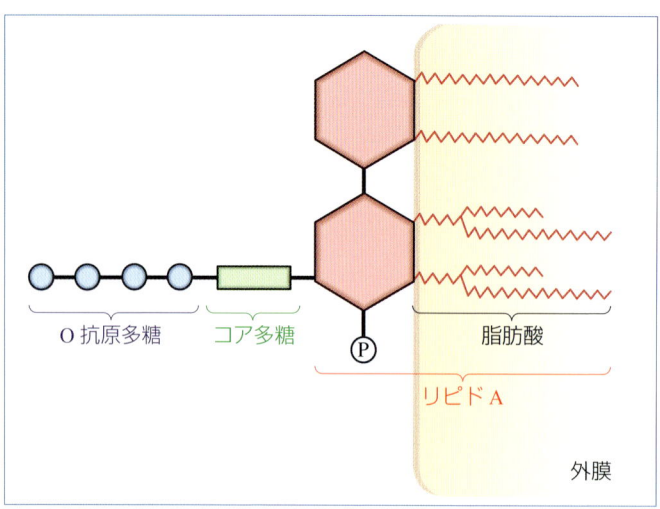

図4 リポ多糖（LPS）の構造
リピドAのうち，脂肪酸は細菌の外膜に埋もれている．リピドAとO抗原多糖は外膜から外界に突出している．O抗原多糖は数個の糖の繰り返し配列が特徴で，最大25回程度の繰り返しがある．

表2 代表的な外毒素の種類と作用機序

産生菌名	病気または症状	毒素の種類	作用機序	標的となる分子
黄色ブドウ球菌	toxic shock 症候群	TSST-1	スーパー抗原	TCRとMHCクラスⅡ
	食中毒	エンテロトキシン		
	SSSS 伝染性膿痂疹	表皮剥脱性毒素	セリンプロテアーゼ活性	表皮細胞のデスモゾーム
A群溶血性レンサ球菌	咽頭炎 猩紅熱	ストレプトリジンO	細胞膜に孔を形成	細胞膜のコレステロール
ジフテリア菌	ジフテリア	ジフテリア毒素	ペプチド伸長因子のADP-リボシル化による蛋白合成阻害	呼吸器系の上皮
ボツリヌス菌	ボツリヌス中毒	ボツリヌス毒素	神経末端からのアセチルコリン分泌を抑制	コリン作動性神経細胞
破傷風菌	破傷風	テタヌス毒素	神経末端からのGABA，グリシンの放出阻害	脊髄の抑制性シナプス
コレラ菌	コレラ	コレラ毒素	サイクリックAMPの上昇による水分の分泌亢進	小腸上皮細胞
赤痢菌	赤痢	志賀毒素	28S rRNAに対しN-グリコシダーゼ活性を持ち，蛋白合成を阻害	大腸上皮細胞
腸管出血性大腸菌	出血性大腸炎	ベロ毒素	蛋白合成阻害による細胞障害	腸管上皮細胞

表3 代表的な抗菌薬と耐性機構の種類

		抗菌薬の作用部位		
		細胞壁合成阻害	蛋白合成阻害	核酸合成阻害
耐性機序の種類	抗菌薬の不活化	・グラム陰性桿菌のβラクタマーゼ産生(βラクタム耐性)	・アミノグリコシド修飾酵素(アミノグリコシド耐性)	・AAC(6')-Ib-crによるキノロンの修飾*2
	標的部位の変異,保護	・腸球菌のバンコマイシン耐性遺伝子獲得によるペプチドグリカンの変異(グリコペプチド耐性) ・グラム陽性球菌のペニシリン結合蛋白の変異(βラクタム耐性)	・グラム陽性菌の23S rRNAメチラーゼ産生(MLS*1耐性) ・グラム陰性菌の16S rRNAメチラーゼ産生(アミノグリコシド耐性) ・23S rRNAの変異(MLS耐性)	・DNAジャイレース,トポイソメラーゼIVの変異*3(キノロン耐性) ・グラム陰性桿菌のQnrによるキノロン耐性*2
	細胞膜の変異と排出ポンプ	・緑膿菌のD2ポーリンの欠損(カルバペネム耐性)	・薬剤排出ポンプ(Mef:マクロライド耐性,Tet:テトラサイクリン耐性)	・薬剤排出ポンプ(NorA:グラム陽性菌のキノロン耐性,QepA*2:腸内細菌科のキノロン耐性)

赤字:プラスミドに媒介されている,または媒介されていることが多い抗菌薬耐性遺伝子.
*1 MLS:マクロライド,リンコサミド(クリンダマイシン,リンコマイシン),ストレプトグラミン(キヌプリスチン/ダルフォプリスチン).
*2 AAC(6')-Ib-crはアミノグリコシド修飾酵素であるが,近年,一部のキノロンをアセチル化することが明らかになった.グラム陰性桿菌のプラスミド性キノロン耐性は,耐性度は高くなく,臨床上,キノロン耐性に大きな影響はないと思われる.
*3 キノロン耐性はDNAジャイレース,トポイソメラーゼIVの変異によるものが臨床上,最も重要で,グラム陰性,陽性菌のみならず,結核菌やクラミジアのキノロン耐性にも関与している.

免疫応答

- 自然免疫(非特異的免疫)と獲得免疫(特異的免疫)の2種類がある.
- 非特異的免疫には正常の粘膜・皮膚,体液中に含まれる抗菌物質,補体,食細胞などが関与している.
- 特異的免疫には液性免疫と細胞性免疫が関与する.細菌感染には液性免疫がより関与し,細胞性免疫はウイルスや原虫,細胞内寄生菌に関与する.

抗菌薬耐性

- 細菌は様々な方法を用いて臨床で使用される抗菌薬に対して耐性を獲得する.
- 抗菌薬耐性には細菌がゲノム染色体上に保持している遺伝子の発現や変異によって生じるものと,外来性に遺伝子を獲得することによって生じるものがある.
- 外来性の遺伝子はプラスミドとよばれる環状DNA上に多数集積していることが多く,このプラスミドを獲得することによって容易に感受性菌が多剤耐性菌となる.

A-1 細菌

◆ 多剤耐性菌の蔓延が急速に進行しており，問題となっている[※6]．
◆ 様々な種類の耐性機序が知られているが，大別すると，①抗菌薬の不活化，②標的部位の変異または保護，③細胞膜が関与する耐性，の3種類に分類できる（表3）．

● 抗菌薬の不活化

不活化に関わる酵素には，①抗菌薬を分解するタイプ，②アセチル基やリン酸基などの置換基によって抗菌薬を修飾するタイプ，の2種類がある．①の代表はβラクタム系薬を分解するβラクタマーゼ，②の代表はアミノグリコシド耐性に関与するアミノグリコシド修飾酵素である．

● 標的部位の変異または保護

標的部位の変異には，①抗菌薬の標的となる蛋白のアミノ酸やリボソームRNA（rRNA）の塩基置換による場合，② rRNA の抗菌薬結合部位近傍の塩基のメチル化があり，①にはキノロンの標的蛋白であるDNAジャイレース，トポイソメラーゼⅣのアミノ酸変異や，23S rRNA の塩基置換によるリネゾリド耐性がある．②には23S rRNA メチラーゼによるエリスロマイシン，クリンダマイシン耐性や，16S rRNA メチラーゼによるアミノグリコシド耐性がある．

● 細胞膜が関与する耐性

大きく2種類の機構が知られている．1つは抗菌薬の浸透低下によるもので，代表的なものに，細胞壁に存在するポーリンが欠損することによって引き起こされる緑膿菌のカルバペネム耐性がある．2つめは抗菌薬の排出亢進に関連する排出ポンプによるもので，この耐性機構は単一の抗菌薬のみならず様々な抗菌薬や化学物質を排出するため，多剤耐性化の原因となっている．

[※6] **多剤耐性菌**
緑膿菌やAcinetobacter属では多剤耐性化が深刻で，臨床で使用することの可能な抗菌薬のほとんどに耐性を示す菌が蔓延しつつある．現在のところ，治療に用いることのできる抗菌薬はコリスチン，ポリミキシンBのみである．

 理解すべき原則 | 細菌は単細胞の原核生物であり，真核生物の細胞と構造が異なる

- 抗菌薬は細菌と真核生物であるヒトの細胞の相違点に作用する．
- ヒトの免疫反応を回避するための機構やヒトの組織への接着，侵入などに関する様々な機構を菌体表面に保有している．
- 抗菌薬耐性には，①ゲノム染色体上にある遺伝子の変異によるもの，②外来性の遺伝子獲得によるもの，が知られている．耐性の機序は，①抗菌薬の不活化，②標的部位の変異または保護，③細胞膜が関与する耐性，の3種類に大別される．

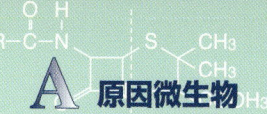

A 原因微生物

▷解答は308p.

問題 1

次のうち正しいものはどれか. **2つ選べ**.

1. 細菌には細胞壁が存在し, βラクタム系薬, グリコペプチド系薬, ホスホマイシンが細胞壁合成を阻害する抗菌薬である.
2. 一般細菌と比較して結核菌の細胞壁成分には脂質が多い.
3. 莢膜を有する細菌感染症は細胞性免疫が障害されている場合に起こりやすい.
4. 芽胞は乾燥に強いが, アルコールにより失活する.
5. 細菌が産生する毒素には外毒素と内毒素があり, いずれも菌体内で産生され, 菌体外に放出される.

文献

1) 朝野和典(訳). 微生物学的診断. 山口恵三, 他(監訳). イラストレイテッド微生物学 第2版. 丸善出版, 2008: 22
2) 大野章(訳). 細菌の構造, 生育および代謝. 山口恵三, 他(監訳). イラストレイテッド微生物学 第2版. 丸善出版, 2008: 53
3) Black JG(著), 林英生, 他(監訳). ブラック微生物学 第2版. 丸善出版, 2007: 85

[山根一和]

Column: ウイルス感染症における診断の基本は？

研修医：ウイルス感染症ではどうして抗体検査で診断するんですか？

指導医：いい質問だね. 基本は細菌と同様, ウイルスの分離培養や遺伝子を検出(PCR)することです.

研修医：では, なぜウイルス分離やPCRしないんですか？

指導医：多くのウイルス感染症は保険診療でウイルス分離やPCRが認められていません. またウイルス分離はずいぶん時間がかかりますし, どちらも費用が高いんです. その次の段階として, 間接的ではありますが, 宿主の免疫応答である抗体で診断しているんです.

研修医：そうか, どうしても免疫応答だから診断が遅れるんですね. それで最近, 迅速抗原診断がよく使用されているんですね.

指導医：迅速抗原診断にも問題があります. 迅速抗原診断の多くはイムノクロマト法によって抗原を捕まえる方法です. 検体採取の方法に加えて, 抗原が交差することなどから感度や特異度が100%ではないことも知っておくべきです. 確実に診断するためには, やはりウイルス分離, PCR, 抗体検査が必要です.

(寺田喜平)

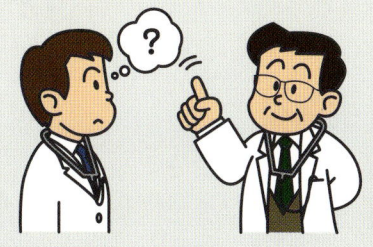

A-2 ウイルス

ウイルスは，一般的には"生物ではない"と定義される[※1]．それは，ウイルスは自分の遺伝子を細胞に送り込む最小限の単位に過ぎず，エネルギー産生系や蛋白合成系がなく，単独では子孫を作れないためである．それに対し，細菌は環境と栄養が整えば 2 分裂で増殖できるので，生物であると定義されている．

[※1] カルタヘナ議定書（生物の多様性に関する国際条約）例外としてこの議定書は，ウイルスを"生物である"と定義している．日本は同議定書を批准しており，人工的な変異ウイルス作製を法律で制限している．

分類（表 1）

ウイルスは，ゲノムの核酸の種類により DNA ウイルスと RNA ウイルスに分類される．また，遺伝子が相補的な二本鎖のものを二本鎖ウイルス，相補鎖を持たないものを一本鎖ウイルスとよぶ．一本鎖ウイルスは，配列が mRNA と同じ極性のものをプラス鎖ウイルス，mRNA と相補的な配列のものをマイナス鎖ウイルスという．その他，細胞由来の脂質二重膜を持つ[※2]かどうか，遺伝子が直鎖状か環状か，増殖方法の特徴などによって分類される．

[※2] エンベロープウイルス 細胞由来の脂質二重膜に覆われているウイルス．

基本構造

- 図 1 に，パラミクソウイルスの模式図でウイルスの構造を例示する．
- ウイルス粒子を構成している蛋白を構造蛋白，ウイルス遺伝子にコードされ感染細胞内で発現しても，ウイルス粒子に入らないものを非構造蛋白という．ヌクレオキャプシドは，蛋白が遺伝子を包んだものである．
- マイナス鎖 RNA ウイルスの場合は，ウイルス粒子により持ち込まれたポリメラーゼ（この例では P と L によるポリメラーゼ複合体）がなければ，mRNA や全長の RNA を合成できない．細胞には RNA 鎖を鋳型にして RNA 鎖を合成する酵素がないためである．プラス鎖 RNA ウイルスの場合は，ウイルスゲノムそのものが mRNA として働いて，ポリメラーゼが細胞内で合成されるものが多い．
- エンベロープは宿主細胞由来の脂質二重膜由来で，ウイルスの種類により細胞膜，核膜，小胞体膜など，由来が異なる．エンベロープウイルスは，細胞の脂質二重膜（細胞膜，エンドソーム膜など，ウイルスによって異なる）と膜融合し，侵入するための蛋白を持つ．
- ウイルスは，細胞膜表面の受容体に結合する蛋白を持ち，また受容体を破壊する酵素を持つ場合がある．相反する作用であるが，それぞれウイルスの吸着と放出に働く．図 1 のウイルスの例では，両作用とも HN 蛋白が担う．

生活環

ウイルスは，吸着→侵入→脱外被（脱殻）→転写→翻訳→ウイルス再集合→出芽→放出という生活環を繰り返して増殖する．2 分裂で増える細菌とは異なり，1 サイクルで数千〜数万，場合によってはそれ以上の子孫ウイルスが作られる．

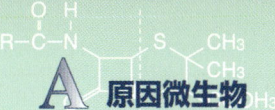

A 原因微生物

表1 ウイルスの分類

	科	エンベロープ	ゲノム	主なウイルス
DNAウイルス	ポックスウイルス科	有	二本鎖 線状	痘瘡ウイルス ワクチニアウイルス
	ヘルペスウイルス科	有	二本鎖 線状	単純ヘルペスウイルス(HSV) 水痘・帯状疱疹ウイルス(VZV) EBウイルス(EBV) サイトメガロウイルス(CMV)
	アデノウイルス科	無	二本鎖 線状	アデノウイルス
	パピローマウイルス科	無	二本鎖 環状	ヒトパピローマウイルス(HPV)
	ポリオーマウイルス科	無	二本鎖 環状	JCウイルス
	パルボウイルス科	無	一本鎖(マイナス鎖) 線状	ヒトパルボウイルス B19
	ヘパドナウイルス科	有	二本鎖(一部単鎖) 環状	B型肝炎ウイルス(HBV)
RNAウイルス	コロナウイルス科	有	一本鎖(プラス鎖)	SARSコロナウイルス
	レオウイルス科	無	二本鎖 分節型	ロタウイルス
	フィロウイルス科	有	一本鎖(マイナス鎖)	エボラ出血熱ウイルス
	ブニヤウイルス科	有	一本鎖(マイナス鎖) 一部は両意性 3分節	ハンタウイルス
	オルソミクソウイルス科	有	一本鎖(マイナス鎖) 分節型	インフルエンザウイルス
	パラミクソウイルス科	有	一本鎖(マイナス鎖)	麻疹ウイルス
	フラビウイルス科	有	一本鎖(プラス鎖)	日本脳炎ウイルス C型肝炎ウイルス(HCV)
	トガウイルス科	有	一本鎖(プラス鎖)	風疹ウイルス
	ラブドウイルス科	有	一本鎖(マイナス鎖)	狂犬病ウイルス
	レトロウイルス科	有	一本鎖(プラス鎖) 2量体	ヒト免疫不全ウイルス(HIV)
	アレナウイルス科	有	一本鎖(両意性) 2分節	ラッサウイルス
	ピコルナウイルス科	無	一本鎖(プラス鎖)	ポリオウイルス
	カリシウイルス科	無	一本鎖(プラス鎖)	ノロウイルス
	ボルナウイルス科	有	一本鎖(マイナス鎖)	ボルナ病ウイルス

A-2 ウイルス

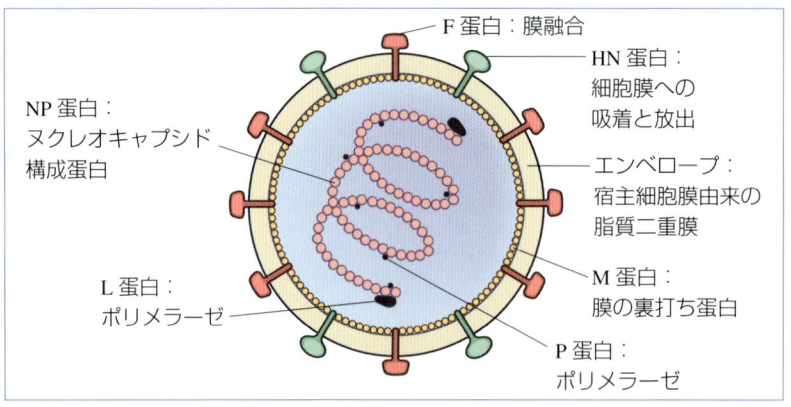

図1 パラミクソウイルス科に属するウイルスの模式図

パラミクソウイルス科のウイルスは，①一本鎖（マイナス鎖）RNA ウイルスである，②エンベロープを持つ，という特徴を有する．

病原性

● 感染細胞の破壊による発症

多くのウイルスは感染すると細胞を破壊し，感染細胞が担っていた機能を維持できなくなるため発症する[※3]．

● 免疫反応による病原性

ウイルスの感染のみでは感染細胞が破壊されなくても，感染細胞を排除する宿主の免疫作用により発症する場合がある[※4]．

● 感染細胞の腫瘍化

ヒト T 細胞白血病ウイルス 1 型（human T-cell leukemia virus type 1：HTLV-1），EB ウイルス（Epstein-Barr virus：EBV），ヒトパピローマウイルス（human papillomavirus：HPV）など一部のウイルスは，感染した宿主細胞を無限増殖（がん化）させる[※5]．

感染経路（表2）

● 経皮感染

◆ 通常，健常皮膚からはウイルスは感染しない．

◆ 熱傷や外傷，動物や昆虫の刺咬により皮膚が損傷するとウイルス感染が成立し得る．

◆ 注射や手術といった医療行為も皮膚によるバリアを破る行為であり，針，薬剤，手術器具などがウイルスで汚染されていると感染の危険がある．

● 呼吸器感染

◆ 呼吸器粘膜で増えたウイルスが咳やくしゃみによって放出され，次の個体に感染する．

◆ 唾液粒子の大きさによって，飛沫感染，飛沫核感染（広い意味での空気感染）に分けられる．

※3 感染細胞の破壊
例えば，HIV のヘルパー T 細胞破壊による免疫不全，ポリオウイルスの脊髄前角細胞破壊による運動神経麻痺などである．

※4 免疫応答による病原性
例えば，B 型肝炎ウイルスによる肝炎の発症である．

※5 ウイルスとがん化
HTLV-1→成人 T 細胞白血病
EBV→Burkitt リンパ腫，鼻咽頭がん
HPV→子宮頸がん

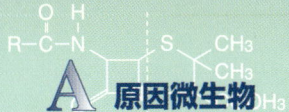

A 原因微生物

表2 ウイルスの感染経路

感染経路		ウイルス（属または種）
経皮感染	擦過傷	HPV, HSV
	咬傷	狂犬病ウイルス
	節足動物	日本脳炎ウイルス, ウエストナイルウイルス
	医療行為（針刺し）	HBV, HCV, HIV
呼吸器感染	呼吸器局所感染	ライノウイルス, アデノウイルス, ヒトコロナウイルス, インフルエンザウイルス, RSウイルス
	全身感染	麻疹ウイルス, 風疹ウイルス
経口感染	消化管感染	ロタウイルス, ノロウイルス, サポウイルス
	全身感染	ポリオウイルス, エンテロウイルス, HAV, HEV
性行為感染		HPV, HSV, HIV, HBV
垂直感染	経胎盤感染	CMV, 風疹ウイルス
	産道感染	HBV, HSV, HIV
	母乳感染	HTLV-1

HPV：ヒトパピローマウイルス，HBV：B型肝炎ウイルス，HCV：C型肝炎ウイルス，HAV：A型肝炎ウイルス，HEV：E型肝炎ウイルス，HSV：単純ヘルペスウイルス，HIV：ヒト免疫不全ウイルス，CMV：サイトメガロウイルス，HTLV-1：ヒトT細胞白血病ウイルス1型．

● 経口感染
- ウイルスが食物とともに口から入り，消化管粘膜に感染する．
- 経口感染するウイルスは，一般に胃液の強酸や胆汁の界面活性作用に抵抗性[※6]である．

● 性行為感染
- 皮膚に比べ粘膜は物理的防御能が弱く，粘膜同士が直接接触する性行為では，効率よくウイルス感染が成立する．
- 性器周囲の病変，精液や血液中のウイルスに限らず，口腔粘膜に病変を作るウイルスも性行為感染症の原因となり得る．
- 男性同性愛者の性行為は粘膜損傷や出血を伴いやすいため，感染の危険性が高い．

● 水平感染と垂直感染
- ウイルスが周囲のヒトへ拡がっていくことを水平感染という．
- 出産に伴い，親から子どもへと感染する形式を垂直感染という．
- 垂直感染には，経胎盤感染，産道感染があり，出生後の母乳感染も広い意味での垂直感染である．
- 生殖細胞に感染し，親から子へと代々感染が続くのも垂直感染であるが，ヒトではこの形式を取るウイルスは同定されていない．

特殊な感染様式

感染したウイルスが体内から排除されないことを持続感染といい，慢性感染，

※6 経口感染ウイルスの抵抗性
ノロウイルスを含む生牡蠣を酢牡蠣にしても，感染力は落ちない．

A-2 ウイルス

潜伏感染，遅発性感染（スローウイルス感染）がある．

🔴 潜伏感染と回帰発症 （表3）

◆持続感染のうち，ウイルス粒子は産生され続けるが顕著な症状を起こさない場合を慢性感染という．

◆ウイルス蛋白がほとんど合成されず，感染性粒子も放出されない場合を潜伏感染という．

◆ヘルペスウイルス科のウイルスは，急性期症状が治癒した後，神経節や腺組織，リンパ球に潜伏感染する．免疫抑制や発熱，心理的動揺などの刺激で，

表3 潜伏感染と回帰発症

ウイルス	初感染時	潜伏場所	潜伏感染細胞	回帰発症
単純ヘルペスウイルス1型（HSV-1）	乳幼児以上では不顕性が多い	三叉神経節	神経細胞	口唇ヘルペス，角膜ヘルペス
		膝神経節		ベル麻痺
	顕性感染の時は顔面ヘルペス感染症を起こす	前庭神経節		眩暈，突発性難聴
	ヘルペス性歯肉口内炎			
	性器ヘルペスの場合もある	仙髄神経節		性器ヘルペス
	新生児では全身性ヘルペス			
単純ヘルペスウイルス2型（HSV-2）	性器ヘルペス	仙髄神経節	神経細胞	性器ヘルペス
水痘・帯状疱疹ウイルス（VZV）	水痘	脊髄後根神経節	神経細胞	潜伏していた神経節の支配領域に帯状疱疹
		三叉神経節	サテライト細胞	
		膝神経節		Ramsay Hunt 症候群
		前庭神経節		眩暈，突発性難聴
EBウイルス（EBV）	乳幼児には不顕性感染			
	伝染性単核球症		静止期記憶B細胞	
サイトメガロウイルス（CMV）	不顕性感染	腎臓，唾液腺，リンパ節		
ヒトヘルペスウイルス6型（HHV-6）	6A型は不明 6B型は突発性発疹	唾液腺	マクロファージ グリア細胞	
ヒトヘルペスウイルス7型（HHV-7）	突発性発疹		末梢血単球 CD4陽性リンパ球	
ヒトヘルペスウイルス8型（HHV-8）			血管内皮細胞 Bリンパ球 前立腺組織	

A 原因微生物

潜伏感染しているウイルスが再活性化され発症することを回帰発症という．

● 遅発性感染（スローウイルス感染）

◆ 潜伏期が非常に長く，発病後は回復することなく亜急性に進行するものを遅発性感染という．亜急性硬化性全脳炎（SSPE）※7 と進行性多巣性白質脳症（PML）※8 がこの範疇に入り，両疾患とも予後不良である．

◆ プリオン病もこの範疇に入れられていたが，ウイルス疾患ではないことが明らかになり，スローウイルス感染からは除外された．

組織特異性

◆ 感染・増殖可能な臓器・組織は，ウイルスによって異なる．
◆ 感染許容細胞は，ウイルスが吸着する受容体※9 とウイルスが増殖に利用する宿主因子を持っている．

細胞のウイルス防御能

◆ ウイルスが感染した細胞は，インターフェロン（IFN）を産生する．
◆ IFN-α および IFN-β は自然免疫の1つで，ウイルスの増殖を抑制するサイトカインである（図2）．

※7 亜急性硬化性全脳炎（subacute suclerosing panencephalitis：SSPE）
小児期に感染した麻疹ウイルスが中枢神経系で持続感染し，平均7年の長い潜伏期間を経て発症する致死性の疾患である．

※8 進行性多巣性白質脳症（progressive multifocal leuco-encephalopathy：PML）
JCウイルスが原因となる進行性多巣性の脱髄性疾患である．

※9 受容体（レセプター）
HIV がヘルパーT細胞に感染するのは，細胞膜表面に受容体である CD4 分子を発現しているからである．このように受容体の存在により感染できるか否かが決まることを，受容体依存性トロピズムという．

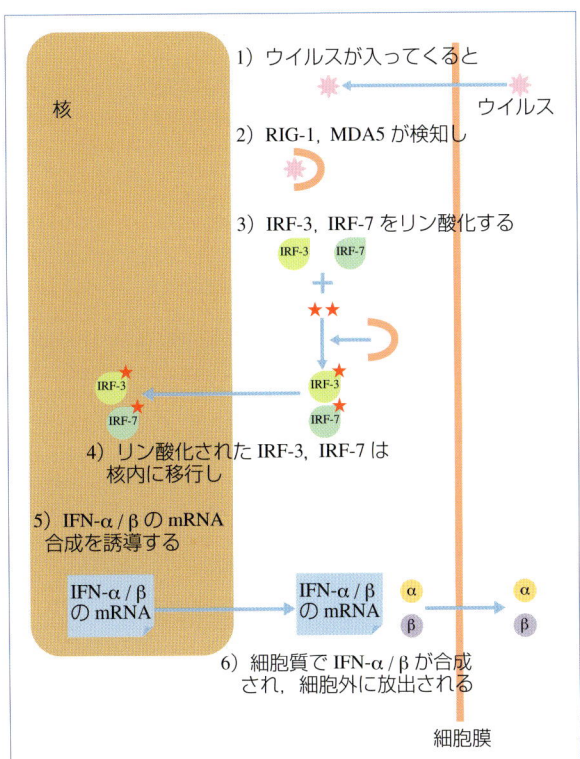

A　インターフェロン合成経路

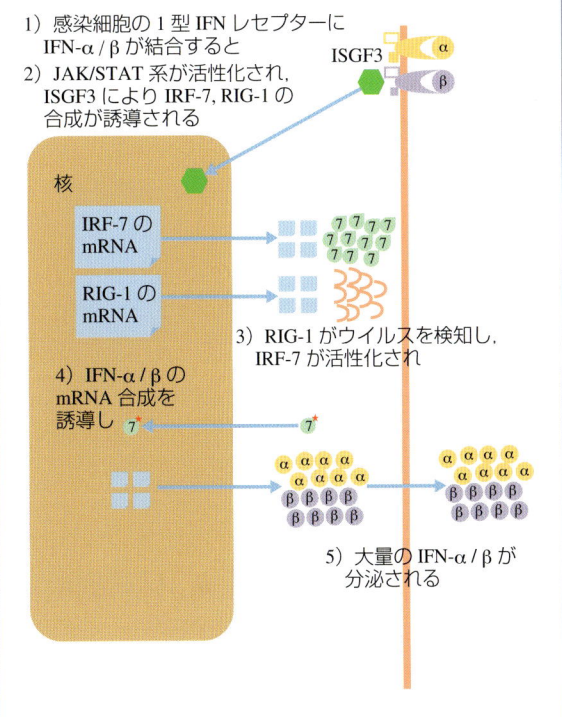

B　インターフェロン増幅経路

図2　細胞のウイルス防御能

IRF：interferon regulatory factor，ISGF3：interferon-stimulated gene factor 3.

A-2 ウイルス

- IFN-α/β 刺激により，(2'-5')オリゴアデニル酸合成酵素[※10]や，プロテインキナーゼ系蛋白[※11]が誘導され，ウイルス RNA の分解やウイルス蛋白の合成阻害を行う．
- ウイルスは，IFN-α/β の誘導[※12]や応答を阻害し，細胞の防御能に抵抗する．

宿主のウイルス防御能

- ウイルスの初感染時には IgM 抗体が，次いで IgG 抗体が誘導される．
- 再感染時には IgG 抗体が速やかに誘導され，ウイルスを中和する．
- 粘膜での感染により分泌型 IgA 抗体が誘導されると，粘膜腔内に分泌されウイルスを中和する．
- 感染細胞は，ナチュラルキラー（NK）細胞および細胞傷害性 T 細胞により排除される．

A 型インフルエンザウイルスの抗原変異

- RNA ウイルスは，一般に遺伝子変異を起こしやすい[※13]．
- インフルエンザウイルスの hemagglutinin（HA 蛋白）は，毎年，遺伝子変異により抗原性が変化している．これを antigen drift（抗原連続変異）という．
- 8 つに分節した遺伝子を持つため，ヒト以外を宿主とするインフルエンザウイルスの遺伝子分節と遺伝子組換えをすることがある．これを antigen shift（抗原不連続変異）という．
- antigen shift が起こると，それまでの感染免疫やワクチンによる免疫は無効となる．antigen shift は過去 100 年間で 3 回[※14]起きている．
- A/H1N1 亜型，A/H3N2 亜型，B 型からなる 3 価の不活化ワクチン[※15]が使われている．

 理解すべき原則　エンベロープウイルスは，アルコールに感受性がある

　一部のウイルスを例外とすれば，エンベロープウイルスはアルコールやエーテルに感受性がある．これらの有機溶媒にエンベロープが溶解し，本来の構造を保てなくなるため感染性を失う．しかし，エンベロープを持たないウイルスは，アルコールに耐性を持つ．

問題 2
現行のインフルエンザワクチンは 3 価の（　　　）ワクチンである．

[藤井　豊]

※10　(2'-5')オリゴアデニル酸合成酵素
この経路により RNase L が活性化され，ウイルス RNA を分解する．

※11　プロテインキナーゼ系蛋白
eIF（真核細胞ポリペプチド鎖開始因子）をリン酸化し，ウイルス蛋白の翻訳が開始されるのを阻害する．

※12　IFN-α/β の誘導
細胞がウイルス感染を感知すると，IRF-3 や IRF-7 がリン酸化されて核内で IFN-α/β が誘導される．ウイルスの中には，このリン酸化を阻害するものがある．

※13　RNA ウイルスの遺伝子変異
RNA dependent RNA polymerase の fidelity（正確性）が低いため．

※14　antigen shift
1918 年のスペイン風邪（H1N1），1957 年のアジア風邪（H2N2），1968 年の香港風邪（H3N2）の 3 回．1977 年のソ連風邪（H1N1）や 2009 年に発生したブタ由来の"インフルエンザ（H1N1）2009"の流行を antigen shift とするのには議論がある．

※15　不活化インフルエンザワクチン
2009 ～ 10 年シーズンは，従来型の H1N1 亜型，H3N2 亜型，B 型からなる季節性ワクチンと，インフルエンザ（H1N1）2009 から作った"新型ワクチン"の 2 本立てだった．2010 ～ 11 年シーズンは，2009 年に出現した H1N1 亜型，H3N2 亜型，B 型の 3 価ワクチンが使われた．

▷解答は 308p．

A-3 マイコプラズマ，クラミジア

特徴

ウイルスや細菌，真菌とは異なる性質を持つ微生物，すなわちその微生物学的な性状から各々独立して取り扱われている病原体の一群を非定型病原体とよんでいる．この非定型病原体には，マイコプラズマやクラミジア，リケッチアが含まれる[※1]．クラミジアは rRNA 遺伝子の全塩基配列に基づき，2属（*Chlamidia* 属（クラミジア）と *Chlamydophila* 属（クラミドフィラ））9種に分類されているが，このうち *Chlamydophila pneumoniae*（ニューモニエ）と *Chlamydia trachomatis*（トラコマチス）は主にヒトを自然宿主とし，ヒト−ヒト感染を起こす（図1）．人獣共通感染症として報告されている種は，*Chlamydophila psittaci*（シッタシ）と *Chlamydophila felis*（フェリス）であるが，後者によるヒトへの感染報告例はきわめて少ない．

※1 **非定型病原体**
非定型病原体といわれる理由は，①細菌やウイルスの主要な要素を保有・欠損している，②感染症としての症状や症候に一般細菌とは異なる点がある，③抗菌薬に対する感受性が異なる，ことである．

感染経路による病態の違い

● マイコプラズマ

◆ 増殖過程で産生される過酸化水素や活性酸素によって直接的に呼吸器粘膜を障害する他に，菌体表面に存在するリポ蛋白が引き起こす免疫反応を主体とする間接的な細胞障害がある．

◆ 経気道的に侵入したマイコプラズマは気道線毛上皮に付着し，細胞内には侵入せず気道上皮細胞表面で増殖する．増殖した菌は気道上皮の線毛運動や粘液輸送を障害し，粘膜上皮を破壊する．

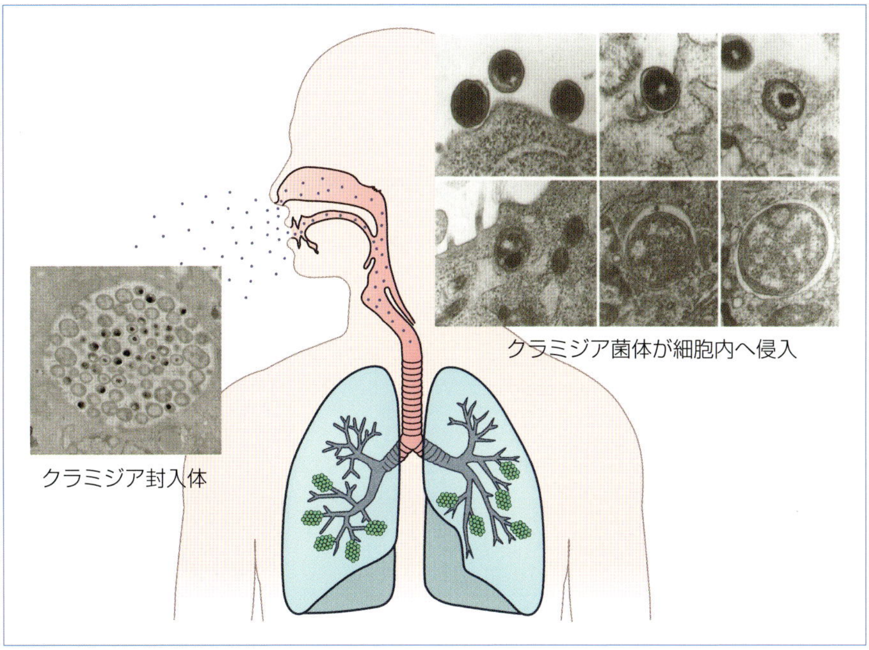

図1 *C. pneumoniae*，*C. psittaci* の感染様式

A-3　マイコプラズマ，クラミジア

● クラミジア　（図1）

- クラミジアは粘膜に付着し，宿主細胞内に貪食された後に増殖する．その後は宿主細胞を崩壊させ，感染菌体が血行性に全身へ広がり，肝脾の網内系細胞で増殖するか直接に病巣部へ達すると考えられている．
- 気道では，気道過敏性の亢進や気道上皮細胞からのMUC5AC[※2]産生を増加させることが確認されている．

急性感染が引き起こす病態

● M. pneumoniae

- マイコプラズマ感染症はMycoplasma pneumoniae（マイコプラズマ）の飛沫感染によって引き起こされる急性呼吸器感染症で，小児から若年成人に好発する．
- マイコプラズマ肺炎は比較的軽症であることが多く入院を必要としない場合が多いため，"walking pneumonia（外来で治療を受ける肺炎）"とよばれている．
- ときに重症呼吸不全や多臓器不全をきたすことが知られており，単なる感染防御反応以外にサイトカイン・ストームなどの過剰な免疫反応が重要な働きを担っていると推測されている[※3]．

● C. pneumoniae

- 感染機会が多いにもかかわらず，そのほとんどが不顕性感染であり，顕性感染であっても感冒様症状にとどまることが多い．
- 不顕性感染が多いため抗菌薬が投与されない患者が多く，小集団内でゆっくり蔓延することが大きな特徴とされている[※4]．
- 呼吸器感染症の病型としては上気道炎をきたすことが最も多く，気管支炎がこれに次ぐ．
- 市中肺炎の原因微生物に関する国際的な検討では，3～5%に関与することが確認されている．肺炎の重症度は軽症例が多いとされ，自然治癒することもある．

● オウム病（C. psittaci）

- オウム病はC. psittaciによる人獣共通感染症である．
- 罹患鳥の分泌物や乾燥した排泄物，羽毛などを介して菌を経気道的に吸入したり，口移しで餌を与えたりする際の経口感染によって起こる．
- 市中肺炎を対象とした場合，オウム病の頻度は世界的にも高いものではなく，我が国でも1～2%程度である．我が国では動物展示施設で集団発生が確認されている．

● C. trachomatis

- 女性の性器クラミジア感染症では，性行為によりC. trachomatisが子宮頸部に感染し子宮頸管炎を引き起こす．この時の自覚症状は帯下の増加や軽い下腹部痛が出現する程度で，自覚症状がないことが多い（図2）．
- 男性では尿道炎を引き起こすが，女性と同様に多くは無症状である．
- 子宮頸管炎を無治療のまま放置すると上行性に感染が波及し，子宮内膜炎，卵管炎，子宮付属器炎，骨盤腹膜炎，肝周囲炎を引き起こす．これらは，卵

[※2] **MUC5AC**
気道ムチンを構成する主要な蛋白．

[※3] **サイトカインストーム**
免疫系の防御反応としてサイトカインが過剰産生され，アレルギー反応と似たような症状を引き起こし，致死的となることもある．急性呼吸不全を呈する劇症型は健常な若年者に多くみられる．

[※4] **小集団感染**
これまで家族内や保育所・幼稚園，学校，軍隊，高齢者施設などで集団感染が報告されており，高齢者施設では死亡例もある．

A 原因微生物

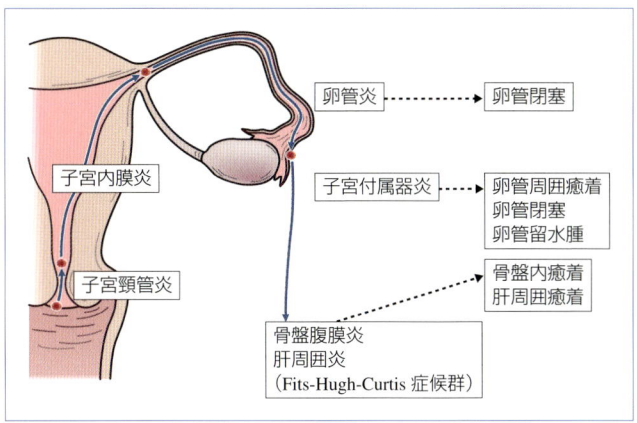

図2 C. trachomatis の上行感染

管周囲の癒着や卵管閉塞，卵管留水腫を引き起こし，性器クラミジア感染症の治療後も後遺症として残存し，不妊症の原因となる（図2）．
◆クラミジア性肝周囲炎（Fits-Hugh-Curtis症候群）が持続すると肝表面と相対する壁側腹膜の間に線維性の癒着を形成し，特徴的な右上腹部痛を呈する．

治療および予後

◆ペニシリン系薬やセフェム系薬など細胞壁を障害する抗菌薬は非定型病原体には無効であり，テトラサイクリン系薬やマクロライド系薬，ニューキノロン系薬，ケトライド系薬が有効である．
◆呼吸不全を呈する重症例では，肺局所における細胞性免疫の過剰反応を抑制する目的から，抗菌薬と副腎皮質ステロイドの併用が有効とされている．
◆マイコプラズマの薬剤耐性株[※5]は2000年以降に日本各地で分離されるようになり，その頻度は60％以上にも及んでいる．マクロライド系薬以外では，リンコマイシンには耐性であるがテトラサイクリン系薬やニューキノロン系薬には感受性を示している．

※5 耐性株
23S rRNAドメインVの遺伝子変異を解析した報告では，2,063番目のアデニンがグアニンに置換したもの（A2063G）が最も多く，いずれも14・15員環マクロライド系薬に高度耐性を示している．

 理解すべき原則　血清抗体価検査はペア血清で行う

非定型病原体には，実地医療で有用な迅速診断法が現時点では存在しない．現時点での診断法は血清抗体価測定法が主流であるが，その判定はペア血清で行うことが大原則である．

▷解答は308p.

問題 3

マイコプラズマやクラミジアには（　　）がないため，抗菌薬の選択が重要となる．

［宮下修行］

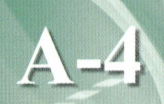

リケッチア

リケッチアは人工培地で増殖しない偏性細胞内寄生性の，大きさ約 0.5×2.5 μm の小型グラム陰性細菌で，多形性を示す．ダニ，ノミ，シラミなどのベクターを介してヒトに感染する．リケッチア類はこれらの特性と病原性や血清型などによって他の細菌から分類されてきたが，現在は遺伝子配列など分子生物学的性状に基づいた分類が行われるようになり，Q 熱や塹壕熱の原因微生物は他のグループに再分類され，従来の分類から大きく変わってきている（表 1）．

リケッチア症の現状

◆古くから知られるつつが虫病は，現在も年間数百例の患者数で推移しており，死亡例も毎年報告され依然として重要である．最近，古典型つつが虫病も再確認された[1)2)]．日本紅斑熱は 1984 年の報告以来，増加しており，最近では毎年 100 例を超え，近年，死亡例や重症例も相次いで報告されている．また

表1 主なリケッチア性疾患と関連疾患

病原体		病名	流行地	ベクター
目・科	属・種			
リケッチア目・リケッチア科（発疹チフス群）	*Rickettsia prowazekii*	発疹チフス	世界各地	シラミ
	R. typhi	発疹熱	世界各地	ノミ
（紅斑熱群）	*R. japonica*	日本紅斑熱	日本	マダニ
	R. rickettsii	ロッキー山紅斑熱	北・中・南米	マダニ
	R. conorii	ボタン熱（地中海紅斑熱）	地中海沿岸・アフリカ・インド	マダニ
	R. akari	リケッチア痘	北米・アフリカ・ロシア・韓国	小型のダニ
	R. afrikae, R. helvetica, R. honei など	African tick bite fever など	世界各地	マダニ
	Orientia tsutsugamushi	つつが虫病	日本（北海道を除く）・アジア各地	ツツガムシ
リケッチア目・アナプラズマ科	*Ehrlichia chaffeensis*	エーリキア症	北中南米・欧州・アフリカ・韓国	マダニ
	Anaplasma phagocytophilum	アナプラズマ症	北中南米・欧州・韓国	マダニ
	Neorikcettsia sennetsu	腺熱	西日本	不明
リゾビア目・バルトネラ科[*1*2]	*Bartonella quintana*	塹壕熱	世界各地	シラミ
	B. henselae	ネコひっかき病	世界各地	—
レジオネラ目・コクシエラ科[*1]	*Coxiella burnetii*	Q 熱	世界各地	（マダニ）

[*1] 分子生物学的性状から，従来のリケッチア類から分けられている．
[*2] 人工培地で増殖．
赤色下線：四類感染症．

A 原因微生物

日本紅斑熱の原因菌である Rickettsia japonica（リケッチア ジャポニカ）以外の紅斑熱群リケッチアによる感染症例が相次いで報告されているが，まだ実態は不明である．他にも輸入感染症として，東南アジアからのつつが虫病，紅斑熱，発疹熱，ヨーロッパからの地中海紅斑熱，アフリカからの紅斑熱が近年報告されており，今後，アメリカ大陸からのロッキー山紅斑熱などの発生の可能性も指摘されている．さらに海外で問題となっているエーリキア感染症，アナプラズマ感染症の国内実態は不明であるが，アナプラズマ症は最近確認されている[1)2)]．

◆以下に我が国で代表的なリケッチア症であるつつが虫病と日本紅斑熱について，その原因菌，ベクター，病態，臨床，診断，治療などの概要を述べる．表2[3)]につつが虫病と日本紅斑熱の鑑別および対応の比較を示した．

表2 つつが虫病と日本紅斑熱の鑑別および対応の比較

事項	つつが虫病	日本紅斑熱（紅斑熱群でおおむね共通）
媒介種	フトゲツツガムシ（春と秋） タテツツガムシ（秋〜初冬） アカツツガムシ（夏）	春夏秋 （幼若マダニ発生の夏〜秋に多い）
特異症状 　熱型 　発疹 　刺し口 　リンパ節腫脹 　その他	吸着後7〜10日で発症 38〜39℃の弛張熱 主に体幹（手掌や足底にみられない） 径1cm内外の黒い痂蓋 　（頭髪の中や下着で覆われた部位を含め全身を調べるのが最良） 所属〜全身で＋＋ 比較的徐脈，肝脾腫大	吸着後2〜8日（平均数日）と速い発症 39〜40℃の弛張熱 全身（手掌や足底を含む） しばしば出血性 つつが虫病より小さめの痂蓋 みられないことが多い 比較的徐脈 ・高サイトカイン血症に伴う全身性炎症反応症候群また播種性血管内凝固（DIC）による重症化や臓器障害の可能性
血液検査 　好中球 　異型リンパ球 　血小板 　CRP 　LDH 　IgM／IgG抗体 　Weil-Felix反応	病初（急性期）と1〜2週後（慢性期）のペア試料が望ましい ＋＋ ＋＋ ↓ ↑ ↑ ・ペア血清につき間接免疫ペルオキシダーゼ染色法または間接蛍光抗体法にて上昇をみる（所管の衛生研究所，国立感染症研究所，他，民間機関へ依頼）＊ ・上記同様血清につき凝集反応やELISA（試用研究者へ依頼） ・つつが虫病でOXK，紅斑熱でOX2かOX19が陽性ながら，低感度で不安定	 ＋＋ ±〜＋ ↓ ↑ ↑
DNA診断	今では医療機関の検査室でも可能で診断的価値も高い（試料の汚染に留意） ・生体試料（痂皮≫血液）を定番プライマーにてPCR（可能ならシーケンス）	
菌分離	急性期の治療前血液をL929細胞などで継代（検査法としてはやや煩雑）	
治療	テトラサイクリン系薬の投与 （海外では主にドキシサイクリン）	つつが虫病と同様．ただしテトラサイクリン系薬の効果が低い場合や重症例ではニューキノロン系薬の併用

＊ 実施可能な地方自治体の研究機関は全国の1/5程度に過ぎず，商業ベースで的確な検査が可能な機関も僅少である．国立感染症研究所による行政検査は手続きがやや煩雑ながら可能である．現在進行中の厚生労働省研究班では，実践的な検査手技やレファレンス体制を地方自治体に普及させる試みを急いでいる．

（高田伸弘．検査と技術　2011; **39**: 262-268）

つつが虫病

● 疫学と病態

- つつが虫病は *Orientia tsutsugamushi*（オリエンチア ツツガムシ）を保有する小型のダニであるツツガムシの幼虫がヒトを刺咬することによって感染，発症する．
- 血清型によって，Kato，Karp，および Gilliam の 3 種類の標準型の他，Kawasaki，Kuroki，Shimokoshi などに分けられる．
- 患者発生はツツガムシ幼虫の活動時期と関係し，古典型つつが虫病はアカツツガムシの幼虫が発生する夏季に山形県，秋田県，新潟県などの河川流域で発生する風土病として古くから知られていた．戦後になって患者が確認された新型つつが虫病は，媒介するタテツツガムシとフトゲツツガムシが秋～初冬に孵化するため，この時期に北海道を除いた全国で患者が発生する．
- 媒介ツツガムシの 0.1～3％ が菌を持つと報告されている．
- アカツツガムシによる古典型つつが虫病は，近年みられなかったが，2009 年に 15 年ぶりに秋田県で再発生がみられた．
- フトゲツツガムシは低温に抵抗性であり，一部越冬して春に活動を再開するため，東北地方では春～初夏の患者が秋～初冬より多い．
- 近年でも全国で年間 500 例前後の患者が報告され，毎年数人の死亡例も報告されている．
- つつが虫病は広範囲のアジア地域に分布しており，輸入感染症としても重要である．

● 臨床像

- 臨床症状は発熱，刺し口，発疹が主要 3 徴候であり，大部分の患者にみられる（図 1[4]）．
- 潜伏期間は 6～18 日（平均 10 日）である．
- 40℃ 弱の高熱を伴って発症し，約 90％ に特徴的なダニの刺し口（図 1-A[4]）が

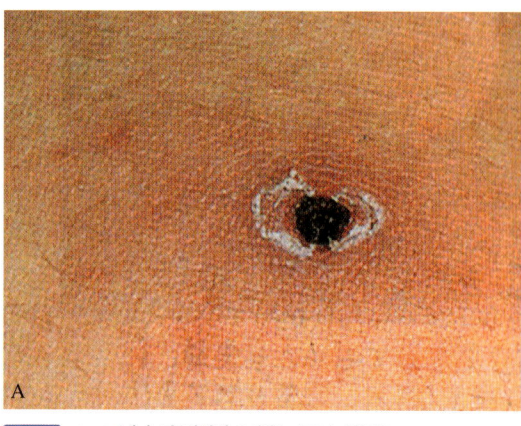 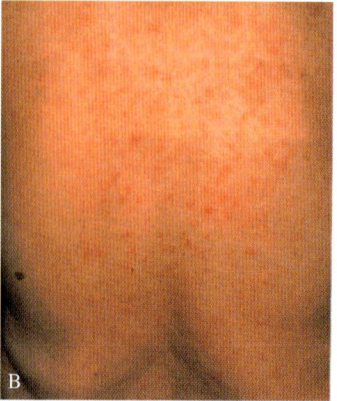

図1 つつが虫病症例の刺し口と発疹
A：刺し口，B：発疹．
（須藤 恒久．新ツツガ虫病物語．無明舎出版，1991）

確認される．その後，体幹部を中心に発疹が出現する（図 1-B[4]）．
◆患者の多くは頭痛，悪寒，筋肉痛，全身倦怠感を訴える．
◆刺し口近傍の所属リンパ節，全身リンパ節の腫脹が半数の患者にみられ，咽頭発赤，結膜充血，高熱の割に徐脈（比較的徐脈）もみられる．
◆臨床検査所見としては，白血球数の初期の減少（好中球比の増加，核左方移動）と後期の増加，血小板減少，CRP 上昇，AST，ALT，LDH の上昇がみられる．
◆重症化すると，播種性血管内凝固（disseminated intravascular coagulation：DIC），循環不全，呼吸不全，中枢神経症状を呈し，死亡することもある．

● 検査と診断

◆診断は臨床症状と治療経過からも可能であるが，確定には実験室診断が必要である．主に間接蛍光抗体法（IFA）や免疫ペルオキシダーゼ法（IP）による血清学的診断が行われる．
◆鑑別診断として日本紅斑熱を考慮する．
◆Weil-Felix 反応は OXK 陽性となるが，特異性と感度からあくまでも補助的診断とする．
◆投薬前の全血あるいは刺し口の痂蓋を用いて PCR 法による O. tsutsugamushi 遺伝子の検出が早期病原体診断として有効であるが，実施施設は限られている．
◆菌分離は P3 実験施設を必要とし，時間もかかるので臨床に実用的ではない．

● 治療と予防

◆患者の発症前の活動歴や生活環境，臨床症状から本症を疑い，早期に適切な治療を開始することが重要である．
◆テトラサイクリン系薬，クロラムフェニコール（CP）が有効であり，24〜48 時間以内に大部分の患者が解熱する．
◆適切な抗菌薬がない時代の死亡率はきわめて高かったが，早期に適切な治療を開始すれば予後は悪くない．
◆ワクチンはなく，発生時期に汚染地域に立ち入らない，立ち入る際には長袖長ズボンなど，ダニの吸着を防ぐような服装をし，作業後には入浴し吸着したダニを洗い流すなど，ベクターとの直接接触を避けることが重要となる．

日本紅斑熱

● 疫学と病態

◆日本紅斑熱は，1984 年に徳島で患者が初めて報告された．
◆野山において R. japonica を保有するマダニに刺咬されて感染し，つつが虫病と同様に発熱，発疹，刺し口を臨床的特徴とする（図 2）．
◆R. japonica の属する紅斑熱群リケッチアは世界中に分布し，北南米大陸のロッキー山紅斑熱，地中海沿岸の地中海紅斑熱などが知られており，輸入感染症としても重要である．
◆患者の発生は関東以西の比較的温暖な太平洋側と一部の日本海側に限られている．ただし近年，R. japonica 以外の紅斑熱群リケッチアによるものが東北

A-4 リケッチア

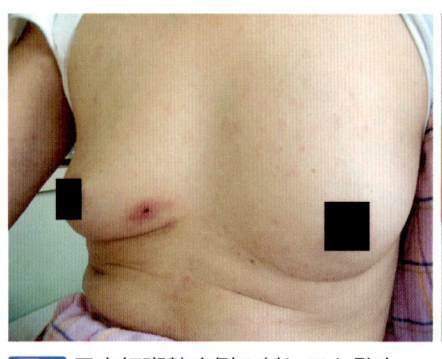
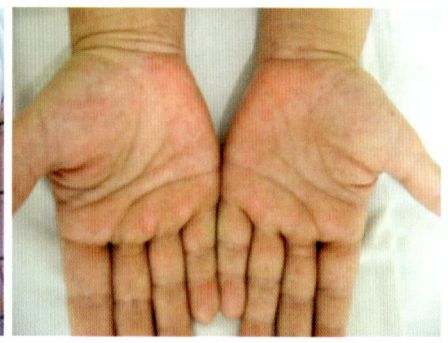

図2 日本紅斑熱症例の刺し口と発疹
64歳女性．発熱，発疹，刺し口を伴った典型例．全身の発疹と前胸部の刺し口ならびに手掌の発疹．ペア血清での R. japonica に対する有意な抗体価の上昇と，刺し口の痂皮からの R. japonica 遺伝子検出にて日本紅斑熱と確診した．入院後 MINO 200 mg/ 日の点滴で改善した．
（まび記念病院内科　川上万里先生のご厚意による）

地域で確認されている．
- 症例数は 1994 年まで年間 10 〜 20 名程度であったが，近年は年間 100 名を超えている．
- 患者発生時期は夏季を中心に報告されていたが，地域差がある．天候などの影響によるダニの発生・活動によっても左右されるため，むしろ春季，秋季に患者が多く発生する地域もある．
- マダニは哺乳動物を刺咬・吸血しながら幼虫，若虫，成虫と脱皮し，継卵伝播により次代にリケッチアを受け継ぐ．このサイクルにおいて哺乳動物はリザーバーになる．

● 臨床像
- 潜伏期間は 2 〜 8 日とつつが虫病よりやや短く，頭痛，40℃ 前後の発熱，全身倦怠感をもって発症する．
- つつが虫病との臨床鑑別は困難であるが，つつが虫病の発疹が主に体幹部であるのに対し，本症では手足，手掌，顔面など四肢末端部にやや多く出現する傾向がある．
- 重症例では，発疹は出血性となる．
- 刺し口はつつが虫病の約 10 mm に比べて小さく，確認できる症例は約 60% にとどまる．
- リンパ節の腫脹はまれである．

● 検査と診断
- 検査所見は，つつが虫病とほぼ同様である．尿蛋白，潜血軽度陽性などもみられる．
- 確定診断は，IFA や IP による血清学的診断で行われる[※1]．
- 類症鑑別のため，つつが虫病の診断も行うことが望ましい．
- Weil-Felix 反応は OX2 または OX19 が陽性となる．PCR 法による特異的遺伝子の検出も可能である．これらの検査は一部の大学や地方衛生研究所におい

※1　リケッチアの血清学的交差反応
R. japonica の属する紅斑熱群リケッチアは世界中に分布し，その種間での血清学的交差反応が強い．リケッチア痘や地中海紅斑熱（ボタン熱）の輸入感染例が報告されているが，R. japonica を抗原として用いればすべての紅斑熱群リケッチア症のスクリーニングとしての診断が可能である．

て実施可能である．

● **治療と予防**

◆治療には，ミノサイクリン（**MINO**）やドキシサイクリン（**DOXY**）などのテトラサイクリン系薬が著効を示し，つつが虫病には無効であるニューキノロン系薬の併用が有効とされる．

◆予防ワクチンはなく，つつが虫病と同様にベクターとの直接的な接触を避けることが予防となる．

◆マダニは口器が長く皮膚に深く刺咬しているため，自己摘出では頭部が残存することが多く，付着に気づいた場合は皮膚科医により切開して除去することが望ましい．

 理解すべき原則　発熱と発疹があれば，刺し口が見つからなくてもリケッチア感染症の可能性を考える

つつが虫病では90%以上で刺し口が見つかるが，日本紅斑熱では60%程度であり，患者の発症前の活動歴や生活環境も考慮して，本症を疑い，早期に適切な治療を開始することが重要である．テトラサイクリン系薬が第一選択で，日本紅斑熱を疑う中等症以上の症例ではニューキノロン系薬の併用が望ましい．

問題　4

リケッチア症が疑われる症例の治療では，テトラサイクリン系薬が第一選択であり，日本紅斑熱を疑う中等症以上の症例では（　　　　　　　　）の併用が望ましい．

▷解答は308p．

● **文献**

1) 国立感染症研究所感染症情報センター．病原微生物検出情報　2010; **31**: 120-121
2) 佐藤寛子，他．感染症学雑誌　2010; **84**: 454-456
3) 高田伸弘．検査と技術　2011; **39**: 262-268
4) 須藤恒久．新ツツガ虫病物語．無明舎出版, 1991

［岸本寿男］

A-5 スピロヘータ

スピロヘータは細長いらせん状の菌体を有するグラム陰性菌である．ヒトに感染症を起こす菌種としては，梅毒の原因となる梅毒トレポネーマ(*Treponema pallidum* subspecies *pallidum*)，Lyme 病や回帰熱の原因となる *Borrelia* 属，レプトスピラ症の原因となる *Leptospira* 属が有名である(表)．

梅毒トレポネーマ

- 梅毒の原因菌である．感染様式は性行為による接触感染であるが，妊婦が感染している場合，胎児に経胎盤感染することがある．
- 人工培地で培養することができず，宿主体外では容易に死滅する．乾燥や消毒薬などに対しても感受性が高い．
- 五類感染症(全数把握疾患)に定められており，診断した医師は 7 日以内に最寄りの保健所に届け出る必要がある．
- 病期は 4 期に分けられる．第一期までの潜伏期間は約 3 週である．
- 梅毒トレポネーマは培養することができないので，診断は血清学的診断[※1]を行う．
- 治療にはペニシリン系薬を用いる．治療開始後数時間で Jarisch-Herxheimer 反応[※2]が起こることがある．病勢の把握は RPR などの梅毒血清反応を利用する．

Borrelia 属

- 回帰熱および Lyme 病の原因菌である．自然界におけるリザーバーであるネズミやシカなどの野生動物からダニやシラミなどのベクターを介してヒトに感染する．
- 回帰熱は輸入感染症であり，四類感染症に指定されている．
- 悪寒や筋肉痛，関節痛を伴う発熱が 3〜4 日続き(発熱期)，その後，解熱期と発熱期を繰り返す．
- 肝臓および脾臓の腫脹，黄疸を伴うことがある．
- ダニ媒介性回帰熱の場合にはテトラサイクリン(TC)が用いられる．
- シラミ媒介性回帰熱の場合は，TC とエリスロマイシン(EM)の併用，もしく

※1 梅毒血清反応とトレポネーマ抗原検査
梅毒トレポネーマに感染するとカルジオリピン，レシチン，コレステロールに対する抗体が増加する．梅毒血清反応はこの抗体を検出する方法であり，Wassermann 反応，VDRL(venereal disease research laboratory)，RPR(rapid plasma reagin)などの種類がある．梅毒の活動性や治療に対する反応の指標となり得る．
トレポネーマ抗原検査は梅毒トレポネーマの菌体に対する抗体を検出する方法で，TPHA(*Treponema pallidum* hemagglutination)や FTA-ABS(fluorescent treponemal antibody-absorption)などの種類がある．

※2 Jarisch-Herxheimer 反応
抗菌薬の投与から数時間後，発熱，皮疹の増悪，リンパ節腫脹などを生じることがある．抗菌薬により死滅した微生物の抗原が遊離することによるアレルギー反応であると考えられる．消炎鎮痛薬などで経過観察する．

表 ヒトに対する病原体として重要なスピロヘータ

| 科 | スピロヘータ目 | | 原因となる感染症 |
	属	種(代表種)	
スピロヘータ科	Treponema	*Treponema pallidum* subspecies *pallidum*	梅毒
	Borrelia	*Borrelia recurrentis*, *Borrelia burgdorferi*(北米)*	回帰熱 / Lyme 病
レプトスピラ科	Leptospira	*Leptospira interrogans*	Weil 病

＊ 我が国では *Borrelia garinii*, *Borrelia afzelii* が多いとされる．

A 原因微生物

はドキシサイクリン（DOXY）が有効とされている[1]．

- Lyme 病は四類感染症に指定されており，ダニ（我が国ではシュルツェ・マダニ）により媒介される．北海道や本州中部以北に多く，毎年 10 人程度の患者が発生している．
- 臨床症状は I 〜 III 期に分けられ，I 期はマダニ刺咬部を中心とした遊走性紅斑を呈する．その後，神経症状（髄膜炎，動眼神経や顔面神経麻痺）などを認め（II 期），III 期には慢性関節炎や慢性萎縮性肢端皮膚炎などを認めることがある．
- 治療は，成人では DOXY，小児ではアモキシシリン（AMPC）を用いる．

Leptospira 属

- Weil 病（ワイル）や秋疫（あきやみ）に代表されるレプトスピラ症の原因菌であり，四類感染症に指定されている．
- 自然界ではネズミが腎臓に保菌し，尿中に排泄される．その他の保菌動物に，イヌ，ウシ，ウマ，ブタなどがある．この尿により汚染された水や土壌から経口ないし経皮的に感染する．
- 発熱，結膜充血，筋肉痛などの症状を呈し，Weil 病とよばれる重症例では黄疸，出血傾向，腎機能低下などを呈する．
- 軽症〜中等症では DOXY，重症例にはペニシリン系薬を用いる．Jarisch-Herxheimer 反応が起こることがある．
- 4 種類の血清型に対するワクチン（ワイル病秋やみ混合ワクチン）がある．

> **理解すべき原則**　スピロヘータは，らせん状のグラム陰性菌で，様々な疾患の原因となる
>
> スピロヘータは細長いらせん状の形態をとるグラム陰性菌である．梅毒，回帰熱，Lyme 病，レプトスピラ症の原因菌となる．感染様式は梅毒トレポネーマが接触感染（性行為感染）であるのに対し，回帰熱，Lyme 病の原因菌である *Borrelia* 属はダニやシラミに媒介される．レプトスピラ症はネズミなどの保菌動物に汚染された水や土壌を介し，経口または経皮的に感染する．

問題 5

スピロヘータが**原因菌ではない**疾患は以下のうちどれか．
1. 梅毒　2. 淋病　3. 回帰熱　4. Lyme 病　5. Weil 病

▷解答は 308p．

文献

1) 国立感染症研究所感染症情報センター．感染症発生動向調査週報 2002 年第 41 週号（2002 年 10 月 7 日〜 13 日）．[http://idsc.nih.go.jp/idwr/kansen/k02_g2/k02_41/k02_41.html]

［山根一和］

A-6 寄生虫

分類

生物学的に寄生虫という分類はない．感染症において，寄生生活をする生物（真核生物）がヒトに病害を起こすことを寄生虫症という．図に示すように，内部寄生虫は単細胞生物の原虫類と多細胞生物の蠕虫類[※1]とに分けられ，原虫類はヒト体内で増殖するが，蠕虫類は一部の例外を除いて増殖しない．外部寄生虫には節足動物のダニ類とシラミ類が含まれる．

我が国における最近の寄生虫症

我が国で最近みられる寄生虫症は，表に示すように，様々な背景をもとに以下の6つに分けられる．

● 食品由来寄生虫症
- 刺身など魚介類の生食文化を持つ我が国では最も多い寄生虫症である．
- 代表的な疾患として，アニサキス症（「C-13 消化管感染（食道と胃）」参照），横川吸虫症[※2]，日本海裂頭条虫症[※3]があり，いずれも魚を生で食べることにより感染する．

● 輸入寄生虫症
- 輸入寄生虫症としては，マラリア（「C-24 海外からの輸入感染」参照），アメーバ赤痢，ジアルジア症（ランブル鞭毛虫症）〔「C-14 消化管感染（下部消化管）参照〕がある．
- 海外旅行者の増加に伴って増えてきた寄生虫症である．
- 開発途上国への長期滞在者にもしばしば感染がみられる．

[※1] 蠕虫類
線虫類，吸虫類，条虫類をあわせて蠕虫類とよぶ．原虫類に対する寄生虫学用語である．

[※2] 横川吸虫症
アユやシラウオなどに寄生する横川吸虫（*Metagonimus yokogawai*）が原因となる．無症状のことが多いが，多数が寄生すると下痢や腹痛などを起こす．

[※3] 日本海裂頭条虫症
日本海裂頭条虫（*Diphyllobothrium nihonkaiense*）はいわゆるサナダムシの一種で，寄生するマス類やサケ類を摂取することにより，腹痛や下痢などを起こす．

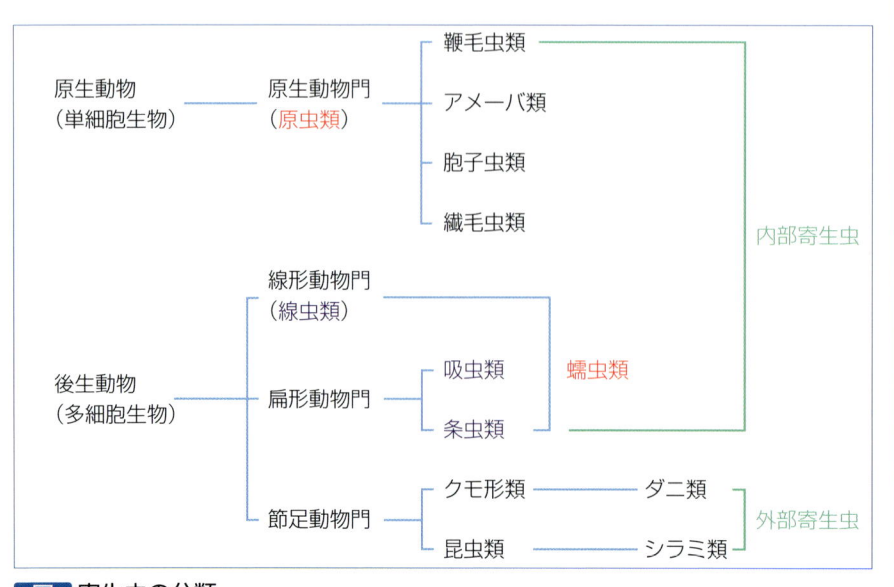

図 寄生虫の分類

原生動物（単細胞生物）― 原生動物門（原虫類）
- 鞭毛虫類
- アメーバ類
- 胞子虫類
- 繊毛虫類

後生動物（多細胞生物）
- 線形動物門（線虫類）
- 扁形動物門
  - 吸虫類
  - 条虫類
- 節足動物門
  - クモ形類 ― ダニ類
  - 昆虫類 ― シラミ類

内部寄生虫：原虫類，蠕虫類（線虫類・吸虫類・条虫類）
外部寄生虫：ダニ類，シラミ類

A 原因微生物

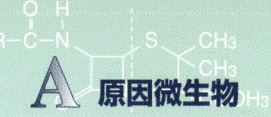

表 我が国における最近の寄生虫症

寄生虫症	寄生虫の種類	背景
食品由来寄生虫症	アニサキス 横川吸虫 日本海裂頭条虫	健康食ブーム グルメブーム 生食嗜好
輸入寄生虫症	マラリア原虫 赤痢アメーバ ランブル鞭毛虫	国際化(海外旅行) アジア,アフリカなどの 開発途上国
人獣共通寄生虫症	クリプトスポリジウム トキソプラズマ イヌ回虫 多包条虫	ペットブーム
日和見寄生虫症	トキソプラズマ クリプトスポリジウム 糞線虫 ヒゼンダニ(疥癬虫)	AIDS 臓器移植(免疫抑制薬)
性感染寄生虫症	赤痢アメーバ ランブル鞭毛虫	同性愛
	腟トリコモナス ケジラミ	
その他	蟯虫 アタマジラミ	集団感染

● 人獣共通寄生虫症

◆ ヒト,およびペットや野生動物にも感染する寄生虫症である.
◆ イヌ回虫症・多包条虫症は幼虫移行症[※4]で,重篤な症状を呈することがある.
  多包条虫(*Echinococcus multilocularis*)は北海道を中心に分布を広げている.

● 日和見寄生虫症

◆ ヒトの免疫能が低下した時に重症化してくる寄生虫症である.
◆ トキソプラズマ(*Toxoplasma gondii*)による脳炎,クリプトスポリジウム(*Cryptosporidium hominis*)による持続性の水様下痢,糞線虫(*Strongyloides stercoralis*)による全身播種[※5],ヒゼンダニ(*Sarcoptes scabiei* var. *hominis*)による角化型疥癬[※6]が問題になっている.
◆ AIDSの指標疾患としても重要である.

● 性感染寄生虫症

通常の性行為で感染する腟トリコモナス(*Trichomonas vaginalis*)やケジラミ(*Phthirus pubis*)の他に,同性愛者などが肛口感染する赤痢アメーバ(*Entamoeba histolytica*)やランブル鞭毛虫(*Giardia intestinalis*)が問題になっている.

● その他

主に小児の間で持続して感染が起こっている寄生虫症である.蟯虫(*Enterobius vermicularis*)やアタマジラミ(*Pediculus humanus* var. *capitis*)は家族間や集団で感染を起こし,保育所・幼稚園・小学校などで問題になっている.

※4 **幼虫移行症**
動物由来の幼虫がヒトに感染し,ヒト体内で成虫になることができず,幼虫のまま様々な臓器を移行し病害を与える疾患.

※5 **全身播種**
感染幼虫が過剰感染して全身に播種され(ばらまかれ),幼虫に付着する細菌が血中・肺内・髄腔内に運ばれ,敗血症・肺炎・髄膜炎を引き起こす.

※6 **角化型疥癬**
ノルウェー疥癬ともよばれ,1人の患者に100万〜200万個体が寄生する(通常の疥癬では1,000個体程度)ため,感染力が強い.

A-6 寄生虫

特殊な薬剤

我が国で市販されている抗寄生虫薬はそれほど多くない．市販されていないものに関しては，特殊な手続きをとる必要がある[※7]．

> **理解すべき原則** 蠕虫類はヒト体内では増殖しない
>
> 蠕虫類は一部の例外を除いてヒト体内では増殖せず，成長してサイズが増大するのみである．つまり，1匹の幼虫が感染しても1匹の成虫にしか成長できない．このことがヒト体内で増殖する他の微生物と異なる点である．例外として，糞線虫による自家感染や多包条虫の分裂増殖がある．

問題 6

動物由来の幼虫がヒトに感染し，ヒト体内で成虫になることができず，幼虫のまま様々な臓器を移行し病害を与える疾患を（　　　）という．

[沖野哲也]

※7 国内未承認の薬剤
国内未承認の薬剤については，「輸入熱帯病・寄生虫症に対する稀少疾病治療薬を用いた最適な治療法による医療対応の確立に関する研究」班（略称：熱帯病治療薬研究班）が『寄生虫症薬物治療の手引き』を発行している．保管薬剤の一覧表や薬剤使用機関および担当者連絡先などの情報は「国内未承認薬の使用も含めた熱帯病・寄生虫症の最適な診療体制の確立に関する研究」班のホームページ［http://www.med.miyazaki-u.ac.jp/parasitology/orphan/index.html］から入手できる．

▷解答は308p．

Column: 抗体検査の基本は？

研修医：EIA法のIgM抗体によるワンポイント採血には問題があることがわかりました．ではどのように抗体検査したらよいのでしょうか？

指導医：では基本に戻ってみましょう．基本は抗体の陽転化（seroconversion）です．つまり，ペア血清（10日以上あけて2回採血）で同じ測定法で検査し，陰性から陽性に変化することです．そして，できるだけ感度の良い方法で実施することです．理想的には，ペア血清でEIA法のIgG抗体とIgM抗体を測定することです．

研修医：でもそんなことは普通していませんが…？

指導医：日本の保険診療では，IgM抗体とIgG抗体を同時に測定することはできないからです．

研修医：困ったな，ではどうしたらいいんでしょうか？

指導医：臨床診断について自信がない場合，あるいは重症である場合や確実な診断が必要な場合などもあると思います．いつもではなく，その時の必要度に応じて，IgGとIgM抗体を検査したらどうでしょうか．その判断が難しい場合には，血清保存しておくことも大事だと思います．

研修医：それで，時々血清保存しておくように指示が出ているんですね．理由がわかりました．

（寺田喜平）

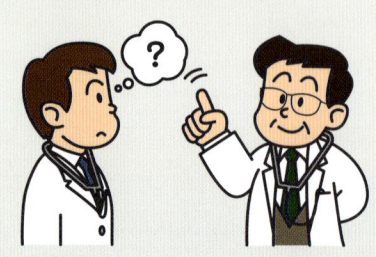

A-7 真菌

日常生活の中で目にする，いわゆるカビや酵母，キノコなどを総称して真菌とよぶ．広く環境中に分布しており，その種類は 80,000 種を上回るとされる．発酵食品の製造に応用されるヒトにとって有益な真菌種も少なくないが，いくつかの真菌種はヒトや動物に侵入・増殖し，感染症を惹起するため病原真菌とよばれる．

基本構造

真菌細胞は一般に細菌より大きく，真核微生物[※1]である真菌の核は核膜に包まれ，複数の染色体を有する．細胞質にはミトコンドリアや液胞などの小器官を保有している（図1）．また，真菌は細菌と異なり，細胞壁を有している．この点はヒトの細胞と根本的に異なる点である．細胞壁は主として β-D-グルカンやキチン[※2]などの物質で構成されている．ヒト細胞に認められない物質が存在し機能しているため，治療薬の標的として使用されたり，真菌症体外診断薬の検出物質として応用される場合がある．また，植物の細胞壁に含有されるセルロースやヘミセルロースも真菌細胞には原則的に存在しない．真菌細胞と細菌の構造上の相違点を表に示した．

生殖

真菌の生殖には有性生殖と無性生殖の 2 通りがある．

● 有性生殖

雄株と雌株の交配によって成立する．核の融合により，二倍体形成と減数分裂が生じ，有性胞子が作られる（有性世代）．有性胞子はその形成過程から接合胞子，子嚢胞子，担子胞子の 3 つに分類される．有性生殖によってみられる表現型をテレオモルフとよぶ．

[※1] 真核微生物
核膜に包まれた核を有する細胞からなる微生物を真核微生物とよぶ．真核生物には真菌，藻類，原生動物，植物および動物があり，ミトコンドリア，ゴルジ体，小胞体，リボソームなどの小器官を持つ．一方，核膜に包まれていない核を有する細胞からなる生物を原核生物とよぶ．一般細菌，クラミジア，リケッチアなどが含まれる．

[※2] キチン
β-D-グルカンと同様，真菌細胞壁の重要な多糖成分である．糸状菌では β-D-グルカンと分子ネットワークを形成し，細胞壁の強度を確保する働きがある．

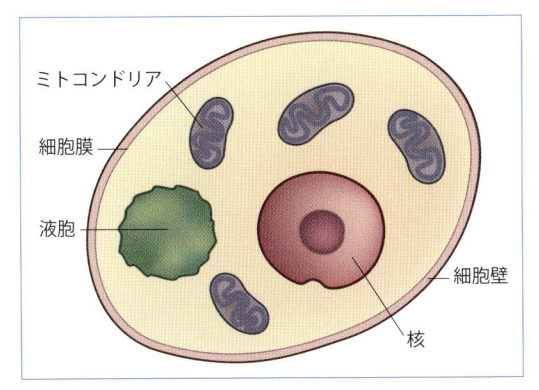

図1 真菌の細胞構造
真核微生物である真菌細胞の核は核膜に包まれ，細胞質にはミトコンドリアや液胞などの小器官が存在する．

A-7 真菌

表 真菌と細菌の細胞の構造上の相違点

	真菌	細菌
核	真核	原核
細胞壁の主要構成成分	β-D-グルカン・キチンなど	ペプチドグリカン
細胞膜主要ステロール	エルゴステロール	ステロールなど
生殖様式	無性生殖が主体 条件によっては有性生殖を行う	無性生殖のみ

● 無性生殖

染色体の交配が起こらず，無性胞子が形成される．交配を必要としない効率的な生殖システムであり，生息環境の条件がよければ通常は無性生殖で増殖する（無性世代）．無性生殖によってみられる表現型をアナモルフとよぶ．

分類

● 有性胞子による分類

各々の真菌が形成する有性胞子の種類によって真菌を分類する．接合胞子を形成するものを接合菌門（*Zygomycota*），子嚢胞子を形成するものを子嚢菌門（*Ascomycota*），担子胞子を形成するものを担子菌門（*Basidiomycota*）に分類し，有性生殖を行わないもの，有性生殖が確認されていないものを不完全菌門（*Deuteromycota*）と分類する．

● 酵母と糸状真菌

a. 酵母

- 直径 3～4 μm の円形から卵円形の単細胞である．
- 通常，出芽（budding）によって芽細胞が出て成長し，やがてその根本がくびれて娘細胞が形成される（図 2-A）．しかし，培養条件によっては出芽した細胞が長く伸張し，娘細胞の分離が起こらない場合がある．この場合，伸張した細胞の先端に次世代の娘細胞を形成することもあり，このような発育が繰り返されると，菌糸様の形体（仮性菌糸）をとることがある（図 2-B）．このように培養条件に応じて，酵母と菌糸状の 2 通りの発育形態を示すものを二形性真菌とよぶ．
- 病原真菌で代表的な酵母には，*Candida* 属（カンジダ），*Cryptococcus* 属（クリプトコックス），*Trichosporon* 属（トリコスポロン）などがあげられる．

b. 糸状真菌

- 胞子から発芽し糸状に伸張した菌糸とよばれる分枝性フィラメント状の多細胞構造をとる．菌糸は一般に数 μm～数十 μm の長さに成長するが分裂は起こらない．
- 菌糸内部に隔壁を有するものを有隔菌糸，隔壁のないものを無隔菌糸とよぶ．
- 病原真菌の中で，有隔菌糸の糸状真菌には *Aspergillus* 属（アスペルギルス），無隔菌糸の糸状真菌には接合菌があげられる．

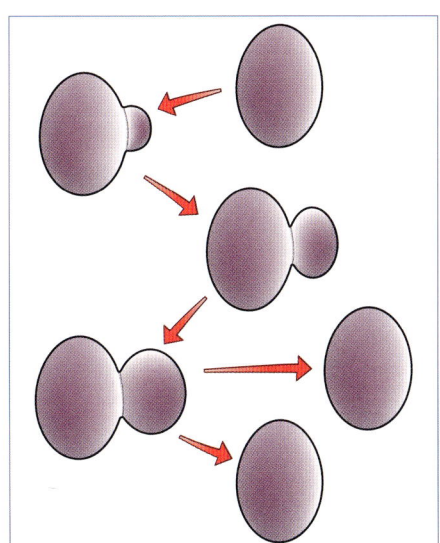

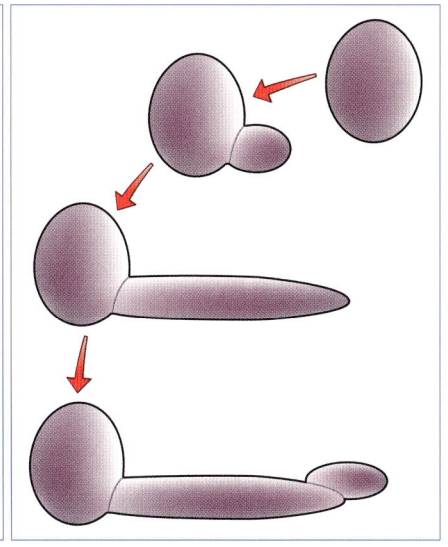

A 酵母の出芽の模式図
母細胞の一部から出芽し，成長する．やがてその根本がくびれて娘細胞が形成される．

B 仮性菌糸の模式図
培養条件により，出芽した娘細胞が分離せずに菌糸状に伸張し仮性菌糸とよばれる構造になることがある．

図2 酵母の増殖形態

主要な病原真菌

病原真菌は，①内臓真菌症原因真菌：主として内臓に侵襲性の病変を形成するもの，②皮膚真菌症原因真菌：皮膚を主な標的として感染症を引き起こすもの，の2つに大別される．また，輸入真菌症の原因真菌も紹介する．

● 内臓真菌症をきたす真菌

a. *Aspergillus* 属
◆免疫不全宿主に侵襲性肺アスペルギルス症を起こす．また，肺器質性病変の既存する宿主に慢性肺アスペルギルス症（慢性壊死性肺アスペルギルス症，肺アスペルギローマ）を惹起することもある．
◆*A. fumigatus*（フミガーツス），*A. flavus*（フラーブス），*A. niger*（ニガー），*A. terreus*（テレウス）などが多い．

b. *Candida* 属
◆日和見感染症としてカンジダ血症や播種性カンジダ症を引き起こす．寝たきり患者や高齢者では口腔・咽頭カンジダ症をきたすこともある．これらは食道カンジダ症とともにHIV感染者にも多発する．
◆*C. albicans*（アルビカンス），*C. parapsilosis*（パラシローシス），*C. tropicalis*（トロピカリス），*C. glabrata*（グラブラタ），*C. krusei*（クルセイ）などが主要な病原カンジダである．non-albicans *Candida* の割合が増加している．

c. *Cryptococcus neoformans*
肺に原発性，および続発性クリプトコックス症をきたす．髄膜脳炎をきたすこともあり，特にHIV感染者では重篤となる．国内で発症するクリプトコックス症の大部分は *C. neoformans*（ネオフォルマンス）が原因となる．

A-7 真菌

d. 接合菌

◆接合菌門に分類される真菌が原因となる疾患はすべて接合菌症である．しかし，ヒトに重篤な侵襲性病変を形成するのは，接合菌のうち *Mucor*（ムーコル）目の一部の真菌種である[1]．このために本菌種による感染症の呼称には接合菌症，あるいはムーコル症が同義語として用いられている．

◆*Rhizopus oryzae*（リゾプス オリゼ），*R. microsporus* var. *rhizopodiformis*（ミクロスポラス リゾポジフォルミス），*Absidia corymbifera*（アブシジア コリムビフェラ），*Rhizomucor pusillus*（リゾムコール プシルス）などが多い．

● 皮膚真菌症原因真菌

a. 皮膚糸状菌症（白癬）の原因真菌

Trichophyton rubrum（トリコフィトン ルブルム），*T. mentagrophytes*（メンタグロフィテス），*T. tonsurans*（トンスランス），*Microsporum canis*（ミクロスポルム カニス），*M. gypseum*（ジプセウム）など．

b. 表在性カンジダ症の原因真菌

C. albicans，*C. tropicalis*，*C. krusei*，*C. guilliermondii*（ギリエルモンディ）など．

c. 皮膚マラセチア症の原因真菌

Malassezia furfur（マラセジア フルフール）など．

d. 深部皮膚感染症の原因となる真菌

Sporothrix schenckii（スポロトリックス シェンキイ），*Fonsecaea pedrosoi*（フォンセケア ペドロソイ），*F. compacta*（コンパクタ）など．

● 輸入真菌症の原因真菌

◆輸入真菌症とは「本来，日本には常在しない真菌に海外で感染した者が，日本国内で把握されたものを指す」と国立感染症研究所が定義している．

◆*Coccidioides immitis*（コクシジオイデス イミチス），*Histoplasma capsulatum*（ヒストプラズマ カプスラーツム），*Paracoccidioides brasiliensis*（パラコクシジオイデス ブラジリエンシス），*Penicilium marneffei*（ペニシリウム マルネッフェイ），*Blastomyces dermatitidis*（ブラストマイセス デルマチチジス）があげられる．

> **理解すべき原則** — 臨床的に重要な病原真菌
>
> 病原真菌には酵母と糸状真菌がある．深在性真菌症をきたす代表的病原真菌は，酵母では，*Candida* 属，*C. neoformans*，糸状真菌では *Aspergillus* 属，接合菌が重要である．

問題 7

▷解答は 308p.

酵母であっても，培養条件により（　　　）が伸張して増殖し，糸状真菌のような形状にみえる二形性真菌がある．

📖 **文献**

1) 山口英世．病原真菌と真菌症 改訂4版．南山堂，2007: 183-187

［吉田耕一郎］

A-8 プリオン

核酸を持たない蛋白からなる感染因子で，様々な哺乳類動物に伝達性海綿状脳症を引き起こすものをプリオンとよぶ（表1）．プリオン（prion）とは，proteinaceous infectious particles を意味する造語である．

プリオン発見の歴史

8世紀から知られていたヒツジの伝染病 scrapie（スクレイピー）[※1] や，1950年代にニューギニア高地に住む原住民フォア族の間で流行した kuru 病（クールー）[※2] では，脳に海綿状変性とよばれる特異な病変ができる．その感染因子は長い間謎のままであったが，1982年に Prusiner が提唱した "生命の基本情報である核酸を持たない物質（プリオン）がスクレイピー感染症の原因である" という仮説は，それまでの医学常識を覆すものであった．その後の研究によりプリオン説の妥当性が徐々に証明され，この業績により彼は1997年にノーベル賞を受賞した．

プリオンとプリオン蛋白

- 感染因子プリオンは，宿主の正常型プリオン蛋白 PrP^C [※3] がコンフォメーション（立体構造）を変えた異常型プリオン蛋白 PrP^{SC} である（コンフォメーション病[※4]）．
- PrP^{SC} はプロテアーゼ抵抗性で，PrP^C を PrP^{SC} へと変換することにより患者の神経細胞内に蓄積し，プリオン病発症へと進展する．
- PrP ノックアウトマウスはプリオン病に感染しない（PrP^{SC} 産生には PrP^C が必要）．

[※1] **scrapie**
ヒツジの海綿状脳症で，発病したヒツジは激しい痒みのため体を柵や岩に擦り付け，毛が抜け落ちてしまう．

[※2] **kuru 病**
病名は現地語の shake あるいは shiver に由来する．頭痛，四肢の震えと運動失調を呈し，歩行不能となり死亡する．伝統的な食人儀式を通じて蔓延した．

[※3] **正常型プリオン蛋白 PrP^C**
PrP^C は第20染色体短腕上の遺伝子にコードされている．265個のアミノ酸からなる分子量35～36 kDa の蛋白で，膜貫通ドメインはないが，糖脂質アンカーにより神経細胞表面に局在している．シナプス機能に関連した役割を担うと考えられている．

[※4] **コンフォメーション病**
正常な蛋白のコンフォメーションが変化するために，蛋白の機能や分解過程に異常が生じ，神経細胞が変性・脱落するような疾患はコンフォメーション病と総称される．プリオン病の他にも，Alzheimer 病（アルツハイマー），Parkinson 病（パーキンソン），ポリグルタミン病などが該当する．

表1 プリオン病

疾患名（略式表記）	自然宿主	プリオン
scrapie	ヒツジ，ヤギ	scrapie prion
伝播性ミンク脳症（TME）	ミンク	TME prion
慢性消耗病（CWD）	ヘラジカ	CWD prion
ウシ海綿状脳症（BSE）	ウシ	BSE prion
ネコ海綿状脳症（FSE）	ネコ	FSE prion
外来有蹄類脳症（EUE）	クーズー	EUE prion
kuru 病	ヒト	kuru prion
Creutzfeldt-Jakob 病（CJD）	ヒト	CJD prion
Gerstmann-Sträussler-Scheinker 症候群（GSS）	ヒト	GSS prion
致死性家族性不眠症（FFI）	ヒト	FFI prion

TME：transmissible mink encephalopathy, CWD：chronic wasting disease, BSE：bovine spongiform encephalopathy, FSE：feline spongiform encephalopathy, EUE：exotic ungulate spongiform encephalopathy, FFI：fatal familial insomnia.

ヒトのプリオン病の分類(表2)

● 孤発性
◆ヒトプリオン病の大半を孤発性 Creutzfeldt-Jakob 病(sporadic Creutzfeldt-Jakob disease：sCJD)が占める．
◆我が国を含め，世界各国の sCJD 有病率は人口 100 万人対 1 前後と一定している．
◆sCJD ではプリオン蛋白の一次構造(アミノ酸配列)に変異はないが，立体構造においては正常の α ヘリックス構造に代わって β シート構造の割合が高くなり，プロテアーゼ抵抗性で凝集しやすくなっている．

● 遺伝性
プリオン遺伝子に変異を持ち，異常プリオン蓄積の原因となる．

● 感染性
◆医原性 CJD としては，ヒト由来乾燥硬膜移植や角膜移植，脳下垂体から抽出した成長ホルモン使用例などがある．
◆変異型 CJD(variant CJD：vCJD)は，BSE 罹患ウシ由来の食品の経口摂取により，ウシからヒトに伝搬したと考えられている．

種の壁とウシ海綿状脳症，変異型 CJD の発生

◆多種の哺乳類がプリオン病に罹患するが，これはプリオン蛋白が哺乳類の間で高い相同性を持つためである．しかし，種間にみられるプリオン蛋白にはわずかな違いがあるため，プリオン病が種の壁を越えて感染することは起こりにくいと考えられていた．
◆1980 代後半，英国でウシ海綿状脳症(BSE)が流行し，ヒツジからウシへ種の壁を越えてプリオンが伝達される危険性が指摘された．
◆1994 年に英国で若年者に変異型 CJD が発症するに至り，BSE のヒトへの伝染という危惧は現実のものとなった．

予防

◆一般に，CJD の空気感染や経口感染はないとされている．非侵襲的医療行為

表2 ヒトのプリオン病の分類

分類	頻度	疾患名
孤発性	約 80%	孤発性 CJD(sCJD)
遺伝性	約 15%	家族性 CJD GSS 致死性家族性不眠症(FFI)
感染性	約 5%	医原性 CJD 　－ヒト成長ホルモン使用による CJD 　－硬膜移植後 CJD 変異型 CJD(vCJD) kuru 病

では感染の危険はなく，標準予防策で十分である．
- vCJD，BSE では病原体の経口摂取による感染が疑われている．紫外線，アルコールなどの消毒法が無効であり，手の汚染，注射針などによる刺傷，感染物の眼への飛沫や手で眼を擦ることなどを避ける．
- vCJD では血液感染の可能性があるため，特定期間に英国滞在歴がある場合は献血が禁止されている．

不活化，滅菌

- 汚染されたものは焼却する．
- 器具などの汚染の不活化・消毒は困難である．3%SDS 中で 5 分間煮沸，60〜80% 蟻酸，7M 塩酸グアニジン，3M グアニジン・イソシアネートあるいは 50% フェノールなどで 2 時間処理することが勧められている．

感染症法における取り扱い

CJD は五類感染症全数把握疾患に定められており，診断した医師は 7 日以内に最寄りの保健所に届け出なければならない．

> **理解すべき原則**　プリオンの不活化には蛋白を変性させる処理が必要である
>
> 細菌やウイルスなどの通常の感染性病原体は核酸による自己複製を行うが，プリオンは核酸を持たず，正常蛋白がコンフォメーション変化により伝達性を獲得したものである．したがって，紫外線照射など核酸を標的にした方法では不活化されず，蛋白を変性させる強力な処理を必要とする．

問題 8

プリオンの感染性を不活化する処理として推奨されるのはどれか．
1. 200℃の乾熱滅菌　2. 80% エタノール液　3. 3%SDS で 5 分煮沸
4. 10% ホルマリン液　5. 紫外線照射

▷解答は 308p.

［砂田芳秀］

B 宿主別感染症

B-1　小児の感染症

小児の特徴

患者の訴えの少なさ・検査の難しさ・進行の速さである．小児は言葉で十分に訴えることが困難であるため，保護者からの聴取，機嫌や発熱，身体所見などをもとに状況を推察する．また十分な採血量を得ることも困難であるため，最低限の検査のみとなる．さらに免疫が未熟であるため病状の進行が速い．

小児の感染症の特徴

小児の感染症は成人や高齢者の感染症とは異なる点が多い．対象は新生児（体重約 3 kg）から中学生まで，体の成長や，臓器の発達，免疫の変化などの様々な要素が感染症に影響を与える．

小児の感染症が成人と異なる具体的な点

● 新生児期の感染

- 新生児期は，経胎盤感染による先天感染，産道感染，出生後の母乳による母子感染を認める[※1]．そして出生後に感染する水平感染がある．
- 垂直感染として TORCH（Toxoplasma, Other, Rubella, Cytomegalo, Herpes simplex の頭文字）症候群とよばれる一連の感染症がある[※2]．

● 乳児期早期の感染

- 生後 3 カ月までの発熱は，重症感染症である可能性が高い．
- 膀胱尿管逆流現象など奇形による尿路感染症が多い．
- 尿路感染症は，1 歳未満までは男児，1 歳以上は女児が多い．

● 経胎盤移行抗体

- 経胎盤移行抗体が生後 6 カ月頃まで存在するため感染症に罹患しにくく，感染しても軽症となることが多い．
- 母親が未感染で経胎盤移行抗体がない場合，特に乳児初期は重症となりやすい．
- 生後 6 カ月以降経胎盤移行抗体はなくなるので，免疫はナイーブ（まっさら）な状態で感染症に罹患し，自分自身で免疫を獲得していく．

● 年齢による免疫の変化

- 白血球は出生時の好中球が優位で，生後 1〜2 週でリンパ球と好中球が同数となり，その後リンパ球が優位となる．また 4〜5 歳でリンパ球と好中球が同数となり，その後好中球が優位となる．
- リンパ球絶対数は生後 6〜9 カ月がピークで，その後ゆっくり減少する．
- 図 1[1)]に示すように，CD4 / CD8 比は生後から減少し，4 歳頃で一定となる．

● 小児の重症感染症

- 重症感染は，化膿性髄膜炎や菌血症（敗血症）がある．我が国における化膿性

※1　**垂直感染**
母子感染を示している．対語として水平感染がある．下図に示すように，垂直感染は経胎盤感染，産道感染，母乳感染に分類される．

垂直感染
　経胎盤感染
　　妊娠中に感染
　　風疹，サイトメガロ，トキソプラズマ，パルボウイルス B19
　産道感染
　　出産中に感染
　　梅毒，B 群溶血性レンサ球菌，HIV，B 型肝炎，単純ヘルペス，大腸菌
　母乳感染
　　母乳による感染
　　HTLV-1，HIV，C 型肝炎

※2　**TORCH 症候群**
母子感染する代表的な感染症を覚える方法として世界的に知られている．一連の感染症の頭文字である．トキソプラズマ，その他，風疹，サイトメガロ，単純ヘルペス．その他は，HIV，HTLV-1，B 型肝炎，C 型肝炎，梅毒，B 群溶血性レンサ球菌などが知られている．

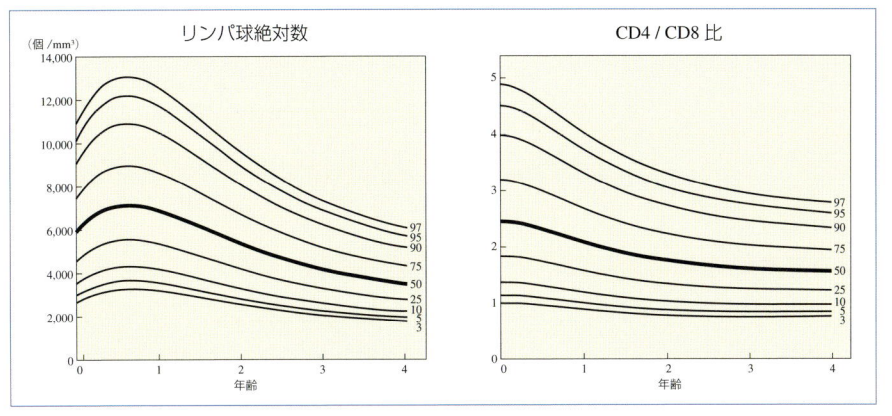

図1 リンパ球絶対数と CD4 / CD8 の年齢変化
（The European Collaborative Study. *Pediatr Infect Dis J* 1992; **11**: 1018）

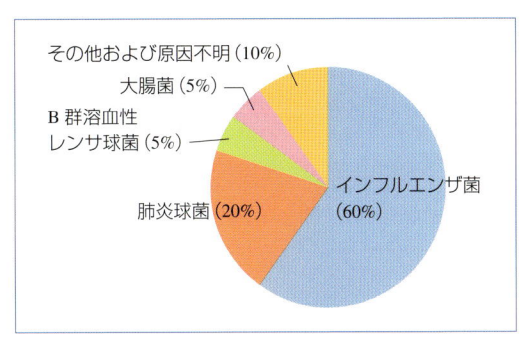

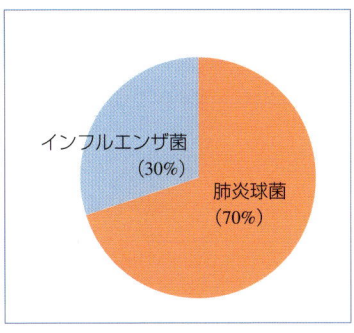

図2 小児の化膿性髄膜炎の原因菌

図3 小児の菌血症の原因菌

髄膜炎の原因菌は，図2 に示すようにインフルエンザ菌 b 型（*Haemophilus influenzae* type b：Hib）が多い．

◆ 化膿性髄膜炎の感染時期で分けると，新生児期は大腸菌（*Escherichia coli*）や B 群溶血性レンサ球菌が，それ以降はインフルエンザ菌 b 型，続いて肺炎球菌（*Streptococcus pneumoniae*）が多い．

◆ 菌血症は，図3 に示すように肺炎球菌が多い[※3]．しかし，肺炎球菌は潜在性菌血症（occult bacteremia）という一過性の菌血症が多い．

● 肺炎の原因微生物

◆ 5歳まではウイルス，肺炎球菌，インフルエンザ菌が原因となることが多い．
◆ 5歳以降は原因微生物としてウイルスは減少し，その代わりにマイコプラズマやクラミジアが増加する．

● 集団生活

◆ 保育園や幼稚園など，集団生活が始まり，そこで感染症が流行し感染する．
◆ 学童まではウイルス感染症が多い．

● ワクチン関連

◆ ワクチン予防可能疾患（vaccine preventable diseases：VPD）が多い[※4]．
◆ ワクチンを接種しても，primary vaccine failure（一次性ワクチン効果不全）[※5] や secondary vaccine failure（二次性ワクチン効果不全）[※6] がある．

※3 潜在性菌血症
肺炎球菌の 30〜40％ は潜在性菌血症（occult bacteremia），一方，インフルエンザ菌は 5％ のみが潜在性菌血症である．

※4 ワクチンによる原因菌の変化
インフルエンザ菌 b 型や肺炎球菌に対するワクチン接種が進んでいる国では，これらはほとんど重症感染症の原因菌とならない．我が国では前者が 2009 年，後者が 2010 年より発売となったが，諸外国に比べて著しく発売が遅れた．今後，これらのワクチンの接種率が上がると，重症感染症が減少し，その原因菌も変化するであろう．

※5 一次性ワクチン効果不全（primary vaccine failure）
ワクチン接種直後も免疫ができない状態．

※6 二次性ワクチン効果不全（secondary vaccine failure）
ワクチン接種後いったん免疫ができたが，時間経過とともに減衰した状態．

B-1 小児の感染症

● 先天性免疫不全

- 感染症の裏に先天性免疫不全が隠れていることがある．
- 重症複合型免疫不全では生後数カ月からウイルスおよび細菌感染症を繰り返す．また鵞口瘡が重症で治療しても効果が現れ難い．
- 伴性劣性無ガンマグロブリン血症では生後6カ月頃より細菌感染症を繰り返す．
- IgG 2 サブクラス欠損症では中耳炎を繰り返す．
- 慢性肉芽腫症では黄色ブドウ球菌（*Staphylococcus aureus*），大腸菌，緑膿菌（*Pseudomonas aeruginosa*）などの感染症の治りが悪く，繰り返す．
- DiGeorge 症候群（顔貌異常，先天性心疾患，口蓋裂，胸腺低形成，低カルシウム血症）や Wiskott-Aldrich 症候群（血小板減少，難治性湿疹），毛細血管拡張性失調症（眼球結膜の血管拡張，小脳失調）は細胞性免疫が低下している．

● 抗菌薬の投与法と副作用

- 抗菌薬の投与量は体重 kg あたりで計算する．
- 服薬ができるように，乳児では甘い水薬を処方することも多い．ドライシロップは粉薬であるがシロップで甘くしている．
- 錠剤はおよそ小学生くらいから内服できるが，誤嚥のおそれもあり，保護者と相談が必要である．
- 新生児ではクロラムフェニコール（CP）でグレイ症候群，サルファ剤で核黄疸を起こすため禁忌である．アミノグリコシド系薬は腎障害や聴力障害を起こす可能性があるので慎重な投与が望まれる．
- 小児ではキノロン系薬はノルフロキサシン（NFLX）とトスフロキサシン（TFLX）を除いて禁忌である．幼若動物の実験で関節障害が認められる．テトラサイクリン系薬は，歯の着色，骨への沈着があるため 8 歳未満には処方できないが，他剤が使用できない場合は使用可である．

> **理解すべき原則**　経胎盤移行抗体は IgG 抗体を含み，IgM 抗体は含まない
>
> 経胎盤移行抗体は胎盤を通じて母親の IgG 抗体が胎児に移行する．乳児前期では IgG 抗体陽性，その他の抗体陽性でも診断できない．ただし，ペア血清で有意に増加すると診断できる．経胎盤移行抗体に IgM 抗体は含まないため，IgM 抗体陽性は患児自身の産生を示し，その感染症の診断ができる．

問題 9

新生児において母子感染を疑う場合，患児からの採血において診断に有用な抗体は（　　　）抗体である．

▷解答は 308p．

文献

1) The European Collaborative Study. *Pediatr Infect Dis J* 1992; **11**: 1018

［寺田喜平］

B-2 高齢者の感染症

高齢者診療の重要性

世界保健機構(WHO)では，通常65歳以上を高齢者としている．我が国における高齢人口の増加は世界に類をみないスピードで進み，2010年の高齢化率は23.1%とすでに超高齢社会[※1]になっている．今後の医療において，高齢者への対応は非常に重要である．高齢者の特徴に留意して診療する必要がある[※2]．高齢者の発熱の原因の90%が感染症であり，その中でも細菌感染が多いとされている[1]．

特徴

● 高齢者の易感染性

- 高齢者は栄養状態が良くない場合が多く，また加齢により細胞性免疫・液性免疫とも低下している場合が多い．
- 医療行為として，中心静脈カテーテルや尿道カテーテルなどが留置されていることも少なくない．
- 基礎疾患に対する副腎皮質ステロイドの内服，悪性疾患の合併などで易感染性宿主(compromised host)[※3]の状態となっていることがある．
- 施設内での流行に曝露されやすい環境にある．

● 高齢者感染症の症状

- 自覚症状や身体所見に乏しいこともまれではない．重症感染症，例えば敗血症でも高熱が出ない場合もある．視床下部の体温中枢の反応が鈍くなることも一因である．通常は基礎体温から1.3℃以上高ければ"熱がある"と判断してもよい[1]．
- 臓器特異的症状が出にくく，非特異的な全身症状で発症することも少なくない．すなわち，「いつもとは何となく違う，ボーっとした感じ」や「何となく元気がない」，「食べる量が少ない」などの訴えで受診することがある．症状がADL[※4]の低下のみのこともある．
- 認知機能が低下する場合も少なくなく，自分の症状を的確に表現できないことも考慮しておく必要がある．
- 高齢者以外でも当然のことであるが，高齢者においては特に全身を詳細に診なければなければならない．

● 高齢者感染症で多いもの

- 高齢者感染症では呼吸器感染と尿路感染が最も多い．
- 我が国における3大死因は悪性新生物，心疾患，脳血管疾患であり，肺炎は4位である．65歳未満では第5位以内には入らないが，65～84歳では第4位，90歳以上では第2位となっている[2]．
- 市中肺炎の原因菌の50%以上は肺炎球菌(*Streptococcus pneumoniae*)，次いでインフルエンザ菌(*Haemophilus influenzae*)である．

[※1] 超高齢社会
高齢化率(65歳以上の人口が総人口に占める割合)が7%以上14%未満を高齢化社会，14%以上21%未満を高齢社会，21%以上を超高齢社会と分類する．我が国は2007年に21.5%と超高齢社会になった．

[※2] 高齢者の特徴
①自覚症状や身体所見に乏しい
②臓器特異的症状が現れにくい
③栄養状態や免疫能の低下
④早期に重症化しやすい

[※3] 易感染性宿主(compromised host)
悪性腫瘍や免疫不全，抗悪性腫瘍薬投与などに伴う免疫能の低下により，通常では感染することのない微生物に感染したり，常在菌による症状が出現しやすくなっている状態の患者をいう．院内感染症にも罹患しやすい．

[※4] ADL(activities of daily living：日常生活動作)
食事，排泄，更衣，移動など生活を営むうえで不可欠な基本的行動の自立度をいう．

- 高齢者で呼吸器感染症が多い理由としては，①認知症・脳梗塞後・神経変性疾患・加齢による嚥下機能や咳反射の低下，②低栄養，③口腔内汚染，④日常的な唾液の誤嚥，⑤慢性呼吸器疾患などの基礎疾患，⑥胃食道逆流症，⑦睡眠薬の使用，⑧施設入所などがあげられる[1]．
- オムツの使用および会陰部の不衛生，尿道カテーテルの留置，前立腺肥大などが尿路感染症の原因となり得る．高齢者は腎盂腎炎でも背部の叩打痛が強くない場合も少なくない．
- 高齢者において見落とされやすい感染症として，関節炎，褥瘡感染，蜂窩織炎，前立腺炎がある．
- 肝膿瘍や胆管炎，感染性心内膜炎，カテーテル関連の感染にも注意しなければならない．

治療

- 高齢者では感染源が絞り難く，早期に確定診断をつけ難い．また，高齢者は感染症での死亡率が高く，早期に適切な治療を開始しなければ，さらに死亡率が高くなってしまう．したがって，確定診断がつかない状況でも，複数の鑑別診断をあげて治療を開始しなければならないこともある[3]．
- 高齢者では，加齢に伴う消化管薬剤吸収面積の低下，消化管血流の低下，胃排出能の低下などにより，薬剤の吸収が遅延したり低下したりする可能性がある．また，加齢や基礎疾患に伴う酵素活性の低下，肝代謝機能の低下，腎機能の低下により代謝半減期が延長する可能性もある．すなわち，薬剤の効果発現まで時間がかかり，効果が遷延することが考えられる．
- 種々の基礎疾患に対してすでに多数の薬剤が投与されている場合が多い．感染症治療で抗菌薬や非ステロイド抗炎症薬（NSAID）を追加する際には薬物相互作用に注意が必要である．多剤併用では有害事象の発生率が上昇することも危惧される．

予防

- 手洗いやうがいの励行などにより感染予防に努めることはいうまでもない．
- 肺炎の原因菌として最も多い肺炎球菌[※5]，あるいはインフルエンザウイルスのワクチンの予防接種を積極的に行い，感染予防を行うことも重要であろう．ただし，ワクチン接種が万能でないことを理解しておくことも必要である．

※5 肺炎球菌ワクチン
肺炎球菌の病原性決定因子として最も主要な23種の莢膜多糖体のみを含むワクチンであり，1回の接種により肺炎球菌に対する抗体が有意に上昇し，5〜8年間保持される．

B 宿主別感染症

> **理解すべき原則**　高齢者感染症では自覚症状や身体所見，臓器特異的症状が乏しいことが少なくない
>
> 　ADLの低下など，普段とは違うことや軽微な症状も見落とさないように，全身を診なければならない．そして，できるだけ早期に治療を開始しなければならない[3]．病状把握および治療方針の決定においても，基礎疾患や服薬状態，日常生活の状態など，患者背景を理解することが重要である．NSAID常用者では体温上昇は軽度である場合があり，β遮断薬常用者では頻脈にならないかもしれない．感染原因として医療用留置物の関与も考えられる．独居生活の場合は外来治療が困難で入院が望ましい場合もある．

問題 10

高齢者の発熱の原因は（　　　）感染が最も多い．

▷解答は308p.

文献

1) 島田郁美, 他. "高齢者の感染症"を診断する. 馬場尚志(編). 事例で学ぶ 感染症診断ストラテジー. 文光堂, 2010: 127-132
2) 国立社会保障・人口問題研究所. 人口統計資料集 2011年版. [http://www.ipss.go.jp/syoushika/tohkei/Popular/Popular2011.asp?chap=0]
3) 大曲貴夫. 感染症診療のロジック. 南山堂, 2010: 179-183

［井上和彦］

B-3 膠原病と感染症

膠原病診療における感染症の特徴

感染症は膠原病[※1]診療で頻繁に遭遇する合併症であり，特に日和見感染が多いことが特徴的である．実際の診療では，症状や検査結果において感染症か膠原病自体の増悪かの判断が困難な場合もしばしばある．

膠原病患者に感染症を起こしやすい要因（治療薬）

- 膠原病治療の主体は副腎皮質ステロイドなどによる免疫抑制療法であり，使用される薬剤が感染症を引き起こす最大の要因となる．疾患自体の病態[※2]や患者背景[※3]も感染症のリスクを増大させる．また，薬剤により熱や痛みなど感染症の症状が出難くなることがあるため，注意を要する．
- 膠原病の治療薬を服用中の患者が感染症を併発した場合，膠原病自体の活動性を抑えておく必要があるため，副腎皮質ステロイドは減量・中止しないことが原則であるが，免疫抑制薬は休薬するのが一般的で，感染症の重症度や膠原病の病態・活動性により継続することもある．生物学的製剤は休薬する．

● 副腎皮質ステロイド

- 副腎皮質ステロイドはサイトカインや接着分子などの発現を抑制し，リンパ球，単球，好中球などの免疫担当細胞の分裂や炎症局所への遊走を阻害し，抗炎症作用および免疫抑制作用を有する．
- 感染症の発症には，副腎皮質ステロイドの投与量と投与期間が関与する．プレドニゾロン換算で 20 mg/日以上の投与量，2週間以上の投与期間でリスクが高くなる．
- 副腎皮質ステロイドを使用している時は，炎症および感染のマーカーである CRP の上昇は抑制され，末梢血の白血球数（好中球数）は増加傾向を示す．このため，副腎皮質ステロイド使用時には，これらのマーカーによる感染症の診断が難しくなる．

● 免疫抑制薬

- シクロホスファミド（CP），アザチオプリン（AZP），メトトレキサート（MTX）：核酸合成阻害により，リンパ球の増殖が抑制される．骨髄抑制により好中球数も減少することがある．
- シクロスポリン（CYA），タクロリムス（FK506）：Tリンパ球機能が特異的に障害される．

● 生物学的製剤

炎症および免疫に重要な蛋白（サイトカイン）や分子を標的として開発された薬剤であり，バイオ医薬品ともよばれる．関節リウマチ（RA）の治療で広く用いられている[※4]．

[※1] **膠原病の概念**
膠原病とは，自己免疫機序を基盤として多臓器に病変が及ぶ全身性の炎症性疾患群の総称である．筋・骨格系の疼痛や"こわばり"を生じることが多く，リウマチ性疾患，あるいは結合組織病ともよばれる．代表的疾患には，関節リウマチ（rheumatoid arthritis：RA），全身性エリテマトーデス（systemic lupus erythematosus：SLE），強皮症，多発性筋炎・皮膚筋炎，血管炎症候群などがある．

[※2] **感染症のリスクを増大させる病態**
SLE では，末梢血の白血球数（特にリンパ球数）が減少する．また，顆粒球・単球の貪食能および殺菌能低下や細胞性免疫能低下も認める．

[※3] **患者背景**
高齢者，糖尿病，何らかの肺疾患（間質性肺炎，肺気腫，慢性気管支炎など）をすでに有する患者では感染症発症のリスクが高い．

[※4] **生物学的製剤**

薬剤名	作用機序
インフリキシマブ，エタネルセプト，アダリムマブ，ゴリムマブ	TNF（tumor necrosis factor）を阻害する
トシリズマブ	IL-6（interleukin-6）を阻害する
アバタセプト	抗原提示細胞表面の CD80／CD86 を阻害する

膠原病患者に認められる代表的な日和見感染症

● ニューモシスチス肺炎
- 真菌である Pneumocystis jirovecii による感染症である．
- 副腎皮質ステロイドの投与量が多い場合，また関節リウマチ患者に対して MTX や生物学的製剤を使用している時に発症することがある．
- 確定診断は，喀痰や肺胞洗浄液から菌体を検出することによってなされる．菌体が検出できなくても，胸部画像所見，β-D-グルカン上昇や免疫抑制状況を参考にし，本症の疑いが強ければ速やかに治療を開始する．
- 治療には ST 合剤やペンタミジンを用いる．
- 表[1]に示す案など，ST 合剤の予防投与が推奨されている．

● サイトメガロウイルス感染症
- サイトメガロウイルス（cytomegalovirus：CMV）は成人までに多くの人が不顕性感染しており，免疫能低下に伴って再活性化し，感染症として顕在化する．
- 臨床症状および検査値異常は多彩であるが，間質性肺炎，腸炎，肝機能異常，血球減少などを呈することが比較的多い．
- 確定診断は組織診・細胞診で核内封入体を検出することによってなされるが，末梢血好中球上のウイルス抗原を検出するアンチゲネミア法[※5]も有用である．
- 治療にはガンシクロビルを用いる．

● 結核
- 副腎皮質ステロイドや免疫抑制薬の使用中に発症するのは，潜在性の結核菌が再燃することによる二次結核症が主体である．
- 生物学的製剤を RA 患者に使用する場合，結核の無症状病原体保有者と思われる患者には，イソニアジド（INH）の予防投与（潜在性結核感染症治療）が推奨されている．

● 深在性真菌症
- 多くは Candida 属，Aspergillus 属，Cryptococcus 属による．
- 膠原病診療では，Candida 属は口腔・消化管カンジダ症，Aspergillus 属は侵襲性肺アスペルギルス症，Cryptococcus 属は肺病変や髄膜炎を起こす頻度が高い．

※5 アンチゲネミア法
CMV 感染が疑われる患者の血液検体を CMV の早期抗原（pp65 抗原）に対するモノクローナル抗体で染色し，好中球 5 万個あたり陽性細胞がいくつあるかで判定する．

表　免疫疾患におけるニューモシスチス肺炎一次予防基準（案）

50 歳以上で①～③のいずれかを満たす患者
①プレドニゾロン 1.2 mg/kg/ 日以上使用
②プレドニゾロン 0.8 mg/kg/ 日以上と免疫抑制薬使用
③免疫抑制薬使用中で，末梢血リンパ球数 500 /μL 以下

予防法：ST 合剤 1 g/日あるいはペンタミジン吸入．
（猪熊茂子，他．免疫疾患に合併するニューモシスチス肺炎の予防基準．橋本博史（主任研究者）．免疫疾患の合併症とその治療法に関する研究「診療ガイドライン」．厚生労働科学免疫アレルギー疾患予防・治療研究事業，2005: 18 より改変）

B-3 膠原病と感染症

> **理解すべき原則** 膠原病の治療中に出現した間質性肺炎では，日和見感染と薬剤性に注意を要する

関節リウマチ（RA）の治療は，メトトレキサート（MTX）と生物学的製剤が主体である．このような薬剤を使用している RA 患者が間質性肺炎を併発した場合，①ニューモシスチス肺炎やサイトメガロウイルス肺炎などの日和見感染，② RA 自体による間質性肺炎，③薬剤性肺炎，を鑑別する必要がある．

▷解答は 308p.

問題 11

57 歳女性．関節リウマチと診断され，メトトレキサート（MTX）と抗 TNF 製剤のインフリキシマブで治療を受けている．労作時の呼吸困難と発熱を主訴に来院した．胸部 X 線と CT で両側肺野にびまん性すりガラス陰影を認める．血液検査で β-D-グルカンは 180 pg/mL（基準 10 pg/mL 以下）であった．肺病変の原因として考えるべき疾患は（　　）である．

文献

1) 猪熊茂子, 他．免疫疾患に合併するニューモシスティス肺炎の予防基準．橋本博史（主任研究者）．免疫疾患の合併症とその治療法に関する研究「診療ガイドライン」．厚生労働科学免疫アレルギー疾患予防・治療研究事業，2005: 18

［守田吉孝］

Column：抗体測定はどの方法で？

研修医：抗体を測定するのに，EIA（ELISA）法，HI 法，CF 法など様々な方法があります．いったいどの方法を選択したらいいんでしょうか？

指導医：検査法を選択するうえで重要なことは，何だかわかりますか？

研修医：えーっと，感度と特異度でしょうか？

指導医：そうですね．理想的な検査は感度，特異度ともに 100％ですが，それは無理ですね．でもなるべく高いものを選択すべきです．どれも特異度についてはだいたい問題ありませんが，感度に大きな差があります．最も高いのが EIA 法です．

研修医：では EIA 法を選択すればいいんですね．

指導医：しかし，EIA 法でも IgM 抗体によってワンポイント採血で診断する時には問題があります．採血時期や他の感染症との交差性，それにヘルペスウイルスの再活性化や修飾麻疹などの場合でも正しく評価できないことがあります．

（寺田喜平）

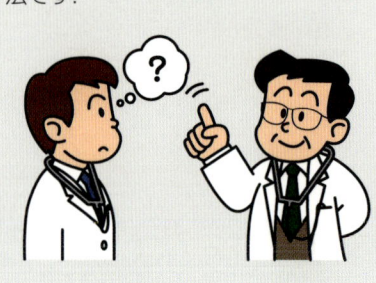

B-4 腎疾患と感染症（腎不全と透析に関連した感染症）

慢性腎臓病（CKD）と感染症[1)]

- 慢性腎臓病（CKD）は，検尿異常から透析医療までを広く包括する疾患概念である[※1]．
- 我が国のCKD患者数は約1,330万人にのぼると推計されている[2)]．
- CKDは生命や生活の質に重大な影響を与える心血管疾患（cardiovascular disease：CVD）発症の危険因子であり，透析や腎移植治療を要する末期腎不全（end stage renal disease：ESRD）の予備軍である．
- 感染症はCKD患者におけるCVD発症と腎機能障害進展の危険因子である[※2]．

透析患者の疫学[1)]

- ESRD患者数は年々増加の一途をたどり，日本透析医学会の統計では2010年12月末で29万人超（297,126人）となった．国民のおよそ440人に1人が透析治療を受けていることになる．
- 透析患者の平均年齢は66.2歳で，75歳以上の高齢者が約25%を占めている．
- 透析導入原疾患の第1位は糖尿病性腎症である（43.5%）[※3]．

透析患者の感染症診療[1)]

- 透析患者の死因の第1位は心不全（22.5%），次いで感染症（20.5%）である（図）[1)]．また，透析導入年の死因の第1位は感染症（26.5%）である．
- MIA症候群[※4]の存在下で，感染症は動脈硬化をさらに促進し，CVDを進展・悪化させる（例えば，歯周病の存在が低栄養状態やCVD発症と関連する）．

● 透析患者の特徴

- 感染症に罹患しやすく，重症化して治り難い[2)]．
- 免疫能が低下しており，菌血症のリスクが高い．
- 高齢化，糖尿病性腎症の増加，動脈硬化の存在，腎不全の原因疾患に対する免疫抑制薬の使用から易感染性となる．
- バスキュラーアクセス（内シャント，人工血管，留置カテーテルなど），腹膜カテーテルが原因微生物の侵入門戸となりやすい．
- 感染カテーテルはバイオフィルム[※5]を形成し，治療抵抗性となる．
- 血液透析室では原因微生物の持ち込みによる受動的感染機会が多い．

● 透析患者の感染症の特徴[3)]

a. 呼吸器感染症

- 市中肺炎は肺炎球菌，院内肺炎はメチシリン耐性黄色ブドウ球菌（Methicillin-resistant *Staphylococcus aureus*（スタフィロコッカス アウレウス）：MRSA），緑膿菌（*Pseudomonas aeruginosa*（シュードモナス エルジノーサ）），腸内細菌などが主な原因菌で，発症初期から強力な抗菌薬療法を行う．
- 体液過剰の存在により，胸部X線での異常陰影（浸潤影など）の発見が遅れる．

[※1] **慢性腎臓病（chronic kidney disease：CKD）**
"蛋白尿，もしくは糸球体濾過量（GFR）60 mL/min/ 1.73 m² 未満の腎機能低下が3カ月以上持続するもの"と定義される．

[※2] **危険因子**
一般人口では，肺炎と尿路感染症の罹患直後から1カ月以内はCVDの発生頻度が高い．最近，歯周病が低栄養状態やCVDの発症に関連する可能性が報告された．

[※3] **糖尿病性腎症**
1998年にそれまで透析導入原疾患第1位であった慢性糸球体腎炎を抜いた．

[※4] **MIA（malnutrition-inflammation-atherosclerosis）症候群**
栄養障害，炎症，動脈硬化が相互にサイトカインと関連し悪循環を形成する症候群．

[※5] **バイオフィルム**
バイオフィルム内の細菌は抗菌薬や宿主免疫に対する抵抗性が高い．

B-4 腎疾患と感染症（腎不全と透析に関連した感染症）

b. 皮膚軟部組織感染症
- 糖尿病による末梢神経障害，動脈硬化による末梢循環不全のため，蜂窩織炎，壊死性筋膜炎，関節炎，骨髄炎の頻度が高くなる．
- 穿刺操作によりバスキュラーアクセス感染症の機会が増加する．

c. 尿路感染症
- 上部（腎盂腎炎，腎膿瘍，腎周囲膿瘍）と下部（尿道炎，膀胱炎，前立腺炎）に分けられ，上部尿路感染症は重症化しやすい．
- 腎膿瘍と腎周囲膿瘍は，腎結石，常染色体優性多発性嚢胞腎（ADPKD）が危険因子となる[※6]．
- ADPKDと萎縮腎の嚢胞感染は難治化しやすい．

d. バスキュラーアクセスに関連した感染症[※7]
- 人工血管グラフト感染とカテーテル感染がある．人工血管グラフト感染は穿刺部感染，カテーテル感染は出口部感染が多い．
- 原因微生物は表皮常在菌である．

e. 腹膜透析に関連した感染症
- 腹膜炎とカテーテル出口部感染症は治療中止の原因となる．
- 腹膜透析患者の腹膜炎は排液混濁と腹痛が主症状で，排液検査で診断する．

※6 常染色体優性多発性嚢胞腎（autosomal dominant polycystic kidney disease：ADPKD）
腎盂腎炎，嚢胞感染，嚢胞出血の合併を高率に認める．

※7 バスキュラーアクセスに関連した感染症
日本透析医学会の「慢性血液透析用バスキュラーアクセスの作製および修復に関するガイドライン」は日常臨床の参考となる[http://www.jsdt.or.jp/]．

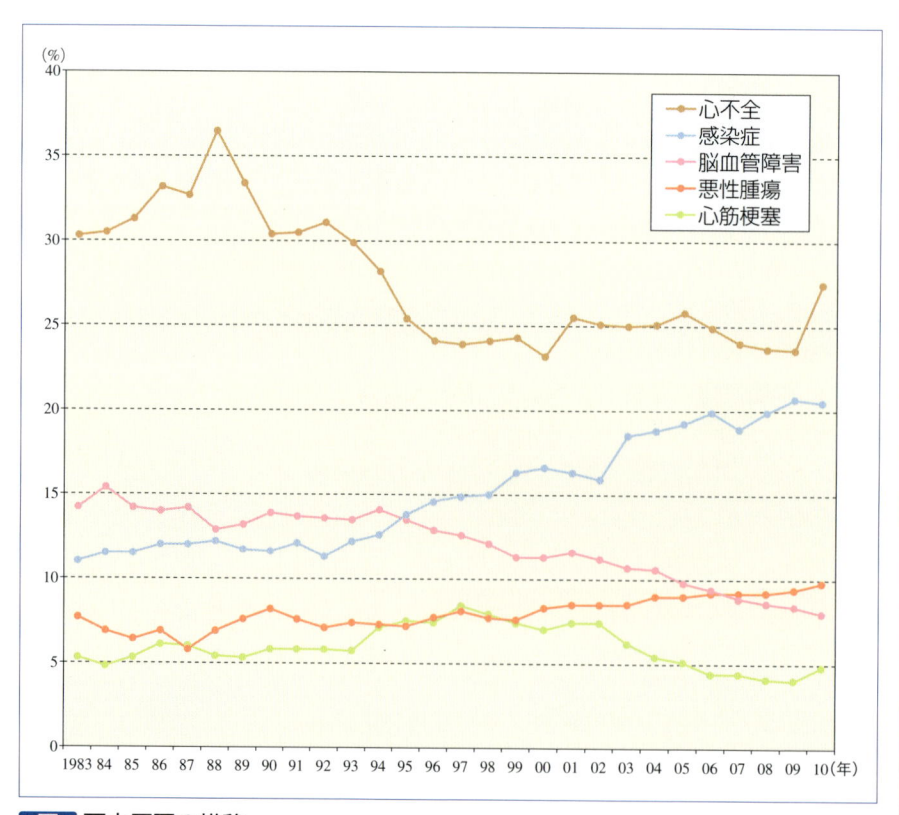

■図 死亡原因の推移

（日本透析医学会統計調査委員会．図説 わが国の慢性透析療法の現況（2010年12月31日現在）．日本透析医学会ホームページ [http://www.jsdt.or.jp/]）

表 腎不全・透析患者の感染症予防と対策
・栄養障害の早期発見・改善 ・腎性貧血の治療 ・適正な透析 ・ワクチン接種 ・口腔内ケア

- 腹膜炎の原因微生物は，表皮ブドウ球菌（*Streptococcus epidermidis*）が80～90%を占める[※8]．
- カテーテル出口部感染症には，膿の付着，発赤，腫脹，疼痛を主要症状とする急性感染と，膿の付着と肉芽形成，さらに周辺皮膚炎の慢性感染がある．
- カテーテル出口部感染症の原因微生物は黄色ブドウ球菌（MRSAも含む）が多い．

f. 敗血症

- 透析患者では一般人口より高頻度で発症し，死亡率も高い．
- 血液透析と腹膜透析間での発症頻度に差はない．

● 透析患者の原因微生物の特徴

a. 耐性菌
透析患者の16.3%がMRSA保菌者と報告され，常在菌化している．

b. 結核菌
- 結核症の発症頻度は一般人口より高く（6倍），透析導入後の半年間での発症が特に多い．
- 肺外結核などの非典型的な病像と経過を示す．
- 診断には，結核菌の検出（培養，PCR），画像検査，ツベルクリン反応，クォンティフェロン（QFT）®などを利用する．

c. 真菌
- 深在性真菌症が増加しており，透析はその感染危険因子の1つである．
- 血液透析患者では，β-D-グルカン検査[※9]で偽陽性を示すことがある．

d. C型肝炎ウイルス
- 新規感染率・有病率ともに高率で，抗体陽性率は透析年数とともに上昇する．
- ASTやALTが正常範囲内でも肝障害は進行し，肝硬変・肝細胞がんの合併率が高い．

● 腎不全・透析患者の抗菌薬療法

- 多くの抗菌薬は腎排泄性であり，投与量および投与間隔の調節が必要である．
- 透析により除去される抗菌薬は，透析治療と投与時期のタイミングが重要である．

● 腎不全・透析患者の感染症予防・対策

感染症の診断，治療，および予防を適切に行うことが生命予後の改善につながる（表）．

※8 腹膜炎の原因微生物
皮膚に常在するグラム陽性菌が多くを占め，グラム陰性桿菌の場合は憩室炎や腸管穿孔が原因のことがある．

※9 β-D-グルカン検査
β-D-グルカンは真菌に特徴的な細胞膜を構成している多糖体で，菌糸型接合菌を除くすべての真菌に共通して認められる．セルロース系透析膜を用いた際に高値を示すことがある．

B-4 腎疾患と感染症（腎不全と透析に関連した感染症）

理解すべき原則　CKD と感染症　"Chicken and Egg"

感染症は，慢性腎臓病（CKD）患者における心血管疾患（CVD）発症と腎機能障害進展の危険因子である．逆に腎機能障害の存在，透析患者の高齢化，糖尿病性腎症の増加は感染症の危険因子である．感染症は透析患者の死因の上位を占め，透析患者が有する特殊性，透析医療行為，環境が易感染性に関連する．

問題 12

▷解答は 308p．

透析患者の結核症について**間違っている**のはどれか．
1. 発症頻度は一般人口より高い．
2. 透析導入後の半年間に発症が特に高い．
3. 肺外結核などの非典型的な病像を示す．
4. ツベルクリン反応陽性率は一般人口より高い．
5. 結核菌の耐性化が問題となっている．

文献

1) 日本透析医学会統計調査委員会．図説 わが国の慢性透析療法の現況（2010 年 12 月 31 日現在）．日本透析医学会ホームページ［http://www.jsdt.or.jp/］
2) 大野博司．腎不全・透析患者の発熱へのアプローチ．IDATEN セミナーテキスト編集委員会（編）．病院内/免疫不全関連感染症診療の考え方と進め方．医学書院，2011: 144-162
3) 宮崎正信，他．呼吸器感染症へのアプローチ，結核患者へのアプローチ．深川雅史（編）．透析患者の病態へのアプローチ．金芳堂．2006: 227-230

［佐々木　環，藤本壮八，柏原直樹］

B-5 糖尿病と感染症

糖尿病合併症としての感染症

糖尿病患者は増加し，2007年の実態調査によると約890万人に達し，耐糖能異常者を加えると2,210万人と推測される[※1]。主な合併症には，急性合併症（急性糖代謝失調），慢性合併症（細小血管症，大血管症）と感染症があげられる．さらに糖尿病性腎症や神経障害が進展した，または心不全を合併した患者では中等度以上の感染症を併発する頻度が高い[※2]。

糖尿病患者の易感染性

糖尿病患者における易感染性は，インスリン作用不足による糖代謝異常，高血糖による脱水，神経障害，末梢循環不全などが誘因となる．糖代謝異常により，①好中球機能（遊走能，接着能，貪食能，殺菌能）の低下や細胞性免疫の低下，②動脈硬化，細小血管障害，自律神経障害の進展による組織の血流低下や機能低下などが起こり，これらが複合的に関与して易感染性となる[※3]（図)[2]。

糖尿病に特有の感染症（表)[3]

● ガス産生性感染症

◆非クロストリジウム性ガス壊疽や気腫性腎盂腎炎，気腫性胆嚢炎などガス産生性感染症を起こしやすいのも糖尿病の特徴である．

[※1] 糖尿病患者の寿命
我が国の糖尿病患者の寿命は健常者に比べ，男性で9.6年，女性で13.0年短いと報告されている．

[※2] 感染症が死因である頻度
糖尿病患者の死亡に占める感染症の頻度は14.3%であり，健常者における感染症の死亡率9.2%と有意な差はない[1]。

[※3] 感染症による増悪
感染症を併発すると，マクロファージから分泌される炎症性サイトカインによりインスリン抵抗性が増大し，またグルカゴン，グルココルチコイドなどのインスリン拮抗ホルモンの分泌が増加する．このため血糖値が上昇し糖尿病が悪化すると，さらに感染症が重症化する．

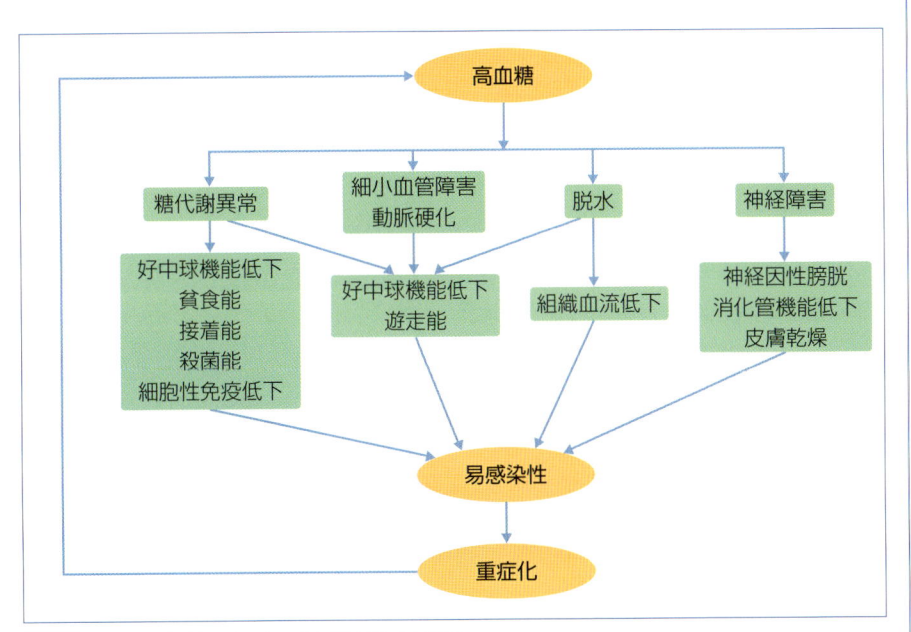

図 糖尿病患者における易感染性の要因

（宮川高一．糖尿病と感染症糖尿病．門脇孝，他（編）．カラー版 糖尿病学－基礎と臨床．西村書店，2007: 1324 より改変)

- 好気性菌（通性嫌気性菌）である大腸菌（*Escherichia coli*（エシェリキアコリ）），*Klebsiella*（クレブシエラ）属，*Proteus*（プロテウス）属が感染している場合，嫌気性下でも高血糖が加わることでブドウ糖を発酵してガス産生が起こる．
- これらの感染症は重篤で予後不良のことが多く，速やかに診断して治療を開始することが求められる．

壊死性筋膜炎，非クロストリジウム性ガス壊疽

- 通性嫌気性菌に *Bacteroides*（バクテロイデス）属などの嫌気性菌が加わった混合感染[※4]によって起こる．
- 足などにガス壊疽として生じ，骨髄炎から肢切断に至るものや敗血症を併発することがある．
- 壊死性筋膜炎が陰嚢や会陰に起こったものを Fournier（フルニエ）壊疽という．

気腫性胆囊炎，気腫性腎盂腎炎

- 自律神経障害による胆汁うっ滞によって胆囊炎を起こしやすい．気腫性胆囊炎[※5]は *Clostridium*（クロストリジウム）属や通性嫌気性菌が原因菌となる．
- 気腫性腎盂腎炎[※6]は通性嫌気性菌が原因菌となり，敗血症を起こしやすい．

悪性外耳道炎[※7]

- 緑膿菌による外耳道の蜂窩織炎で，化膿性髄膜炎，敗血症を起こしやすい．

鼻脳ムーコル症[※8]

- 真菌感染症であり，糖尿病ケトアシドーシス（diabetic ketoacidosis：DKA）と関連がある．口蓋，鼻腔の黒色痂皮が診断の契機となる．

糖尿病に多い感染症

尿路感染症

- 頻度の高い感染症の1つである．多くは上行感染であり，膀胱炎から腎盂腎炎を起こす率も高い．
- 原因菌の大部分は *E. coli*，*Klebsiella* 属，*Proteus* 属などのグラム陰性桿菌である．ときに *Candida*（カンジダ）属による尿路感染症をみることもある．

※4 混合感染
通性嫌気性菌と嫌気性菌の混合感染は重症化しやすく，壊死性病変や敗血症を起こしやすい．

※5 気腫性胆囊炎
急性胆囊炎は女性に多いが，気腫性胆囊炎は男性に多い．

※6 気腫性腎盂腎炎
腎実質，腎周囲にガス産生を伴った壊死性病変で，診断には腹部CTが有用である．播種性血管内凝固（disseminated intravascular coagulation：DIC）を合併しやすい．

※7 悪性外耳道炎
顔面神経麻痺，頭蓋骨骨髄炎，脳髄膜炎を合併しやすい．

※8 鼻脳ムーコル症
土壌や腐敗植物などに存在する真菌が原因であり，*Rhizopus arrhizus*（リゾプスアリズス），*Rhizomucor*（リゾムーコル）属などが多く検出される．

表　糖尿病患者にみられる感染症

呼吸器感染症	肺炎	消化器感染症	肝膿瘍
	肺結核		気腫性胆囊炎
	肺真菌症	軟部組織，骨感染症	壊死性筋膜炎
	肺ノカルジア症[※9]		蜂窩織炎
尿路感染症	膀胱炎		筋膿瘍
	腎盂腎炎		骨炎，骨髄炎
	気腫性腎盂腎炎		非クロストリジウム性ガス壊疽
	腎周囲膿瘍	耳鼻科感染症	鼻脳ムーコル症
	真菌性膀胱炎		悪性外耳道炎
		その他	歯周炎，歯肉炎

赤字：糖尿病に特有の感染症．

※9 肺ノカルジア症
Nocardia（ノカルジア）属は土壌などに生息する放線菌の一種で，吸入することで発症する．日和見感染症の1つであり，胸部X線では結節影や浸潤影を呈する．

- 女性糖尿病患者の約10%，男性の約5%に細菌尿がみられ，膀胱炎の発現頻度は健常者の2～5倍である．
- 糖尿病性自律神経障害による神経因性膀胱の合併と関連する．

呼吸器感染症

- 肺炎球菌（*Streptococcus pneumoniae*）によるものが多いが，健常者に比べ，*Klebsiella*属，*Proteus*属や黄色ブドウ球菌（*Staphylococcus aureus*）による頻度が比較的高い．
- インフルエンザに感染すると死亡率が高くなることが示されており，新型インフルエンザについてはハイリスクグループとして扱われる．
- 肺結核患者の13～15%に糖尿病がみられ[4]，また糖尿病患者の肺病変は広範囲に空洞病変を呈する比率が高いとされている[※10]．
- 肺アスペルギルス症などの肺真菌症も糖尿病患者に多いことが知られている．

皮膚・口腔内感染症

- 癰（carbuncle），癤（furuncle），表在性真菌症，白癬症，カンジダ腟炎などが多い．
- 歯周炎などの口腔内感染症の合併頻度が高く，血糖コントロールに及ぼす影響が注目されている．

糖尿病患者における感染症の治療

- 糖尿病における感染症の予防は厳格な血糖コントロールにある．感染症に対する抗菌薬の使い方に特別なものはない．
- 重症化した感染症合併患者における治療の原則は，感受性のある抗菌薬の投与と高血糖の速やかな是正，脱水の補正である．

> **理解すべき原則**　感染症の合併を予防するには血糖コントロールが重要である
>
> 糖尿病患者において感染症の発症および進展を抑えるという観点からも，血糖値250 mg/mL以下を目標にコントロールする必要がある．しかし，これまでに基準値についての明確なエビデンスは示されていない．

※10　併用注意
抗結核薬であるリファンピシン（RFP）と経口血糖降下薬の併用投与には注意が必要である．

問題 13

糖尿病患者の合併症の中で尿路感染症と関連が強いのはどれか．
1. 尿路結石　2. 低血糖　3. 糖尿病性腎症　4. 自律神経障害　5. 大血管症

▷解答は308p.

文献

1) 堀田饒，他．糖尿病　2007; **50**: 47-61
2) 宮川高一．糖尿病と感染症糖尿病．門脇孝，他（編）．カラー版 糖尿病学－基礎と臨床．西村書店，2007: 1324-1328
3) Smitherman KO, et al. *Med Clin North Am* 1995; **79**: 53-77
4) 山岸文雄，他．結核　1996; **71**: 569-572

［松木道裕］

B-6 血液悪性腫瘍と感染症

感染防御機構の特徴

- 免疫には自然免疫(非特異的免疫)と獲得免疫(特異的免疫)がある.
- 自然免疫は顆粒球,マクロファージ,樹状細胞,ナチュラルキラー(NK)細胞が主役で,まず体内に入ってきた病原体の排除にかかる.例えば,新型インフルエンザウイルスが体内に入ってくると数時間以内に作動し,特異的免疫機構が4〜5日後に作動するまでの期間,重要な役割を担うことになる.この際にインターフェロンや各種のサイトカインが産生されるため,発熱が出現する.
- 獲得免疫はTリンパ球とBリンパ球が主役である.この免疫には特異性があり,新型インフルエンザウイルスに対する抗体やキラーT細胞が出現して,感染は終息に向かう.治癒したヒトの体内にはウイルスはなく,IgG抗体を産生することによって,次の同じウイルスに対する抵抗性を獲得する.

血液疾患における感染症の特徴

血液疾患では,宿主の感染防御機構である顆粒球(好中球),マクロファージを中心とする食細胞,Tリンパ球,Bリンパ球などが様々な原因で損なわれている[※1].感染防御機構の障害部位によって易感染性となる原因微生物に特徴がある.

● 好中球減少症

- 好中球数が 500 /μL 以下の病態を重症好中球減少症といい,さらに好中球減少が 10 日以上続くと致命的な感染症のリスクが高くなる.好中球数 500 /μL 以下まで急速に減少した場合を無顆粒球症という.
- 細菌では,緑膿菌(*Pseudomonas aeruginosa*),黄色ブドウ球菌(*Staphylococcus aureus*),肺炎球菌(*Streptococcus pneumoniae*),大腸菌(*Escherichia coli*),*Klebsiella* 属などが原因菌となる.
- 真菌では,*Aspergillus* 属,*Candida* 属,*Mucor* 目が原因となりやすい.
- 好中球減少時の発熱性疾患に対して,発熱性好中球減少症(febrile neutropenia:FN)[※2] という概念があり,定義が提唱されている(表)[1].

● Tリンパ球異常

- 細胞性免疫低下ともいわれ,CD4 陽性Tリンパ球数 200 /μL 以下が目安となる.T細胞性免疫を抑制する薬剤[※3]を 90 日以内に使用しているとリスクが

表 発熱性好中球減少症の定義

	好中球減少	発熱
定義	好中球数< 500 /μL 好中球数< 1,000 /μL で,500 /μL 未満になることが予想される場合	腋窩温:37.5℃ 以上 口内温:38.0℃ 以上

(Tamura K, et al. *Clin Infect Dis* 2004; 39 (Suppl. 1): S15-S24)

※1 **易感染性宿主(compromised host)**
宿主が本来保有している感染防御機構が様々な原因で損なわれて感染を招きやすくなり,かつ生じた感染症が増悪する傾向にある宿主状態のことをいう.

※2 **FN における分離菌の推移**
1997〜2002年の分離菌種では,メチシリン耐性黄色ブドウ球菌(methicillin-resistant *Staphylococcus aureus*:MRSA)が全体の 13.1% で,MRSA を含めたブドウ球菌群が 33.6% と最も多い.次いで緑膿菌が 11.0%,腸球菌群が 7.4%,そして真菌は約 1% 分離されている[2].

※3 **T 細胞性免疫を低下させる薬剤**
副腎皮質ステロイド,カルシニューリン阻害薬〔シクロスポリン(CYA),タクロリムス(FK506)〕,フルダラビン,抗胸腺細胞グロブリン,ボルテゾミブがある.

高くなる.
- ◆細菌では，肺炎球菌，インフルエンザ菌(*Haemophilus influenzae*)，緑膿菌，*Nocardia* 属，抗酸菌などが原因菌となる.
- ◆ウイルスでは，サイトメガロウイルス(cytomegarovirus：CMV)が代表的である.
- ◆真菌では，*Pneumocystis jirovecii*，*Cryptococcus* 属，*Aspergillus* 属，*Candida* 属が原因となる.

● B リンパ球異常

- ◆液性免疫低下ともいわれ，血清 IgG 650 mg/dL 未満が目安となる．プレドニゾロン換算で 0.3 mg/kg/日以上を 21 日間以上投与しているとリスクが高くなる.
- ◆細菌では，主にグラム陽性菌や莢膜被包菌[※4]が原因菌となる.
- ◆真菌では，*Aspergillus* 属，*Candida* 属が原因となりやすい.

※4 莢膜被包菌
肺炎球菌，インフルエンザ菌，髄膜炎菌(*Neisseria meningitidis*)などのポリサッカライドの莢膜に覆われた細菌.

血液悪性腫瘍治療に関連して問題となる感染症

● B 型肝炎ウイルスの再活性化(*de novo* 急性 B 型肝炎)

- ◆がん化学療法後や免疫抑制療法後に，B 型肝炎ウイルス(hepatitis B virus：HBV)再活性化をきたすことがある.
- ◆肝炎の発症に先行して，血中に HBV-DNA の増加が認められる.
- ◆HBs 抗原陽性例に加えて，HBs 抗原陰性例の一部(HBc 抗体陽性 and / or HBs 抗体陽性)においても HBV 再活性化が起こり得る(図)[3].

● ニューモシスチス肺炎(PCP)

- ◆*P. jirovecii* に対する生体防御には，CD4 陽性 T リンパ球や肺胞マクロファージ，B 細胞などが必要である．AIDS 患者に比べて，非 AIDS 患者でのニューモシスチス肺炎(pneumocystis pneumonia：PCP)は進行が早いとされている.

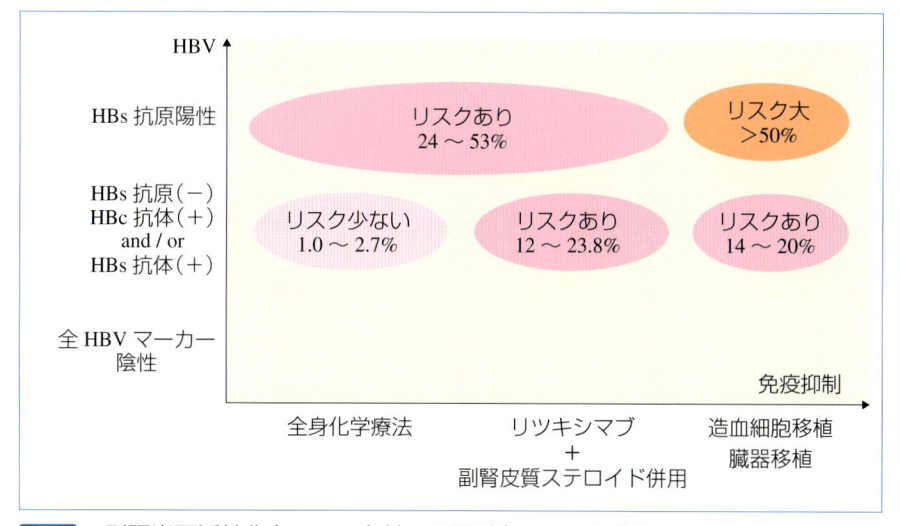

図 B 型肝炎再活性化(*de novo* 急性 B 型肝炎)のリスク分類

(Kusumoto S, et al. *Int J Hematol* 2009; **90**: 13-23)

B-6　血液悪性腫瘍と感染症

- ◆PCPの発症率は，ST合剤の予防内服を行った急性リンパ性白血病患者，ならびに予防内服をしなかった悪性リンパ腫患者ともに1％程度である．
- ◆プリンアナログ製剤であるフルダラビンの使用により約5〜11％の頻度でPCPの発症がみられるため，ST合剤の予防投与が推奨されている．
- ◆副腎皮質ステロイド併用化学療法に加え，抗CD20モノクローナル抗体であるリツキシマブを投与すると，細胞性免疫と液性免疫の両者を抑制し，PCPの発症リスクが高くなる．

● 水痘・帯状疱疹ウイルス（VZV）感染

- ◆Tリンパ球異常により細胞性免疫が低下すると，水痘・帯状疱疹ウイルス（varicella zoster virus：VZV）感染のリスクが高くなる．またVZV感染の既往がある成人では，ウイルス再活性化により帯状疱疹の発症率が高まる．
- ◆細胞性免疫を低下させる原因として，①リンパ球系腫瘍，②薬剤投与[※3]，③同種造血細胞移植や放射線照射を受けていることがあげられる．
- ◆プロテアソーム阻害薬であるボルテゾミブ投与に伴う合併症として，帯状疱疹の発症が増加することが指摘されている．低用量アシクロビル（ACV）の予防投与が試みられている（保険適応外）．

> **理解すべき原則**　発熱性好中球減少症はmedical emergencyである
>
> 発熱性好中球減少症（FN）においては，感染局所への好中球遊走がないため炎症所見に乏しい．血液培養の陽性率は10％程度であり，臨床的に感染病巣を同定できるのは20％程度にすぎない．残りの約70％は原因不明である．FNに対しては感染臓器の特定に努めながら，早急に早期経験的治療（empiric therapy）として抗緑膿菌活性を有する広域抗菌薬を投与する必要がある．

問題 14

▷解答は309p.

無顆粒球症に合併しやすい感染症はどれか．
1. 肺結核　2. 緑膿菌敗血症　3. クリプトコックス髄膜炎
4. ニューモシスチス肺炎　5. サイトメガロウイルス腸炎

文献
1) Tamura K, et al. *Clin Infect Dis* 2004; **39** (Suppl. 1): S15-S24
2) Kanamaru A, et al. *Clin Infect Dis* 2004; **39** (Suppl. 1): S7-S10
3) Kusumoto S, et al. *Int J Hematol* 2009; **90**: 13-23

［和田秀穂］

B-7 固形がんと感染症

がんの存在およびその治療に伴って種々の感染症を併発する場合がある．がんの部位や，がん病態の進行および抗がん治療に伴う宿主免疫能の低下に基づいて発症し，感染症は多彩な病態を示す．感染症の発症により生命予後の増悪が懸念されるため，がんの治療に関わる場合には感染症について常に念頭に置いておく必要がある[1)2)]．本項においては，がん治療の場で遭遇する重要な感染症に焦点を当て，その発症の考え方と病態について概説したい．

固形がんと感染症の考え方

がんと感染症の考え方を図に示す．まず，がんが存在する部位によっては臓器特異的感染症が発生する．次に，がん病態に伴う感染症がある．がんの進行に伴ってしばしば認められる経口摂取の低下や免疫抑制状態は，種々の感染症の誘因となる．また，がん化学療法に伴う有害事象によって形成される病態でも，特徴的な感染症が発症する．以下，それぞれについて解説する．

臓器特異的感染症

呼吸器がんでは気道の閉塞や出血により末梢の感染をきたし肺炎を，胆道がんでは胆道閉塞部位に感染をきたし胆管炎を，尿路がんでは尿路の閉塞，出血に伴い感染をきたし尿路感染症を発症することがある．いわゆるがん年齢の成人が繰り返す感染症に罹患する場合には，背景に悪性腫瘍の存在を疑う必要がある．また，消化管がんでは通過障害により，上部では誤嚥性肺炎（原因菌は消化管常在菌），下部では腸閉塞症に伴う bacterial translocation（後述）が重要である．

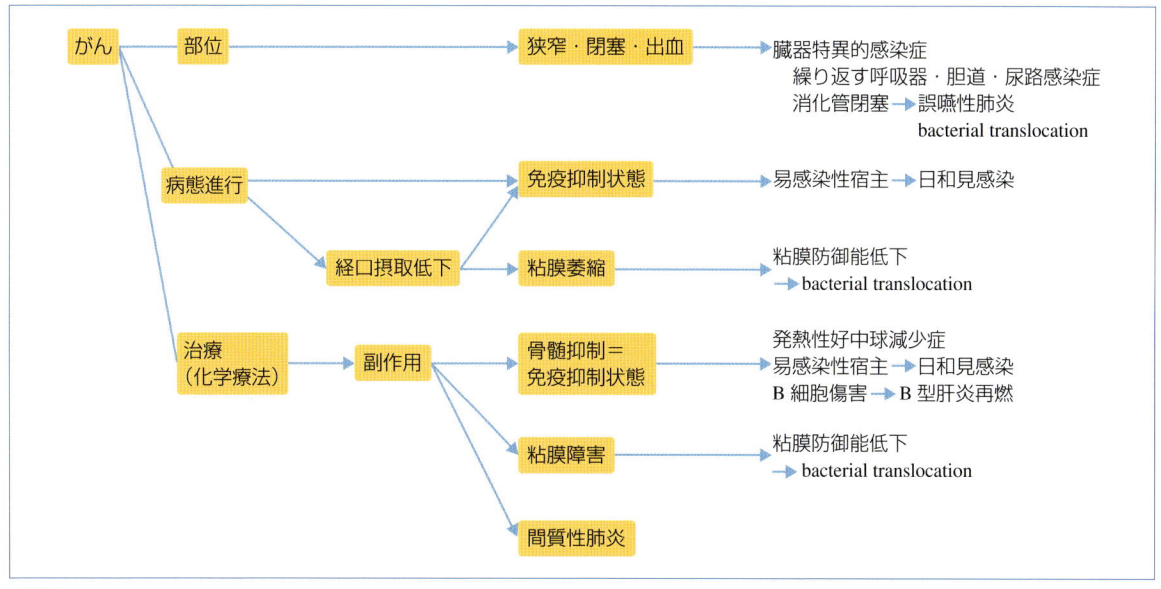

図 固形がんと感染症

がん病態と感染症

がんの進行に伴って生じる免疫抑制状態から発症する感染症があり，重要である．がんの進行に伴い経口摂取の低下をはじめ，がん悪液質病態が形成され，免疫抑制状態となる．免疫抑制状態では宿主に易感染性が惹起され，日和見感染[※1]に罹患するリスクが高くなる．

● 易感染性宿主（compromised host）

免疫能の低下が生じて容易に感染症を発症しやすくなっている状態を易感染性宿主（compromised host）とよぶ．易感染性宿主においては日和見感染という感染症をしばしば発症する．日和見感染に伴う発熱により宿主が消耗してさらに易感染性に陥るというように，がん病態ではしばしば悪循環を形成する．

● bacterial translocation

がんに伴う免疫能低下状態による防御能の低下や，消化管通過障害に由来する消化管粘膜の萎縮，後述する抗がん剤治療による消化管粘膜障害によって，腸管内の細菌（生菌・死菌）あるいはエンドトキシンが腸管粘膜から門脈またはリンパ管に移行することを bacterial translocation という．発熱，敗血症，肝障害，多臓器不全の原因となる．

がん化学療法と感染症

◆抗がん剤の副作用である消化管粘膜障害（下痢）では消化管免疫が破綻し，それに伴う bacterial translocation は，がん病態の進行のみならず抗がん剤化学療法中においてもしばしば経験される重要な感染症病態である．

◆また，抗がん剤化学療法の副作用としてしばしば認められる骨髄抑制は，がん病態の進行とあいまって免疫担当細胞である白血球数を減少，機能を低下させ，容易に免疫能を低下させる．前述した易感染性宿主と日和見感染はここでも重要となる．

● 発熱性好中球減少症（febrile neutropenia）

抗がん剤化学療法による骨髄抑制によって好中球が減少し発熱を伴う病態を発熱性好中球減少症（febrile neutropenia：FN）という．末梢血中の好中球数が 1,500 /μL 未満の状態は好中球減少症と定義され，特に 1,000 /μL 未満では感染症を合併することがあり，500 /μL 未満では重篤な感染症をきたすことがある．好中球を増加させる G-CSF や抗菌薬の予防投与が必要である．

● 間質性肺炎

抗がん剤，インターフェロン製剤，分子標的薬による化学療法では，薬剤自体による副作用として 1〜10% の頻度で間質性肺炎が発症する．抗がん剤化学療法中に発熱が認められたら間質性肺炎を念頭に置く．聴診での両肺の fine crackle，胸部 X 線や CT において，すりガラス陰影や浸潤影が認められる．ニューモシスチス肺炎[※1]との鑑別を要する．治療は確立されたものではないが，一般にステロイドパルス療法，免疫抑制療法が用いられる．

※1　日和見感染（opportunistic infection）
通常では病原性を示さない非病原性微生物あるいは病原性が非常に弱い微生物が易感染宿主に感染する状態である．それぞれの微生物が感受性を示す抗微生物薬の投与が必要である．

代表的な日和見感染

原因微生物	感染症
細菌	非結核性抗酸菌症 MRSA 感染症 緑膿菌感染症 セラチア感染症 レジオネラ肺炎
真菌	カンジダ症 ニューモシスチス肺炎 クリプトコックス感染症
ウイルス	ヘルペス感染症 サイトメガロウイルス感染症
原虫	トキソプラズマ症 クリプトスポリジウム症

B 宿主別感染症

● B型肝炎再燃（*de novo* 急性B型肝炎）

HBVキャリアにおいて化学療法を実施する際，抗B細胞抗体（リツキシマブ）や副腎皮質ステロイド，強力な免疫抑制薬を使用した場合に，*de novo* 急性B型肝炎の発症が報告されている．HBs抗原陽性の場合や，HBc抗体およびHBs抗体陽性の場合には注意が必要である（57p. B-6-図参照）．HBV-DNAを測定し，その量に応じて核酸アナログ製剤投与などが考慮される．

> **理解すべき原則　がん治療の大敵－感染症**
>
> 　固形がんでは，がんの存在部位によって感染症を発症するため，同一部位に感染を繰り返す場合はがんの存在を念頭に置く．また，がん病態のポイントは進行に伴う免疫能の低下であり，それに伴って易感染性宿主となり日和見感染に罹患する．さらに，がん治療として実施される抗がん剤化学療法の有害事象によっても感染症を発症する．

問題15

固形がんの進行病態では宿主の免疫能は低下し易感染性となる．このような時に発症する，通常では問題とならない弱毒微生物による感染症を（　　　）感染という．

▷解答は309p.

文献

1) 岡本るみ子，他．化学療法薬有害反応の対策．日本臨床腫瘍学会（編）．新臨床腫瘍学－がん薬物療法専門医のために－ 改訂第2版．南江堂，2009: 716-723
2) 原野謙一．感染症対策．国立がん研究センター内科レジデント（編）．がん診療レジデントマニュアル 第5版．医学書院，2010: 321-341

［岡脇　誠，山口佳之］

B-8 移植と感染症

同種造血細胞移植に合併する感染症の特徴

同種造血細胞移植に際しては，前処置による好中球減少や免疫抑制，移植片対宿主病(graft versus host disease：GVHD)とその予防や治療に伴う免疫抑制薬の使用，前処置や GVHD などによる粘膜障害や中心静脈カテーテルの使用による生体のバリア[※1]の破綻などが絡み合って感染症の発症を容易にしている(日和見感染)．また移植後の感染症の発症時期や原因微生物の種類は，移植後の時期により特徴がある(図1)[1)]．

生着前期(移植直後〜 day30)の感染症

◆この時期は，移植前処置として大量化学療法や，全身放射線照射などにより好中球減少，リンパ球減少，粘膜障害，中心静脈カテーテル留置，急性 GVHD による皮膚や粘膜障害による生体バリア機能の低下によって皮膚や消化管内の常在菌の侵入をきたしやすい．

◆この時期の対策として，①手指の消毒の徹底，②移植病室を日常的な清掃で清潔に保つ，③水周りの清掃，乾燥の徹底，④陽圧に保たれた HEPA フィルターを備えた移植病室に収容，⑤アシクロビルによる単純ヘルペスウイルス

※1　生体のバリア
生体のバリアには，以下のようなものがあげられる．
①生理的バリア：皮膚，粘膜，正常細菌叢
②食細胞系：好中球，単球，マクロファージ
③細胞性免疫：T リンパ球，NK(natural killer)細胞
④液性免疫：B リンパ球，形質細胞

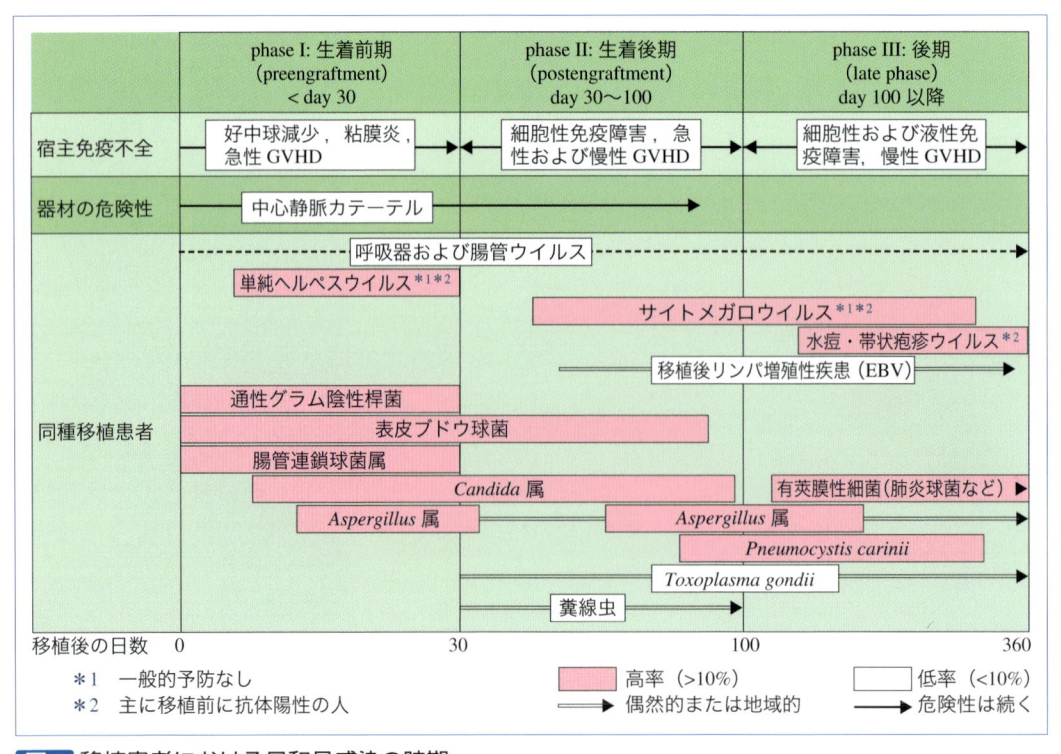

図1 移植患者における日和見感染の時期
(小寺良尚，他(監)，森下剛久，他(編)．感染症．造血細胞移植マニュアル 第3版改訂新版．日本医学館，2004：347 より改変)

（herpes simplex virus：HSV）再活性化の予防（day35 までが保険適応）があげられる．

● 細菌感染
◆ 造血細胞移植後は，前処置に伴う好中球減少と消化管粘膜の障害に伴う感染への対策として抗菌薬の予防投与が行われている．一般に好中球減少を伴った患者ではフルオロキノロン系薬の内服が広く行われている．
◆ 造血細胞移植後の敗血症は前処置に伴う好中球減少がみられる day 30 以内に集中する．またその原因菌は，グラム陰性桿菌とともにグラム陽性菌では特にブドウ球菌の重要性が強調されている．
◆ 通常の化学療法や自家移植の場合，好中球数の回復とともに細菌感染のリスクは低下するが，移植患者，特に GVHD 合併例や中心静脈カテーテル留置をされている例では好中球生着後においても，細菌感染のリスクは持続する．

● 真菌感染
◆ もっとも頻度が高いのは，*Candida*（カンジダ）属と *Aspergillus*（アスペルギルス）属による感染症である．
◆ *Candida* 属は腸管に定着し，前処置による好中球減少と消化管粘膜の障害に伴い血管内に侵入し，肝膿瘍をはじめ全身に播種する．
◆ *Aspergillus* 属は分生子の形で気道に定着し，好中球減少時や，免疫抑制時に肺に侵襲性病変を形成し，やはり血管内に侵入し全身に播種する．
◆ *Aspergillus* 属は分生子の形で浮遊しているため，高性能（high efficiency particulate air：HEPA）フィルターにより濾過された空気を供給する移植病室（図2）※2 にて管理する．
◆ この時期の予防投薬としてはフルコナゾールを投与するのが一般的であるが，フルコナゾールは，*Aspergillus* 属に対して無効であることに留意する必要がある．

● ウイルス感染
◆ HSV とヒトヘルペスウイルス6型〔human herpesvirus 6（HHV-6）〕※3 の再活性化がこの時期に問題となる．
◆ 造血細胞移植後にアシクロビルの予防投与が行われない場合，抗 HSV 抗体

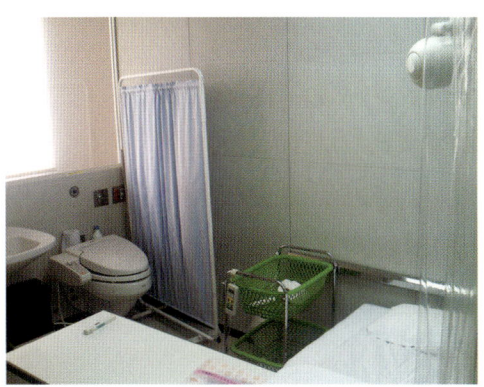

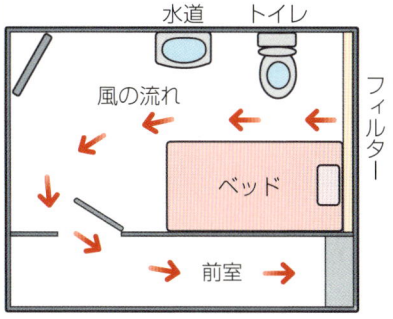

図2 クラス100の移植病室

※2 **移植病室**
移植病室は，主に空中浮遊菌による呼吸器感染症，特に *Aspergillus* 属による真菌性肺炎の予防に有用であるといえる．好中球減少時に *Aspergillus* 属の分生子が気道に感染するのを予防するため，HEPA フィルターにより濾過された空気で病室を陽圧に保ち患者に提供する．清浄度は米国航空宇宙局（NASA）規格を準用し，クラスという単位を用いる．一般的にはクラス100,000～100まであり，例えば，粒子径が 0.5 µm（ミクロン）以上の粒子が空気 1 立方フィート中に 100 個以下である室内の清浄度がクラス100と定義されている．

※3 **HHV-6**
初感染は突発性発疹であり，大部分は生後4カ月～1歳頃までに発症する．90%以上の成人が既感染者である．HHV-6 は薬剤アレルギーによっても再活性化し，薬剤過敏性症候群という重篤な，高熱と臓器障害を伴う GVHD 類似の重症薬疹が生じることが知られている．皮疹は急速に拡大する紅斑で，多くの場合，全身性の紅皮症に移行する．肝障害や腎障害をきたし，重症例では致死的である．同種造血細胞移植のうち，骨髄移植や末梢血幹細胞移植に比して臍帯血移植後に有意に高い頻度で HHV-6 の再活性化が認められる．

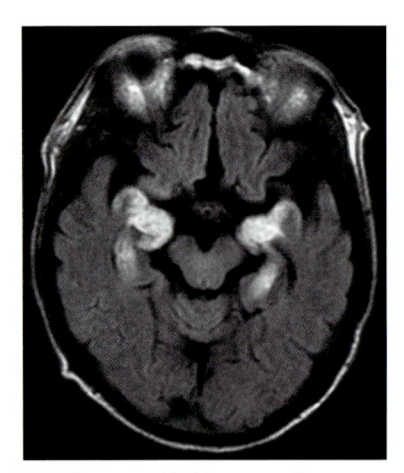

図3 HHV-6脳炎のMRI像

陽性患者の70～80%がHSVの再活性化によるHSV感染症を移植後day 7～10頃に発症する．
- 大部分が口唇や口腔粘膜病変であるが，一部には陰部病変として発症する．
- HHV-6の再活性化や感染症はday 14～28週の早期にみられる．
- HHV-6感染症の主な症状は，間質性肺炎，脳炎(図3)[※4]，骨髄抑制，生着不全で，特に血小板の生着遅延に関与する．

生着後期(day30～100)の感染症

- この時期は移植後の前処置による骨髄抑制から回復する時期で，急性GVHDもこの時期に合併する．急性GVHD[※5]そのものによっても，またその治療としての副腎皮質ステロイド投与などによっても細胞性免疫不全状態を生じやすい時期である．細胞性免疫不全状態において多発するのはサイトメガロウイルス(cytomegalovirus：CMV)感染症やニューモシスチス肺炎(pneumocystis pneumonia：PCP)などの感染症である(図1)．
- この時期の対策としては，①CMVアンチゲネミア法[※6]などによるCMV感染のスクリーニング，②CMV感染に対する先制攻撃的治療(preemptive therapy)，③白血球生着後のST合剤の予防内服があげられる．

● ウイルス感染
- CMV(HHV-5)は，HHV-6と同じβヘルペスウイルス亜科に属する．
- 乳幼児期にほとんどの人が感染を受けて他のヘルペスウイルス同様，免疫不全時などに再活性化する．
- 感染の確認には，ウイルスの分離同定，組織学的診断，シェルバイアルアッセイ，抗体価(CF，EIA，ELISA)，アンチゲネミア法，定量PCR法などが用いられるが，特にアンチゲネミア法，定量PCR法が感染のモニタリングに用いられる．
- CMV感染症としては，CMV網膜炎，CMV胃腸炎，CMV間質性肺炎，CMV肝炎，骨髄抑制などがあげられる．

※4 HHV-6脳炎
HHV-6脳炎では移植(特に臍帯血移植)後早期，ちょうど生着前症候群が問題となる移植後day 10前後に皮疹や皮膚の痒みの後，健忘，短期記憶障害などの症状とともに，MRIで海馬辺縁に特徴的な画像所見(図3)を認め，髄液からHHV-6のウイルスDNAが定量PCR法を用いて検出される．その予後は不良である．

※5 急性GVHD
急性GVHDは移植片中のドナー由来のT細胞が組織適合抗原の相違を「非自己」として認識し，患者の皮膚，肝臓，胃，腸などの標的臓器のいずれか，あるいはすべてを攻撃する病態である．皮疹の広がり(面積)，下痢の量，ビリルビン値の上昇により重症度が決定される．初期治療には副腎皮質ステロイドが用いられる．

※6 CMVアンチゲネミア法(間接酵素抗体法)
CMVの構造蛋白であるpp65に対するモノクローナル抗体を用い，CMV抗原陽性細胞を染色して証明するものである．現在，2種類のモノクローナル抗体(C7HRP，C10C11)が使用されている．末梢血多形核白血球中におけるウイルス抗原陽性細胞の定量が可能なためモニタリングに用いられている．

- 治療にはガンシクロビル，ホスカルネットが用いられる．

● ニューモシスチス肺炎

- 酵母様真菌である *Pneumocystis jirovecii*（ニューモシスチス イロベジイ）によって引き起こされる肺炎である．
- 生着後から少なくとも6カ月間は，ST合剤による予防を行う．GVHDがあればそれ以後も継続する．

day100以降の後期の感染症

- 移植後day100以降に発症したGVHDを慢性GVHDという．慢性GVHD[※7]合併例では，抗体産生などの液性免疫能の低下や脾機能の低下などにより，肺炎球菌（*Streptococcus pneumoniae*）やインフルエンザ菌（*Haemophilus influenzae*），髄膜炎菌（*Neisseria meningitidis*）などの莢膜を有する細菌による重篤な感染症がこの時期みられる．水痘・帯状疱疹ウイルス（varicella-zoster virus：VZV）の再活性化による感染症もこの時期に好発する．またこの時期にEBウイルス（Epstein-Barr virus：EBV）に関連した移植後リンパ増殖性疾患（PTLD）[※8]もみられる（図4）．
- この時期の対策として，①IgGなど免疫グロブリン量のモニタリング，②低ガンマグロブリン血症（IgG < 400 mg/dL）があれば免疫グロブリンを投与する，③ST合剤の予防内服，④慢性GVHDがなく免疫抑制薬の投与がなされていない症例ではワクチンを考慮する．

● 細菌感染

- 侵襲性肺炎球菌感染症（invasive pneumococcal infection）は，移植患者に多く合併し，特に慢性GVHDを合併した患者では，移植1,000件あたり20.8件

[※7] **慢性GVHD**
ドナーの造血幹細胞から分化した成熟したリンパ球のうち，自己応答性Tリンパ球の排除の障害により，皮膚，目，口，肝臓，肺など全身の臓器がターゲットとなり，多彩な膠原病様症状を呈する．慢性GVHDに対しても副腎皮質ステロイドが治療の第一選択となる．

[※8] **移植後リンパ増殖性疾患（post-transplant lymphoproliferative disorder：PTLD）**
抗胸腺細胞ガンマグロブリン（ATG）などの強力な免疫抑制薬の使用がある．EBV感染B細胞をコントロールするうえで重要な働きをしているEBV特異的細胞傷害性T細胞の働きが抑制されることが原因と考えられている．末梢血中のB細胞数の相対的増加は，PTLDを疑う所見の1つである．PTLD発症時には末梢血中のEBV-DNA量が増加していることが多いため，定量PCR法で測定することが診断に有用である．ATGの使用によりPTLDのリスクが高まるとされ，欧米ではATG使用例でEBVの定量PCR法を定期的に行い，preemptive（先制攻撃的）にリツキシマブによりPTLDへの進展を回避するが，我が国では保険適応もなく一般的ではない．

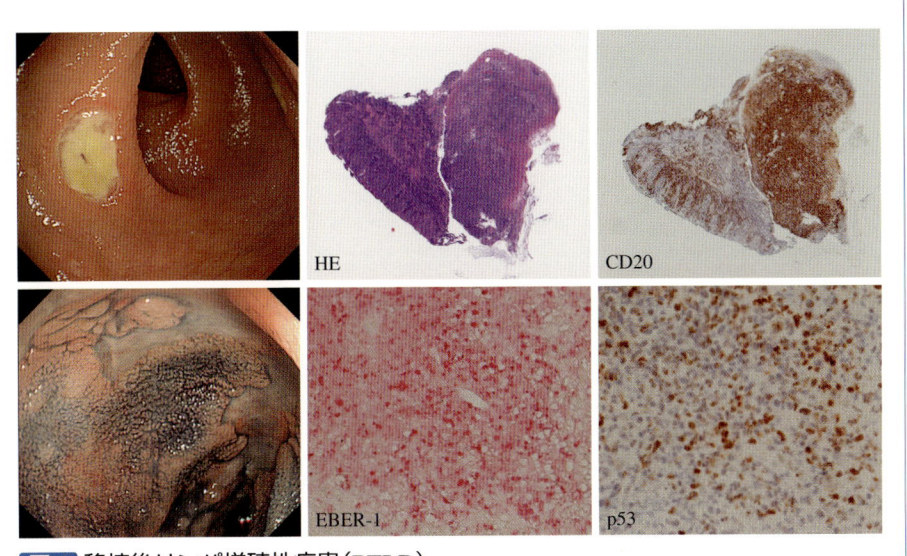

図4 移植後リンパ増殖性疾患（PTLD）

66歳，女性．骨髄異形成症候群（myelodysplastic syndrome：MDS）（RAEB-2）に対して臍帯血移植を施行したがday202に再発．免疫抑制薬を減量，中止し，再寛解導入療法を行い，再寛解となった．下痢が持続するためday248に下部消化管内視鏡検査を施行．回腸〜直腸にかけ地図状・類円形潰瘍が多発．病理診断では，GVHD所見を背景にCD20陽性リンパ球の結節性増殖を認め，PTLDと診断された．

発症する．
- 慢性 GVHD や低ガンマグロブリン血症合併例では経口ペニシリン系薬の予防投与が有効とされている．

● ウイルス感染

- VZV（HHV-3）はこの時期に再活性化をきたし，感染症として帯状疱疹を発症する．
- 帯状疱疹として発症した場合は，診断は擦過検体を用いた蛍光抗体法による抗原検出により容易であるが，皮膚病変を伴わない内臓播種性感染症の場合には腹痛だけが先行する症状であることもあり，PCR 法による血中の VZV の検出が唯一の有用な検査法である．
- 通常の帯状疱疹とは異なり，重篤な播種性帯状疱疹や内臓播種性感染の頻度も高い．内臓播種性 VZV 感染症では肺炎，肝炎，汎発性血管内凝固などがみられる．
- 発症した場合には播種性帯状疱疹や内臓播種を予防するためにも，早期のアシクロビルの投与開始が重要である．この時期のアシクロビルの予防投与の有効性も報告されているが，我が国では保険適応はない．

臓器移植

腎移植，肝移植などの（固形）臓器移植においても免疫抑制薬の進歩は劇的に移植片の拒絶反応を抑制しているが，移植患者の日和見感染や腫瘍などの問題が起こりやすくなっている．固形臓器移植においても，問題となる感染症には移植後の時期によって特徴があり，Fishman の総説[2]では，移植後 1 カ月以内，1〜6 カ月，6 カ月以後の 3 つの時期に分けている．移植後 1 カ月以内は，免疫抑制に伴う日和見感染よりも周術期の感染，特に予防投与された抗菌薬に抵抗性の MRSA[※9] や VRE[※10] などによる術後創感染やカテーテル感染，ドナー由来の感染症が起こりやすいとしており，移植後 1〜6 カ月の時期には，ウイルスと移植片の拒絶が問題となる．起こり得るウイルス感染症は予防投与した薬剤によっても変わってくる．移植後 6 カ月以後の時期には，移植自体に問題がなければ免疫抑制薬は減量されて，日和見感染よりも，むしろ市中感染のリスクが高まる．ただし，患者によっては免疫抑制薬の減量によっても日和見感染を繰り返す場合があり，この時期には PTLD や皮膚などのがんの発症にも注意しなければならない．

※9 **MRSA**
methicillin-resistant *Staphylococcus aureus*：メチシリン耐性黄色ブドウ球菌．

※10 **VRE**
vancomycin-resistant *Enterococcus*：バンコマイシン耐性腸球菌．

> **理解すべき原則** 造血幹細胞移植後に発症する感染症には，それぞれ好発時期がある
>
> 造血幹細胞移植後の時期によって，患者の免疫状態の異常にはそれぞれ特徴があり，好発する感染症の種類が異なることを理解しておけば，より早く感染症の診断ができる．

問題 16

造血細胞移植において，ヘルペスウイルス科による感染症が重要であるが，[　]にふさわしい感染症を記入せよ．

HHV-1（HSV-1）→［　　　　　　　　　］

HHV-2（HSV-2）→［　　　　　　　　　］

HHV-3（VZV）→［　　　　　　　　　］

HHV-4（EBV）→［　　　　　　　　　］

HHV-5（CMV）→［　　　　　　　　　］

HHV-6 →［　　　　　　　　　］

▷解答は309p.

文献

1) 小寺良尚, 他（監）, 森下剛久, 他（編）. 造血細胞移植マニュアル 第3版改訂新版. 日本医学館, 2004: 347
2) Fishman JA. *N Engl J Med* 2007; **357**: 2601-2614
- Tomblyn M, et al. *Biol Blood Marrow Transplant* 2009; **15**: 1143-1238〔http://www.bbmt.org/article/S1083-8791%2809%2900300-0/fulltext〕
- Cordonnier C. Infections after HSCT. In; Apperley J, et al (eds). The ESH-EBMT handbook on haemopoietic stem cell transplantation.EBMT, 2008: 198-217〔http://www.ebmt.org/ESH_EBMT2008/EBMT2008_Cap10.pdf〕
- 日本造血移植学会. 造血細胞移植ガイドライン－移植後早期の感染管理.〔http://www.jshct.com/guideline/pdf/2000.pdf〕

［田坂大象］

Column 胸部X線写真読影のコツ

研修医：胸部X線写真読影のコツを教えてください．

指導医：直ちに上達する簡便な方法はないと思いますが，まずは異常陰影を見つけられるようになることですね．

研修医：そのためにはどうすればよいでしょうか？

指導医：写真を多く見て，X線像を知ることと，読影の順序に従って丁寧に見る習慣をつけることだと思います．正常像を知っていれば異常陰影がわかるようになるし，順序良く丁寧に見ると異常陰影を見落とさず，異常陰影の組み合わせでさらに確かな解析ができるようになります．

研修医：異常陰影を認めたら次はどうすればよいでしょうか？

指導医：異常陰影には，例えば浸潤影，結節性陰影，空洞陰影などいくつかのパターンがあり，それらの陰影をきたすいくつかの疾患が知られているので，それらを鑑別する次の検査をするべきです．写真の読影のみから診断を下さないようにしましょう．

（松島敏春）

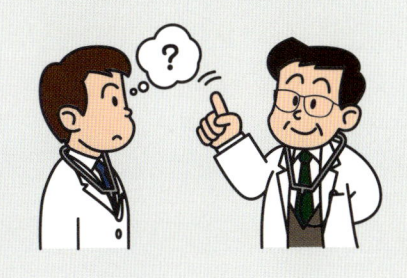

C 主な疾患

C-1 不明熱

定義

不明熱（fever of unknown origin：FUO）の定義[※1]については，Durackら[2)]がFUOの新しい分類体系を発表し，現在支持されている（表1）[3)]。

● 古典的FUO

従来からのFUOがこの範疇に入るが，1週間の入院検索を要しない点が従来の定義とは異なる．新たに，3回の外来受診か3日間の入院で侵襲的検査を行っても原因が不明な場合とされている．

● 院内FUO

薬剤熱，輸血や医原的要因による発熱が含まれる．入院時に感染症が存在せず，急性疾患の治療を受けている患者が38.3℃以上の発熱を数回きたし，3日間の検索でも原因が不明な場合とされている．

● 好中球減少性FUO

好中球数が500/μL以下か，数日以内にそのレベルに下がることが予想される患者で，38.3℃以上の発熱を数回認め，3日間の入院による検索でも特異的な原因が同定されない場合とされている．

● HIV関連FUO

HIV（human immunodeficiency virus）感染患者が38.3℃以上の発熱を数回以上繰り返し，入院患者では3日以上，外来患者では4週間以上持続する発熱があり，3日間の検索でも原因が不明な場合とされている．

> ※1 不明熱の定義
> 1961年にPetersdorfら[1)]により，①口腔温で38.3℃以上の発熱が数回以上みられ，②発熱の持続期間が3週間以上で，③1週間の入院による検索でも診断に至らない場合，と定義され，この定義が30年以上支持されてきた．

表1 Durackらによる不明熱（FUO）分類

	古典的FUO	院内FUO	好中球減少性FUO	HIV関連FUO
患者	3週間以上原因不明の発熱が持続するもので，右に示すFUOを除くすべての患者	入院時感染症のない急性疾患の入院患者	好中球500/μL以下，もしくは1～2日のうちに500/μL以下に下がることが予測される患者	HIV陽性が確認されている患者
検索期間	入院3日間，もしくは外来通院3回	入院3日間	入院3日間	入院3日間もしくは外来4週間
原因疾患	感染症 悪性腫瘍（悪性リンパ腫，白血病，腎細胞がん，肝細胞がんなど） 膠原病 薬剤 詐熱	敗血症性血栓性静脈炎 静脈洞炎 Clostridium defficile 腸炎 薬剤	肛門周囲膿瘍 アスペルギルス症 カンジダ性敗血症 ときにウイルス（単純ヘルペスウイルス，サイトメガロウイルス）感染	感染症（MAC，結核菌，Toxoplasma gondii，サイトメガロウイルス，Pneumocystis jirovecii，Salmonella属，Histoplasma capsulatum） 非Hodgkinリンパ腫 薬剤

MAC: *Mycobacterium avium* complex.
（Gelfand JA, et al. Fever, Including fever of unknown origin. In; Isselbacher KJ, et al (eds). Harrison's principles of internal medicine, 13th ed. McGraw-Hill, 1994: 81より改変）

原因[3]

古典的FUOの3大原因は，感染症，悪性腫瘍，膠原病で，その他に慢性炎症性疾患（腸炎など）や薬剤熱などがあげられる．

①感染症（30%）：膿瘍，心内膜炎，抗酸菌感染症，真菌感染症，ウイルス性疾患など．
②悪性腫瘍（10〜20%）：リンパ節腫瘍，固形がんなど．
③非感染性炎症性疾患（20%）：膠原病，肉芽腫性疾患，慢性炎症性腸疾患など．
④その他（10〜20%）：血栓症，血腫など．
⑤不明（10〜20%）．

診断

● 医療面接のポイント

a. 経過
- いつから，どの程度の発熱があるのか．
- 急激に発熱したのか，もしくは徐々に発熱したのか．
- 発熱の変動パターン（熱型）はどうか．

b. 症状
- 倦怠感などの全身症状はあるか．
- 咳，痰，下痢，疼痛などの局所症状はあるか．

c. 誘因
- 海外渡航歴[※2]，ペットの飼育歴[※3]などの生活歴はどうか．
- インフルエンザや結核の患者が周囲にいないか．
- 薬剤服用歴を確認する．

● 身体診察のポイント

- 悪寒・戦慄：体内の病巣から大量の菌が血中に入った時（菌血症）にみられる．
- 頻脈：発熱があるにも関わらず脈拍数の増加がない場合の比較的徐脈が重要である．
- 中枢神経症状：脳炎，髄膜炎，脳膿瘍，脳血管障害，脳腫瘍，大動脈炎症候群などでみられる．高齢者ではせん妄状態，小児では熱性けいれんがみられる．
- 発疹：ウイルス性疾患や一部の細菌感染症，膠原病，薬剤熱などでみられる．
- ショック：敗血症性ショックや使用薬剤によるアナフィラキシーショックを考える．
- 感染に伴う局所症状：髄膜炎の髄膜刺激症状，感染性心内膜炎の心雑音，胸膜炎の胸痛，胆道感染症の上腹部痛や黄疸，腎盂腎炎の肋骨脊柱角の叩打痛，膀胱炎症状など．
- リンパ節腫脹：多くのウイルス性疾患，結核，つつが虫病，*Toxoplasma gondii*（トキソプラズマゴンディ）などによる感染症，悪性腫瘍（悪性リンパ腫，がんのリンパ節転移）な

※2 **海外渡航歴**
海外渡航歴がある患者では，腸チフス，赤痢アメーバ，マラリアに注意する．

※3 **ペットの飼育歴**
ペットの飼育歴があった場合，オウム病，Q熱，ブルセラ症などに注意する．

どでみられる．

FUOをきたす疾患と診断に必要な検査

FUOをきたす疾患とその診断のために必要な検査項目をまとめて**表2**に示した．追加項目として以下のことを述べておく．

● 感染症が疑われる場合
◆治療の開始・変更前に必ず血液培養2セット以上，喀痰や尿，便のグラム染色，培養，関節穿刺液などを提出する．
◆画像検査が有用なことが多い（腹腔内膿瘍，後腹膜膿瘍，歯根膿瘍，副鼻腔炎など）．
◆小児では中耳炎にも注意する．

表2 不明熱をきたす疾患と診断に必要な検査

	疾患名	診断に必要な検査
感染症	結核（肺，腸，粟粒）	胸部X線，ツベルクリン反応，クォンティフェロン（QFT）®，塗抹培養検査，PCR，リンパ節生検，眼底検査
	深部膿瘍（肝，胆道，骨盤内）	腹部超音波検査，CT，MRI，胆道造影，ドレナージ
	腸チフス	細菌培養（血液，尿，便，骨髄など）
	感染性心内膜炎	血液培養，心臓超音波検査，眼底検査
	敗血症	血液培養，血中エンドトキシン
	腎盂腎炎，前立腺炎	尿検査，尿培養，PCR，腹部超音波検査，CT，尿路造影検査
	髄膜炎	髄液検査
	骨髄炎，関節炎	骨X線，MRI，骨シンチグラフィ，穿刺検査
	ウィルス感染症	特異抗体価測定，抗原検出，PCR
	スピロヘータ感染症	血清反応
	リケッチア感染症	Weil-Felix反応
	真菌感染症	培養，β-D-グルカン，抗原検査，眼底検査，画像検査
	マラリア	血液厚層標本，海外渡航歴
	赤痢アメーバ症	新鮮便鏡検，大腸内視鏡検査，生検，CT，抗体価
悪性腫瘍	白血病	末梢血所見，骨髄穿刺，染色体検査，リンパ節生検，CT
	悪性リンパ腫	ガリウムシンチグラフィ，熱型観察，各種画像検査，内視鏡検査，生検
	固形がん	腫瘍マーカー
膠原病	全身性エリテマトーデス	抗核抗体，抗DNA抗体，LEテスト，各種自己抗体，リウマチ因子，梅毒血清反応，免疫複合体，血清補体価，血清免疫グロブリン，血清フェリチン，筋原性酵素，病理組織学的検査（腎，皮膚，筋肉，リンパ節，動脈），眼底検査，各種画像検査（X線，CT，MRI，血管造影など）
	成人Still病	
	結節性多発動脈周囲炎	
	リウマチ性筋痛症	
	側頭動脈炎	
	Wegener肉芽腫	
	悪性関節リウマチ	
薬剤アレルギー		末梢血好酸球数，血清IgE，肝機能，リンパ球幼若化試験

- 主要3経路(呼吸器系，尿路系，胆道系)を想定して検索する．
- ウイルス感染症では，伝染性単核球症〔EBウイルス(Epstein-Barr virus：EBV)〕，サイトメガロウイルス(cytomegalovirus：CMV)感染症が多い．

膠原病およびその類縁疾患が疑われる場合

関節リウマチ，リウマチ熱，成人Still病，結節性動脈周囲炎，過敏性肺炎，サルコイドーシスなど多数の疾患で発熱がみられる．

悪性腫瘍が疑われる場合

- 悪性リンパ腫，白血病，およびその類縁疾患，腎細胞がん，肝がんなどで発熱を呈することが多い．
- 良性疾患では心房粘液腫による発熱がみられることがある．

治療

- できるだけ経験的治療を避けるとともに，経過観察と検査を継続する．
- バイタルサインが不安定な場合，もしくは好中球が減少している場合は，経験的治療で抗菌薬(ニューキノロン系薬やペニシリン系薬)を投与する．
- 肉芽腫性疾患があり，ツベルクリン反応およびクォンティフェロン(QFT)®陽性の場合は，抗結核薬で治療する．
- 悪性腫瘍であれば，外科的治療も含めて進行度に応じた治療を行う．
- リウマチ熱やStill病は，アスピリンや非ステロイド抗炎症薬(NSAID)に劇的に反応することが多い．
- 側頭動脈炎，リウマチ性多発性筋痛症などは，副腎皮質ステロイドに劇的に反応する．
- 長期の発熱により衰弱している，もしくは危険な状態である場合は，NSAIDを投与する．

詐熱

- 意図的な検温操作(狭義の詐熱)では，湯やカイロ，摩擦などで体温計を温めたりして，虚偽の体温を申告する．
- 意図的な発熱では，血管内に異物を注入する，甲状腺ホルモンを摂取するなどにより，実際に発熱を起こす．

薬剤熱

- 薬剤熱の作用機序は過敏反応によるものが最も多く，III型[4]，IV型[5]アレルギー反応が関与している．
- 薬剤服用中の患者で発熱をみた場合には，薬剤熱の可能性を考える．表3[4)]に薬剤熱をきたす頻度別に作用機序と併せて記載した．
- 薬剤熱は薬剤投与開始後1〜2週間して起こることが多いが，発熱の程度は患者によって異なり，全身性の皮疹を伴う場合は，より薬剤熱の可能性が高くなる．
- 検査所見では，左方移動を伴う白血球の増多，赤沈の上昇，トランスアミナー

※4 **III型アレルギー**
免疫反応により形成された免疫複合体が血流で運ばれた先で周囲の組織を障害する反応．

※5 **IV型アレルギー**
抗原と特異的に反応する感作T細胞から様々な生理活性物質が遊離して周囲の組織を障害する反応．遅延型アレルギーともいう．

C-1 不明熱

表3 薬剤熱を起こす主な薬剤とその作用機序

機序＼頻度	高	中	まれ
体温調節機能の変容によるもの	アトロピン バルビツール酸系薬 サリチル酸	シメチジン	サリチル酸
薬剤投与によるもの	アムホテリシンB インターフェロン ブレオマイシン		
薬理作用によるもの	L-アスパラギナーゼ		
過敏反応によるもの	メチルドパ セファロスポリン系薬 フェニトイン プロカインアミド キニジン スルフォンアミド系薬	アロプリノール アザチオプリン ヒドララジン ヨード イソニアジド リファンピシン ストレプトキナーゼ イミペネム バンコマイシン ニフェジピン NSAID メトクロプラミド	副腎皮質ホルモン アミノグリコシド系薬 マクロライド系薬 テトラサイクリン クリンダマイシン クロラムフェニコール

(Johnson DH, et al. *Infect Dis Clin North Am* 1996; **10**: 85-91 より改変)

ゼの上昇が比較的多くみられる．リンパ球薬剤刺激試験(drug lymphocyte stimulation test：DLST)が陽性になることもあるが，感度は低い．
◆治療法としては，まず原因薬剤を中止すべきである．また，皮疹をはじめとする全身症状の程度により副腎皮質ホルモンの使用も検討する．

> **理解すべき原則** 不明熱とは，発熱が持続し，原因検索にも関わらず原因不明な場合をいう

不明熱(FUO)とは，38.3℃以上の発熱が3週間以上続き，病院内での原因検査にも関わらず熱の原因が不明である場合をいう．

問題 17　▷解答は309p.
FUOの三大原因としては，(　　)，(　　)，(　　)があげられる．

文献

1) Petersdorf RG, et al. *Medicine* 1961; **40**: 1-30
2) Durack, DT, et al. Fever of unknown origin: Re-examined and redefined. In; Remington, JS, et al (eds). Current clinical topics in infectious diseases. Blackwell Science, 1991: 35-51
3) Gelfand JA, et al. Fever, Including fever of unknown origin. In; Isselbacher KJ, et al (eds). Harrison's principles of internal medicine, 13th ed. Mcgraw-Hill, 1994, 81
4) Johnson DH, et al. *Infect Dis Clin North Am* 1996; **10**: 85-91

［小橋吉博］

C-2 急性上気道炎

- かぜ症候群をはじめとする急性上気道炎は，一般臨床医が最も多く経験する疾患の1つである．
- 一般に予後良好であるが，基礎疾患のある患者においては重症化する場合もある．
- また，一般のかぜ症候群と他の上気道炎症状をきたし得る疾患との鑑別が重要である．ガイドラインとして，日本呼吸器学会の「成人気道感染症診療の基本的考え方」[1)]がある．
- 鼻腔〜咽頭〜喉頭の上気道[※1]の炎症を総称して上気道炎とよぶ．
- 副鼻腔炎および，①かぜ症候群[※2]，②急性咽頭炎，扁桃炎，③急性喉頭炎，④急性喉頭蓋炎，⑤インフルエンザなどを生じる．

各疾患の疫学・症状・診断

かぜ症候群

- 上気道の「非特異的カタル性炎症」として定義されている[※3]．
- 原因微生物はウイルスが最も多く80〜90％を占め，残りを一般細菌・マイコプラズマ・クラミジアが占めている．
- ウイルスはライノウイルス，コロナウイルスによるものが最も多く，以下インフルエンザウイルス，RSウイルス（respiratory syncytial virus：RSV），パラインフルエンザウイルスが続く（表1）[2)]．
- 24〜72時間の潜伏後発症する．くしゃみ，鼻水，鼻づまり，咽頭痛，咳，痰などの呼吸器症状が主な症状である．
- 発熱，食欲低下，全身倦怠感，頭痛，筋肉痛，関節痛などもよくみられる．
- その他，悪心，嘔吐，腹痛，下痢などの消化器症状を伴う場合もある．
- 鼻からの分泌物は最初の数日間は水溶性で量も多いが，後に粘液様で膿性と

表1 急性上気道炎を起こすウイルス

ウイルス	割合	発生時期・特徴
ライノウイルス	30〜50%	秋＞〜春：鼻症状主体
コロナウイルス	10〜15%	秋＞〜春：鼻症状主体
インフルエンザウイルス	5〜15%	冬〜春：高熱，頭痛，関節痛
RSウイルス	5%	冬：高熱，乳幼児感染多い
パラインフルエンザウイルス	5%	春先〜初夏：咽喉頭症状主体
アデノウイルス	<5%	3型他…咽頭結膜熱（プール熱） 8型他…流行性角結膜炎
エンテロウイルス	<5%	夏かぜ（手足口病，ヘルパンギーナ）
ヒトメタニューモウイルス[※4]	5〜10%	春：2001年に新たに発見された
不明	20〜30%	

（Heikkinen, et al. The Lancet 2003; 361: 52 より改変）

※1 上気道と下気道
気道とは，鼻腔，口腔から始まり，咽頭，喉頭から終末細気管支に至る空気の通り道をさす．気管は主気管支，肺葉気管支，区域気管支と枝分かれし，肺胞嚢に至るまで23回の分岐を繰り返す．肺胞をもたない最も末梢の気道は終末細気管支（約16分岐）となる．上気道と下気道の境目は輪状軟骨下縁にある．

※2 かぜ症候群
狭義の意味で急性上気道炎とよぶこともある．インフルエンザは「かぜ症候群」の中に入るが，本項では独立して解説する．

※3 カタル
粘膜の単純性炎症と定義されている．

※4 ヒトメタニューモウイルス
2001年，RSVと同様の臨床症状を呈する小児から新しいウイルスとして，ヒトメタニューモウイルスが発見された．これは最近ヒトに新たに感染したウイルスでなく，以前からヒトの間で流行してきたウイルスであり，世界中に存在し，単に今まで発見されなかったウイルスであると推測されている．

C-2 急性上気道炎

- 粘液膿性の鼻汁は必ずしも細菌感染の合併を意味しない.
- 原因微生物の診断方法としては血清学的診断が行われる[※6]が, 疫学的調査や確定診断としての意味合いが大きく, 臨床上, かぜ症候群としての診断的価値は乏しい.
- アデノウイルス, RSVなどでは鼻腔・咽頭ぬぐい液やうがい液中の抗原検査も可能である.
- 実地外来診療の場においては, 患者の身体所見から診断を下し, 対症療法を行わなければならないことが多い.

急性咽頭炎, 扁桃炎

- 原因微生物は軽度の咽頭炎をきたすライノウイルス(20％)やコロナウイルス(5％)によることが多い.
- アデノウイルス(約5％)や単純ヘルペスウイルス(herpes simplex virus：HSV)(約4％)によるものは, やや頻度が低いが, 症状が重いことがある.
- ウイルス以外ではA群溶血性レンサ球菌(group A *Streptococcus*：GAS)の頻度がほぼ15％を占め, 菌毒素により小児の猩紅熱を生じたり, 咽頭炎後の急性糸球体腎炎(1～2週後)やリウマチ熱(2～3週後)を生じたりすることがあり注意を要する.
- A群溶血性レンサ球菌に対しては, 咽頭ぬぐい液による補助診断も感度60～95％, 特異度90％以上と有用性が高い.
- その他, 嫌気性菌, マイコプラズマ, 肺炎クラミジア(*Chlamydophila pneumoniae*)などが原因となることもある.
- また扁桃炎の治療が十分でないと, 扁桃の周囲組織に膿瘍を形成し, 扁桃周囲炎, 扁桃周囲膿瘍に至ることがある. 激しい咽頭痛, 嚥下痛, 発熱, さらに開口障害を伴う重症度の高い疾患である.

急性喉頭炎

- 嗄声や咳嗽が主症状であり, パラインフルエンザウイルス(8.5～90％), ライノウイルス(29％), インフルエンザウイルス(15～35％), アデノウイルス(3～35％), コロナウイルスなど呼吸器ウイルスが喉頭炎の原因となる[1].
- その他, マイコプラズマ, 肺炎クラミジア, A群溶血性レンサ球菌でもみられることがある.

急性喉頭蓋炎

- 主に幼児にみられる疾患であるが, 成人にもみられることがあり, 腫大した喉頭蓋により急性気道閉鎖を生じ, 致死的経過をたどることがあるため注意が必要である.
- インフルエンザ菌b型(*Haemophilus influenzae* type B：Hib)が原因であることが多く(26％)[※7], 小児のインフルエンザ菌による急性喉頭蓋炎では血液培

※5　膿性鼻汁
サイトカインやケモカインの影響で局所に好中球が遊走するため生じる.

※6　血清学的診断法
急性期と回復期(約2～4週間)のペア血清で4倍以上の抗体価の上昇をみる.

※7　Hibワクチン
2007年1月からインフルエンザ菌b型(Hib)ワクチン接種が, 海外より約20年遅れで我が国でも認可され, この割合が低下すると期待されている.

※8　A型ウイルスの亜型
HAには16の亜型が, NAには9つの亜型がある. これらは様々な組み合わせをして, ヒト以外にもブタやトリなどその他の宿主に広く分布しているので, A型インフルエンザウイルスは人と動物の共通感染症としてとらえられる. 最近では, 渡り鳥がインフルエンザウイルスの運び屋として注目を浴びている.
高病原性鳥インフルエンザ
1997年5月に, 香港で高病原性鳥インフルエンザ(H5N1)がトリからヒトへ直接感染した. 日本でも, 2004年に山口県で感染ニワトリが発見され, 以後, 各地で鳥類への感染が報告されている. このH5N1亜型がヒトからヒトへ感染する新型インフルエンザと変異して世界的大流行(パンデミック)をきたすのではないかと懸念されている.

※9　連続抗原変異(antigenic drift)
これを連続抗原変異(antigenic drift)または小変異という. いわばマイナーモデルチェンジである. その抗原性に差があるほど, 感染を受けやすく, また発症したときの症状も強くなる.

養がほぼ100％陽性であるため，成人においても本菌感染が疑われる際にはその施行が推奨される．

インフルエンザ

- インフルエンザウイルスはウイルス粒子内の核蛋白複合体の抗原性の違いから，A・B・Cの3型に分類され，A型とB型が大きな流行をきたす．
- A型ウイルス粒子表面には赤血球凝集素（hemagglutinin：HA）とノイラミニダーゼ（neuraminidase：NA）という2種類のスパイク状の糖蛋白がある．
- HAはウイルスが細胞表面の受容体に吸着するのに必要な役割を，NAは細胞内で増殖したウイルスが受容体を壊して細胞から遊離し，周囲の細胞に伝播するのに必要な役割を担う．
- A型ウイルスの抗原性はHとNの組み合わせによって決まり[※8]，抗原性を同一の亜型内で毎年のように変化させ流行し続け[※9]，数年から数十年の単位で突然別の亜型にとって変わることがある[※10]．
- 症状としては，かぜ症候群でみられる鼻汁，咽頭痛，咳以外に，38℃以上の発熱，頭痛，筋肉痛，関節痛，全身倦怠感などの全身症状が強い．
- 近年，鼻腔ぬぐい液，鼻腔吸引液，咽頭ぬぐい液を用いたインフルエンザ迅速診断キットの有用性が高いため，広く利用されている．製品は徐々に改良されているが，発熱後6～12時間以内の検査では偽陰性が出やすく，A香港型やB型では感度が落ちる傾向にあるので注意を要する．

[※10] **不連続抗原変異（antigenic shift）**
これを不連続抗原変異（antigenic shift）または大変異という．これはいわばインフルエンザウイルスのフルモデルチェンジで，つまり新型インフルエンザウイルスである．ヒトは新たに出現したインフルエンザウイルスに対する抗体を持たないため，感染は拡大し世界規模での大流行（パンデミック）となる．これまでのところは，1918年から39年間続いたスペインかぜ（H1N1亜型），1957年から11年続いたアジアかぜ（H2N2亜型），1968年からの香港かぜ（H3N2亜型）がこれにあたる．
新型インフルエンザ問題
A香港型（H3N2）やB型のウイルスも併せて検出されるなど，一般の季節性インフルエンザと異なる流行は認めなかったため，2011年4月1日をもって通常の季節性インフルエンザと同等に扱うこととし，名称を「インフルエンザ（H1N1）2009」とよぶことになった．

急性上気道炎の鑑別・治療

- 上気道炎症状を訴えている患者を目の前にした際，重要なポイントは，①抗菌薬を使う必要があるか（一般の"かぜ症候群"か），②使うとすればどの薬剤が最も有効か，の2つである．
- また，自宅療養でよいか医療機関を受診した方がよいかについて，ガイドラインでは図1[1)]のように示されている．

かぜ症候群の治療

- インフルエンザウイルスに対する抗ウイルス薬以外に"かぜ薬"として効果が確立した薬剤はない．
- 原則的に抗菌薬は不要である．
- 対症療法（解熱・鎮痛薬，含嗽薬，鎮咳去痰薬，抗ヒスタミン薬）が基本である．
- 葛根湯，麻黄湯，小青竜湯などの漢方薬も日常臨床でよく用いられる．
- 一般療法（安静，保温・保湿，栄養補給，脱水予防，入浴制限）も重要である．

抗菌薬の適応

- 病状から細菌感染症と区別できない場合：扁桃炎，副鼻腔炎，気管支炎．
- 二次性に細菌感染症が合併したと考えられる場合：副鼻腔炎，中耳炎，気管

C-2 急性上気道炎

①臨床診断からみた治療方針

```
                          臨床症状と所見
        ←38℃以下──    発熱*    ──39℃以下→
        ←透明感あり──   鼻汁    ──黄色・緑色（混濁）→
自宅療養 ←軽い場合──   咽頭痛   ──激しい痛み，腫脹→ 医療機関診療
        ←軽い場合──    咳嗽    ──激しい場合→
```

* 38〜39℃では，他の複数の症状がみられる場合には医療機関受診を薦める．

②患者背景からみた治療方針

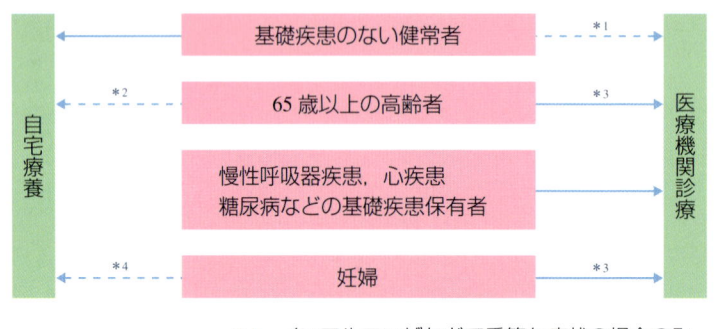

```
        ←──  基礎疾患のない健常者  ──*1→
        ←*2─  65歳以上の高齢者    ──*3→
自宅療養 ←──  慢性呼吸器疾患，心疾患      → 医療機関診療
             糖尿病などの基礎疾患保有者
        ←*4─  妊婦                ──*3→
```

*1 インフルエンザなどで重篤な症状の場合のみ．
*2 健康な身体状況が保たれている高齢者．
*3 インフルエンザの流行前のワクチン投与など．
*4 第二子以上の妊娠では自宅に呼吸器病原体のキャリアの子どもがいることに留意する．

図1 急性上気道炎の治療ガイドライン
（日本呼吸器学会呼吸器感染症に関するガイドライン作成委員会．成人気道感染症診療の基本的考え方．日本呼吸器学会，2003: 5）

支炎，肺炎．
◆二次性に細菌感染症を合併しやすい，合併すると重篤になりやすい場合：呼吸器疾患合併例，高齢者，その他の易感染性宿主（compromised host）．
◆一般的に，抗菌薬投与を考慮すべきかぜ症候群の臨床症状は，①症状の遷延（7〜10日以上続く咳，痰など），②膿性が強い痰，③膿性，粘性が強い鼻汁，④滲出性の扁桃炎である．

症状から推測する鑑別方法

● 一般身体所見から

◆鼻汁（透明〜白色），微熱，咽頭喉頭痛（軽度），咳嗽・喀痰なし．
⇒いわゆる鼻かぜ．ウイルス性が最も多い．

- ◆高熱，咽頭痛，咳嗽・喀痰（訴えるほど）あり．
  ⇒ウイルス単独感染よりは，細菌などの感染を考えるべき状態である．
- ◆その他特異的所見
  犬吠様咳嗽⇒急性喉頭蓋炎．
  開口障害⇒扁桃周囲炎・扁桃周囲膿瘍．
  高熱・咽頭痛・関節痛などの全身症状⇒インフルエンザ．

発熱から

- ◆一般に37〜37.9℃を微熱，38℃以上を高熱とよぶ．
- ◆一般的にかぜ症候群では熱発なし〜微熱程度であることが多い．
- ◆発熱が2週以上続く場合は，感染症以外に悪性腫瘍や膠原病，アレルギー，甲状腺機能亢進症などを考慮する必要がある．

咳嗽から

- ◆発症より3週以内を急性，3〜8週を遷延性，8週以上続く場合を慢性咳嗽と分類する．
- ◆咳の原因としては，感染以外にアレルギー（鼻炎や喘息），腫瘍，胸膜炎，気胸，膠原病，誤嚥，胃食道逆流症などがある．
- ◆"急性上気道炎"の分類として，まず湿性咳嗽か，乾性咳嗽かによって分ける（図2）．

ガイドラインから

ガイドラインでは，急性気道感染症へのアプローチとして図3[1])のような指針を示している．

原因菌別の治療方針

A群溶血性レンサ球菌

- ◆細菌性急性咽頭炎において最も頻度の高い原因菌である．
- ◆ペニシリン系薬単剤にて大半は3日目までに治療効果が現れる．

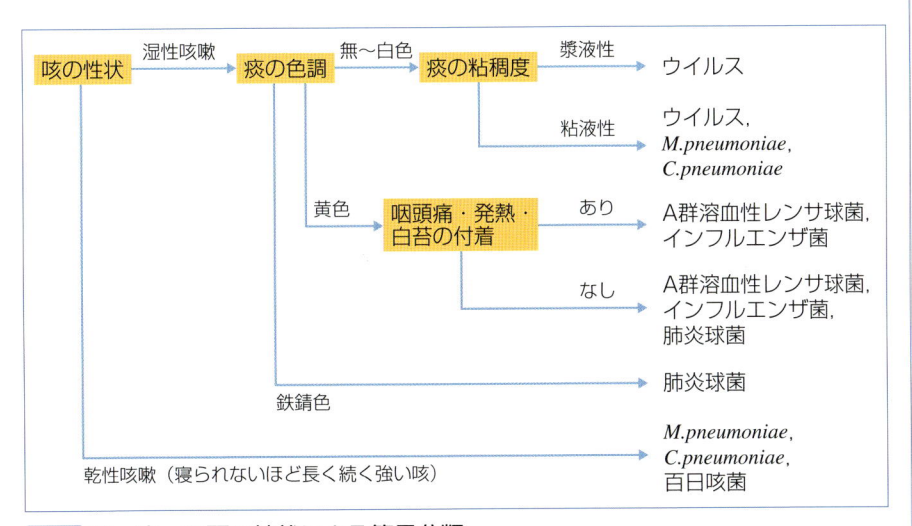

図2 咳・痰・咽頭の性状による簡易分類

C-2　急性上気道炎

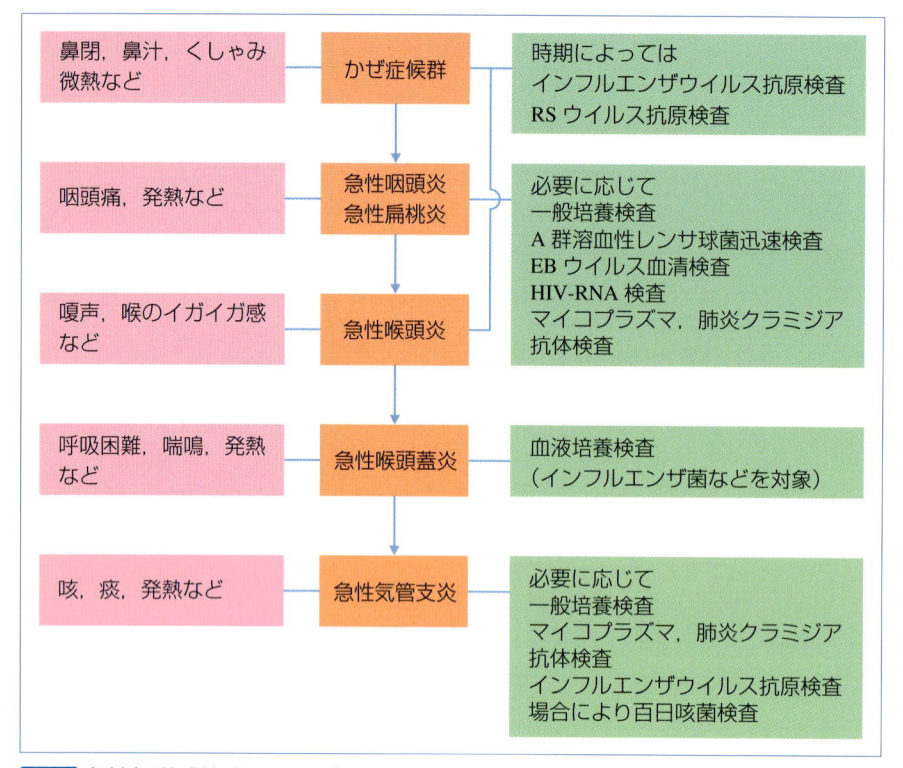

症状	疾患	検査
鼻閉，鼻汁，くしゃみ，微熱など	かぜ症候群	時期によっては インフルエンザウイルス抗原検査 RSウイルス抗原検査
咽頭痛，発熱など	急性咽頭炎 急性扁桃炎	必要に応じて 一般培養検査 A群溶血性レンサ球菌迅速検査 EBウイルス血清検査 HIV-RNA検査 マイコプラズマ，肺炎クラミジア抗体検査
嗄声，喉のイガイガ感など	急性喉頭炎	
呼吸困難，喘鳴，発熱など	急性喉頭蓋炎	血液培養検査 （インフルエンザ菌などを対象）
咳，痰，発熱など	急性気管支炎	必要に応じて 一般培養検査 マイコプラズマ，肺炎クラミジア抗体検査 インフルエンザウイルス抗原検査 場合により百日咳菌検査

図3 急性気道感染症へのアプローチ
(日本呼吸器学会呼吸器感染症に関するガイドライン作成委員会．成人気道感染症診療の基本的考え方．日本呼吸器学会，2003: 3)

- ペニシリン系薬以外にも効果のある薬剤は多いが，耐性を考慮し，この菌を最も疑った場合は単剤投与が望ましい[※11]．

● インフルエンザ菌

- 上気道から下気道まで分布は広い．
- 小児の急性中耳炎，急性喉頭蓋炎，成人では慢性気道感染症の急性増悪や高齢者の気道感染症の原因菌としても頻度が高い．
- 薬剤耐性菌が重要であり，βラクタマーゼ産生菌とBLNAR[※12]がある．
- 軽症例では，アンピシリン（ABPC）などのペニシリン系薬を第一選択とすると合理的である．
- βラクタマーゼ産生菌では，ペニシリン単剤では不活化されるために，ペニシリンではβラクタマーゼ阻害剤配合の薬剤が必要となる．
- BLNARは，インフルエンザ菌の1/3を占め，ペニシリン系薬やセフェム系薬，マクロライド系薬の一部が効果を得にくい．レスピラトリーキノロンや，アジスロマイシン（AZM）が抗菌活性を持つ．

● 肺炎球菌

- 主に下気道感染症に関わる．
- 痰は鉄錆色が有名だが，黄色を示すこともある．
- 薬剤耐性化が進み，ペニシリン系薬をはじめとする多くのβラクタム系薬

※11　**EBウイルス感染症に注意**
EBウイルス感染（伝染性単核球症）も，A群溶血性レンサ球菌感染と同様に両側に白苔を伴う扁桃肥大を呈する．EBウイルス感染に対しペニシリン系薬を投与すると皮疹を生じることがあるため禁忌である．

※12　**BLNAR（beta-lactamase-non-producing ampicillin-resistant）**
βラクタマーゼ非産生アンピシリン耐性株．インフルエンザ菌の1/3を占め，ペニシリン系薬やセフェム系薬，マクロライド系薬の一部で効果が得られにくい．

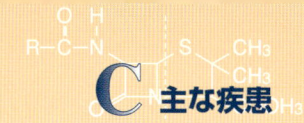

に耐性を持つ．近年はマクロライド系薬への耐性も報告がある．
- 効果を期待できる薬剤としては，レボフロキサシン（LVFX）などのレスピラトリーキノロンやペネム系があげられる．
- ペニシリン系薬でもアンピシリン（ABPC）やアモキシシリン（AMPC）は用量を増やせば現在はPRSP[※13]（高度耐性）でも対応可能である．

マイコプラズマ
- 細胞壁を持たず，非定型病原体とよばれる．
- 気道親和性が高く，上気道・下気道ともに炎症を起こす．
- 強い咳と発熱が特徴で，若年層に多い．60歳未満で強い咳の症状があれば可能性が高い．
- 細胞壁がないため，βラクタム系薬などの細胞壁合成酵素阻害薬は無効である．
- マクロライド系薬・テトラサイクリン系薬が第一選択．第二選択としてはレスピラトリーキノロンがあげられる．

肺炎クラミジア
- 細胞壁を持たず，非定型病原体とよばれる．
- 症状としてはマイコプラズマに酷似している．
- 年齢としては，小児～若年と，70～80歳以上に好発し，特に高齢者に多い．
- 治療薬もマイコプラズマと同様，βラクタム系薬は無効である．

注意すべき鑑別疾患

急性HIV感染症
- 急性HIV感染症は，HIV曝露後2～6週[※14]に出現するかぜ症状に似た症状をさす．
- 多くは発熱リンパ節腫脹や咽頭痛であり，一般診療においては急性上気道炎と誤診されることが多い．
- HIVに感染した患者の40～90％に明らかな急性感染の症状を認めるが，通常は1～2週で症状が消失するため，患者自身もかぜと考えていることがほとんどである．

伝染性単核球症
- Epstein-Barr（EB）ウイルス，サイトメガロウイルス（cytomegalovirus：CMV）感染などにより生じる．
- 比較的長期間の経過をたどり，抗菌薬は無効である．
- 扁桃の強い腫脹を呈し，後頸三角部のリンパ節腫脹を伴うことが多い．
- 血液検査でリンパ球（異型リンパ球）の増加，肝機能障害を認める．

インフルエンザの治療
- インフルエンザ対策にはまず予防が大切であり，基本はワクチン接種である．
- 治療薬として，①宿主細胞への吸着・侵入・脱殻の過程を阻害するアマンタジン（シンメトレル®），②RNAの複製の過程を阻害するfavipiravir（T-705）[※15]，

※13 **PRSP**
PRSP：penicillin-resistant *Streptococcus pneumoniae*（ペニシリン耐性肺炎球菌）．
PISP：penicillin-intermediate *S. pneumoniae*（ペニシリン中等度耐性肺炎球菌）．

※14 **HIV曝露後2～6週**
この期間はHIV抗体価が陰性を示すウィンドウ期にあたり，本症を疑った場合は，HIV抗体価が陰性でもHIV-RNA量を調べる必要がある．

※15 **favipiravir（T-705）**
2011年3月30日，我が国で承認申請中．

③細胞からの遊出の過程を阻害するザナミビル(リレンザ®),オセルタミビル(タミフル®),ペラミビル(ラピアクタ®),ラニナミビル(イナビル®)がある(いずれもノイラミニダーゼ阻害薬).
◆解熱薬は基本的にアセトアミノフェンを用いる.小児では,アセトアミノフェンのみ使用できる.
◆合併症として,以下の3つがあり注意を要する.
　①肺炎(細菌による二次感染＞インフルエンザウイルスによる一次性肺炎):細菌感染は最も警戒すべき合併症で,高齢者では死亡率も高い.
　②インフルエンザ脳炎・脳症:5歳以下の小児に好発する.ジクロフェナクナトリウム(ボルタレン®)の投与者に高い.
　③Reye症候群:インフルエンザに罹患した小児がミトコンドリア障害を起こし,肝臓脂肪変性を伴い,急に昏睡に陥り死亡する脳症である.サリチル酸系(アスピリン)薬剤と関連が深い.

理解すべき原則　急性上気道炎における解熱薬,鎮咳薬の使い方

・発熱は体がウイルスと戦っている免疫反応で,発熱によってウイルスが増殖し難い環境条件が作られている面があり,解熱すればよいというものではない.
・咳嗽も,湿性咳嗽は咳反射で去痰をすることが防御反応として働いているので,鎮咳すればよいというものではない.
・解熱薬,鎮咳薬は,いずれも高熱や激しい咳嗽で,不眠や体力消耗につながると判断した場合に短期間または頓用的に用いる方がよい.

問題18

かぜ症候群について誤っているものはどれか.
1. 原則的に抗菌薬投与の適応はない.
2. 膿性鼻汁がある場合は,必ず細菌感染を合併している.
3. インフルエンザ以外では確実に有効な抗ウイルス薬は存在しない.
4. 発熱は生体防御に有利に働くため,安易な解熱薬の使用は慎むべきである.
5. いわゆるかぜ薬は,症状を緩和することを目的として用いる,対症療法の治療薬である.

▷解答は309p.

文献
1) 日本呼吸器学会呼吸器感染症に関するガイドライン作成委員会.成人気道感染症診療の基本的考え方.日本呼吸器学会,2003: 1-33
2) Heikkinen, et al. *The Lancet* 2003; **361**: 51-59

[山下直人]

C-3 耳鼻咽喉科関連感染

耳鼻咽喉科領域の感染症の特徴

耳鼻咽喉科領域の臓器の多くは直接外界と接しており，常に感染の危険に曝されている．中耳や副鼻腔は骨に囲まれているので薬剤の移行が悪く，抗菌薬が効き難く，重症例，難治例では外科的治療を併用する．咽喉頭炎が重症化すると膿瘍形成や浮腫による気道狭窄のリスクがある．

急性中耳炎

● 原因微生物

- 経耳管感染が主である．鼻・副鼻腔炎，咽頭炎に続発して，耳管を通じて中耳に炎症が波及する．
- 原因菌には膿性鼻汁や後鼻漏に含まれる肺炎球菌（*Streptococcus pneumoniae*），インフルエンザ菌（*Haemophilus influenzae*），次いで *Moraxella catarrhalis* が多い[1)2)]．
- 薬剤耐性の肺炎球菌およびインフルエンザ菌が高率に存在する[※1]．

● 疫学

主に乳幼児が罹患する．2歳以下の小児の80％が一度は中耳炎に罹患する[※2]．

● 症状

- 上気道炎症状に続発して起こり，発熱，耳痛，難聴，耳閉感をきたす．鼓膜が自壊して穿孔すると耳漏が出現する[※3]．
- 穿孔が小さく，視診では穿孔部位がはっきりしないこともある．
- 炎症が中耳腔から周囲に波及すると，内耳障害，乳様突起炎，骨膜下膿瘍，頭蓋内膿瘍，S状静脈血栓症，錐体尖端炎などの重篤な炎症を起こす．

● 診断

- 鼓膜の発赤や膨隆を確認する．穿孔しているときは耳漏を認める．
- 乳幼児では耳症状の訴えが乏しく，不明熱の原因のことがある．

● 治療

抗菌薬の投与を行う．重症例や抗菌薬無効例では鼓膜切開による排膿も行う．

急性副鼻腔炎

● 原因微生物

- 鼻腔から自然孔を通じて副鼻腔[※4]に逆行性に炎症が波及する[※5]．かぜ（感冒）の経過中に生じる場合が多い．
- ウイルス感染が発端となることが多いが，やがて細菌感染に移行する．初期には水様性か粘性の鼻汁を認める．細菌感染を起こすと膿性鼻汁が出現する．
- 原因菌は肺炎球菌，インフルエンザ菌，*M. catarrhalis* が多い[1)3)]．

● 疫学

片側の上顎洞にみられることが多い．次いで篩骨洞，前頭洞に多い．

※1　薬剤耐性菌の頻度
我が国における最近の多施設間研究では，中耳貯留液から検出された肺炎球菌のうち，ペニシリン中等度耐性肺炎球菌（penicillin-intermediate *S. pneumoniae*：PISP）とペニシリン耐性肺炎球菌（penicillin-resistant *S. pneumoniae*：PRSP）をあわせた薬剤耐性菌は約65％と高率であり，インフルエンザ菌においても薬剤耐性菌として重要なβラクタマーゼ非産生アンピシリン耐性菌（β-lactamase-nonproducing ampicillin-resistant *H. influenzae*：BLNAR）は約70％と報告されている[2)]．

※2　乳幼児に急性中耳炎が多い理由
小児は耳管が太くて短く，水平に走行しているので耳管を逆行性に感染しやすいことがある．また，咽頭炎を起こしやすいことも原因となる．

※3　外耳道の常在菌
鼓膜が自壊して穿孔した耳漏からは黄色ブドウ球菌（*Staphylococcus aureus*）が多く検出されるが，これは外耳道常在菌の混入である可能性が高い．

※4　副鼻腔
上顎洞・前篩骨洞・前頭洞は中鼻道に，後篩骨洞・蝶形骨洞は上鼻道に開孔している．

※5　急性副鼻腔炎の原因
アレルギー性鼻炎があると急性感染症を合併しやすい．急性副鼻腔炎の約10％はう歯が原因で起こる歯性上顎洞炎である[3)]．

● 症状
- 症状には，膿性鼻汁，後鼻漏，鼻閉，発熱，嗅覚障害がある．上顎洞炎があれば頬部痛，前頭洞炎では前額部痛，篩骨洞炎では眼痛・鼻根部痛を起こす．
- 炎症が周囲に波及すれば，眼窩内合併症，頭蓋内合併症を起こす．

● 診断
- 前鼻鏡により膿性鼻汁，鼻粘膜の発赤を確認する．開口時に咽頭後壁に後鼻漏の付着，頬部・前額部の発赤・圧痛(左右差)がみられる．
- Waters法(ウォーターズ)とCaldwell法(コールドウェル)によるX線やCTで副鼻腔陰影を確認する(片側性が多い)※6．

● 治療
- 抗菌薬投与，鼻処置，ネブライザー療法を行う．
- 重症例には副鼻腔穿刺による排膿，眼窩内または頭蓋内合併症を伴う場合は，内視鏡下鼻内副鼻腔手術(endoscopic endonasal sinus surgery：ESS)を行う．

※6 副鼻腔画像検査
画像検査にて片側性の上顎洞陰影をきたす疾患には，急性上顎洞炎，歯性上顎洞炎，副鼻腔真菌症，術後性上顎洞嚢胞，副鼻腔悪性・良性腫瘍などがある．骨破壊の有無に注意して鑑別する．

慢性副鼻腔炎

● 原因
急性副鼻腔炎から移行する．炎症の反復・遷延化により副鼻腔の自然孔が閉鎖され，さらに副鼻腔内に貯留液や炎症細胞が停滞する悪循環による．

● 症状
急性副鼻腔炎で認められる激しい疼痛や発熱は伴わない．膿性鼻漏，後鼻漏，鼻茸による鼻閉，嗅覚障害，頭重感が長期にわたり持続する．

● 診断
X線やCTで副鼻腔陰影を確認する(一般的に両側性が多い)．

● 治療
マクロライド療法が有効である※7．奏効しない場合にはESSを行い，術後に再びマクロライド療法を行う．

※7 マクロライド療法
14員環マクロライド系薬を通常量の半量で3カ月間投与する．マクロライド療法が有効な理由は，本来の抗菌作用ではなく，抗炎症作用，線毛運動の亢進，免疫調節作用，粘液過剰分泌抑制作用などによる．

急性扁桃炎

● 原因微生物
- 化膿レンサ球菌(Streptococcus pyogenes(ピオゲネス))，インフルエンザ菌，黄色ブドウ球菌，肺炎球菌などの細菌による．扁桃には常在菌が多く存在する．
- インフルエンザウイルス，アデノウイルスなどのウイルスによるものもある．
- ウイルス感染が先行して，二次感染として細菌感染を起こすこともある．

● 疫学
幼小児から青年期に多い．青年期以降は扁桃が萎縮するため，頻度が低い．

● 症状
- 初期は咽頭異常感程度であるが，進行すれば咽頭痛，嚥下痛，発熱(38〜40℃)，全身倦怠感をきたす．
- ときに放散痛による耳痛を伴う．顎下部や上頸部リンパ節炎を伴う．
- 嚥下痛や高熱により脱水をきたしていることも多い．

C 主な疾患

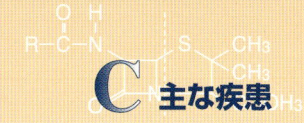

診断
- 口蓋扁桃の発赤や腫脹，陰窩に膿栓の付着を認めるため，容易に診断できる．
- 血液検査で強い炎症所見を認める．
- 伝染性単核球症などとの鑑別を要する[※8]．
- 口蓋扁桃には悪性リンパ腫，扁平上皮がんも起こる[※9]．

治療
ペニシリン系薬(伝染性単核球症では禁忌)，セフェム系薬を投与する．

扁桃周囲膿瘍

原因微生物
- 急性扁桃炎に引き続いて起こる．炎症が扁桃被膜を越えて咽頭収縮筋との間隙に波及すると扁桃周囲炎，さらに膿瘍形成すると扁桃周囲膿瘍という．
- 急性扁桃炎の原因菌に加え，嫌気性菌が30〜60%で検出される[1)]．

疫学
- 20〜30歳代に多い．小児ではまれである[※10]．
- 口蓋扁桃上極付近に起こり，多くの場合は片側性である．

症状
- 扁桃炎に引き続いて，高度の咽頭痛，嚥下痛，発熱がみられる．
- 口腔内が不潔になり口臭が強いことも多い．
- 特徴的な症状として開口障害がある．

診断
- 口蓋扁桃の発赤と腫脹，口蓋扁桃上方の軟口蓋および前口蓋弓の腫脹と発赤

症例1　　　　　　　　　　　　　　　25歳男性　扁桃周囲膿瘍

3日前から咽頭痛，発熱があり，抗菌薬内服を行ったが，疼痛が増悪，開口障害も出現したため来院した．
通常は局所麻酔下に切開排膿を行うが，本症例では他疾患があり，処置中の静止が困難なために全身麻酔下で行った(図1)．

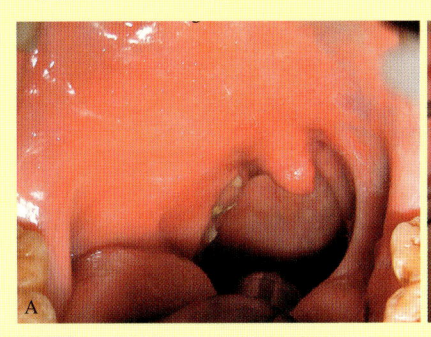

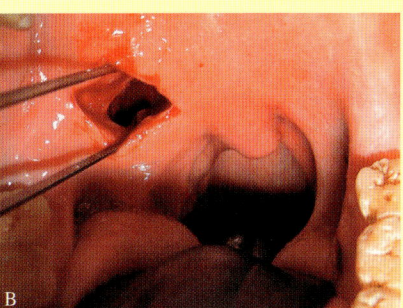

図1　25歳男性　扁桃周囲膿瘍
A：右口蓋扁桃に膿栓の付着を認める．右口蓋扁桃上方が腫脹し，口蓋垂が健側に偏位している．
B：切開排膿後．膿瘍腔を認める．

[※8] **鑑別疾患**
比較的頻度の高いものに，Epstein-Barr(EB)ウイルスの初感染による伝染性単核球症，性行為感染症による咽頭炎などがある．

[※9] **口蓋扁桃のがん(中咽頭がん)**
原因としては，喫煙，飲酒の他に，子宮頸がんと同様にヒトパピローマウイルス(human papillomavirus：HPV)の感染によるものも多い．

[※10] **扁桃周囲膿瘍が小児でまれな理由**
小児では扁桃炎の頻度は高いが，扁桃被膜が緻密であり，陰窩が広く開いているので　陰窩の炎症が深部に波及しにくいためと考えられている．

C-3 耳鼻咽喉科関連感染

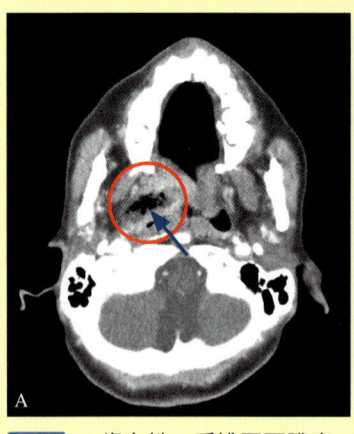

> **症例2　55歳女性　扁桃周囲膿瘍から深頸部感染症と縦隔洞炎をきたした症例**
>
> 4日前から38℃の発熱，咽頭痛，激しい嚥下痛があり，水分摂取も不可となり来院した．
> 白血球数 10,500，CRP 30.0．扁桃上極の腫脹を認め，CTを施行した（図2）．
> 全身麻酔下に気管切開と頸部外切開による排膿を行った． 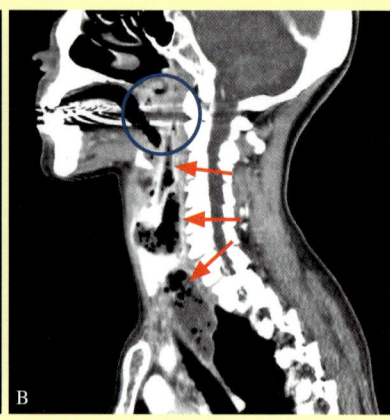
>
> **図2　55歳女性　扁桃周囲膿瘍，深頸部感染症，縦隔洞炎**
> A：右口蓋扁桃上極に膿瘍を形成している（○）．ガス像を認める（→）．
> B：扁桃周囲膿瘍（○）から深頸部膿瘍，縦隔洞炎（→）を併発している．連続するガス像を認める．

がみられる．これにより口蓋垂が健側に圧迫され偏位する（図1）．
- 血液検査では強い炎症所見を認める．
- CTで膿瘍の有無を確認することにより，扁桃周囲炎と扁桃周囲膿瘍は容易に鑑別できる．CTでは扁桃周囲の炎症だけでなく，深頸部膿瘍の有無も確認する．嫌気性菌によるガス像がみられることもある（図2）．

● 治療
- 嫌気性菌の関与も考慮して，ペニシリン系薬，セフェム系薬に加えてクリンダマイシン系薬の点滴を併用する．
- 膿瘍形成がある場合は，穿刺または切開排膿を行う．
- 深頸部膿瘍を合併すると，敗血症，縦隔洞炎，気道狭窄による呼吸困難などをきたすことがあり注意を要する（図2）．

急性喉頭蓋炎

● 原因微生物
インフルエンザ菌b型が多い．

● 疫学
欧米では小児に多いとされているが，我が国では圧倒的に成人が多く，小児はまれである[※11]．

[※11] **急性声門下喉頭炎**
急性声門下喉頭炎"仮性クループ"は3歳以下の小児に多く，ウイルス感染による声門下の狭窄により，吸気性喘鳴，嗄声，犬吠様咳嗽，陥没呼吸，発熱をきたす．

C 主な疾患

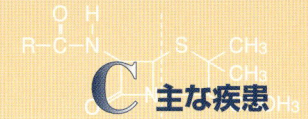

● 症状
◆嚥下痛，嚥下困難，咽頭痛，発熱，含み声が出現し，進行すれば呼吸困難を伴う[※12]．初期の症状出現から呼吸困難がみられるまで 2〜3 日のことが多いが，24 時間以内に急激に進行し，窒息に至る場合もある[※13]．

● 診断
◆喉頭所見で喉頭蓋の発赤と腫脹を認める[※14]（図3）．
◆頸部側面 X 線，CT にて喉頭蓋の腫脹を認める（図4）．
◆激烈な嚥下痛，咽頭痛があるにも関わらず，開口にて咽頭を観察しても炎症

[※12] **急性喉頭蓋炎の気道狭窄**
仰臥位では腫大した喉頭蓋が落ち込んで呼吸困難が増悪し，座位で軽快する．

[※13] **窒息の頻度**
我が国では死亡例は 1% 台とする報告が多い．そのほとんどが気道狭窄によるものである．低酸素脳症をきたす例もある．

[※14] **危険な部位**
喉頭蓋の喉頭面や披裂部に腫脹がある場合は呼吸困難をきたしやすい．

症例 3　　　45 歳女性　急性喉頭蓋炎

咽頭痛，嚥下痛と含み声がみられるが，呼吸困難はない．披裂部に腫脹（図3）があるため注意を要したが，喉頭蓋の喉頭面には腫脹がなかったため気道確保は行わず，抗菌薬と副腎皮質ステロイドの点滴投与で軽快した．

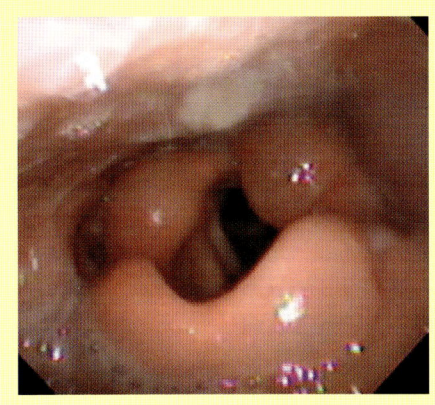

図3 45 歳女性　急性喉頭蓋炎
喉頭蓋の舌根面と披裂部の腫脹を認める．

症例 4　　　30 歳男性　急性喉頭蓋炎

呼吸困難，咽頭痛，激しい嚥下痛を主訴に来院した．CT にて喉頭蓋の主張を認めた（図4）．視診上も高度な気道狭窄を認め，気管挿管不可能であり，局所麻酔下に気管切開を施行した．

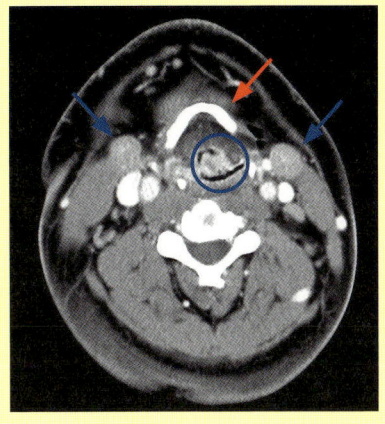

図4 30 歳男性　急性喉頭蓋炎
舌骨レベル（→）に腫脹した喉頭蓋（○）とリンパ節の腫大（→）を認める．

C-3 耳鼻咽喉科関連感染

所見が乏しい場合，あるいは含み声，呼吸困難がある場合は本疾患を疑う．

● **治療**

◆ 気道確保が第一で，喉頭蓋の腫脹が激しい場合には，気管挿管が不可能であり，局所麻酔下での緊急気管切開，輪状甲状間膜切開・穿刺が必要となる．
◆ 抗菌薬の投与を行い，喉頭蓋の腫脹があれば副腎皮質ステロイドを投与する．

> **理解すべき原則** 気道狭窄に注意する
>
> 　咽喉頭の感染症では，腫脹や膿瘍形成により気道狭窄をきたす場合があるので注意が必要である．重症例，抗菌薬無効例では，切開または穿刺による排膿を行う．膿瘍形成の有無の確認にはCTが有効である．

問題 19　▷解答は309p.

急性中耳炎の感染経路は主に（　　　　）である．

📖 **文献**

1) 鈴木賢二，他．日本耳鼻咽喉科感染症研究会会誌　2008; **26**: 15-26
2) 日本耳科学会，他（編）．小児急性中耳炎診療ガイドライン．金原出版，2009: 12-21
3) 日本鼻科学会（編）．副鼻腔炎診療の手引き．金原出版，2007: 28-55

［福島久毅］

C-4 下気道感染

鼻から肺に至る呼吸器は，鼻前庭〜喉頭を上気道，気管〜肺胞を下気道と分類する．気管から末梢の組織に起こる感染症が下気道感染症で，肺炎をはじめとした重要な感染症が含まれる．日本呼吸器学会のガイドライン[1]では，①気管・気管支・細気管支（いわゆる空気の通り道）の感染症，②ガス交換に関与する肺胞の感染症，③肺を包む胸膜の感染症に分類している（図1[1]）．肺の感染症には肺結核や真菌症などの特殊な感染症も含まれるが，それらは他項で詳しく述べられている．

急性気管・気管支炎

◆ 急性の気管・気管支の感染症である．急性気管炎と急性気管支炎に分けることも可能であるが臨床的にその区別は難しく，両者は同時に侵されることがほとんどであるので，一般には急性気管支炎とされることが多い．

◆ 通常，急性上気道炎（かぜ症候群）が気管および気管支に及ぶことにより発症する．したがって，ウイルス感染が主であるが，細菌感染を合併しやすい．

● 原因微生物

◆ ウイルスによる急性上気道炎が気管・気管支に及ぶことがほとんどである．

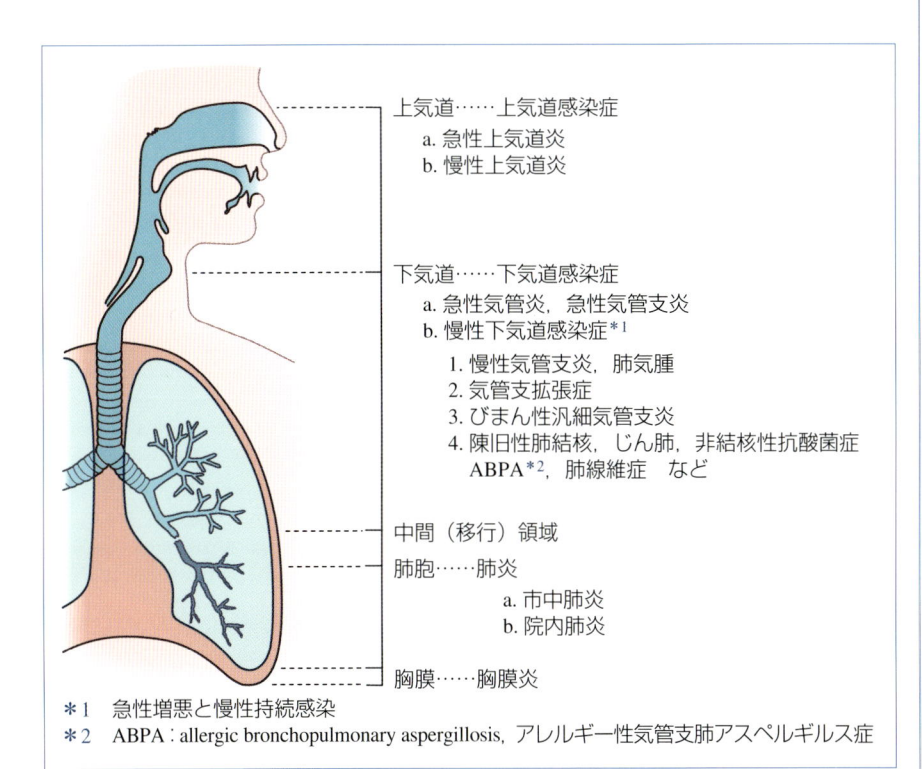

上気道……上気道感染症
   a. 急性上気道炎
   b. 慢性上気道炎

下気道……下気道感染症
   a. 急性気管炎，急性気管支炎
   b. 慢性下気道感染症*1
     1. 慢性気管支炎，肺気腫
     2. 気管支拡張症
     3. びまん性汎細気管支炎
     4. 陳旧性肺結核，じん肺，非結核性抗酸菌症
       ABPA*2，肺線維症 など

中間（移行）領域

肺胞……肺炎
   a. 市中肺炎
   b. 院内肺炎

胸膜……胸膜炎

*1 急性増悪と慢性持続感染
*2 ABPA：allergic bronchopulmonary aspergillosis，アレルギー性気管支肺アスペルギルス症

図1 呼吸器感染症の分類

（日本呼吸器学会呼吸器感染症に関するガイドライン作成委員会．成人気道感染症診療の基本的考え方．日本呼吸器学会，2003: 1）

C-4　下気道感染

ウイルス感染が先行し，後で細菌感染が続発することが多い．
◆先行感染するのは急性上気道炎を引き起こすウイルスやマイコプラズマ，クラミジアなどの非定型病原体[※1]であり，続発する細菌感染の原因菌は，肺炎球菌やインフルエンザ菌などの市中肺炎を引き起こす細菌が多い．

● 疫学

◆急性上気道炎が気管・気管支に及び，咳や痰を伴うようになったものを急性気管支炎と診断するので，その頻度はきわめて高い．
◆成人では1年間に2～5回のかぜ症候群に罹患するとされており，その約半数は病変が気管支に及び，咳や痰をきたす．

● 症状

咳と痰が主症状である．発熱，食欲不振，倦怠感などの全身症状を伴うこともあり，前胸部のイガイガ感や疼痛などの不快感を伴う場合もある．

● 診断

◆通常，急性上気道炎が咳と痰を伴うようになり，画像診断上，肺に病変がない（肺炎にまで進展していない）場合に急性気管支炎と診断する．
◆膿性痰を特徴とする慢性下気道感染症と鑑別しなければならない．
◆一般に軽症で，身体所見に乏しい．ときに全身症状を伴い，CRP上昇やWBC増加などの炎症所見がみられる場合がある．
◆長引く咳や頑固な咳がある場合は，百日咳菌（*Bordetella pertusis*），マイコプラズマやクラミジアによる感染症などに注意し，検査をしておく必要がある[※2]．
◆治療方針が全く異なる咳喘息や気管支喘息，気管や気管支にできた腫瘍，気管支結核，異物誤嚥などによる咳にも注意しなければならない．

● 治療

◆上気道炎の治療に加えて，または単独で鎮咳薬や去痰薬を使用する．
◆痰が膿性になった場合は細菌感染の合併を考え，抗菌薬を使用する．
◆咳は生体の防御反応として有益な働きをするものであり，痰を伴う咳（productive cough）[※3]はむやみに止めるべきではない．
◆急性気管・気管支炎の症状，診断，治療について，日本呼吸器学会のガイドラインは図2[1)]のようにまとめている．

慢性下気道感染症

◆気管支拡張症，慢性閉塞性肺疾患（COPD）[※4]，びまん性汎細気管支炎（DPB）[※5]，肺結核後遺症，じん肺などの呼吸器疾患における慢性の病変を有する気管支の急性感染増悪と慢性持続感染である．
◆急性増悪は，多くはウイルス感染後に細菌感染をきたして発熱，咳，膿性痰，呼吸困難などの症状が急に発症した状態で，慢性持続感染とは膿性痰と咳，ときに発熱や呼吸困難などが常時存在する病態である．
◆日本呼吸器学会のガイドラインは図3[1)]のようにその病態を定義している．

● 原因微生物

◆インフルエンザ菌（*Haemophilus influenzae*），肺炎球菌（*Streptococcus pneumoniae*），

[※1] **非定型病原体（atypical pathogen）**
非定型病原体とはグラム染色で染色されない病原体とされているが，その他の共通する特徴として，細胞壁を持たない，あるいは細胞内寄生菌である，βラクタム系抗菌薬が無効である，などがある．ガイドラインでは使用抗菌薬が異なるので，肺炎マイコプラズマ（*Mycoplasma pneumoniae*），肺炎クラミジア（*Chlamydophila pneumoniae*），オウム病クラミジア（*Chlamydophila psittaci*），*Legionella* 属，ウイルスなどの非定型病原体を，細菌と区別して考えている．

[※2] **長引く咳の原因**
咳は気道内の異物や痰を排出する，本来はヒトにとって有用な生理現象であるが，強い咳，長引く咳は呼吸器患者の最も大きな愁訴の1つでもある．痰を伴わない遷延性，慢性咳嗽の原因としては，咳喘息，アトピー咳嗽，ACE阻害薬による咳，胃食道逆流症，感染後の咳，百日咳，*M. pneumoniae*，*C. pneumoniae*，心因性習慣性咳嗽など，痰を伴う慢性の咳としては，副鼻腔気管支症候群，副鼻腔炎や後鼻漏症候群，慢性気管支炎など，多くの原因がある．

[※3] **咳の分類**
咳は痰を伴う咳（productive cough）と痰を伴わない咳（non-productive cough）に分類するのが一般的である．感染症による咳は痰を伴う場合が多い．

[※4] **慢性閉塞性肺疾患（chronic obstructive pulmonary disease：COPD，またはCOLD）**
咳，痰，労作時呼吸困難を症状とする疾患で，喫煙歴のある高齢者，特に男性に多い．気管支拡張薬によって改善しない閉塞性の換気障害が認められ，画像的にも肺胞の破壊や気管支病変が認められる．肺気腫や慢性気管支炎などが典型例であるが，類似の病態を示す他の疾患を除外する必要がある．

C 主な疾患

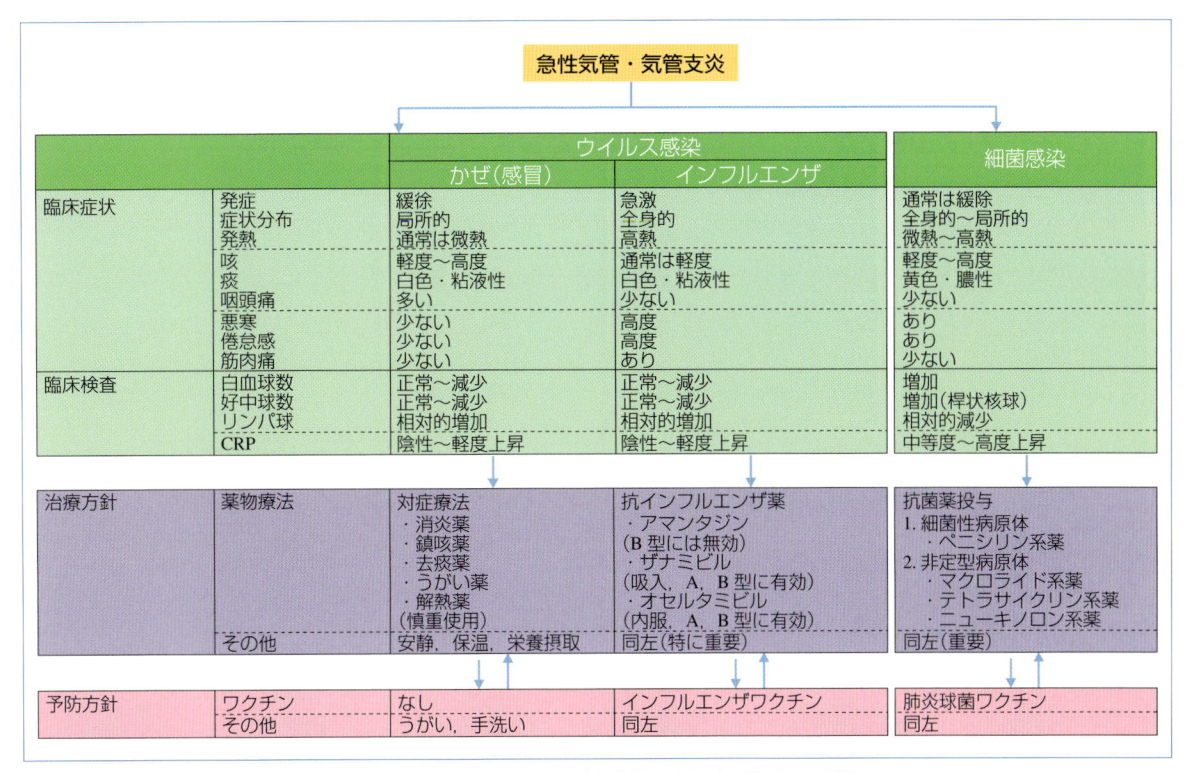

臨床項目		急性気管・気管支炎		
		ウイルス感染		細菌感染
		かぜ（感冒）	インフルエンザ	
臨床症状	発症	緩徐	急激	通常は緩徐
	症状分布	局所的	全身的	全身的〜局所的
	発熱	通常は微熱	高熱	微熱〜高熱
	咳	軽度〜高度	通常は軽度	軽度〜高度
	痰	白色・粘液性	白色・粘液性	黄色・膿性
	咽頭痛	多い	少ない	少ない
	悪寒	少ない	高度	あり
	倦怠感	少ない	高度	あり
	筋肉痛	少ない	あり	少ない
臨床検査	白血球数	正常〜減少	正常〜減少	増加
	好中球数	正常〜減少	正常〜減少	増加（桿状核球）
	リンパ球	相対的増加	相対的増加	相対的減少
	CRP	陰性〜軽度上昇	陰性〜軽度上昇	中等度〜高度上昇
治療方針	薬物療法	対症療法 ・消炎薬 ・鎮咳薬 ・去痰薬 ・うがい薬 ・解熱薬 （慎重使用）	抗インフルエンザ薬 ・アマンタジン （B型には無効） ・ザナミビル （吸入、A, B型に有効） ・オセルタミビル （内服、A, B型に有効）	抗菌薬投与 1. 細菌性病原体 ・ペニシリン系薬 2. 非定型病原体 ・マクロライド系薬 ・テトラサイクリン系薬 ・ニューキノロン系薬
	その他	安静、保温、栄養摂取	同左（特に重要）	同左（重要）
予防方針	ワクチン	なし	インフルエンザワクチン	肺炎球菌ワクチン
	その他	うがい、手洗い	同左	同左

図2 急性気管・気管支炎におけるウイルス感染と細菌感染の鑑別、治療、予防
（日本呼吸器学会呼吸器感染症に関するガイドライン作成委員会. 成人気道感染症診療の基本的考え方. 日本呼吸器学会, 2003: 6）

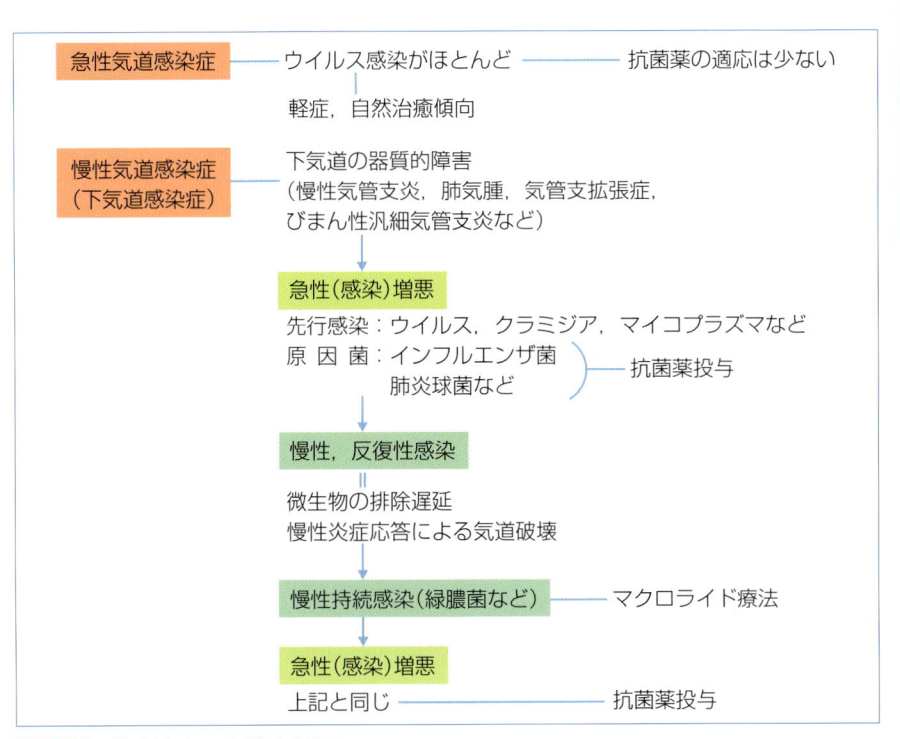

- 急性気道感染症 ── ウイルス感染がほとんど ── 抗菌薬の適応は少ない
  - 軽症、自然治癒傾向
- 慢性気道感染症（下気道感染症） ── 下気道の器質的障害
  （慢性気管支炎、肺気腫、気管支拡張症、びまん性汎細気管支炎など）
  - 急性（感染）増悪
    - 先行感染：ウイルス、クラミジア、マイコプラズマなど
    - 原因菌：インフルエンザ菌、肺炎球菌など ── 抗菌薬投与
  - 慢性、反復性感染
    - 微生物の排除遅延
    - 慢性炎症応答による気道破壊
  - 慢性持続感染（緑膿菌など） ── マクロライド療法
  - 急性（感染）増悪
    - 上記と同じ ── 抗菌薬投与

図3 気道感染症の病態と経過
（日本呼吸器学会呼吸器感染症に関するガイドライン作成委員会. 成人気道感染症診療の基本的考え方. 日本呼吸器学会, 2003: 2）

※5 **びまん性汎細気管支炎**（diffuse panbronchiolitis：DPB）
呼吸細気管支領域の炎症細胞浸潤を特徴とし、慢性の気道感染症と閉塞性換気障害をきたす疾患である。我が国で最初に発見され、概念が確立された疾患である。

C-4 下気道感染

緑膿菌(*Pseudomonas aeruginosa*), *Moraxella catarrhalis*, ブドウ球菌(*Staphylococcus*)属, *Klebsiella* 属がほとんどを占める.
◆この病態の早期にはインフルエンザ菌, 肺炎球菌の関与が多く, 晩期および末期には緑膿菌や耐性インフルエンザ菌, メチシリン耐性黄色ブドウ球菌(methicillin-resistant *Staphilococcus aureus*：MRSA)が関与する.

● 疫学
◆肺炎とともに多い細菌性の感染症であるが, 正確な頻度はわかっていない.
◆気管支拡張症は乳幼児期の衛生状態と栄養状態の向上により著明に減少してきている.
◆DPB は, 有効な治療法であるマクロライド療法[※6]の発見により減少してきている.
◆慢性呼吸器疾患も結核や重症じん肺が少なくなったことなどにより減少傾向にある.
◆COPD は著明に増加してきており, その感染増悪も増加してきている.

● 症状
◆持続している痰が膿性になる, あるいは膿性痰が持続している場合は痰が増量していることが主な症状である.
◆咳は必発で呼吸困難を伴うことが多く, 発熱, 食欲不振, 倦怠感などの全身症状を伴うことが多い.

● 診断
◆基礎疾患として, 気管支拡張症, COPD, DPB, 肺結核後遺症, じん肺などのある患者で, 膿性痰, 咳, 呼吸困難の増加, 発熱などがあれば診断できる.
◆身体所見としては, crackle が聴取され, CRP 上昇や白血球数増加もみられ, 胸部画像(X 線, CT)上で病変の増悪がみられることがある. 膿性痰が必発であるので原因菌の検索(検痰)をすることが重要である.

● 治療
◆抗菌薬療法を行う. 原因菌として最も多いのはインフルエンザ菌なのでニューキノロン系薬で治療を始める. 痰から原因菌が判明した場合はその感受性検査に従い, 有効で狭域の抗菌薬に変更する.
◆抗菌薬療法は必ずしも容易ではなく, 耐性菌対策が重要である.
◆DPB に対しては, マクロライド系薬の少量投与を長期間続けるマクロライド療法という画期的な治療法がある.

※6 マクロライド療法
マクロライド系抗菌薬を少量(抗菌作用を発揮できない量)で長期間持続投与する画期的治療法である. 当初 DPB に使用され, 目覚ましい効果を発揮した. 多くの作用機序が証明されているが, いまだに全体がわかっていない. 現在はその他の疾患にも応用されており, 今後の発展が期待されている.

■ 肺炎

◆肺炎とは肺実質の急性の感染症(原因微生物による炎症)である. 感染症以外の原因による肺実質の炎症性疾患の場合は, 肺炎の前に原因となるような接頭語を冠する. 例えば, 特発性間質性肺炎, 薬剤性肺炎, アレルギー性肺炎, 好酸球性肺炎などである. 肺炎でも原因菌が判明した場合は, 肺炎球菌性肺炎, マイコプラズマ肺炎, インフルエンザウイルス肺炎など, 原因菌名を肺炎の前に冠する. 肺の感染症でも通常は慢性感染症の形をとる肺結核, 肺真

菌症などは特殊な感染性肺炎として別項（「C-5　結核（抗酸菌感染）」，「C-20 深在性真菌感染」）で取り扱う．
- 肺炎の重症型として，肺組織の破壊を伴う肺膿瘍（図4[2)]）[※7]がある．肺炎は肺胞腔内の空気に置き換わって滲出液や白血球や原因微生物などが集簇している病態である．したがって，画像（X線，CT）上では肺の透過性が低下して密度が増加（白っぽい陰影を示す）する．前述の気管・気管支の感染症とは異なり，画像上に異常陰影を認めることが肺炎の診断上，重要になる．肺炎は重症となり，容易に生命を奪い得る疾患であるため，きわめて重要である．
- 肺炎は現在，市中肺炎（community-acquired pneumonia：CAP）と院内肺炎（hospital-acquired pneumonia：HAP）に分けて考えられている．市中肺炎とは，病院外で日常生活をしている人が肺炎に罹患した場合であり，院内肺炎とは入院中の患者が罹患した肺炎である．両者では原因菌と宿主の抵抗性が異なるので，治療法を全く別に考える必要がある．また，市中肺炎の死亡率は5%以下であるのに対して院内肺炎の場合は20〜50%と，予後も全く異なる．その中間に位置するものとして，米国の医療ケア関連肺炎（healthcare associated pneumonia：HCAP）に追随して，医療・介護関連肺炎（nursing and healthcare associated pneumonia：NHCAP）という概念を我が国でも導入する動きがあるが，まだ定着した概念とはいえないので割愛する．

※7　**肺膿瘍（lung abscess）** 肺炎の重症型と考えてよい．肺炎とは異なり肺組織の壊死や脱落をきたし，肺炎病巣中に空洞を作る．空洞の多くは膿汁を貯留し，niveau（鏡面像）を形成するのが特徴である．嫌気性菌，あるいは好気性菌との混合感染が原因となることが多い．強力な抗菌薬療法を行うが，3週間使用しても有効でない場合には，外科的処置を考慮する．

市中肺炎

● 原因微生物

- 市中肺炎をきたす主な原因微生物をガイドラインでは表1[3)]のように示して

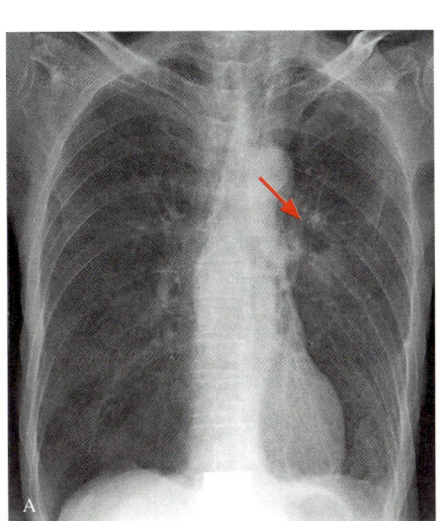

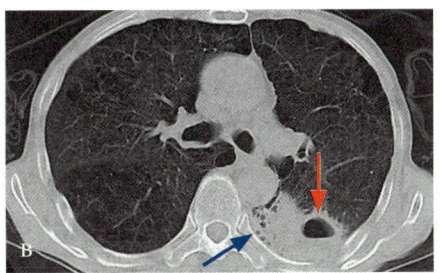

図4　肺膿瘍の画像所見
A：胸部単純X線（正面）．左肺門周囲の肺炎病巣中に空洞（→）形成がみられる．
B：胸部CT．炎症巣（→）の一部に空洞（→）形成がみられ，空洞内にはniveau（air-fluid level：鏡面像）を呈する滲出液の貯留がみられる．
（松島敏春，他（編）．明解 画像診断の手引き－呼吸器領域編 Suppl. 77 実践：確定診断から治療への道 25．国際医学出版　2008: 9-10）

いる．特に重要なのは肺炎球菌，インフルエンザ菌，*M. pneumoniae*，*C. pneumoniae*，*Legionella*属（レジオネラ），インフルエンザウイルスである．
◆市中肺炎の原因微生物として圧倒的に頻度が高いのは肺炎球菌である．しかし，若年者に限るとマイコプラズマをはじめとする非定型病原体の占める割合が高くなる．
◆高齢者では肺炎球菌をはじめとする細菌の関与が多く，誤嚥性肺炎の場合は口腔内常在菌，嫌気性菌などが関与する．

● 疫学

◆肺は皮膚，尿路に次いで感染症の多い臓器で，重症の感染症に限ると肺が最も多い．
◆結核に死因順位の第1位を明け渡すまで，すなわち古来より明治，大正，昭和初期までは死因として最も多い疾患で，年間死亡率は人口10万対100～400であった．

表1 成人市中肺炎における原因微生物の頻度（％）

原因微生物	5大学病院と関連病院[*1]	基幹病院	大学病院		診療所	欧州10カ国26研究[*2]
	入院 232例	入院 349例	入院 400例	外来 106例	外来 168例	入院 5,961例
肺炎球菌	24.6	38.7	26.3	12.3	22	28
インフルエンザ菌	18.5	6	13.0	4.7	14.3	4
M. pneumoniae	5.2	11.2	9.3	27.4	14.9	8
C. pneumoniae	6.5	3.4	6.8	11.3	25.0	12
Legionella 属	3.9	1.4	1.5	0.9	0.6	4
黄色ブドウ球菌	3.4	1.4	3.3		7.1	2
C. psittaci	2.2	0.3	1.3	1.9		2
Moraxella catarrhalis	2.2	1.7	3.5		6.5	1
Klebsiella 属	1.3	1.4	2.0		1.2	
Streptococcus milleri group	1.3	1.1	1.8			
嫌気性菌	2.5	1.1	5.5			
Coxiella 属	0.9		0.5			2
緑膿菌	0.4	1.1	2.0			
真菌	0.4	0.3		1.9		
ウイルス	22.4	1.4	3.0			8
その他	2.8	2.9	0.8	7.5	17.9	5
（複数菌感染の割合）	18.5	6.1	14.0	47.2		
原因微生物不明の割合	23.7	32.7	34.5		27.9	

　　非定型肺炎の原因微生物
＊1　インフルエンザ流行中の冬期4カ月．
＊2　原因微生物頻度の合計は100％になっていない．
（日本呼吸器学会呼吸器感染症に関するガイドライン作成委員会．成人市中肺炎診療ガイドライン．日本呼吸器学会，2005: 13）

C 主な疾患

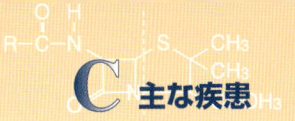

- 抗菌薬の登場や栄養および衛生状態の改善に伴い昭和30年代から減少し始め，昭和40年頃に年間死亡率は人口10万対30前後まで低下した．しかし，昭和55年頃から再び上昇に転じ，平成21年の年間死亡率は人口10万に対し89.0，死亡者数は112,000人となり，過去数十年間は死因の第4位に位置している．
- 人口10万人あたりの年間受療率は約25で，死亡率と同様，加齢とともに，特に70歳を超えると急激に増加する（表2）[4]．

● 症状

- 感染症としての発熱，悪寒，戦慄，倦怠感，食欲不振，頭痛，関節痛などの全身症状と，呼吸器疾患としての咳，痰，胸痛，呼吸困難などの症状がある．最もよくみられる症状は発熱，咳，痰である．
- 高齢者では症状が軽くみえたり，症状を訴えないことがあるので注意が必要である．

● 診断

- 発熱や咳などの症状があり，胸部X線で新たに出現した浸潤陰影（不均等性陰影，均等性陰影，すりガラス陰影）[※8]を認めた場合には肺炎と診断できるとガイドライン[2]では記述している．
- 身体所見としては罹患部のdullness（濁音），気管支呼吸音やcrackleの聴取などが認められるが，病変が広く炎症が強い場合に認められやすい．
- 臨床検査でWBC増加，CRP上昇などの炎症所見を示した場合には，肺炎の診断はさらに確かになり，原因微生物を証明できた場合には確定診断できたことになる．
- 確実な治療や疫学，さらには今後の肺炎研究のために原因微生物の検索が必要である．古典的には喀痰からの原因微生物の分離を重要視したが，分離率が低く治療に間に合わないことから，最近は喀痰のグラム染色や迅速診断法を用いる．
- 迅速診断法には，尿中の肺炎球菌やLegionella属，咽頭分泌物中のインフルエンザウイルスの抗原検出法，喀痰のPCR法（抗酸菌など）をはじめとする遺伝子診断法などがある．
- 血清抗体価の上昇を特にペア血清でみる診断法は，非定型病原体の確定診断などに用いられる．

※8 肺炎の画像所見
肺炎の画像所見として"浸潤陰影"という言葉が用いられてきた．しかし，浸潤陰影とは曖昧な表現で，使用しない方が望ましいとされている．したがって，所見に従い，均等性陰影，不均等性陰影，すりガラス陰影など，具体的に記載することが望ましい．

表2 我が国における肺炎の年齢階級別受療率と死亡率（人口10万対，2002年）

年齢階級		総数	15〜19	25〜29	35〜39	45〜49	55〜59	65〜69	75〜79	85〜89	90歳以上
受療率	外来	6	3	4	3	3	6	7	14	21	21
	入院	19	2	3	2	3	7	21	86	309	489
死亡率	男	76.4	0.5	0.5	1.5	4.6	15.2	69.2	339	2,087	4,317
	女	62.7	0.3	0.5	0.9	1.9	5.6	22.4	144	934	2,291
	総数	69.4	0.4	0.5	1.2	3.2	10.3	44.6	249	1,291	2,787

（厚生統計協会．国民衛生の動向．厚生統計協会，2004）

C-4 下気道感染

- 原因微生物の培養は薬剤感受性検査を可能とし正確な治療に導き，また感染症の疫学調査には欠かせない，古典的であるが重要な検査法である．

治療

- 市中肺炎の治療を，ガイドラインでは図5[3]のように示している．すなわち，まず患者の重症度を A-DROP システム[※9]により軽症・中等症・重症・超重症の4群に分類し，治療の場を決定する．次に迅速診断法で原因微生物を検索し，その結果に従って治療薬を選択する．原因微生物が不明あるいは検査をしない場合は，簡単な5項目あるいは6項目からなる臨床的事項を用いて"細菌性肺炎疑い群"と"非定型肺炎疑い群"の2群に分け[※10]，治療薬を選択することを推奨している．
- 肺炎の予防に関しては肺炎球菌ワクチンが存在する．また，肺炎をきたすのはかぜ症候群，特にインフルエンザ罹患後であることが多いので，インフルエンザの予防接種も有効である．
- 高齢者では誤嚥性肺炎が多いので，誤嚥対策が必要となる．

院内肺炎

原因微生物

- 院内肺炎では，MRSA[※11]を主体とする黄色ブドウ球菌，緑膿菌をはじめとする腸内細菌群（グラム陰性桿菌），真菌などが原因の主体をなす．
- 何らかの重篤な疾患を有して入院中の患者は感染防御機能が低下しているので〔易感染性宿主（compromised host）〕，病院内に常在する上記の弱毒菌が病原性を発揮する〔日和見感染（opportunistic infection）〕．

※9 肺炎の重症度分類
身体所見，年齢による肺炎の重症度分類（A-DROP システム）
使用する指標
① 男性70歳以上，女性75歳以上
② BUN 21 mg/dL 以上または脱水あり
③ SpO_2 90% 以下（PaO_2 60 Torr 以下）
④ 意識障害
⑤ 血圧（収縮期）90 mmHg 以下

重症度分類

軽症	上記5つの項目のいずれも満足しないもの
中等症	上記項目の1つまたは2つを有するもの
重症	上記項目の3つを有するもの
超重症	上記項目の4つまたは5つを有するもの

ただし，ショックがあれば1項目のみでも超重症とする．
（日本呼吸器学会呼吸器感染症に関するガイドライン作成委員会．成人市中肺炎診療ガイドライン．日本呼吸器学会, 2005: 8）

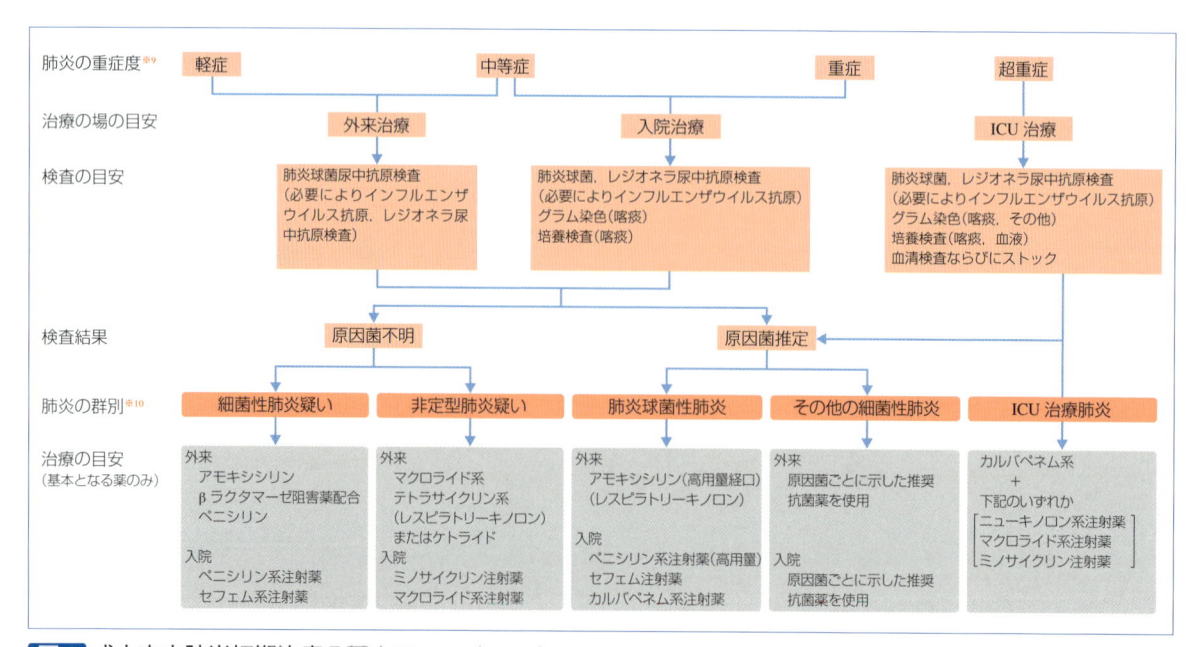

図5 成人市中肺炎初期治療の基本フローチャート
（日本呼吸器学会呼吸器感染症に関するガイドライン作成委員会．成人市中肺炎診療ガイドライン．日本呼吸器学会, 2005: 4-5 より一部改変）

C 主な疾患

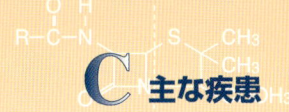

症例1　17歳男性　マイコプラズマ肺炎

主訴　頑固な咳，発熱
既往歴　花粉症，喫煙歴なし
家族歴　なし
現病歴　20XX年3月Y日に咽頭痛が出現．翌日から咳と発熱を伴うようになったため，近くの診療所を受診し，マクロライド系薬と鎮咳薬を処方された．服薬したが37.5～38.4℃の熱，夜間眠れないような咳，緑色の痰，倦怠感などの症状が良くならないため，Y+5日に再度受診．投薬を受けたが症状は改善せず，Y+7日に本院を受診した．胸部でcrackleを聴取した．胸部X線で右上・中・左上肺野にすりガラス状の陰影を認めた（図6-A）．末梢白血球数は5,300万/μL，CPRは5.6 mg/dLであった．

以上から，非定型肺炎と診断した．第一選択のマクロライド系薬が有効でないと思われたので，レスピラトリーキノロン系薬を投与した．症状は改善し，異常陰影も消失した（図6-B）．なお，Y+7日の寒冷凝集反応は128倍，マイコプラズマCF値は8倍であったが，Y+16日のマイコプラズマCF値は128倍であり，マイコプラズマ肺炎であることが確定した．

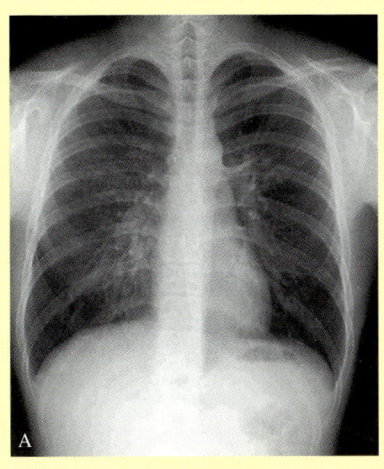

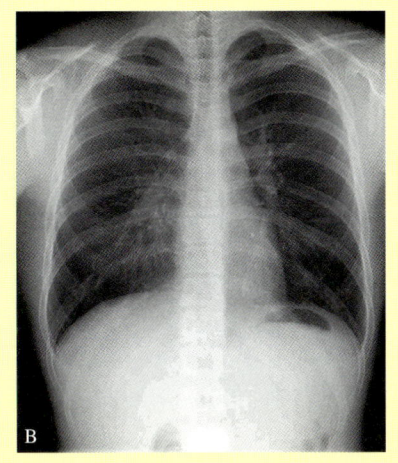

図6　胸部X線
A：治療前（Y+7日）の胸部正面像．右上，中肺野，左中肺野の肺門寄りにすりガラス状の陰影が認められる．
B：治療後．陰影が消失している．

※10　**細菌性肺炎と非定型肺炎の鑑別**
鑑別に用いる項目
①年齢60歳未満
②基礎疾患がない，あるいは軽微
③頑固な咳がある
④胸部聴診上，所見が乏しい
⑤痰がない，あるいは迅速診断法で原因菌が証明されていない
⑥末梢白血球数が10,000/μL未満である
上記6項目中4項目以上，あるいは①～⑤までの5項目を使用する場合は，3項目以上合致した場合は非定型肺炎とし，それ以下の時は細菌性肺炎とする．

※11　**MRSA（メチシリン耐性黄色ブドウ球菌）**
ペニシリン耐性の黄色ブドウ球菌用に開発されたメチシリンに耐性となった黄色ブドウ球菌．その他のほとんどの抗菌薬に耐性を示し，しかも高度耐性であるので，治療が困難である．現在，黄色ブドウ球菌の約3/4はMRSAとなっており，院内感染の最も主要な原因菌でしばしば問題となっている．MRSAは市中感染の原因菌にもなってきている．アミノグリコシド系，グリコペプチド系，オキサジノリジン系抗菌薬などを計画的に使用する．

● 疫学
◆ 入院患者1,000例につき6～10例，ICUでは約20%の率で発症するとされている．
◆ 重症患者が多い大きな病院ほど発生率が高く，院内肺炎による死亡率も高いとされている．

● 症状
◆ 市中肺炎と原則的には同様であるが，発症の仕方が潜在性であったり，症状

C-4 下気道感染

> **症例2**　　　　　　　　　　　　　　　　85歳女性　肺炎球菌性肺炎
>
> **病歴**　2年前に完全房室ブロックのためペースメーカーを植え込み，関節リウマチのため，プレドニゾロン(プレドニン®)，ブシラミン(リマチル®)，NSAIDを服用していた．1カ月前から痰(膿性ではない)を伴う咳，喘鳴が出現した．かかりつけの医師を受診し，心臓喘息と診断され薬を処方された．発熱はないが呼吸困難，全身倦怠感が持続するため2011年3月28日に本院を受診した．胸部X線，CTで左肺に均等性陰影がみられたため，肺炎が疑われて入院となった(図7，8)．
>
> **入院時身体所見**　体温：36.4℃，血圧：104/48 mmHg，SpO$_2$ (2L酸素)：90%，胸部で左上，中に肺部気管支呼吸音を聴取した．意識障害はなし．
>
> **入院時の主な検査成績**　末梢白血球数：16,200 /μL，CPR：31.17 mg/dL，BUN：58.7 mg/dL，Crn：1.41 mg/dL，血糖値：157 mg/dL．尿中肺炎球菌抗原陽性，尿中レジオネラ抗原陰性．喀痰培養検査：肺炎球菌は分離されず，その他の細菌も陰性であった．
>
> **入院後の経過**　年齢85歳，低酸素血症，BUNの上昇という3つの重症度を示す指標があることから重症と判断し，入院とした．また，尿中抗原陽性から肺炎球菌による肺炎と考えられるためβラクタム系薬が適応と考えられた．本症例は年齢やプレドニゾロン使用歴があることから，カルバペネム系薬を使用した．陰影の改善には時間を要したが，入院後認められた発熱は速やかに解熱し，呼吸困難なども軽快して退院となった． 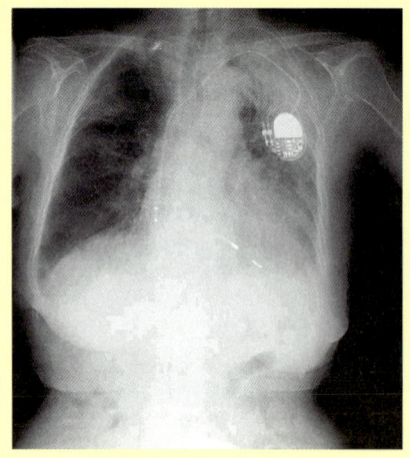
>
> **図7 外来時の胸部正面X線**
> 左上，下肺野に気管支透亮像を伴う均等性陰影．
> 右上，中にすりガラス状陰影を認める． 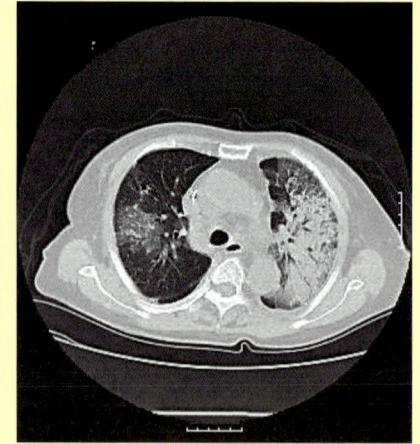
>
> **図8 胸部CT**
> X線同様，左に気管支透亮像を伴う均等に近い陰影，右にすりガラス状陰影を認める．

が軽くみえる場合が多い．
◆熱・咳・痰の増加，呼吸困難の出現，食欲や活動性の低下はもとより，患者の病態に悪化の徴候がみられた場合には，胸部X線をはじめとする検査を積極的に行うべきである．

- 発生率が高く，重症な肺炎の型をとる人工呼吸器使用中の患者〔人工呼吸器関連肺炎（VAP）※12〕などでは，細菌学的調査やX線などを定期的に行う方がよい．

● 診断
市中肺炎に準じる．原因微生物の検査やサーベイランスが重要となる．

● 治療
- ガイドラインでは図9[5]のような重症度分類と治療法を勧めている．一般に治療は困難で死亡率も高い．
- 院内肺炎は予防が重要である．卒後研修を行う病院には必ず院内感染対策委員会や院内講習があり，マニュアルも準備されている．
- 院内肺炎の治療と予防は卒後教育に属するものであろう．

※12 人工呼吸器関連肺炎（ventilator-associated pneumonia：VAP）
人工呼吸器を使用している患者に発生する肺炎である．発生頻度が高く，使用期間が長くなるほど頻度も高くなる．死亡率も高く，50〜70％に及ぶとされている．

胸膜炎

肺を覆う肺胸膜と胸壁側にある壁側胸膜の炎症である．胸膜に炎症があると両胸膜に包まれた胸膜腔に胸水が貯留する．胸膜に炎症のない心不全や低蛋白血症，炎症によるものでも肺がんや膠原病など，胸水貯留をきたす疾患は多いので，その鑑別が重要である．

● 原因微生物
- ウイルス，マイコプラズマ，クラミジア，細菌，結核菌，真菌，寄生虫，い

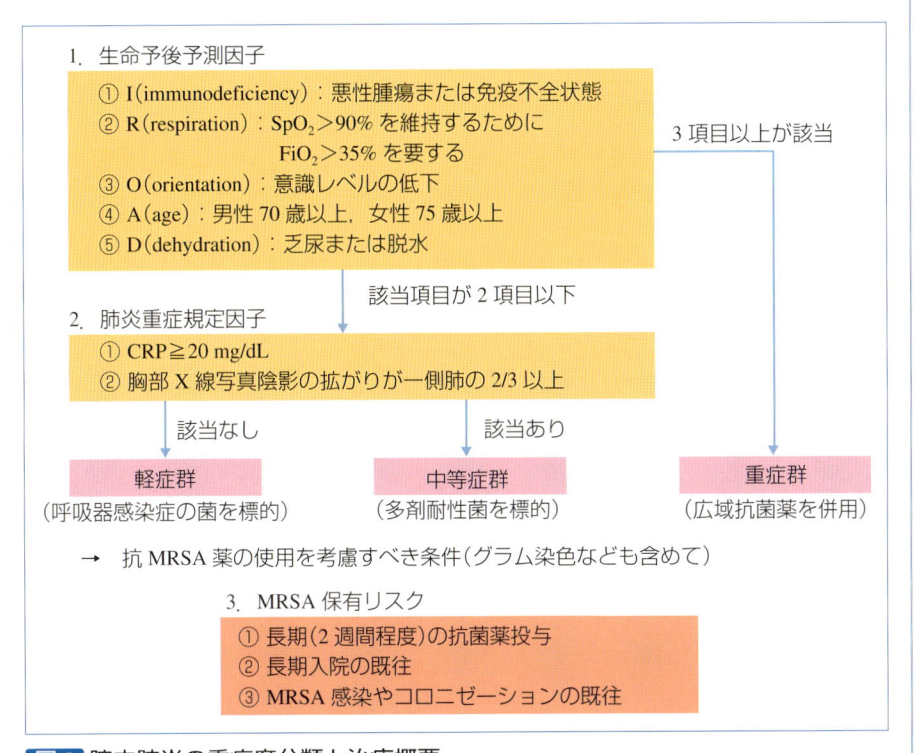

---

1. 生命予後予測因子
   ① I（immunodeficiency）：悪性腫瘍または免疫不全状態
   ② R（respiration）：$SpO_2>90\%$ を維持するために $FiO_2>35\%$ を要する
   ③ O（orientation）：意識レベルの低下
   ④ A（age）：男性70歳以上，女性75歳以上
   ⑤ D（dehydration）：乏尿または脱水

   → 3項目以上が該当 → **重症群**（広域抗菌薬を併用）
   → 該当項目が2項目以下 ↓

2. 肺炎重症規定因子
   ① $CRP≧20\ mg/dL$
   ② 胸部X線写真陰影の拡がりが一側肺の2/3以上

   → 該当なし → **軽症群**（呼吸器感染症の菌を標的）
   → 該当あり → **中等症群**（多剤耐性菌を標的）

   → 抗MRSA薬の使用を考慮すべき条件（グラム染色なども含めて）

3. MRSA保有リスク
   ① 長期（2週間程度）の抗菌薬投与
   ② 長期入院の既往
   ③ MRSA感染やコロニゼーションの既往

図9 院内肺炎の重症度分類と治療概要
（日本呼吸器学会呼吸器感染症に関するガイドライン作成委員会．成人院内肺炎診療ガイドライン．日本呼吸器学会，2008：8）

ずれの原因微生物でも胸膜炎をきたしうる（結核菌，真菌，寄生虫によるものについては他項で述べる）．
- 非定型病原体によるものは病変の主体とはならず，肺の病変とともに改善する．細菌による胸膜炎の多くは肺炎が胸膜に及んだもので，肺炎に伴う胸膜炎とされる．食道，腹部臓器など感染巣から胸膜に炎症が及ぶことがある．
- 原因菌を分離できることは少なく，菌を証明できる時は膿胸であることが多い．嫌気性菌，*Streptococcus* milleri group，黄色ブドウ球菌，肺炎球菌，肺炎桿菌，緑膿菌などが原因となることが多い．

● 疫学
- 胸水貯留をみることは多いが，心不全や低蛋白血症などによる漏出性胸水が最も多く，がんや結核性の胸膜炎がこれに次ぐであろう．
- 肺炎や肺膿瘍に伴う胸膜炎では，CT で少量の胸水を認めることが多いが，この場合は原疾患の改善とともに消失する．
- 臨床的に問題となる胸膜炎はそれほど多くない．ただし，胸水貯留の鑑別疾患として重要であり，治療の失敗による重症化が問題となる．

● 症状
- 胸膜炎に特徴的な症状は，胸痛，および大量胸水における呼吸困難である．
- 感染症としての発熱，悪寒，食欲不振，倦怠感などの症状が強く，肺炎が先行する場合には咳や痰などがある．

表3 肺炎に随伴する胸水と膿胸の分類と治療計画

レベル	分類	治療計画
1	少量胸水（横臥位 X 線で 1 cm 未満）	胸腔穿刺の必要なし（診断のための穿刺は必要）
2	典型的肺炎随伴胸水（横臥位 X 線で 1 cm 以上）pH＞7.2，LDH＜血清基準値上限の 3 倍，菌陰性	抗菌薬のみ
3	複雑性胸水疑い 7.0＜pH＜7.2，LDH＜上限 3 倍，糖＞40 mg/dL，菌陰性	抗菌薬＋胸腔穿刺反復
4	単純性複雑性胸水 pH＜7.0 または糖＜40 mg/dL または菌陽性 膿性ではなく，限局性（loculated）でもない	胸腔ドレナージ＋抗菌薬
5	複合性複雑性胸水 pH＜7.0 and / or 糖＜40 mg/dL または菌陽性 多胞性（複数の限局性）	胸腔ドレナージ＋線維素溶解剤（ウロキナーゼなど）（＋ときに胸膜剥皮術）
6	単純性膿胸 膿性胸水，限局していないか単純性胸水	胸腔ドレナージ±剥皮術
7	複合性膿胸 膿性胸水で多胞性	胸腔ドレナージ±線維素溶解剤＋（多くの場合）胸腔鏡または剥皮術

ただし，複雑性胸水（complicated parapneumonic effusion）とは胸腔ドレナージを施行しなければ消失しないような胸水と定義されている．
（Light, RW. Pleural disease, 4th ed. Lippincott Williams & Willkins, 2001: 162）

C 主な疾患

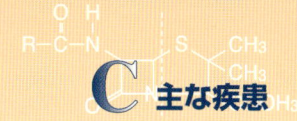

● 診断

◆ 胸水貯留の診断は画像上，簡単であるが[※13]，胸水貯留をきたす疾患の鑑別は困難をきわめる．鑑別手順はあるが，臨床的には最も鑑別が難しいものの1つである．

◆ 胸水貯留を認めた場合には必ず胸腔穿刺を行い，胸水を検体として，性状やADA[※14]，CEA[※15]，LDH[※16]，細胞診，細菌や結核菌の検査などを行う．

◆ 胸膜炎に伴う胸水[※17]は滲出液であり，好中球が多いのが通常である．細菌が分離されることは少なく，分離された場合は膿胸であることが多い．膿胸の場合には結核性と同様にADAが高値を示す．

● 治療

◆ 肺炎に伴う胸膜炎の治療方針を表3[6]に示した．的確に治療すべきであり，胸腔ドレナージの施行時期が遅れたり，外科的処置を逡巡してはならない．

[※13] **胸水貯留の画像所見**
胸膜炎は胸水貯留をきたす．胸水貯留をもって胸膜炎と診断することもある．胸水貯留は胸部画像で発見されることが多い．画像所見は胸郭の下方にmeniscus signを有する均等性陰影で，診断は容易である．身体所見としては当該部に濁音（dullness），呼吸音の消失ないしは減弱，触覚振盪（tactile fremitus）の消失が認められる．

[※14] **ADA**
アデノシンアミナーゼ．結核の診断に用いられる．

[※15] **CEA**
がん胎児性抗原．消化器系がんのスクリーニングに用いられる腫瘍マーカー．

[※16] **LDH**
乳酸脱水素酵素．心・肝疾患，悪性疾患の診断に用いられる．

[※17] **胸水の性状**
胸水は，通常少量存在している胸水が増量して貯留した水様の漏出液（transudate）と，胸膜の炎症により引き起こされた蛋白に富む混濁した滲出液（exudate）に区別される．

📁 理解すべき原則　　下気道感染症のまとめ

- 下気道感染症の症状には発熱をはじめとする感染症としての症状と，咳や痰をはじめとする呼吸器の症状がある．
- X線上，異常陰影をきたすのは肺の感染症（肺炎，肺膿瘍）であり，気管・気管支の感染症は異常陰影をきたさないのが通常である．
- 肺の感染症は，著明なCRP上昇，白血球数増加などの検査値異常を示しやすいが，気管支の感染症では異常を示さない場合もある．
- 気管支および肺の感染症は，ウイルス感染（かぜ症候群）に続発することが多い．単純な気管支炎はかぜ症候群が気管支へ波及したものであり，症状は軽い．気管支や肺に細菌感染を続発すると症状も強くなる．
- 治療には抗微生物薬を用いる．原因微生物の検査は不可欠である．
- 特異的な予防法として，インフルエンザウイルスと肺炎球菌に対するワクチン接種がある．

問題20

次の文章のうち誤っているのはどれか．
1. 結核同様，肺炎は抗菌薬の投与により容易に治癒するため，死亡率が激減している．
2. 院内肺炎は院内に常在する弱毒な細菌が原因となり，入院患者に日和見感染の型で発症することが多い．
3. 若年成人の肺炎は *Mycoplasma pneumoniae* によることが多い．
4. 高齢者の肺炎は細菌によることが多く，また誤嚥が関与することも多い．
5. 肺炎球菌ワクチンはすべての原因菌による肺炎を予防するものではない．

▷ 解答は309p．

C-4 下気道感染

📖 文献

1) 日本呼吸器学会呼吸器感染症に関するガイドライン作成委員会．成人気道感染症診療の基本的考え方．日本呼吸器学会，2003
2) 松島敏春，他（編）．明解 画像診断の手引き－呼吸器領域編 Suppl. 77 実践：確定診断から治療への道 25．国際医学出版　2008: 9-10
3) 日本呼吸器学会呼吸器感染症に関するガイドライン作成委員会．成人市中肺炎診療ガイドライン．日本呼吸器学会，2005
4) 厚生統計協会．国民衛生の動向．厚生統計協会，2004
5) 日本呼吸器学会呼吸器感染症に関するガイドライン作成委員会．成人院内肺炎診療ガイドライン．日本呼吸器学会，2008
6) Light, RW. Pleural disease, 4th ed. Lippincott Williams & Willkins, 2001: 162

［松島敏春］

Column: 抗菌薬と抗生物質は何が違う？

研修医：抗菌薬と抗生物質とは何が違うのですか？

指導医：抗菌薬の代表的なものの 1 つにペニシリンがあるけれど，これは 1928 年に英国の Fleming が偶然発見したものであることは知っているね．

研修医：はい．ブドウ球菌の培養をしていたシャーレの中に青カビが落ち込んで増殖し，その周囲のブドウ球菌が生えていないことから，青カビがブドウ球菌の増殖を抑制する物質を産生しているのではないかと思いついて研究を始めたと聞いています．

指導医：その通り．すなわち本来，抗生物質とは微生物が産生する物質で，他の微生物を死滅させたり，増殖を抑制したりする物質のことをさしていたわけです．事実，かつて抗生物質は巨大な培養タンクでカビを増殖させて，そこから抽出していたものです．

研修医：そうだったのですか．

指導医：しかし，この方法は能率が悪く，やがて一部の過程は化学的な合成をすることで産生能率を上げようとするようになる．これが半合成ペニシリンなどとよばれる抗菌薬群で，天然型ペニシリンなどと区別されるようになります．しかし，さらに能率を上げるために，今ではほとんどの抗菌薬は一から化学的に合成されるようになっています．これは合成型ペニシリンということになります．また最近では，本来は微生物が産生する物質ではないもので，強い抗菌活性を持つものを，全く新たに化学的に創出する技術もでき，これらによって作られた薬剤は抗生物質と区別して合成抗菌薬などとよばれます．キノロン系薬などがその代表です．

研修医：そうすると抗生物質や半合成抗生物質，合成抗菌薬などと種類が多くて混乱しそうですね．

指導医：そういうことで，最近では「抗細菌活性をもつ薬剤を総称して"抗菌薬"とよぶようにしましょう」ということになったわけです．したがって，抗菌薬の中には抗生物質も合成抗菌薬も含まれることになります．

研修医：よくわかりました．

（二木芳人）

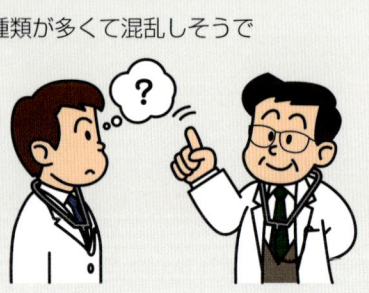

C-5 結核（抗酸菌感染）

結核菌群

● 原因微生物
結核菌（*Mycobacterium tuberculosis*）が代表で，強い病原性とヒトからヒトへの感染性を有し〔飛沫核（空気）感染形式をとる〕，抗結核薬に感受性がある．

● 疫学
- 1999 年に結核発症者の増加があったが，それ以降は漸減しており，2010 年には 10 万人あたり 20 人にまで減少している．
- 2007 年に制定された感染症新法では二類感染症に分類されており，直ちに最寄りの保健所に届出が必要となっている．

● 症状
2 週間以上続く咳，痰などの呼吸器症状，血痰，胸痛，および発熱，寝汗，食欲不振，全身倦怠感などの全身症状，体重減少などがある（結核予防会結核研究所が提唱）．

● 診断

a. 喀痰，胃液，気管支洗浄液，胸水穿刺液などを用いた検査

塗抹検査（Ziehl-Neelsen 染色，蛍光法），培養検査〔小川培地，MGIT（mycobacteria growth indicator tube）法[※1]〕，核酸増幅法（Amplicor 法など），菌種同定法〔DDH（DNA-DNA hybridization）法，AccuProbe 法〕，菌株同定法〔RFLP（restriction fragment length polymorphism）法[※2]〕，薬剤感受性試験（マイクロタイター法）などがある．

b. 画像検査（肺結核を中心に）

- 胸部 X 線での特徴的所見としては，空洞の存在，新旧病変の混在および萎縮，陳旧性結核病変の存在（石灰化など）があり，好発部位は S1，S2，S6（肺尖部～上肺野）である．
- 胸部 CT での特徴的所見としては，小葉中心性病変，気管支壁肥厚像，tree-in-bud appearance[※3]，結節，空洞形成がある．

c. ツベルクリン反応（tuberculin skin test：TST）

1) 方法

PPD（purified protein delivative）試薬を生理食塩液で溶解し，皮内注射をしてから 48 時間後に判定する．

2) 判定

- 陰性（−）：発赤の長径が 9 mm 以下のもの．
- 弱陽性（＋）：発赤の長径が 10 mm 以上で硬結，二重発赤のないもの．
- 中等度陽性（＋＋）：発赤の長径が 10 mm 以上で硬結があるもの．
- 強陽性（＋＋＋）：発赤の長径が 10 mm 以上で硬結を触れ，二重発赤，水疱，壊死を伴うもの．

[※1] **MGIT 法**
液体培地を用いた結核菌の培養検査法であり，従来の小川培地に比して，短期間での培養が可能である（1〜2 週間は短縮可能）．

[※2] **RFLP 法**
菌種を同定する方法で，接触者が発症した場合に感染源と同一菌種かどうか判定する場合などに用いる．

[※3] **tree-in-bud appearance**
小葉中心性病変の1つで細気管支の充満が著しく，高度に拡張した細気管支により木の芽のように見えることをいう．

d. クォンティフェロン（QFT）®

1）原理
結核菌に対する特異蛋白抗原である ESAT-6 と CFP-10 に対して単核球が産生するインターフェロン-γ（IFN-γ）を ELISA 法にて定量的に測定する in vitro での診断法となる．2010 年以降は従来からの QFT 第二世代に変わり，TB7.7 という新たな結核菌特異蛋白抗原を加えた QFT 第三世代が商品化されている[※4]．

2）判定
QFT 第三世代の判定法を日本結核病学会の判定基準に準じて表1に示した．

3）長所
①特異度，感度が高い，②再現性がある，③1回受診で済む，④ブースター減少がない，などがある．

4）短所[※5]
①高価である，②採血が必要である，③即日処理の必要がある，④煩雑で手間がかかる，⑤技術と設備が必要である，などがあげられる．

● 病型分類

a. 一次型結核（初感染結核）
胸膜直下などに発症し，胸水や肺門・縦隔リンパ節腫脹をきたす．

b. 二次型結核
結核の好発部位（S1，S2，S6）に発症する高齢者に多いタイプの結核である．

c. 下肺野結核
増加傾向にあり，肺結核全体の 5〜10% 程度を占める．

d. 粟粒結核
結核菌が血行性で全身に播種するタイプのものである．

[※4] クォンティフェロン（QFT）®
結核感染診断に対する感度および特異度[1)]は，QFT 第二世代がそれぞれ 84%，90%，QFT 第三世代が 94%，94% である．

[※5] クォンティフェロン（QFT）® の問題点
結核感染の既往がある場合や一部の非結核性抗酸菌症（M. Kansasii など）では偽陽性となることがある．
結核感染初期，免疫抑制状態，高齢および低年齢では偽陰性となることがある．免疫抑制状態，高齢および低年齢では判定を保留する．

表1 クォンティフェロン® 測定結果の判定法

測定値 M（IU/mL）	測定値 A（IU/mL）	結果	解釈
不問	0.35 以上	陽性	結核感染を疑う
0.5 以上	0.1 以上 0.35 未満	判定保留	感染リスクの度合いを考慮し，総合的に判断する
	0.1 未満	陰性	結核感染していない
0.5 未満	0.35 未満	判定不可	免疫不全などが考えられるので判定を行わない

各検体の測定値は，TB 抗原血漿と陽性コントロール血漿の IFN-γ 濃度（IU/mL）から，それぞれ陰性コントロール血漿の IFN-γ 濃度（IU/mL）を減じて求める．

$$測定値 A（IU/mL） = IFN\text{-}\gamma A^{*1} - IFN\text{-}\gamma N^{*3}$$
$$測定値 M（IU/mL） = IFN\text{-}\gamma M^{*2} - IFN\text{-}\gamma N^{*3}$$

*1　IFN-γA：TB 抗原血漿の IFN-γ 濃度（IU/mL）．
*2　IFN-γM：陽性コントロール血漿の IFN-γ 濃度（IU/mL）．
*3　IFN-γN：陰性コントロール血漿の IFN-γ 濃度（IU/mL）．

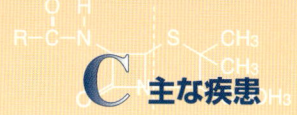

e. 結核腫

単発で肺がんとの鑑別を要することが多い．

f. 結核性胸膜炎

胸水の性状は浸出性のリンパ球優位型で，ADA（アデノシンデアミナーゼ）が上昇する．

g. その他

● 治療

a. 化学療法の原則

◆ 菌が感受性を示す薬剤の使用．
◆ 併用療法の原則．
◆ 初期強化治療と維持期治療を分けて考えること．
◆ 薬剤変更の際は，1剤ずつの変更・追加はしないこと．
◆ 完全服薬の励行（DOTS[※5]の実施）．

b. 初回治療例の標準的治療法

◆ 原則として次にあげる（A）法を用いる．ピラジナミド（PZA）使用不可の際は，（B）法を用いる．
◆ （A）法：リファンピシン（RFP）＋イソニアジド（INH）＋ PZA にストレプトマ

[※5] **DOTS**
directly observed treatment, short-course の略で，直視監視下治療を意味する．2001年に WHO が提唱した．

症例　54歳男性　肺結核

主訴　血痰

既往歴　アルコール性肝障害

嗜好歴　喫煙30本/日（35年間），飲酒5合/日（35年間）

現病歴　1カ月前から血痰，咳嗽が出現するようになり，当院の外来を受診した．胸部X線で左肺野に異常陰影（図1）を認め，入院となる．

入院時現症　体温37.3℃，肺に異常所見なし（図2）．

検査成績　WBC 8,200 /μL，CRP 3.3 mg/dL，赤沈82 mm（1時間値），PDD 15×20 / 40×55，喀痰抗酸菌検査：塗抹ガフキー8号陽性，培養100コロニー（5週），DDH：*M. tuberculosis*．

その後の経過　喀痰から結核菌が検出されたため，肺結核と診断．INH，RFP，EB，PZA による多剤併用療法を6カ月続行後，菌は陰性化し，症状，陰影ともに改善した．

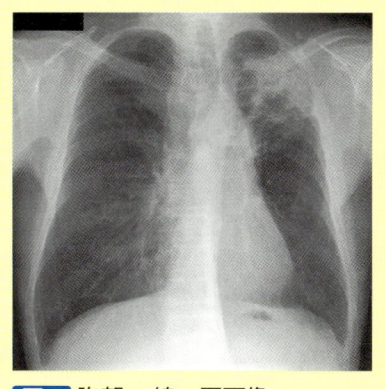

図1 胸部X線：正面像　　図2 胸部CT

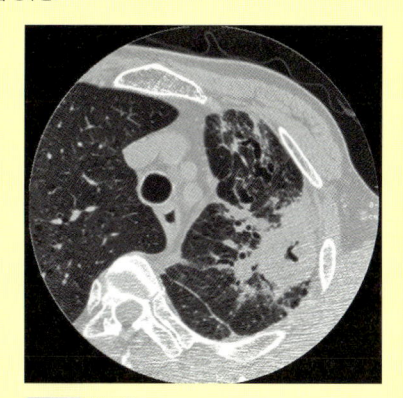

イシン(SM)またはエタンブトール(EB)の4剤併用で2カ月間治療後，RFP + INH で 4 カ月間治療する．
- ◆(B)法：RFP + INH に SM(または EB)の3剤併用で2カ月間治療後，RFP + INH で 7 カ月間治療する．

c. 主な抗結核薬の副作用
- ◆INH：末梢神経炎，肝障害，アレルギー反応
- ◆RFP：肝障害，血小板減少，胃腸障害
- ◆SM：平衡障害，聴力障害，アレルギー反応
- ◆EB：視力障害，末梢神経障害
- ◆PZA：肝障害，関節痛，胃腸障害，高尿酸血症

d. 予防接種(BCG ワクチン)

BCG は乳児期に限定され，ツベルクリン反応なしの直接接種で行われる．

非結核性抗酸菌群

● 原因微生物

Mycobacterium avium(アビウム) complex(MAC)が最も分離頻度が高い．弱毒性でヒトからヒトへの感染性はなく，薬剤感受性は菌株により異なる．

● 疫学

非結核性抗酸菌症の疫学に関しては，10万人あたり6〜7人程度と推測される．結核に比して近年増加傾向にあり，このうち MAC が 70% 前後，次いで *Mycobacterium Kansasii*(カンサシ)が 10〜20% と，これらの菌種のみで大半を占めている．

● 症状

長期に及ぶ咳，痰，ときに血痰といった呼吸器症状がみられることもあるが，無症状で胸部異常陰影を健診で指摘されて診断される場合もある．

● 診断

臨床検体から1回分離されても直ちに感染症とはいえないところが結核との

表2 肺非結核性抗酸菌症の診断基準(日本結核病学会・日本呼吸器学会基準)

A. 臨床的基準(以下の2項目を満たす)
1. 胸部画像所見(ヘリカル CT を含む)で，結節性陰影，小結節性陰影や分枝状陰影の散布，均等性陰影，空洞性陰影，気管支または細気管支拡張所見のいずれか(複数可)を示す．ただし，先行肺疾患による陰影がすでにある場合はこの限りではない．
2. 他の疾患を除外できる．
B. 細菌学的基準(菌種の区別なく，以下のいずれか1項目を満たす)
1. 2回以上の異なった喀痰検体での培養陽性
2. 1回以上の気管支洗浄液での培養陽性
3. 経気管支肺生検または肺生検組織の場合は，抗酸菌症に合致する組織学的所見と同時に組織，または気管支洗浄液，または喀痰での1回以上の培養陽性
4. まれな菌種や環境から高頻度に分離される菌種の場合は，検体種類を問わず2回以上の培養陽性と菌種同定検査を原則とし，専門家の見解を必要とする．

以上の A，B を満たす．
(「結核」Vol.83 No.7 525)

大きな違いである．参考のため，日本結核病学会が2008年に提唱した診断基準を**表2**[2]に示した．

● 肺MAC症の病型分類

a. 結核類似型
空洞を伴う結節影が上葉にみられる．男性に多く，肺に基礎疾患を有することが多い．

b. 小結節・気管支拡張型
硬膜直下の多発性小結節影および灌流気管支の拡張像を特徴とし，病巣は中葉・舌区にみられ，女性に好発する．

c. 孤立結節型
無症状のことが多い．手術適応を考慮する．

d. 過敏性肺炎型
短期間に多量のMACを吸入することにより，感染症ではなく過敏性肺炎が惹起される．

e. 全身播種型
AIDSや細胞性免疫不全患者に認める．縦隔リンパ節腫大も伴う．

● 標準的治療法[3]

◆ MAC感染症に対する治療は，RFP，EB，クラリスロマイシン（CAM）の3剤による多剤併用が基本である．必要に応じてSM，カナマイシン（KM）を併用する．

◆ *M. Kansasii* 感染症に対する治療は，INF，RPF，EBの3剤による多剤併用が基本である．

> **理解すべき原則**　結核菌はヒトからヒトへ感染し得るが，非結核性抗酸菌はヒトからヒトへは感染しない
>
> 結核菌は飛沫核感染形式をとり，ヒトからヒトへ感染し得るのに対し，非結核性抗酸菌はヒトからヒトへは感染せず，1回喀痰から検出されても直ちに確定診断には至らない．

問題21

結核菌は（　　）形式をとり，強毒性である．1回でも臨床検体から採取されると確定診断でき，抗結核薬による治療が奏効する．

▷解答は309p.

文献

1) Harada, et al. *J Infect* 2008; **56**: 348-353
2) 日本結核病学会，他．結核　2008; **83**: 525-526
3) 日本結核病学会，他．結核　2008; **83**: 731-733

[小橋吉博]

C-6 尿路感染

- 尿路感染症は，基礎疾患の有無によって単純性尿路感染症と複雑性尿路感染症に分けられ，尿路系の多種多様な疾患が複雑性尿路感染症の基礎疾患となり得る（表1）．
- 男性では前立腺炎症候群と精巣上体炎も広義の尿路感染症に含まれる（表2）．
- 尿路感染症の性別・年齢別発生頻度と基礎疾患を図1に示す．
- 年齢では三峰性の発生頻度となっており，性的活動期では基礎疾患のない（単純性尿路感染症）女性に圧倒的に多い．

表1 主な複雑性尿路感染症の基礎疾患

部位	基礎疾患
腎臓	水腎症，腎杯憩室，腎嚢胞，腎結石，腎盂腫瘍，腎腫瘍
尿管	水尿管，腎盂尿管移行部狭窄症，尿管狭窄，尿管結石，尿管腫瘍
膀胱	膀胱憩室，神経因性膀胱，膀胱異物，膀胱結石，膀胱腫瘍
前立腺	前立腺肥大症，前立腺がん
尿道	尿道狭窄症
留置カテーテル	

表2 尿路感染症の分類

尿路感染症	単純性尿路感染症	急性単純性膀胱炎
		急性単純性腎盂腎炎
	複雑性尿路感染症	留置カテーテルのない複雑性尿路感染症
		留置カテーテルのある複雑性尿路感染症
		バイオフィルム感染症
		腎盂腎炎関連疾患
前立腺炎症候群		
精巣上体炎		

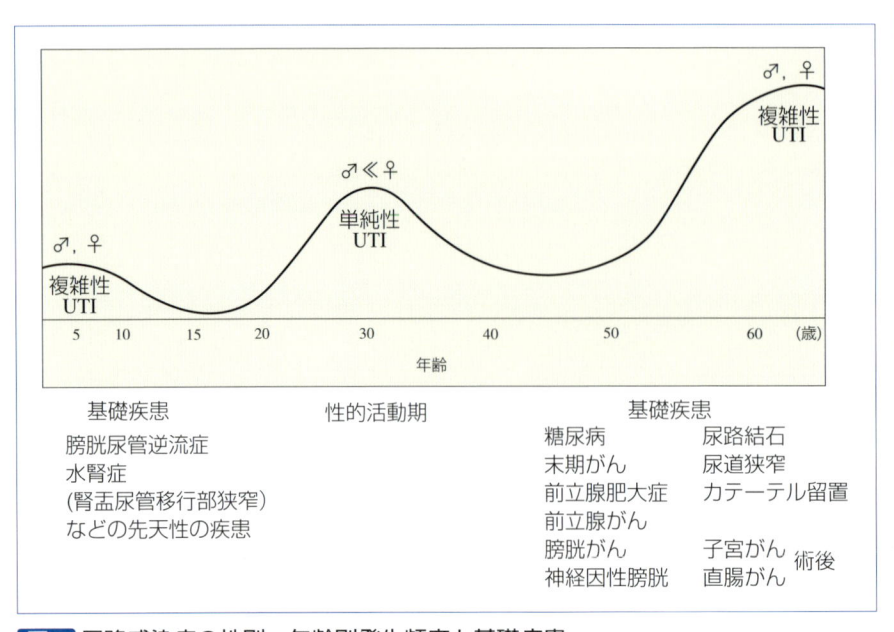

図1 尿路感染症の性別・年齢別発生頻度と基礎疾患

基礎疾患（♂，♀）
- 膀胱尿管逆流症
- 水腎症
- （腎盂尿管移行部狭窄）
- などの先天性の疾患

性的活動期（♂≪♀）

基礎疾患（♂，♀）
- 糖尿病
- 末期がん
- 前立腺肥大症
- 前立腺がん
- 膀胱がん
- 神経因性膀胱
- 尿路結石
- 尿道狭窄
- カテーテル留置
- 子宮がん
- 直腸がん
- 術後

UTI：urinary tract infection（尿路感染症）．

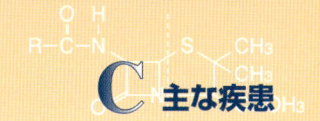

診断

- 尿路感染症の症状としては，膀胱刺激症状（頻尿，排尿痛），腎部〔costovertebral angle（肋骨脊柱角）〕痛，発熱などがみられる[※1]．
- 検尿のための採尿法は，男性は中間尿，女性は中間尿かカテーテル尿を用いる．細菌尿，膿尿を認める[※2]．
- 単純性尿路感染症と複雑性尿路感染症を比較すると，後者は基礎疾患があり，耐性菌の関与および複数菌感染が多く，抗菌薬の有効率が低い（**表3**）．
- 尿路感染症の原因菌を**図2**[1)]に示す．急性単純性尿路感染症では大部分が大腸菌（*Escherichia Coli*，エシュリキア コリ，単独菌感染が多い）によるもので，慢性複雑性尿路感染症では緑膿菌（*Pseudomonas aeruginosa*，シュードモナス エルジノーサ）や腸球菌（*Enterococcus*，エンテロコッカス）属など，多彩な菌が原因となる（複数菌感染が多い）．

[※1] **尿路感染の発熱**
尿路ならびに男性性器は管腔で連続しており，感染は管腔性に進展する．管腔の炎症では発熱はなく，発熱の存在は実質臓器への炎症の進展を意味する．発熱がみられるのは，腎盂腎炎，前立腺炎，精巣上体炎である．

[※2] **細菌尿と膿尿の基準**
細菌尿
$\geq 10^3$ 個（カテーテル尿）
$\geq 10^4$ 個（男性）
$\geq 10^5$ 個（女性）
膿尿
$\geq$ 5WBCs/hpf（400倍）

表3 単純性尿路感染症と複雑性尿路感染症の比較

	単純性尿路感染症	複雑性尿路感染症
尿路の基礎疾患（留置カテーテル）	なし	あり
特徴的な原因菌	大腸菌	緑膿菌
	ミラビリス変形菌	セラチア
	肺炎桿菌	インドール陽性プロテウス
	CNS（特にS.saprophyticus）	腸球菌
耐性菌の関与	比較的少ない	多い
複数菌感染	少ない	多い
抗菌薬有効率	90〜100%	50〜70%
再発	主として再感染	再燃と再感染

CNS：coagulase-negative *Staphylococcus*（コアグラーゼ陰性ブドウ球菌）．

急性単純性膀胱炎	75.4				4.2	
急性単純性腎盂腎炎	68.5			3.9		
慢性複雑性膀胱炎	13.2	8.8	12.2	10.2	24.9	20.2
慢性複雑性腎盂腎炎	19.1	5.1	17.2	20.5	15.4	10.2

■ 大腸菌　　■ 緑膿菌
■ *Klebsiella* 属　　▨ ブドウ球菌属
■ *Citrobacter* 属＋*Enterobacter* 属　　■ 腸球菌属
■ *Serratia* 属＋*Proteus* 属　　■ その他

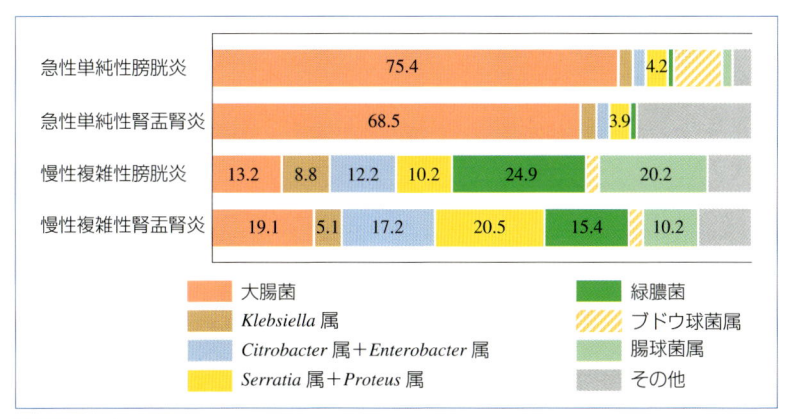

図2 尿路感染症の原因菌
（田中正利．腎盂腎炎．島田馨（監）．最新 感染症治療指針 2000年改訂版．医薬ジャーナル社，2000: 157 より改変）

治療

- 尿細菌培養と薬剤感受性検査成績に基づく論理的な抗菌薬療法を行う．病態別の初期治療における抗菌薬療法を表4に示す．
- 一般的治療としては，解熱，鎮痛，全身状態の改善，水利尿などを行い，発熱例では安静を保つようにする．
- 原因療法として，複雑性尿路感染症では尿路の基礎疾患の除去が原則であり，漫然と長期にわたり抗菌薬療法を続けるのは避ける．カテーテル長期留置など原因療法が困難な場合は，定期的な尿培養と経過観察のみを行う※3 ※4．

急性単純性膀胱炎

原因微生物

約80％が大腸菌によるもので，次いで Staphylococcus epidermidis，S.aureus を主とするグラム陽性球菌が10～15％を占め，残りが大腸菌以外のグラム陰性桿菌である．ほとんどは単数菌感染によるものである．

症状

- 臨床症状としては，排尿終末時痛，頻尿，残尿感，血尿などがみられる．
- 発熱，白血球増多，赤沈亢進，CRP陽性などの全身性の炎症反応はみられない．細菌尿，膿尿を認める．

治療

標準的治療として，ニューキノロン系薬を3日間，もしくは新経口セフェム系薬を3日間投与する．

※3 単純性尿路感染症の抗菌化学療法終了の目安
急性単純性膀胱炎では症状および膿尿・細菌尿の消失であり，急性単純性腎盂腎炎では症状および膿尿・細菌尿の消失，末梢血白血球数値の正常化である．

※4 複雑性尿路感染症の治療のポイント
尿流の停滞を除去する努力（すなわち基礎疾患の治療）をすることである．カテーテル長期留置の複雑性尿路感染症で発熱がない場合は，原則として抗菌薬は不要である．

表4 尿路感染症の病態別初期抗菌薬療法

	発熱	初期治療薬	治療期間
単純性	−	経口：ニューキノロン系薬，新セフェム系薬，ペニシリン系薬*	3日間
	＋	注射：第一，第二世代セフェム系薬，ペニシリン系薬* （軽～中等症：新経口セフェム系薬，ニューキノロン系薬）	解熱後に経口薬 追加：全体で14日間
留置カテーテルのない複雑性	−	経口：ニューキノロン薬，新セフェム系薬，ペニシリン系薬*	7～14日間
	＋	注射：各世代セフェム系薬，ペニシリン系薬* （重症：カルバペネム系薬，アミノグリコシド系薬併用）	5～7日間 解熱後に経口薬 追加：7～14日間
留置カテーテルのある複雑性	−	原則として無治療	
	＋	注射：第三，第四世代セフェム系薬， カルバペネム系薬， ペニシリン系薬*＋アミノグリコシド系薬 注射用ニューキノロン系薬	5～7日間 解熱後に経口薬 追加：7日間

妊婦の場合は新経口セフェム系薬．
＊ βラクタマーゼ阻害薬との配合薬．

C 主な疾患

出血性膀胱炎

● 原因微生物
小児ではアデノウイルス感染，成人では抗悪性腫瘍薬のシクロホスファミド投与が原因となる．

● 症状
症状には肉眼的血尿，排尿痛などがある．

● 治療
アデノウイルスによるものは安静と十分な水分摂取により数日で症状が改善する．シクロホスファミド投与によるものは休薬が望ましい．

急性腎盂腎炎

● 原因微生物
大半が大腸菌感染によるもので，その他は *S.aureus* などのグラム陽性菌，*Klebsiella* 属（クレブシエラ），*Proteus* 属（プロテウス）などのグラム陰性菌によるものである．単数菌感染によるもので，薬剤感受性は良好である．

● 症状
◆ 臨床症状としては，発熱と患側腎部の疼痛がみられ，膀胱炎症状あるいは一時的な敗血症を伴う場合もある．
◆ 白血球，CRP上昇などの全身性炎症反応を伴う．

● 治療
標準的治療として，発熱が38℃未満で重篤感のない患者は外来治療でニューキノロン系薬または新経口セフェム系薬を10～14日間投与する．発熱が38℃以上で悪寒・戦慄があり重篤な患者は，入院治療で第二～三世代注射セフェム系薬を5～7日間投与し，その後はニューキノロン系薬または新経口セフェム系薬を7日間投与する．アミノグリコシド系薬の初回多剤との併用投与も有用である．

■ 腎盂腎炎関連疾患

腎盂腎炎に関連する疾患としては，急性細菌性腎炎，腎膿瘍，腎周囲膿瘍，気腫性腎盂腎炎などがあり，急性腎盂腎炎からの進展を図3に示す．

気腫性腎盂腎炎

● 原因微生物
原因菌は大腸菌が58％，肺炎桿菌が13％である．

● 疫学
男女比は1：5.5と女性に多くみられ，糖尿病合併率は91％である．死亡率は12％である．

● 症状
腎実質と腎周囲組織の重篤な急性壊死性感染である．腎実質内および腎周囲

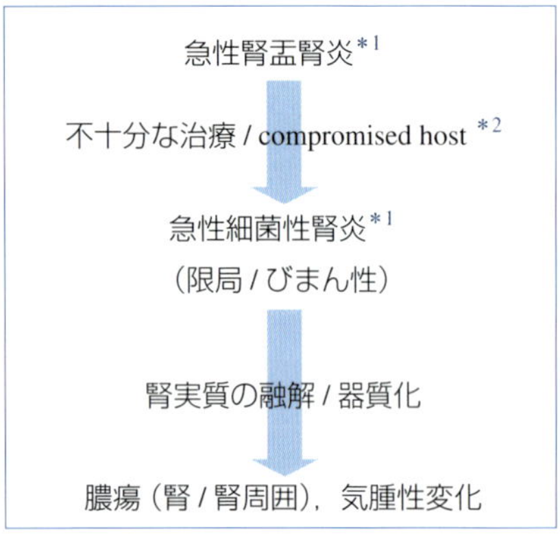

```
急性腎盂腎炎*1
    ↓
不十分な治療 / compromised host *2
    ↓
急性細菌性腎炎*1
（限局/びまん性）
    ↓
腎実質の融解 / 器質化
    ↓
膿瘍（腎/腎周囲），気腫性変化
```

図3 急性腎盂腎炎からの進展
*1 下行性ルート．
*2 compromised host：易感染症宿主，糖尿病，免疫抑制状態，尿路閉塞，AIDS などの患者．

表5 尿路バイオフィルム感染症の原因
- カテーテル関連尿路感染症
- 感染結石による尿路感染症
- 尿路内視鏡手術による瘢痕・壊死組織に伴う尿路感染症
- 尿路通過障害に伴う尿路感染症
- 慢性細菌性前立腺炎に伴う尿路感染症

にガスを産生する．

● **治療**

治療としては抗菌薬投与，ドレナージ，腎摘除を行う．

尿路バイオフィルム感染症

バイオフィルムとは，宿主免疫や抗菌薬から菌を保護する粘膜のバリアであり，菌自体が産生する glycocalix（菌体外多糖）により形成される．これにより難治性感染症が成立する．尿路バイオフィルム感染症の原因を表5に示す．

前立腺炎症候群

NIH 分類による前立腺炎の病型分類と定義を表6に示す．

● **原因微生物**

急性細菌性前立腺炎の原因菌には大腸菌が多く，慢性細菌性前立腺炎では CNS が多い．

● **疫学**

前立腺炎の頻度は，急性細菌性前立腺炎は約 20%，慢性細菌性と慢性非細菌性前立腺炎が 30% 程度である．

● **症状**

急性細菌性前立腺炎では発熱，排尿痛，頻尿，尿閉などがみられ，通常は膿尿を認め，直腸診にて前立腺に著明な圧痛を認める．

● **治療**

急性細菌性前立腺炎の標準的治療を図4に示す．排尿障害がある場合はα遮断薬も併用する．前立腺マッサージは禁忌である．

精巣上体炎

● **原因微生物**

若年者では性感染症による *Chlamydia trachomatis*，高齢者では大腸菌などが

C 主な疾患

表6 NIH*による前立腺炎の分類

	病型分類	定義
カテゴリーI	急性細菌性前立腺炎	急性細菌感染としての症状・所見
カテゴリーII	慢性細菌性前立腺炎	慢性,再発性細菌感染症としての症状・所見
カテゴリーIII	慢性非細菌性前立腺炎/前立腺関連疼痛症候群	明らかな細菌感染としての所見のないもの
カテゴリーIIIA	炎症性	精液,前立腺圧出液,あるいは前立腺マッサージ後の尿中に白血球を有意に認めるもの
カテゴリーIIIB	非炎症性	精液,前立腺圧出液,あるいは前立腺マッサージ後の尿中に白血球を認めないもの
カテゴリーIV	無症候性・炎症性前立腺炎	無症候性,前立腺生検による偶発的診断,あるいは他疾患の精査中に採取した前立腺液中に白血球を有意に認めるもの

＊ NIH:National Institute of Health(米国国立衛生研究所).

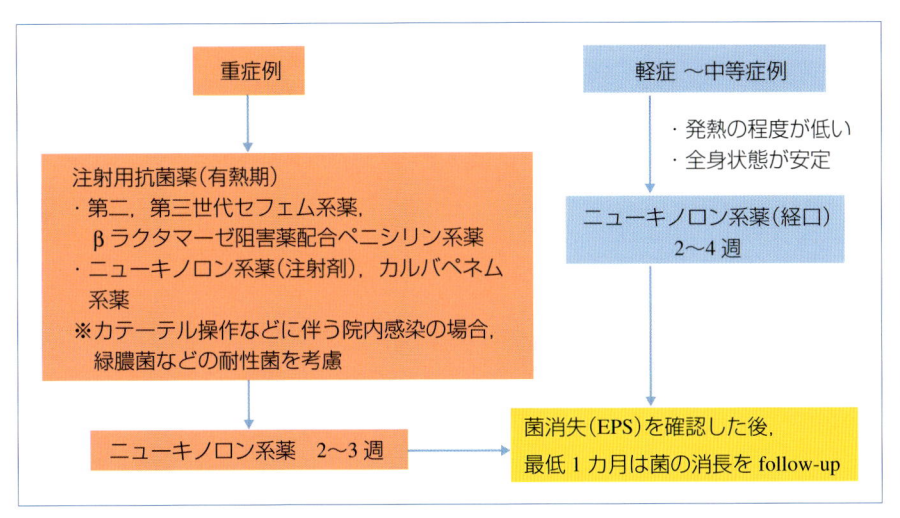

図4 急性細菌性前立腺炎の標準的治療

重症例 → 注射用抗菌薬(有熱期)
・第二,第三世代セフェム系薬,βラクタマーゼ阻害薬配合ペニシリン系薬
・ニューキノロン系薬(注射剤),カルバペネム系薬
※カテーテル操作などに伴う院内感染の場合,緑膿菌などの耐性菌を考慮
→ ニューキノロン系薬 2〜3週

軽症〜中等症例
・発熱の程度が低い
・全身状態が安定
→ ニューキノロン系薬(経口) 2〜4週

→ 菌消失(EPS)を確認した後,最低1カ月は菌の消長をfollow-up

EPS:前立腺圧出液.

原因菌となる.まれに結核菌によることもある.

● 症状

細菌感染により急性の精巣上体の腫脹(尾部から始まり頭部へ及ぶ)をきたして発症し,発熱,陰嚢部痛,陰嚢部腫脹がみられる.急性陰嚢症として精索捻転症との鑑別が重要である.

● 治療

C.trachomatisが原因菌である場合にはテトラサイクリン系薬,大腸菌の場合はセフェム系薬あるいはニューキノロン系薬を用いる.

尿路結核

Mycobacterium tuberculosis(マイコバクテリウム ツベルクローシス)による尿路の慢性肉芽腫性の特異性感染症である.尿路結核は肺結核の減少に伴い1970年代後半より激減したが,最近増加傾

向にある．感染経路は，肺などの第一次病巣から血行性に腎に感染することによる．尿管，膀胱，前立腺，精巣上体へは管腔性に進展する．

● 症状
◆ 腎では結核性膿腎症や漆喰腎，尿管では治癒過程で瘢痕性狭窄，膀胱では結核潰瘍や萎縮膀胱を呈する．
◆ 尿所見としては，酸性無菌性膿尿が特徴的である．

● 診断
◆ 抗酸菌染色(Ziehl-Neelsen法)，結核菌培養，PCR法を用いて結核菌を検出することによって診断する．
◆ 画像所見としては，腎盂腎杯の変形(虫食い状変化，狭窄と拡張，空洞性変化)や不整な尿管狭窄など，特徴的な尿路造影像を呈する．

● 治療
◆ 外科的治療よりも抗菌薬療法を優先する．
◆ 一次抗結核薬にはストレプトマイシン(SM)，イソニアジド(INH)，パラアミノサリチル酸(PAS)があり，二次抗結核薬にはリファンピシン(REP)，エタンブトール(EB)がある．
◆ 第一選択薬はINH，REP，EB(もしくはSM)で，治療期間は6カ月を目安とする．

> **理解すべき原則**　急性腎盂腎炎について理解する
>
> 　急性単純性腎盂腎炎の症状には発熱と患側腎部の疼痛がみられ，膀胱炎症状あるいは一時的な敗血症を伴う場合もある．細菌尿，膿尿を認め，単数菌感染で原因菌の約70%を大腸菌が占める．複雑性と鑑別する．急性巣状細菌性腎炎，腎・腎周囲膿瘍，気腫性腎盂腎炎などに進展することもある．

問題 22

▷解答は309p.

急性腎盂腎炎について**誤っている**のはどれか．**2つ選べ**．
1. 急性単純性腎盂腎炎は60歳代の女性に多い．
2. 繰り返す急性腎盂腎炎は膀胱尿管逆流症の存在を疑う．
3. 急性単純性腎盂腎炎の原因菌は約70%が緑膿菌である．
4. 末梢血血液検査にてWBC，CRPの上昇を伴う．
5. 治療は，ニューキノロン系薬かセフェム系薬が第一選択薬である．

📖 文献
1) 田中正利．腎盂腎炎．島田馨(監)．最新 感染症治療指針2000年改訂版．医薬ジャーナル社，2000: 157

[藤井智浩，永井　敦]

C-7 敗血症

全身性炎症反応症候群(SIRS)の診断基準と関連病態

1992年,米国胸部専門医学会(American College of Chest Physician:ACCP)と米国集中治療医学会(Society of Critical Care Medicine:SCCM)は,全身性炎症反応症候群(SIRS)[※1]の診断基準と関連病態を**表1**[1)]のように定義した.SIRSは感染性ならびに非感染性の種々の侵襲に対する全身性炎症反応の症候群で,このうち"感染症によるSIRS"を敗血症と定義している(**図1**)[1)].

[※1] 全身性炎症反応症候群(systemic inflammatory response syndrome:SIRS)
診断基準の3つはバイタルサイン,1つは末梢血白血球数で,侵襲的で進行性の病態を実地医療で明確かつ迅速に認識できることを第一の目的として提唱された.

表1 SIRSの診断基準と関連病態の定義

用語	定義
感染	通常は無菌の部位から微生物が検出された状態
菌血症	血中に菌が存在する状態
全身性炎症反応症候群 (SIRS)	外傷,膵炎,熱傷などの原因により全身性に炎症反応が著しく亢進し,広範な組織障害をきたした状態.以下のうち2項目を満たすもの ・体温>38℃または<36℃ ・脈拍>90/min ・呼吸数>20/min,またはPaCO$_2$<32 mmHg ・末梢白血球数>12,000/mm^3,または<4,000/mm^3,または未熟顆粒球>10%
敗血症	原因として感染が確定,もしくは疑われるSIRS
重症敗血症	敗血症のうち,感染巣以外の臓器不全,血圧低下,低灌流が起こっている場合
敗血症性ショック	灌流異常,乳酸アシドーシス,乏尿,急性肺障害を伴い,昇圧などの治療を必要とする敗血症

(Bone RC, et al. *Chest* 1992; **101**: 1644-1655 より作成)

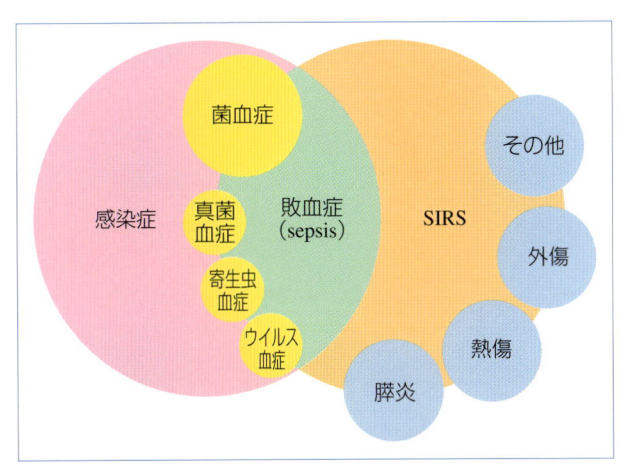

図1 感染症,敗血症,SIRSの相互関係
(Bone RC, et al. *Chest* 1992; **101**: 1644-1655 より作成)

菌血症と敗血症の関係

血液培養で菌の存在が確認される病態を菌血症とよび，その多くは敗血症に含まれるが，菌血症は敗血症の診断基準には含まれない（表1[1]，図1[1]）．その大きな理由は，菌血症が確認された時点で初めて感染症の全身波及に気づくのでは，患者対応が遅れるためである[※2]．

敗血症と多臓器不全

敗血症では多臓器不全に陥って重症敗血症，敗血症性ショック[※3]に移行する場合がしばしばあり，予後は悪化していく．臓器障害の評価（表2）については様々なスコアリングシステムがある．特に赤字の項目は死亡率との関与が深いとされている[※4]．

初期治療の目標（図2[2]）

- 低血圧や 4 mmol/L[※5] を超える乳酸値の上昇がある場合は，即座にICUでの治療を開始すべきである．
- 初期治療の目標は以下の通りである．①中心静脈圧 8〜12 mmHg，②平均動脈圧 ≧ 65 mmHg，③尿量 ≧ 0.5 mL/kg/hr，④中心静脈血（上大静脈血）酸素飽和濃度 ≧ 70%，もしくは混合静脈血酸素飽和度 ≧ 65%．
- 人工呼吸器管理中の患者や腹腔内圧の高い患者では胸腔内圧が上昇するため，12〜15 mmHg のより高い中心静脈圧管理が推奨される．

培養検体の採取

- 抗菌薬投与前に適切な培養検体の採取（「D-2 検体の採り方」参照）を行うべきである．
- 2セット以上の血液培養検体を採取する．

[※2] bacteremic sepsis
敗血症の診断基準を満たし，かつ血液培養が陽性の病態は bacteremic sepsis とよばれ，菌血症が確認されていない sepsis に比べて生命予後が不良な病態である．

[※3] 敗血症性ショック
サイトカインや特定の細菌が作る毒素によって起こり，低血圧と臓器低灌流を伴う．患者の25%が死亡する．

[※4] 多臓器不全
不全臓器の数によって死亡率が上昇し，4臓器以上が不全になると生命予後がきわめて厳しいことが判明している．

[※5] 乳酸値
成人の基準値は 0.44〜1.78 mmol/L である．

表2 臓器障害の評価

臓器別	臨床的特徴	検査所見
呼吸器	頻呼吸，起坐呼吸，チアノーゼ，人工呼吸	PaO_2 低下，PaO_2/FiO_2 比（P/F ratio）低下
腎臓	乏尿，無尿，血液透析	血清クレアチニン上昇
肝臓	黄疸	高ビリルビン血症，GOT/GPT比上昇，低アルブミン血症，PT延長
神経系	意識状態の変化（不穏，興奮，昏迷）	GCS低下
心血管系	頻脈，低血圧，不整脈，心血管作動薬投与	中心静脈圧上昇，肺動脈楔入圧上昇
血液	出血傾向，凝固能低下	血小板減少，白血球数異常，PT延長，D-dimer上昇
消化管	消化管出血，イレウス，腸管虚血	

GCS：Glasgow Coma Scale（グラスゴー・コーマ・スケール）．
赤字：死亡率との関連が深い項目．

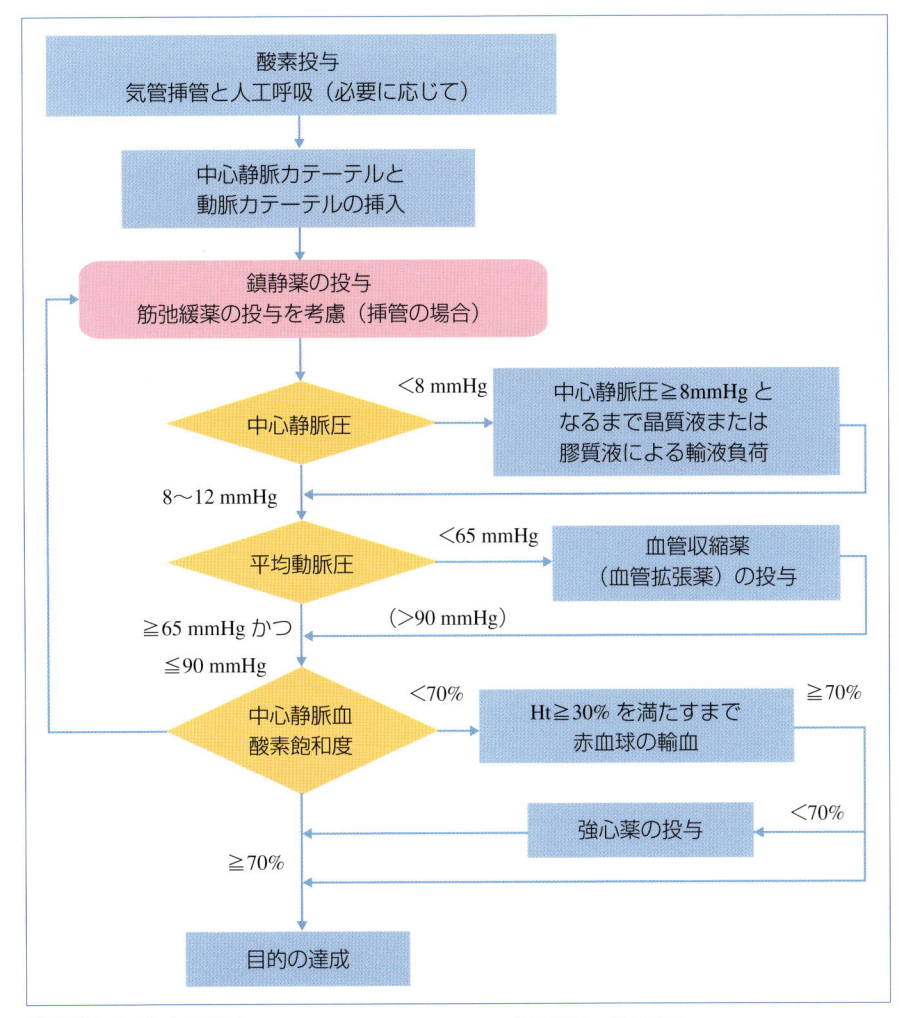

図2 初期治療目標（early goal-directed therapy）のアルゴリズム
（Dillinger RP, et al. *Intensive Care Med* 2008; **34**: 17-60 より作成）

- 1セット以上の血液培養検体は経皮的に採取すべきである．
- カテーテル感染が疑わしい場合，1セットは48時間以上留置された血管カテーテルから採取してもよい．
- 他の部位の感染が疑わしい場合は，その部位からの培養検体を採取する．

原因微生物と第一選択の抗菌薬

- 呼吸器感染症，腹腔内感染症，皮膚・軟部組織感染症，尿路感染症，中枢神経感染症など，臓器別のあらゆる感染症が敗血症の病態を呈する．
- 主な感染臓器と原因微生物，および推奨される抗菌薬を，市中感染症（**表3**）[3]と院内感染症（**表4**）[3]に分けて示す．

表3 市中感染症による敗血症

感染臓器	想定される原因微生物	推奨抗菌薬
呼吸器(肺炎)	肺炎球菌, インフルエンザ菌, Legionella 属, Chlamydophila pneumoniae	(セフォタキシム / セフトリアキソン) + シプロフロキサシン
腹腔内(腹膜炎)	大腸菌, Bacteroides 属	イミペネム / メロペネム / ピペラシリン・タゾバクタム ±アミノグリコシド系薬
皮膚・軟部組織(特に壊死性筋膜炎)	A群溶血性レンサ球菌, 黄色ブドウ球菌, その他	バンコマイシン + (イミペネム / メロペネム / ピペラシリン・タゾバクタム)
尿路(腎盂腎炎)	大腸菌, Klebsiella 属, Proteus 属, Enterobacter 属, 腸球菌	シプロフロキサシン / (アンピシリン + ゲンタマイシン)
中枢神経(髄膜炎)	肺炎球菌, 髄膜炎菌, インフルエンザ菌, Listeria 属	バンコマイシン + (セフトリアキソン / セフェピム)

(Simon D, et al. *Crit Care Clin* 2000; **16**: 215-231 より作成)

表4 院内感染症による敗血症

感染臓器	想定される原因微生物	推奨抗菌薬
呼吸器：肺炎	好気性グラム陰性桿菌	イミペネム / メロペネム / セフェピム
腹腔内：腹膜炎	好気性グラム陰性桿菌 嫌気性菌 Candida 属	(イミペネム / メロペネム / ピペラシリン・タゾバクタム) ±アミノグリコシド系薬(アムホテリシンBも考慮)
皮膚・軟部組織：壊死性蜂窩織炎	黄色ブドウ球菌(MRSA 含む) 好気性グラム陰性桿菌	バンコマイシン + セフェピム
尿路：腎盂腎炎	好気性グラム陰性桿菌 ブドウ球菌(MRSA / MRSE 含む)	バンコマイシン + セフェピム
中枢神経・髄膜炎(脳外科手術後を含む)	好気性グラム陰性桿菌 ブドウ球菌(MRSA / MRSE 含む)	セフェピム + バンコマイシン
カテーテル関連血流感染	ブドウ球菌(MRSA / MRSE 含む) 好気性グラム陰性桿菌 Candida 属	バンコマイシン + セフェピム(フルコナゾール, ミカファンギン, アムホテリシンB 追加も考慮)

MRSA：methicillin-resistant *Staphylococcus aureus*, MRSE：methicillin-resistant *Staphylococcus epidermidis*.
(Simon D, et al. *Crit Care Clin* 2000; **16**: 215-231 より作成)

SSCG 2008（敗血症診療ガイドライン）

◆ Surviving Sepsis Campaign Guideline(SSCG)[2]は，2007年にSCCM，欧州集中治療医学会，日本集中治療医学会などの15団体の代表者による会議で採択されたもので，欧米での敗血症診療のスタンダードになっている．

◆ 循環・呼吸管理，酸塩基平衡，副腎皮質ステロイド使用，合併症の予防など，患者の全身状態の管理を網羅したガイドラインとなっている．

C 主な疾患

> **理解すべき原則** 敗血症は菌血症を必要条件としていない
>
> SIRS は敗血症を定義するために提唱された概念であり，感染による SIRS が敗血症とされる．この定義による敗血症は菌血症を必要条件としていないので，我が国で理解されている"敗血症"とは異なる．

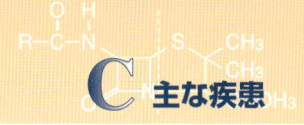

問題 23

▷解答は 309p.

炎症の全身性反応のうち，（　），（　），（　），（　）の 4 項目中 2 項目以上に異常のある状態が SIRS とされる．

文献

1) Bone RC, et al. *Chest* 1992; **101**: 1644-1655
2) Dillinger RP, et al. *Intensive Care Med* 2008; **34**: 17-60
3) Simon D, et al. *Crit Care Clin* 2000; **16**: 215-231

[宮下修行]

Column: 成人における肺炎診療ガイドライン

研修医：抗菌薬がなかった時代には肺炎で死亡する人が多かったそうですが，先進国の日本において，肺炎で死亡する人が現在でもいるのでしょうか？

指導医：現在，肺炎は死亡原因の第 4 位で，統計上，間もなく第 3 位になると予想されています．しかし，一般の中には肺炎で死亡するようなことはないだろうと考える人たちがいるので，成人が急に肺炎で死亡すると医療訴訟事件に発展し，大きな問題になることがあります．

研修医：そんなに重要な疾患であれば，治療の指針があるべきだと思うのですが．

指導医：2000 年以降，市中肺炎，院内肺炎の診療ガイドラインが用意されており，今回，医療・介護関連肺炎（NHCAP）のガイドラインが呼吸器学会から発表されました．

研修医：その 3 つはどのように違うのでしょうか？

指導医：市中肺炎は病院の外で日常生活を送っていた人に起こった肺炎，院内肺炎は病院に入院中の患者さんに起こった肺炎，今回発表された NHCAP ガイドラインは長期療養型施設や介護施設に入所したり，自宅で介護を受けたり，入退院を繰り返すような人に発症した肺炎に対する治療の目安です．それぞれの患者群で感染防御能，原因菌，予後が大きく異なるので，適切な治療の場や治療薬を選択する必要があるのです．

（松島敏春）

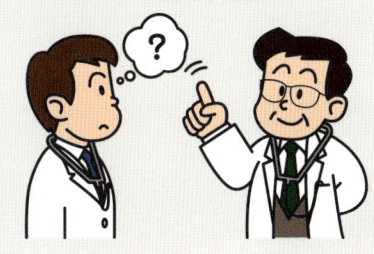

C-8 腹腔内感染（肝膿瘍，腹膜炎）

肝膿瘍（liver abscess）

● 概念
- 脈管（血行性）や胆管（逆行性）を通して，あるいは直接（肝がん治療後）的に細菌・アメーバが肝臓に感染をきたし膿瘍が形成されたものをさす．
- 基礎疾患（糖尿病，手術歴，飲酒歴，海外渡航歴，不適切な性行為など）を有する患者が罹患しやすい．

● 感染経路
①経門脈性，②経胆道性（十二指腸乳頭部からの逆行性感染），③経皮性・経動脈性（肝がん治療後感染）があり，②が最も多い．

● 種類

a. 化膿性（細菌性）肝膿瘍
白血球数増加，好中球数増加がみられる．

1) 原因微生物
大腸菌（*Escherichia coli*　エシェリキア コリ）が最多で，*Klebsiella pneumoniae*（クレブシエラ ニューモニエ）など，グラム陰性桿菌が主体（多発性が多い）であるが，真菌もみられる．

2) 感染経路
①経胆道，②経門脈（他の腹腔内感染から），③経肝動脈，がある．

b. アメーバ性肝膿瘍
経口的に侵入した赤痢アメーバが大腸より経門脈的に吸収され，肝に膿瘍を形成したものである．

1) 原因微生物
赤痢アメーバが多い．

2) 感染経路
経門脈性である．

3) 特徴
- 大部分が男性例であり，先進国では性行為感染が多い．
- 単発性が多く，右葉に多い．

● 症状
原因不明の発熱と肝機能障害・肝腫大・右季肋部痛（圧痛）が主な症状である[※1]．

● 診断
- 腹部超音波検査・腹部造影CT検査を行う（図）．
- アメーバ性肝膿瘍は，吸引された液体[※2]からアメーバ原虫が検出されれば診断が確定するが，検出率は約40〜60％であるため，血清抗体でも確認する．

● 治療

a. 化膿性肝膿瘍
抗菌薬投与，あるいは経皮的ドレナージを行う．併用も考慮する．

※1　肝膿瘍は全身感染症
肝障害を伴う原因不明の発熱をきたす疾患では肝膿瘍を念頭に置かねばならない．診断が遅れると敗血症や，局所にも炎症が波及し，眼内炎を合併すれば高率に失明する．膿瘍形成から時間がたっておらず，腫瘍内部が器質化していない場合は経皮的ドレナージを行って排膿し，原因菌を同定する．

※2　穿刺吸引された液体
穿刺吸引した内容はチョコレート状である．

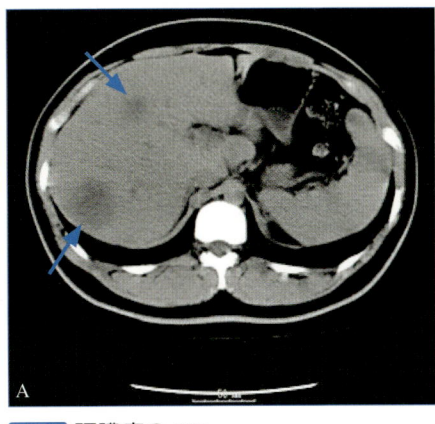

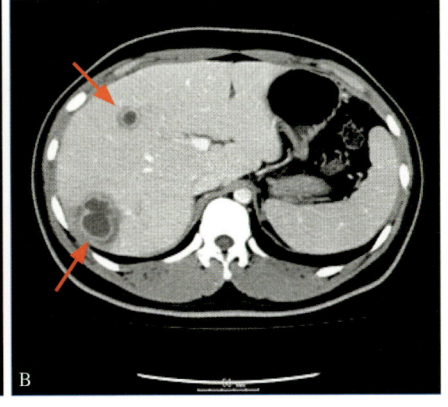

図 肝膿瘍のCT
A：診断時．単純CT．膿瘍部（→）がLDA（低吸収領域）．
B：診断時．造影CT．膿瘍周囲に造影効果を認め，内部は造影効果を認めない（→）．

b. アメーバ性肝膿瘍
メトロニダゾールを投与する．

腹膜炎（peritonitis）

● 概念
腹膜に炎症が起きている状態である．

a. 急性腹膜炎
- 腹腔全体に炎症が起こる汎発性腹膜炎と，一部分で炎症が起こる限局性腹膜炎がある．
- 原発性（特発性細菌性）腹膜炎〔primary（spontaneous bacterial） peritonitis：SBP〕と二次性腹膜炎（secondary peritonitis）にも分けられ，二次性腹膜炎では胆囊炎，胆管炎，虫垂炎，消化管穿孔（free air），膵炎，憩室炎，イレウスなどが原因となる．

b. 慢性腹膜炎
結核性腹膜炎や癒着性（術後），がん性腹膜炎がある．

● 症状
- 急性腹膜炎の汎発性腹膜炎の症状には，激痛が腹部全体に広がり，喉の渇き，悪心・嘔吐，発熱，腸閉塞症状がみられる．
- 二次性腹膜炎の場合，胆囊炎・胆管炎の症状として，発熱，右上腹部痛，黄疸（Charcot 3徴），加えてショック，意識障害（Reynolds 5徴）がみられる．

● 診断

a. 反動痛（rebound tenderness）
内臓の炎症が腹壁に波及した際にみられるもので，腹壁を徐々に圧迫してから急に手を離すと，病変部に疼痛を訴える．

b. 筋性防御（muscular defense）
腹膜炎の際には腹膜の緊張が高まり，腹壁を手掌で圧迫すると板のように感

じられる．これは肋間神経・腰神経を介して腹壁筋の緊張が反射的に亢進するためである．

c. Murphy 徴候

触診上，右季肋部下で肝縁の下を圧迫することで深い吸気時（深呼吸時）に痛みのために呼吸が止まる．これは胆道内圧上昇による変化で，胆嚢炎・胆管炎を疑う所見である．

d. 画像

◆胆嚢炎では腹部超音波で胆嚢腫大・壁肥厚，虫垂炎では腹部超音波・CT で回盲部の壁肥厚，虫垂結石消化管穿孔なら胸部 X 線での free air，イレウスなら鏡面形成（niveau）などを認める．

◆動脈血採血でアシドーシス進行は穿孔を考慮する．

原発性 / 特発性細菌性腹膜炎（SBP）

概念

◆腹水を伴う患者に起こる腹水の細菌感染である．

◆肝硬変（特にアルコール性肝硬変で多い）では，網内系機能の低下と肝内門脈－体循環シャントの形成により，腸管由来細菌の血行性感染が生じやすい[※3]．うっ血性心不全，悪性疾患でも腹水がみられる．

◆血行性，リンパ行性に進行する．

原因微生物

腸内グラム陰性桿菌（大腸菌，K. pneumoniae）が肺炎球菌（Streptococcus pneumoniae）よりも多く，嫌気性菌や黄色ブドウ球菌（Staphylococcus aureus）は少ない．

症状

◆38℃前後の発熱があり，腹痛はびまん性で，腹壁所見が少ないことが多い．

◆早期に発見して治療しないと意識状態が悪化するが，約 1/3 の症例では腹部症状を伴わないため，疑った場合はすぐに診断・治療を行う．

診断・治療

◆腹水穿刺を行う[※4]．
  ①白血球数（多核白血球）250 /mm³ 以上．
  ②総蛋白，LDH，ブドウ糖低値は二次性腹膜炎を疑う．
  ③細菌培養にて菌を確定する．

◆第三世代セフェム系薬を投与する．

◆死亡率は 60～70% で，治療しても 40% と非常に高いが，診断が難しい．

◆base は非代償期の肝硬変である．

◆肝移植も検討する．

※3 **Vibrio vulnificus**
V. vulnificus には主に夏場に生の魚介類を食べて感染する他，傷口からの感染もあり，肝機能が低下している患者の場合は特に重症になる．健常者なら発病しないが，肝硬変など重い肝臓病の患者に感染すると，数時間〜数日後に手足の激痛から始まり急激な壊死（壊疽性筋膜炎）という人喰い症状を起こす．死亡率は約 70% で，肝疾患，特に肝硬変の患者は，魚介類の生食が厳禁である．

※4 感染していない腹水（濾出液）

比重	1.015 以下
リバルタ反応	陰性
蛋白量	2.5 g/dL 以下
穿刺液蛋白/血清蛋白	0.5 未満
細胞数	少ない（1,000 /μL 未満）
LDH	200 U/L 未満

C 主な疾患

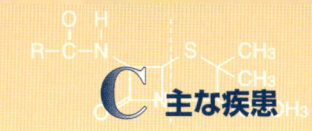

> **理解すべき原則** 肝硬変は易感染性である
>
> 肝硬変では，網内系の貪食機能低下と門脈圧亢進によるシャント形成のため，肝臓をskipする血流が多くなり感染を助長しやすい．特に非代償期肝硬変で腹水が消失しない症例で，発熱が継続する場合や発熱とともに腹水が増悪する場合は腹膜炎を疑い，腹水穿刺液の性状確認・培養を数回行うべきである．

問題 24

▷解答は309p.

肝膿瘍の感染経路は経門脈・胆道・皮・動脈感染が考えられるが，最も多いのは（　　）感染である．細菌性膿瘍での原因菌としても最も多いのは（　　）や *Klebsiella pneumoniae* などのグラム陰性桿菌である．

［是永匡紹］

Column：抗菌薬の選択は，広域あるいは狭域のどちらがよいの？

研修医：抗菌薬の選択に関して抗菌スペクトラムが広域な抗菌薬と狭域な抗菌薬がありますが，どのように使い分けをしたらよいのですか？

指導医：ケースバイケースで使い分けをします．抗菌スペクトラムが広域な薬剤は，原因菌不明時に治療を失敗するケースが少ないのですが，漫然と使っていると耐性菌を増やすことになりますし，一般に薬剤費が高いケースが多いです．

研修医：それでは，抗菌スペクトラムが狭域な抗菌薬はどうですか？

指導医：抗菌スペクトラムが狭域な抗菌薬は薬剤費が安価なケースが多く，耐性菌を増やすことも少ないのですが，原因菌不明時に使用すると失敗するケースが多くなります．

研修医：それでは，原因菌不明時には幅広く構えて，抗菌スペクトラムが広域な抗菌薬を使用し，原因菌が判明したら狭域な抗菌薬に切り替えればよいのですね．

指導医：その通りです．ただ，原因菌不明時にも抗菌スペクトラムが広ければ広いほどよいというわけではなくて，感染症の病型に応じて可能な限り原因菌を想定し，ある程度原因菌を絞り込んで必要な抗菌薬を選択することが重要です．例えば，単純性尿路感染症では腸内細菌と腸球菌が主要原因菌ですし，気管支炎，肺炎，中耳炎，副鼻腔炎などは，肺炎球菌，インフルエンザ菌が主要原因菌です．各病型の主要原因菌とその薬剤感受性は常に頭の中で整理しておきましょう．

（尾内一信）

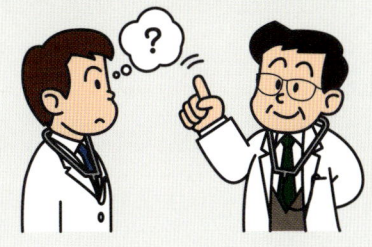

C-9 心血管系感染

急性心膜炎

急性心膜炎は，臓側心膜および壁側心膜の急性炎症によって引き起こされ，発熱や上気道炎症状に続いて胸痛の自覚，心膜摩擦音や心電図異常，および心嚢液貯留が認められる．

● 原因
- 原因が特定できない特発性急性心膜炎が多いが，原因が明らかなものではウイルス性が最も多い．
- 基礎疾患〔全身性エリテマトーデス(SLE)，関節リウマチ(RA)，甲状腺機能低下症，悪性腫瘍，外傷，尿毒症，急性心筋梗塞後(Dressler 症候群[※1] など)〕に伴うこともある．

● 症状
- 発熱や上気道炎症状の前駆症状を認め，持続性の鋭い胸痛を自覚する．胸痛は深吸気時や仰臥位および咳嗽時に増強し，坐位および前屈位で軽減する．
- 疼痛により浅い頻呼吸となり，呼吸困難を訴えることもある．
- 聴診所見では，心嚢液貯留により心膜摩擦音を聴取する．

● 検査所見
- 心電図では，ほぼすべての誘導で凹型の ST 上昇を認める．PR 部分低下も特徴的な所見である．
- 心エコーでは，心嚢液貯留に伴い echo-free space[※2] を認める．

● 治療
- 原因がウイルス性であれば安静・経過観察とし，胸痛が強い場合は鎮痛のために非ステロイド抗炎症薬(NSAID)を投与する．疼痛コントロールが困難な患者には副腎皮質ステロイドを投与する．
- 基礎疾患に伴う病態であれば基礎疾患の治療を行い，多量の心嚢液貯留により心タンポナーデとなった時は心嚢穿刺を施行する．

[※1] Dressler 症候群
心筋梗塞後，平均 2～6 週に起こる心膜炎で，発熱・胸痛・心外膜液貯留を伴う．副腎皮質ステロイドが有効で，予後は良好である．

[※2] echo-free space
超音波像で内部からのエコーがほとんどみられない領域をさす．液体貯留を調べる方法として用いられる．

急性心筋炎

- 感染症(ウイルス，細菌など)や薬剤などにより急速な経過で心筋に炎症性細胞浸潤や心筋細胞障害をきたす病態である．急性心膜炎と同様に，前駆症状として上気道炎症状がみられ，引き続いて胸痛や呼吸困難を自覚することがある．
- 病態が悪化して急速に心不全やショック状態に至ることがあるので，初期診断が重要である．

● 原因
- 原因のほとんどはウイルスによるものであり，中でもコクサッキー B 群ウイルスが最も頻度が高い．
- 薬剤性，膠原病や自己免疫疾患に伴う場合，放射線・化学物質によるものも

ある.

● 症状

上気道炎症状や消化器症状の前駆症状があり,その後に胸痛,動悸や呼吸困難を自覚する.ときに来院前に失神やショック状態をきたすことがある.

● 検査所見

◆心電図では,多誘導でのST-T異常(ST上昇や陰性T波)を認める.また,心室内伝導障害や房室ブロック,不整脈(心房細動,心室性期外収縮,心室頻拍)を認めることもある.
◆心エコーでは,左室内腔の拡大やびまん性の壁運動低下と浮腫状の壁肥厚を認める.心囊液貯留に伴うecho-free spaceを認めることもある.
◆血液検査では,心筋逸脱酵素(CPK,CPK-MB,AST,LDH,トロポニンT)の上昇を認める.

● 治療

◆無症状および軽症例でも,基本的に入院によりモニター管理で安静・経過観察とする[1].
◆左心不全症例には,カテコラミン,利尿薬,血管拡張薬などによる治療を開始し,房室ブロックや心原性ショックを併発する時は,積極的に一時ペースメーカーや補助循環(IABP[※3],PCPS[※4])を使用する[1].

感染性心内膜炎(IE)

感染性心内膜炎(infective endocarditis:IE)とは,後天性心臓弁膜症(大動脈弁閉鎖不全,僧房弁閉鎖不全など),心臓弁置換術後,および先天性心疾患(心室中隔欠損,動脈管開存症など)が基礎疾患にある患者で,その弁膜症部位の弁やシャント血流部位に菌が付着し増殖する病態である.

● 原因

◆前述した先天性心疾患や心臓弁膜症の患者,あるいは人工弁置換術後の患者に対し,抜歯などの歯科処置や扁桃摘出,泌尿器科的処置などにより一過性に菌血症が生じ,疣腫が形成される.
◆原因菌は,*Streptococcus* viridans(ストレプトコッカス ビリダンス),*S. bovis*(ボビス),HACEK群[※5]および*S. aureus*(アウレウス),腸球菌(*Enterococcus*(エンテロコッカス))属が多い[2].

● 症状

◆持続する発熱,全身倦怠感,頭痛,心不全症状(呼吸困難)や塞栓症状(意識障害,失語,血尿など)を自覚する.身体所見では心雑音を聴取する.
◆末梢血管病変の所見として,Osler(オスラー)結節[※6],Janeway(ジェーンウェイ)発疹[※7],ばち状指,およびRoth(ロス)斑[※8]などの所見を認める.

● 検査所見

◆Dukeの臨床的診断基準を用いて評価する(表)[2].
◆血液培養は抗菌薬投与前(抗菌薬非投与下)に24時間かけて3回施行することが望ましく,前述の原因菌の検出が有力な所見となる.
◆心エコーで疣腫の検出や弁破壊に伴う弁逆流および弁周囲膿瘍の所見を認める.

※3 IABP:intra aortic balloon pumping(大動脈内バルーンパンピング)
大腿動脈からバルーン付カテーテルを大動脈弓部遠位端まで挿入し,バルーンを膨張・収縮させることにより心筋のポンプ機能を直接補助する.

※4 PCPS:percutaneous cardiopulmonary support(経皮的心肺補助)
経皮的に大腿動脈から血管カテーテルを挿入し,人工心肺装置を駆動して呼吸・循環補助を行うこと.

※5 HACEK群
*Haemophilus*属,*Actinobacillus*属,*Cardiobacterium*属,*Eikenella*属,*Kingella*属.
毒性の弱いグラム陰性菌で,主に心内膜炎を起こす.

※6 Osler結節
指頭部にみられる赤紫色の有痛性皮下結節.

※7 Janeway発疹
手掌や足底部にみられる無痛性の小赤色斑.

※8 Roth斑
眼底の出血性梗塞で,中心部が白色となる.

C-9 心血管系感染

表 Dukeの臨床的診断基準

IE 確診例

I. 臨床的基準
　大基準2つ，または大基準1つと小基準3つ，または小基準5つ
　（大基準）
　　1. IEに対する血液培養陽性
　　　A. 2回の血液培養で以下のいずれかが認められた場合
　　　　（i）Streptococcus viridans[*1], *Streptococcus bovis*, HACEKグループ, *Staphylococcus aureus*
　　　　（ii）*Enterococcus*が検出され（市中感染），他に感染巣がない場合[*2]
　　　B. 次のように定義される持続性のIEに合致する血液培養陽性
　　　　（i）12時間以上間隔を空けて採取した血液検体の培養が2回以上陽性
　　　　（ii）3回の血液培養すべて，あるいは4回以上の血液培養の大半が陽性（最初と最後の採血間隔が1時間以上）
　　　C. 1回の血液培養でも*Coxiella burnetti*が検出された場合，あるいはphase1 IgG抗体価800倍以上[*3]
　　2. 心内膜が侵されている所見でAまたはBの場合[*4]
　　　A. IEの心エコー図所見で以下のいずれかの場合
　　　　（i）弁あるいはその支持組織の上，または逆流ジェット通路，または人工物の上にみられる解剖学的に説明のできない振動性の心臓内腫瘤
　　　　（ii）膿瘍
　　　　（iii）人工弁の新たな部分的裂開
　　　B. 新規の弁閉鎖不全（既存の雑音の悪化または変化のみでは十分でない）
　（小基準）[*5]
　　1. 素因：素因となる心疾患または静注薬物常用
　　2. 発熱：38.0℃以上
　　3. 血管現象：主要血管塞栓，敗血症性梗塞，感染性動脈瘤，頭蓋内出血，眼球結膜出血，Janeway発疹
　　4. 免疫学的現象：糸球体腎炎，Osler結節，Roth斑，リウマチ因子
　　5. 微生物学的所見：血液培養陽性であるが上記の大基準を満たさない場合，またはIEとして矛盾のない活動性炎症の血清学的証拠
II. 病理学的基準
　　菌：培養または組織検査により疣腫，塞栓化した疣腫，心内膿瘍において証明，あるいは
　　病変部位における検索：組織学的に活動性を呈する疣贅や心筋膿瘍を認める

IE 可能性

大基準1つと小基準1つ，または小基準3つ[*6]

否定的

心内膜炎症状に対する別の確実な診断，または
心内膜炎症状が4日以内の抗菌薬により消退，または
4日以内の抗菌薬投与後の手術時または剖検時にIEの病理学所見なし

IE：infectious endocarditis（感染性心内膜炎）．
[*1] 本ガイドラインでは菌種の名称についてはすべて英語表記とし通例に従ってStreptococcus viridans以外はイタリック体で表示した．
[*2] *Staphylococcus aureus*は，改訂版では，（i）に含まれるようになった．
[*3] 本項は改訂版で追加された．
[*4] 改訂版では，人工弁置換例，臨床的基準でIE可能性となる場合，弁輪部膿瘍などの合併症を伴うIE，については，経食道心エコー図の施行が推奨されている．
[*5] 改訂版では，"心エコー図所見：IEに一致するが，上記の大基準を満たさない場合"，は小基準から削除されている．
[*6] 改訂版では，"IE可能性"は，このように変更されている．
（日本循環器学会，他．感染性心内膜炎の予防と治療に関するガイドライン（2008年改訂版）．2008: 6
[http://www.j-circ.or.jp/guideline/pdf/JCS2008_miyatake_h.pdf]）

● 治療

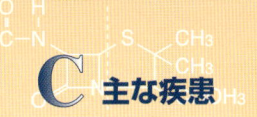

◆ 内科的治療としては，原因菌に対して通常用量に比し大量の抗菌薬投与が必要であり，通常は 4 週間投与する[2,3]．

◆ 内科的治療に抵抗性で疣腫の増大や弁破壊による弁逆流で心不全を併発する，または塞栓症を繰り返す場合は，外科的治療を考慮すべきである[2,3]．

理解すべき原則 ブドウ球菌による感染性心内膜炎は急速進行する

- *Streptococcus* viridans による感染性心内膜炎（IE）は緩徐に進行する亜急性心内膜炎であり，ブドウ球菌や化膿性レンサ球菌による IE は急速に進行し重篤化する急性心内膜炎である．
- 人工弁置換術後に IE が疑われた時はブドウ球菌が原因のことが多く，早期にアミノグリコシド系薬にバンコマイシン（VCM）を併用し，経験的治療（empiric therapy）を開始するべきである．

問題 25

感染性心内膜炎の予防は，（　）や（　）などの心疾患患者や（　）術後の患者に対する（　）・（　）・（　）などの手技・治療の際に必要である．

▷解答は 310p．

文献

1) 和泉徹，他．*Circ J* 2004; **68**（Suppl. IV）: 1231-1272
2) 日本循環器学会，他．感染性心内膜炎の予防と治療に関するガイドライン（2008 年改訂版）．2008: 6 [http://www.j-circ.or.jp/guideline/pdf/JCS2008_miyatake_h.pdf]
3) Karchmer AW. Infective endocarditis. In: Braunwald E, et al（eds）. Heart disease 8th ed. WB Saunders Company，2008: 1713-1737

［根石陽二］

C-10 中枢神経感染

髄膜炎や脳炎などの中枢神経感染症は，早期診断に基づく適切な初期治療が患者の予後のうえから重要であり，neurological emergency（神経救急疾患）として位置づけられている．

細菌性髄膜炎

● 原因微生物（図1[1)]）
- 50歳未満（6～49歳）では肺炎球菌（*Streptococcus pneumoniae*）が最も多く（60～65%），インフルエンザ菌（*Haemophilus influenzae*）がこれに続く．
- 50歳以上では，これらの原因菌に加え，黄色ブドウ球菌（*Staphylococcus aureus*），緑膿菌（*Pseudomonas aeruginosa*），大腸菌（*Escherichia coli*）などが増加する．

● 疫学
- 我が国における細菌性髄膜炎の年間発症者数は1,532±435人と推定され，そのうち29%が成人例である[2)]．
- 死亡率は15～35%で，10～30%に後遺症がみられる．
- ペニシリン耐性肺炎球菌（penicillin-resistant *S. pneumoniae*：PRSP）の頻度は成人で27.4%（小児では45.2%）であった[3)]．

● 症状
発熱，頭痛，嘔吐，けいれん，意識障害がみられる．

● 診断
神経学的所見として，髄膜刺激徴候（項部硬直，Kernig徴候[※1]，Brudzinski徴候[※2]，jolt accentuation[※3]，neck flexion test[※4]）がみられるが，70歳以上の高齢者では髄膜刺激徴候の陽性率が下がる．

a. 髄液検査（表1）
- 細胞数の上昇より診断する．細胞の種類や髄液糖/血糖比によって髄膜炎の

※1　Kernig徴候
仰臥位で膝を直角に屈曲させた後，膝を受動的に伸展させると膝屈筋の疼痛，抵抗，伸展制限が発生する．

※2　Brudzinski徴候
仰臥位で頸部を強く前屈すると，股関節や膝関節を屈曲させて下肢を胸に引き寄せる．

※3　jolt accentuation
1秒に2～3回の速さで患者に指示して頸部を水平方向に回旋させた時に，頭痛が増悪すれば陽性とする．

※4　neck flexion test
顎を胸につけるように頸部を随意に前屈させた時，痛みで頸部が前屈できず顎が胸につかなければ陽性とする．

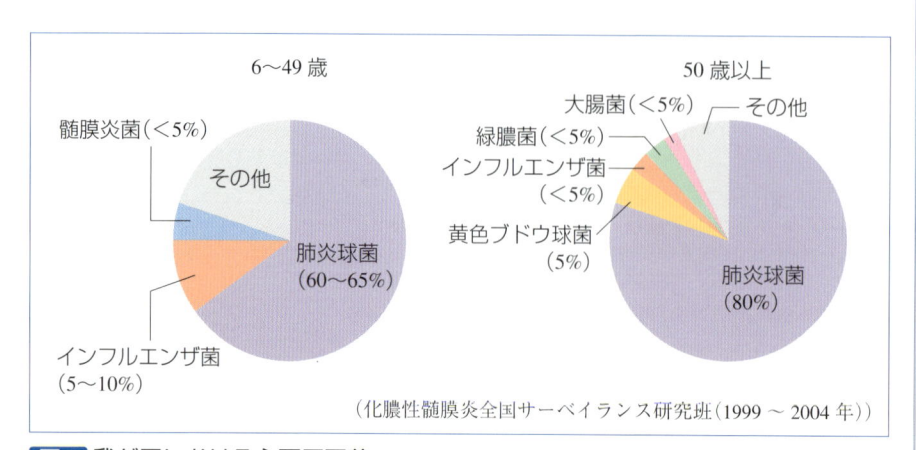

図1　我が国における主要原因菌

6～49歳：肺炎球菌（60～65%），インフルエンザ菌（5～10%），髄膜炎菌（<5%），その他

50歳以上：肺炎球菌（80%），黄色ブドウ球菌（5%），インフルエンザ菌（<5%），緑膿菌（<5%），大腸菌（<5%），その他

（化膿性髄膜炎全国サーベイランス研究班（1999～2004年））

（日本神経治療学会，他（監），日本神経感染症学会治療指針作成委員会（編）．細菌性髄膜炎の診療ガイドライン．医学書院，2007: 67 より作成）

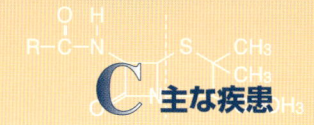

種類を診断する．
- ◆塗抹・培養検査：塗抹（髄液グラム染色）での検出率は39〜74%である．培養での検出率は，未治療では70〜85%であるが，治療開始後では50%以下に低下する．
- ◆抗原検査：測定が迅速であり，治療開始後でも検出する可能性がある．ただし，対象となる菌が限られ（肺炎球菌，インフルエンザ菌など），耐性菌の判

表1 髄膜炎の種類と髄液所見の特徴

	ウイルス性	細菌性	結核性	真菌性	ウイルス性脳炎
初圧(cmH$_2$O)	10〜30	＞18	＞18	20〜60	10〜30
細胞数(/μL)	5〜1,000	100〜50,000	5〜1,000	5〜1,000	10〜500
種類	単核球優位	多核球優位	単核球優位	単核球優位	単核球
蛋白(mg/dL)	20〜200	100〜1,500	80〜500	20〜500	50〜200
糖(mg/dL)	＞40	＜40	＜40	＜40	＜40

表2 細菌性髄膜炎の原因菌とその抗菌薬

グラム染色	想定される原因菌	治療
グラム陽性球菌	肺炎球菌（PISPやPRSPを含む）	カルバペネム系薬（パニペネム・ベタミプロン or メロペネム）または第三世代セフェム系薬（セフォタキシム or セフトリアキソン）＋バンコマイシン
	B群レンサ球菌	第三世代セフェム系薬（セフォタキシム or セフトリアキソン）またはアンピシリン
	ブドウ球菌（MRSA含む）	バンコマイシン または第三・四世代セフェム系薬（セフタジジム，セフォゾプラン） またはカルバペネム系薬 ただし，MRSAが想定される状況では，バンコマイシンを選択
グラム陰性球菌	髄膜炎菌	第三世代セフェム系薬（セフォタキシム or セフトリアキソン）
グラム陽性桿菌	リステリア菌	アンピシリン
グラム陰性桿菌	インフルエンザ菌（BLNAR，BLPAR，BLPACRを含む）	第三世代セフェム系薬（セフォタキシム or セフトリアキソン）またはメロペネム または両者の併用
	緑膿菌*	第三・四世代セフェム系薬（セフタジジム，セフォゾプラン）またはカルバペネム系薬（パニペネム・ベタミプロン or メロペネム）
	大腸菌群*	第三・四世代セフェム系薬（セフォタキシム，セフトリアキソンセフタジジム，セフォゾプラン） またはカルバペネム系薬

PISP：ペニシリン中間型肺炎球菌，PRSP：ペニシリン耐性肺炎球菌，MRSA：メチシリン耐性黄色ブドウ球菌，BLNAR：βラクタマーゼ陰性アンピシリン耐性インフルエンザ菌，BLPAR：βラクタマーゼ産生アンピシリン耐性インフルエンザ菌，BLPACR：βラクタマーゼ産生アモキシシリン/クラブラン酸耐性インフルエンザ菌．

＊ 耐性菌もあり．必ず抗菌薬の感受性結果を確認後，最適な薬剤に変更することが重要である．

（日本神経治療学会，他（監），日本神経感染症学会治療指針作成委員会（編）．細菌性髄膜炎の診療ガイドライン．医学書院，2007: 38）

別ができない．検出率は 50 〜 100% で，培養陰性例では 7 〜 10% である．
◆ PCR 法：測定が迅速であり，治療開始後でも検出する可能性がある．対象となる菌が限られる（肺炎球菌，インフルエンザ菌，髄膜炎菌など）ことが欠点である．

治療 （表2[1]，表3[1]）

◆ 免疫能正常な成人例の原因菌未確定時の初期選択薬として，最小発育阻止濃度（minimum inhibitory concentration：MIC）が低い，耐性菌にまでスペクトラムを有する，髄液移行も比較的良好であることから，①カルバペネム系薬〔パニペネム / ベタミプロン（PAPM / BP）またはメロペネム（MEPM）〕，②第三世代セフェム系薬〔セフォタキシム（CTX）またはセフトリアキソン（CTRX）〕＋バンコマイシン（VCM）が並列して推奨される．
◆ 副腎皮質ステロイドは，急性期，抗菌薬の開始前もしくは開始と同時に，デキサメタゾンを 1 回あたり 0.15 mg/kg で 6 時間毎に 2 〜 4 日間投与する．

表3 細菌性髄膜炎の治療に用いられる抗菌薬と投与量

薬剤名（商品名）	1 回投与量	投与間隔
パニペネム・ベタミプロン（カルベニン®）	1.0 g	6 時間毎
メロペネム（メロペン®）	2.0 g	8 時間毎
セフォタキシム（セフォタックス®，クラフォラン®）	2.0 g	4 〜 6 時間毎
セフトリアキソン（ロセフィン®）	2.0 g	12 時間毎
バンコマイシン（塩酸バンコマイシン®）	500 〜 750 mg	6 時間毎
アンピシリン（ビクシリン®）	2.0 g	4 時間毎
セフタジジム（モダシン®）	2.0 g	8 時間毎
セフォゾプラン（ファーストシン®）	2.0 g	6 〜 8 時間毎

（日本神経治療学会，他（監），日本神経感染症学会治療指針作成委員会（編）．細菌性髄膜炎の診療ガイドライン．医学書院，2007: 38-39 より作成）

症例 1　　70 歳代男性　細菌性髄膜炎

主訴　2 月 X 日まで畑仕事をしていた．翌日に食欲低下があり，翌々日には歩行困難，嘔吐，40.4℃の発熱がみられたため来院した．
臨床所見　意識障害（JCS[※5]I-3），項部硬直を認めた．
検査所見　髄液検査では細胞数 8,100 /μL（多形核球 97%），蛋白 211 mg/dL，糖 12 mg/dL（血糖 139 mg/dL）であった．塗抹検査でグラム陰性桿菌であることが判明した．
その後の経過　細菌性髄膜炎としてセフトリアキソン（CTRX）を投与した．培養でインフルエンザ菌が検出された．18 日間の抗菌薬投与にて髄液検査所見は改善し，自宅退院となった．

※5　JCS：Japan Coma Scale（ジャパン・コーマ・スケール）
国内で最も広く用いられている意識障害の評価法．刺激による開眼状態で大きくI，II，IIIの3段階に分類し，さらにそれぞれを3段階に細分化して全部で9段階の評価をする．点数が大きいほど意識障害が重度であることを示す．

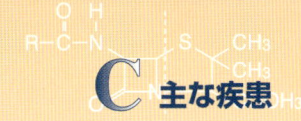

結核性髄膜炎(TBM)

● 原因微生物
結核菌が血行性に広がり，おそらく血液脳関門を越えることで，髄膜炎を生じる．あるいは，大脳皮質の小さな乾酪病巣がくも膜下腔に破裂して髄膜炎を発症する．

● 疫学
- 我が国での結核性髄膜炎(tuberculous meningitis：TBM)新規登録患者数は171人である(2009年時点)．実際の年間発症者数はさらに多いと思われる(264±120人と推定)[1]．
- 我が国での死亡率は25～32%で，23%に後遺症がみられる．経過に影響する要因としては，水頭症，治療時の重症度，けいれん，意識障害，医師による診断および治療の遅れがある[※6]．

● 症状
- 亜急性の経過をとる．髄膜刺激症状が出現する前に，発熱，頭痛，悪心・嘔吐などが2週間以上続くことがある(前駆期)．その後，髄膜刺激症状が出現し，項部硬直やKernig徴候を呈する．
- 脳底髄膜炎(basal meningitis)を生じると，脳神経障害(動眼・滑車・外転神経麻痺による複視や視力低下)がみられ，さらに水頭症や意識障害が出現してくる．
- 血管炎・血栓・れん縮により脳血管障害が生じると，片麻痺や不随意運動が生じる(頻度は28～50%，障害血管は内頚動脈と中大脳動脈基幹部が多い)．

● 診断
亜急性に経過した髄膜炎で，単核球優位の細胞数上昇，蛋白増加，糖の軽度～中等度の低下をみた場合，TBMを鑑別にあげるべきである．

a. 髄液検査
- 塗抹：検出率は10～58%である．
- 培養：検出率は43～71%で，4～8週間を要する．
- 髄液ADA[※7]：感度48～95%，特異度75～92%である．15 U/L以上でTBMの可能性が高いという報告がある．偽陽性(細菌性髄膜炎での陽性)がある．
- PCR：感度75～100%，特異度89～100%である(nested PCR[※8]の感度が高い)．

b. 画像検査
造影頭部MRIは，脳底髄膜炎や結核腫の診断に有用である．

● 治療 (表4)
- 早期診断および早期治療によって死亡率が低下するので，TBMが疑われる場合は確定診断を待たずに治療を開始する．
- イソニアジド(INH)，リファンピシン(RFP)，ピラジナミド(PZA)，エタンブトール(EB)の4剤を2カ月間投与し，INH，RFPはその後10カ月間継続

※6 抗結核療法の遅れる理由
遅れる理由としては，急性発症例，前医で抗菌薬が使用されているため髄液検査所見を治療で変化した細菌性髄膜炎の所見と誤判断する．結核菌の同定に時間を要する．抗結核薬以外の治療で改善しないと判明するまでに時間を要する．などがある．

※7 ADA
アデノシン・デアミナーゼ．細胞内で核酸の代謝に関わる酵素で，結核では胸水や髄液中のADA活性が上昇する．

※8 nested PCR
外側のプライマーと内側のプライマーを使って2段階のPCRを行うことによって標的配列のみを検出することが可能になる．

して投与することが推奨される[4]．EB の代わりにストレプトマイシン(SM) を投与する考えもあるが，近年，結核菌の SM に対する感受性は低下している(耐性化)．

表4 結核髄膜炎治療薬の投与量および投与期間，副作用

薬剤名	投与量	投与期間	副作用
イソニアジド (INH)	300 mg/日，経口	12 カ月	末梢神経障害(ビタミン B_6 併用で予防)，肝障害
リファンピシン (RFP)	450 mg(< 50 kg)，600 mg(≧ 50 kg)，経口	12 カ月	肝障害
ピラジナミド (PZA)	1.5 g(< 50 kg)，2.0(≧ 50 kg)，経口	2 カ月	肝障害，高尿酸血症(関節痛)
エタンブトール (EB)	500 〜 750 mg/日(15 mg/kg) 経口	2 カ月	視神経障害(3% 未満)
ストレプトマイシン (SM)	1 g/日，筋注	2 カ月	耳毒性，腎障害

症例2　　30 歳代男性　結核性髄膜炎

主訴　12 月下旬に 39°C の発熱がみられ，翌年 1 月，近医に入院となった．腎盂腎炎として治療され，いったんは解熱傾向を示したが，2 月から再び 39°C の発熱が続いた．2 カ月で体重が約 15 kg 減少し，胸部 X 線で肺門部リンパ節腫脹が示されたため，当院の呼吸器内科に転院した．

臨床所見　翌朝，意識障害，項部硬直，複視，右片麻痺が出現した．

検査所見　髄液検査では，細胞数 273 /μL(単核球 78%)，蛋白 161 mg/dL，糖 38 mg/dL(血糖 94 mg/dL)で，頭部 MRI では左内包後脚の脳梗塞を認め，MRA にて両側中大脳動脈の狭窄が示唆された．

その後の経過　髄液検査所見，脳梗塞併発，および胸部 CT で粟粒結核が疑われたため，同日神経内科に転科し，抗結核薬と副腎皮質ステロイドを開始した．後日，胃液から結核菌 PCR 陽性と判明し，2 カ月後に頭部 MRI で結核腫が出現した(図2)．その後関連病院にて長期治療の後，自宅退院となった．

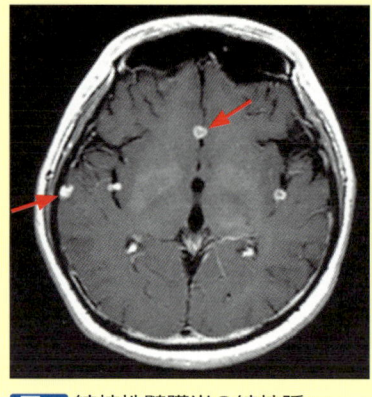

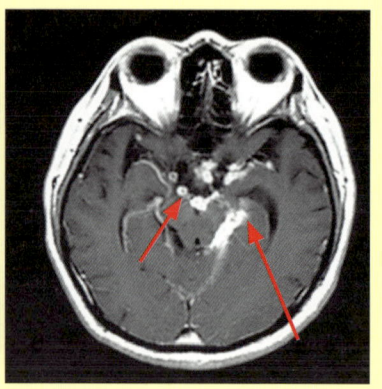

図2 結核性髄膜炎の結核腫
頭部 MRI T1 強調像(Gd 造影)にて，円形に造影される結核腫(→)を認める．

- HIV陰性例では副腎皮質ステロイド併用群が非併用群より有意に経過良好であり，使用が望ましいと考えられる．最初の3週はデキサメタゾンを0.3〜0.4 mg/kg/日で投与し，以降は3〜6週で漸減する．
- 脳血管障害への対応として，抗血小板薬だけでなく，副腎皮質ステロイドの投与が炎症抑制の点から必要である．

クリプトコックス髄膜炎

● 原因微生物

クリプトコックス髄膜炎の原因となる *Cryptococcus neoformans*（クリプトコックス ネオフォルマンス）は酵母様真菌であり，ハトの糞や腐敗した野菜から検出される．ポリサッカライドによる莢膜を周囲に有するのが特徴で，莢膜が厚いほうが強い毒性を発揮する．経気道的に感染し，血行性に全身に散布されるが，特に中枢神経系に親和性が高い．

● 疫学

- 我が国での真菌性髄膜炎の年間発症者数は53±28人と推定され[2]，その90%がクリプトコックス髄膜炎である．
- 死亡率は6〜40%で，経過に影響する因子としては，意識障害，髄液細胞数＜20/μL，クリプトコックス抗原≧32倍がある．

● 症状

- HIV感染患者では，発症は緩徐で1〜2週間かけて徐々に症状が出現する．発熱，悪寒，頭痛が主な症状である．髄膜刺激徴候を呈さない例もまれではない[※9]．
- HIV非感染患者では，2〜4週間かけて進行し，ときに数カ月の経過をとる場合もある[※10]．

● 診断

免疫不全患者で亜急性に頭痛や発熱が進行する場合は，クリプトコックス髄膜炎を鑑別する必要がある．

a.髄液検査

- 細胞数は単核球主体でHIV感染患者では50/μL以下，HIV非感染患者では20〜200/μL程度，蛋白は軽度上昇，糖は軽度低下する．
- 塗抹（墨汁染色）：クリプトコックス菌体（図3）の検出率は50〜90%である．
- 培養（Sabouraud培地（サブロー））：HIV感染患者は髄液中の菌量が多く，検出率は高値

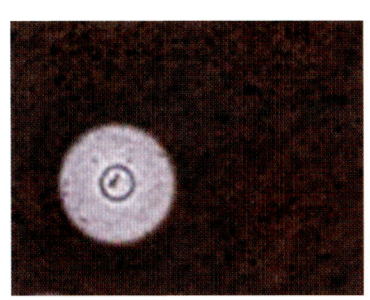

図3 クリプトコックス髄膜炎
墨汁染色．

※9 **AIDS指標疾患**
クリプトコックス髄膜炎はAIDS指標疾患の1つである．

※10 **HIV非感染患者での特徴**
HIV非感染患者では発症経過がさらに緩徐であり，抗真菌薬の開始まで時間がかかるため，重症化して経過不良となる．健常者でも発症するとの認識が重要である．

となる．

- 髄液中クリプトコックス抗原：感度93〜100%，特異度93〜98%である．通常は8倍以上で陽性とする．抗原価は菌量を反映し，治療効果判定として用いられる．ただし，HIV患者ではその値の推移を治療効果判定に用いることはできない．

b. β-D-グルカン[※11]

C. neoformans はβ-D-グルカンを多く含まず，値が高値になりにくい．

c. 画像検査

水頭症の有無，またトキソプラズマ症や悪性リンパ腫など，他の疾患の合併の有無を確認するために必要となる．

● 治療

アムホテリシンB(AMPH-B)＋フルシトシン(5-FC)を最低4週投与し，開始から2週後に神経症状の消失と培養陰性を確認し，フルコナゾール(FLCZ)8週の地固め療法を行うことを推奨している[5]．AMPH-Bは，腎毒性の副作用が少ないAMPH-Bリポソーム製剤(L-AMB)に代替できる．

[※11] β-D-グルカン
β-D-グルカンを有する *Candida* 属や *Aspergillus* 属では高値になる．一方，接合菌類(Mucor目を含む)にはβ-D-グルカンがなく，陰性になる．血液透析，血液製剤の使用で偽陽性を示すことに注意する．

> **症例3**　　70歳代男性　クリプトコックス髄膜炎
>
> **主訴**　20年前から関節リウマチの治療のため副腎皮質ステロイドを内服していた（最近はプレドニン15 mg/日）．2月初旬に39℃の発熱と頭痛が出現した．近医に入院し，抗菌薬を投与されたが発熱が続き，複視も認めたため当科に転院となった．
> **臨床所見**　項部硬直と左眼内転障害を認め，脳底髄膜炎が示唆された．
> **検査所見**　髄液検査では，初圧22 cmH₂O，細胞数80/μL(単核球優位)，蛋白147 mg/dL，糖29 mg/dL(血糖137 mg/dL)，塗抹で *C. neoformans* を認め，クリプトコックス抗原128倍であった．
> **その後の経過**　クリプトコックス髄膜炎として，アムホテリシンBリポソーム製剤(L-AMB)を開始し，3週間後にはクリプトコックス抗原は8倍まで改善した．その後，地固め療法を行い，現在では抗菌薬は中止しても再発はみられない．

単純ヘルペス脳炎

● 原因微生物

三叉神経節などの神経細胞に潜伏している単純ヘルペスウイルス(herpes simplex virus：HSV)の再活性化により発症する．

● 疫学

- 我が国では年間約350人が発症する．
- 死亡率は未治療で60〜70%，アシクロビル(ACV)使用で19〜28%である．経過不良(死亡＋高度後遺症)は33〜53%である．
- 経過不良の因子となるのは，①発症年齢が30歳以上，②発症から抗ウイルス薬開始までの期間が4日以上，③抗ウイルス薬開始時の意識障害がGCS[※12]で6点未満，である．

[※12] GCS：Glasgow Coma Scale(グラスゴー・コーマ・スケール)
国際的に広く利用されている意識障害の評価方法．「開眼」，「言葉の応答」，「運動機能」の3つの要素について患者がどの段階にあるのかを診断し，それぞれの項目の合計点によって意識レベルを測定する．正常は15点満点．JCSとは逆で，点数が小さいほど重症である．

C 主な疾患

● 症状
発熱，頭痛，嘔吐，精神症状（異常行動），けいれん，意識障害がみられる．

● 診断

a. 髄液検査
- リンパ球優位の細胞増多，蛋白増加を認め，赤血球やキサントクロミーを認める場合もある．
- PCR：陽性率は，発症から 48 時間以内，発症後 10～14 日以降，ACV 投与 1 週間以後で低くなり，偽陰性を呈する可能性がある．発症早期や発症 2 週間以後で陰性を呈しても本症を除外することはできない．陰性の場合は（3～7 日後に）再検査を行うことを推奨する．

b. 画像検査
辺縁系を含む側頭葉内側面，前頭葉などに病巣を検出する（図 4）．頭部 MRI は，CT より早期から病巣を検出する．

c. 脳波
比較的特徴的とされる周期性一側てんかん型放電（PLED，図 5）[※13] は 30%

※13 PLED：periodic lateralized epileptiform discharge
1～2 秒間隔で一側性（器質性脳病変が存在する側に半球性，または焦点性）に出現する高振幅な鋭波，棘波．

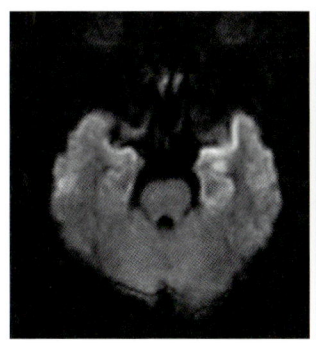

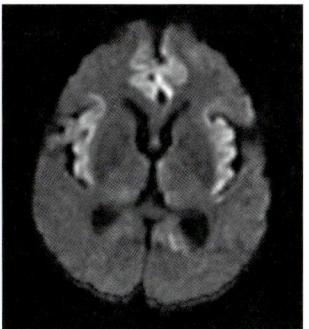

図 4 頭部 MRI 拡散強調画像

図 5 ヘルペス脳炎の脳波
周期性一側てんかん型放電（PLED，➡）．

に認められる．

● 治療

疑い例の段階で抗ウイルス薬を開始する（ACV 10 mg/kg/ 8 時間で 14 日）．ACV 不応例にはビダラビン（adenine-arabinoside：ara-A）を投与する．副腎皮質ステロイドを併用する方が経過が良好である．

> **症例 4**　　　　　　　　　　　　　　70 歳代女性　ヘルペス脳炎
>
> **主訴**　5 月 X 日，意識障害が出現し，38.5°C の発熱もあった．その翌日にはさらに意識レベルが低下し，けいれんも出現したため搬送された．
> **臨床所見**　けいれん重積状態であり，直ちに対応した．
> **検査所見**　頭部 CT では明らかな異常所見は認められなかった．脳波検査では，周期性一側てんかん型放電（PLED）を認め，頭部 MRI の拡散強調画像では側頭葉，島皮質，前頭葉内側面に高信号を認めた．髄液検査では，細胞数 6 /μL（単核球優位），蛋白 132 mg/dL，糖 97 mg/dL（血糖 154 mg/dL）であった．
> **その後の経過**　ヘルペス脳炎として，ACV の投与を開始した．後日，髄液検査を行い，PCR 法で HSV 陽性と判明した．記憶障害などは残ったが退院となった．

日本脳炎

● 原因微生物

フラビウイルス属の日本脳炎ウイルス（Japanese enoephalitis virus）の感染による．ブタなどの動物の体内でウイルスが増殖された後，コガタアカイエカが媒介してヒトに感染する．

● 疫学

◆ 我が国での発症は年間 10 人以下である．
◆ 死亡率は 20 〜 40% で，約 50% に後遺症がみられる．後遺症としては，知能障害やパーキンソニズム，片麻痺がある．

● 症状

約 6 〜 16 日の潜伏期間の後，発熱，頭痛，消化器症状，全身倦怠感，意識障害，けいれん，片麻痺，振戦，不随意運動が生じる．

● 診断

◆ 画像検査では，視床，中脳（黒質），海馬および大脳皮質に病変を認める．
◆ 抗体検査としては，IgM 捕捉 ELISA（特異的 IgM 抗体陽性）と中和試験が標準的に行われる．

● 治療

対症療法が中心となる．

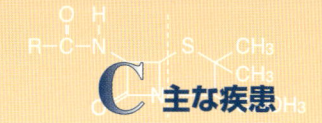

Creutzfeldt-Jakob 病(CJD)

● 原因微生物
異常型プリオン蛋白は感染性を有し，正常脳に存在する正常型プリオン蛋白を不溶性の構造変化へと誘導し，凝集・蓄積して神経細胞障害を引き起こすと考えられている(プリオンに関しては「A-8 プリオン」を参照のこと)．

● 疫学
発症年齢は平均65.6歳(40〜80歳)で，年間発生率は人口100万人あたり約1人である．

● 症状
進行性の認知症，ミオクローヌス，小脳性運動失調や視覚異常がみられる．

● 診断
◆ 脳波検査では周期性同期性放電(PSD, 図6)[※14]がみられる．
◆ 髄液検査では，14-3-3蛋白やタウ蛋白が高値となる．
◆ 頭部の拡散強調画像では，基底核と大脳皮質が高信号を示す．

● 治療
いずれも我が国では未承認の薬剤であるが，抗マラリア薬のquinacrineや膀胱炎治療薬のpentosan polysulfateによる治療研究が進行中である．

※14 PSD：periodic synchronous discharge
0.5〜2秒間隔で比較的規則的に反復する全般性(両側性)，左右同期性の突発性の異常波．

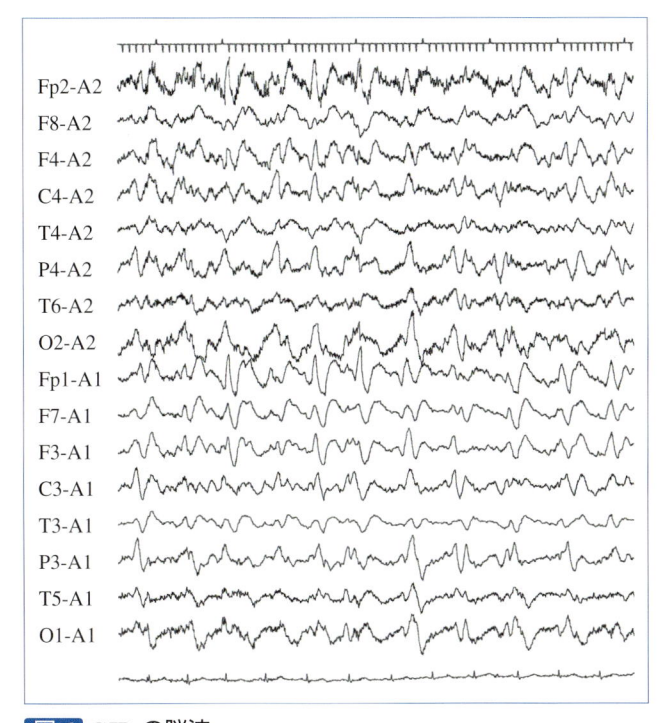

図6 CJDの脳波
周期性同期性放電(PSD)

C-10 中枢神経感染

> **理解すべき原則** 髄膜炎の鑑別には，髄液の細胞種類と糖が重要である

髄膜炎の鑑別には，経過（細菌性は急性発症，真菌性や結核性は亜急性発症）とともに，髄液検査の細胞種類と糖が重要である（細菌性：多核球優位で糖低下，真菌性・結核性：単核球優位で糖低下，ウイルス性：単核球優位で糖正常）．

問題 26

▷解答は 310p.

真菌性髄膜炎患者の髄液検査所見を示す．血糖値は 90 mg/dL である．選択肢 1 〜 5 のうち正しいのはどれか．

選択肢	細胞数(個/μL)	細胞種類	蛋白(mg/dL)	糖(mg/dL)
1	1	—	20	70
2	3	—	80	70
3	200	単核球優位	100	70
4	200	単核球優位	200	20
5	1,500	多核球優位	200	20

文献

1) 日本神経治療学会，他（監），日本神経感染症学会治療指針作成委員会（編）．細菌性髄膜炎の診療ガイドライン．医学書院，2007: 38-39
2) Kamei S, et al. *Internal Medicine* 2000; **39**: 894-900
3) Ubukata K, et al. *Antimicrob Agents Chemother* 2004; **48**: 1488-1494
4) British Infection Society. *J Infect* 2009; **59**: 167-187
5) Perfect JR, et al. *Clin Infect Dis* 2010; **50**: 291-322

［黒川勝己］

C-11 皮膚軟部組織感染

皮膚軟部組織感染の分類

皮膚は外界に存在する様々な病原体から生体を守る最前線の臓器である．物理的バリアや免疫機構をかいくぐった病原体が皮膚や軟部組織に引き起こす感染症は，病原体の種類（細菌感染症，ウイルス感染症，真菌症，その他）と感染の深さなど（表在性，深在性，全身感染症，慢性膿皮症）により分類される．本項では，膨大な数にのぼる皮膚軟部組織感染症のうち，とくに①日常診療でよく遭遇するもの，②湿疹と間違えやすいもの，③緊急性の高いもの，に焦点を当て解説する（表）．

皮膚軟部組織感染の診断

病原体検査の代表的なものとして，①グラム染色（細菌），② KOH（水酸化カリウム）法による直接鏡検（真菌），③ Tzanck test（ウイルス），④直接蛍光抗体法（ウイルス）がある．

● 細菌の検査－グラム染色
◆感染症診療において欠かせない迅速検査である．
◆染色性の違いは細胞壁の構造の違いに基づく．グラム陽性菌は青紫色に，グラム陰性菌は淡紅色に染色される（2p. A-1-図1参照）．
◆グラム陽性菌のブドウ球菌は菌細胞の一つひとつが一粒のブドウの実のように見え，レンサ球菌は2連ないし連鎖状に配列する特徴を持つ．

● 真菌の検査－ KOH法による直接鏡検
病変部の鱗屑，爪などをスライドグラスにとり，10～20%のKOHにて角質を溶解させて，菌糸・胞子の存在の有無を調べる．

● ウイルスの検査
a. Tzanck test
水疱底の細胞成分をスライドグラスにとり，ギムザ染色を行い，ウイルス性巨細胞の有無を調べる．
b. 直接蛍光抗体法
スライドグラスに塗布後，VZV あるいは HSV に対するモノクローナル抗体

表 本項で取り上げる皮膚軟部組織感染症

日常診療でよく遭遇するもの	伝染性膿痂疹 丹毒 蜂窩織炎 帯状疱疹 足白癬
湿疹と間違えやすいもの	カポジ水痘様発疹症 疥癬
緊急性の高いもの	壊死性筋膜炎 つつが虫病

で染色して，ウイルス抗原を調べる．

日常診療でよく遭遇する皮膚軟部組織感染

伝染性膿痂疹

● 原因微生物

黄色ブドウ球菌（*staphilococcus aureus*スタフィロコッカス アウレウス），または A 群溶血性レンサ球菌が原因菌となる．

● 疫学

◆ 角層下に生じる細菌感染症で，夏，ことに晩夏にみられることが多い．
◆ 幼小児に多く，成人ではまずみられない．

● 症状

◆ 水疱や痂皮を形成し，搔破により周囲へ"とびひ"して新たな病変を形成する．
◆ ときにブドウ球菌性熱傷様皮膚症候群（staphylococcal scalded skin syndrome：SSSS）へ移行する場合がある．

● 治療

抗菌薬の内服により菌は 2～3 日で死滅する．

丹毒

● 原因微生物

主に A 群溶血性レンサ球菌による真皮の感染症で，顔面に好発する．

● 症状

突然熱発し，境界明瞭な浮腫性紅斑が急激に拡大し，熱感や圧痛を伴う．

● 治療

ペニシリン系薬を投与する．糸球体腎炎予防のため，皮疹軽快後もさらに抗菌薬内服を最低 10 日間は続ける．

蜂窩織炎

● 原因微生物

黄色ブドウ球菌または A 群溶血性レンサ球菌が原因菌である．

● 症状・診断

◆ 真皮深層から皮下組織に及ぶ，急性あるいは慢性のびまん性の化膿性炎症で，四肢などに突然発症し，局所の熱感を伴った境界不明瞭な紅斑，腫脹をきたす[※1]．
◆ 発熱，CRP が病勢をよく反映する．
◆ 壊死性筋膜炎との鑑別が重要である．

● 治療

入院安静のうえ，セフェム系薬を投与する．

※1　下肢蜂窩織炎のリスクファクター
①肥満，②足白癬，③過去の整形外科的外傷歴（骨折，捻挫，靱帯・腱損傷），④蜂窩織炎の既往，の 4 つ．
肥満では常に下肢静脈圧，リンパ管内圧の亢進が起こりやすい状態であるため，下肢のうっ滞を生じやすく，皮下組織の線維化を招きやすいことが関与していると考えられる[1]．

主な疾患

帯状疱疹

原因微生物
神経節に潜伏感染した水痘・帯状疱疹ウイルス（varicella-zoster virus：VZV）が再活性化して引き起こす疾患[※2]である．

疫学
再活性化には加齢，疲労，ストレスなどによる細胞性免疫の低下が誘因となるため，高齢化社会の進展や社会生活の変化に伴い，患者数は年々増加の傾向にある．

症状・診断
- 皮疹の消失後に帯状疱疹後神経痛が残ることもあり，皮膚のみでなく神経の病気としても捉える必要がある[※3]．
- 発熱や頭痛，ふらつきなど認めた場合には，髄膜炎の合併を考慮する．

治療
治療には抗ヘルペスウイルス薬の投与を行う．

※2 重症帯状疱疹の皮疹の特徴
①水疱が大きい，②水疱の周りに紅斑がない，③血疱がある，④神経支配領域を越えて皮疹が広がっている（散布疹，汎発疹）．

※3 疱疹後神経痛
基礎疾患のない40歳代までの症例では痛みを残すことはほとんどない．50歳以上では疱疹後神経痛を認めることがある．抗ウイルス薬のない時代では，50歳以上の50％，70歳以上の70％の症例に，発症後1カ月経過しても痛みが残ったという[2]．

足白癬

原因微生物
- 白癬菌というカビが皮膚の角質層に寄生して生じる．
- 我が国でみられる白癬菌のうち *Trichophyton rubrum*（トリコフィトン ルブルム）ならびに *T. mentagrophytes*（メンタグロファイテス）が95％を占める．

疫学
我が国では2,500万人が足白癬に罹患しているとみられ，臨床的には趾間型，小水疱型，角質増殖型に大別される．

診断
足白癬を疑う病変をみた場合には，必ずKOH法による直接鏡検を行い，診断を確定することが重要である．

治療
治療には抗真菌薬の外用が主体だが，爪白癬，足白癬の角質増殖型，病変が広範囲にみられる場合には抗真菌薬の内服を行う．

癜風

原因微生物
脂漏部位に常在している真菌である *Malassezia*（マラセチア）（特に *M. globosa*（グロボーサ））が菌糸形で増殖して発症する．

疫学
- 発汗量の増える春～夏にかけてみられる．
- 年齢分布のピークは20歳代で，高齢者や小児の頻度は低い．

症状
胸部，背部から肩にかけて，類円形の淡褐色斑あるいは不完全脱色素斑が多

発し，次第に融合して不規則なまだら状になる．枇糠様落屑を伴う．

● 診断

KOH直接鏡検法にて落屑を観察すると，短い菌糸と球形の胞子の集団を認め，いわゆる"スパゲッティ&ミートボール"と称される所見がみられる．

● 治療

◆抗真菌薬の外用により2週間程度で比較的容易に治癒する．
◆病変が広範囲の場合にはイトラコナゾールの内服も行われる．
◆常在菌であるため再発しやすい．

湿疹と間違えやすい皮膚軟部組織感染

カポジ水痘様発疹症

● 原因微生物・疫学

◆単純ヘルペスウイルス(herpes simplex virus：HSV)の初感染，再感染あるいは回帰性発症である．
◆多くはアトピー性皮膚炎のある乳幼児で，家庭内の単純疱疹を有する者などから搔破部にHSVが播種され，それがさらに自家接種されて発症する．

● 症状

◆突然，高熱とともに湿疹病変上に紅暈を有する小水疱，水疱が多発して発症し，膿疱化，潰瘍化し，所属リンパ節も有痛性に腫脹する．
◆細菌感染(特にA群溶血性レンサ球菌)を伴うことも少なくない．

● 治療

入院安静のうえ，抗ヘルペスウイルス薬を投与する．

疥癬

● 原因微生物

疥癬虫(ヒトヒゼンダニ，*Sarcoptes scabiei*)の寄生による感染症で，寝具などにより伝播する．

● 症状・診断

◆夜間に増強する激しい痒みを特徴とし，瘙痒のために不眠を訴える．
◆湿疹と誤診され漫然と副腎皮質ステロイド外用を行われることも多いので，治りにくい湿疹病変をみた場合には，疥癬の可能性を一度は念頭に置くことが重要である．
◆指間，手関節屈側，乳房下，下腹部，腋窩，外陰部などの皺襞部に2〜5 mm大の淡紅色小丘疹が多発する[※4]．

● 治療

イベルメクチンの内服が第一選択となる．

※4 疥癬の検出
疥癬を疑ったら，まず手を探すとよい．手背以外の部分にまんべんなく隅々まで疥癬トンネルを探す．疥癬トンネルは長さ5 mm前後，幅1 mm弱の白色線状皮疹で，トンネルの先端に雌成虫が見つかる．大きさ5 mm前後の体幹にある結節表面にも疥癬虫がいることがある[3]．

C 主な疾患

緊急性の高い皮膚軟部組織感染

壊死性筋膜炎

詳細は「C-12 外傷と感染」を参照のこと．

● 症状・診断

- 強い全身症状とともに皮膚壊死を伴う重症の皮膚軟部組織感染症である．
- 致死的な経過をたどる可能性があるため，早期診断が予後を左右する．
- 初期にはびまん性の潮紅，腫脹を認め，激烈な痛みを伴う．急速に水疱，血疱，表皮剥離，点状出血，紫斑，壊死を生じる．
- 病変の主座は浅筋膜で水平方向に拡大する．進行した壊死部では無痛性となる．
- 疑うポイントは紫斑である．診断に迷う場合には躊躇せず，ベッドサイドでの試験切開を行う．

● 治療

- 治療は早期診断から緊急デブリードメント[※5]，全身管理，大量の抗菌薬投与が原則である．通常の処置が行われた場合の死亡率は15〜30％程度である．

※5 壊死性筋膜炎におけるデブリードメント
病変部血管はすでに血栓形成による閉塞性変化をきたしており，抗菌薬の病変部への到達は困難である．さらに病変の深部には壊死組織・膿が貯留し，細菌増殖の温床となっているため，物理的に除去せざるを得ない．

つつが虫病

詳細は「A-4 リケッチア」を参照のこと．

● 疫学

我が国では，北海道以外の各都道府県で，毎年1,000人以上が罹患しているものと推定される．本症は四類感染症であり，診断した医師は7日以内に保健所への届出を行う．

● 原因微生物・症状

- *Orientia tsutsugamushi*（オリエンチア ツツガムシ）を保有するツツガムシの幼虫に刺されて5〜14日後，発熱，刺し口，全身の紅斑の3主徴を伴って発症する[※6]．

● 診断

患者血清を用いた抗リケッチアIgM抗体の上昇やIgG抗体のペア血清での上昇，刺し口の痂皮や血液を用いたPCR法などで診断する．

● 治療

- テトラサイクリン系薬が著効し，1〜3日で解熱する．我が国では10〜14日間投与が推奨されている．
- 治療が遅れれば，間質性肺炎，急性呼吸窮迫症候群（acute respiratory distress syndrome：ARDS，播種性血管内凝固（disseminated intravascular coagulation：DIC），多臓器不全により死亡する例もある．適正な治療を欠く場合の致死率は30〜50％に達する．

※6 つつが虫病の皮疹の特徴
紅斑は，はじめは赤味が強く，次第に暗赤色調になる．日本紅斑熱と異なり，手掌全体の紅斑はまずみられない．つつが虫病では紅斑は体幹から四肢末梢へと広がるのに対して，日本紅斑熱では紅斑は四肢末端から始まる．

C-11 皮膚軟部組織感染

> **理解すべき原則**　抗ヘルペスウイルス薬はウイルスを不活化するものではなくウイルスの増殖を抑制するものである

　抗ヘルペスウイルス薬は発症後5日以内までに投与を開始する．ウイルスを不活化するものではなく，その増殖を抑制するものであるため，効果発現までには2日程度を要する．ウイルスの増殖が終わってしまえば抗ヘルペスウイルス薬の効果はないことを理解しておきたい．

問題 27

抗ヘルペスウイルス薬はウイルスを（　　　）するものではなくウイルスの（　　）を抑制するものである．

▷解答は310p.

文献
1) 岡崎亜希, 他. 日本皮膚科学会雑誌　2011; **121**: 17-23
2) 兵頭正義. 皮膚　1975; **17**: 92-94
3) 和田康夫. 日皮会誌　2009; **119**: 2515-2516

［牧野英一］

Column: 抗体の有意な増加とは？

研修医：「抗体が有意に増加している」というときに，2管以上だったり，4倍以上だったり，2倍以上だったり，頭が混乱しています．どのように考えるんですか？

指導医：2管以上と4倍以上は同じことです．微生物実習時に実際に実験したことがあると思いますが，忘れたかな？

研修医：はい，もう忘れました．

指導医：HI法，NT法，CF法，FA法などでは，抗体測定時に血清を連続して2倍希釈を行います．それで反応を認めた最低希釈倍数が抗体価となります．そして試験管が2つ以上離れることを2管以上，すなわち4倍以上といいます．一方，EIA法は連続希釈を行いません．発色の程度を測定しますので，倍々の値ではなく連続した数字となります．そして，IgG抗体が2倍以上に増加した時に，有意な増加と考えます．

研修医：そうか，抗体価が何倍というのと，小数点の数字だったりするのは，そういう違いがあったんですね．もう一度，測定法の原理を見直してみます．

（寺田喜平）

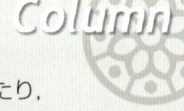

C-12 外傷と感染

- 外傷に伴う感染症予防に最も重要なのは，外傷後の適切な創処置である．
- 汚染創の適切な処置として，洗浄とデブリードメント※1が重要である．
- 創処置が適切であれば，感染の可能性を限りなくゼロに近づけることが可能である．
- 外傷後の重篤な感染症として，壊死性筋膜炎，ガス壊疽，破傷風などがあり，罹患すると予後が不良である．

壊死性筋膜炎

● 原因微生物

原因菌には，①溶血性レンサ球菌（特にA群溶血性レンサ球菌がよく知られている），②混合感染（好気性菌と嫌気性菌の混合感染），がある．

● 疫学

- 溶血性レンサ球菌による感染症は，侵入門戸が不明なことが多い．
- 混合感染では，腸内細菌により汚染されやすい会陰部の軟部組織感染（Fournier壊疽※2）を引き起こす．糖尿病などの基礎疾患があり，易感染性の患者が罹患しやすい．
- 最近では，市中MRSA（methicillin-resistant *Staphylococcus aureus*）感染症により壊死性筋膜炎に罹患する症例※3がある．
- 壊死性筋膜炎に類似の病態を呈する疾患として *Vibrio vulnificus* 感染症※4がある．

● 症状

- 壊死性筋膜炎自体は深部の軟部組織感染症で，筋膜が破壊される．
- 早期には，感染部位の皮膚表面の病変はあまり著明でないことが多い．
- 感染部位の疼痛，水疱形成，血流障害を疑わせる皮膚色調変化（白色，紫色）がみられる（図1）．
- 病態が急速に悪化し，敗血症性ショックの病態を呈して救急搬送されることが少なくない．

● 診断

- 疼痛のある部位を切開し，深部軟部組織，特に筋膜の状態を観察する．筋膜が破壊され，壊死になっているのが観察される（図2）．
- 軟部組織のCT・MRIで炎症所見を呈する．

● 治療

- 治療のポイントは，①基本的には感染部位の軟部組織を外科的に除去する必要がある，②抗菌薬の全身投与，の2つである．
- しかし，病変が急速に拡大し，すべての罹患部位を除去することが困難な場合が少なくない．そのために，敗血症が急激に進行し死に至る．混合感染は，進行が緩徐で，外科的処置が適切に行われた場合には比較的予後良好である．

※1 **デブリードメント**
汚染された外傷部位の汚染組織および血流の悪い壊死組織を外科的に除去する処置のことをいう．並行して，汚染創を洗浄することにより異物などの汚染物質を除去する．洗浄・デブリードメントを十分行わないと，後に創感染を起こす確率が高い．

※2 **Fournier壊疽（Fournier's gangrene）**
壊死性筋膜炎が陰嚢・陰茎・会陰部に急速に進展する感染症である．会陰部周囲の外傷・手術などに引き続いて，発熱・陰嚢の有痛性腫脹を来し，非常に短期間で軟部組織が壊死に陥り，ショック状態を呈することがある．病原菌は腸管内細菌で好気性・嫌気性菌の混合感染である．

※3 **MRSAによる壊死性筋膜炎**
糖尿病などの基礎疾患を有する患者が市中型MRSAによる軟部組織感染症に罹患し，それが深部軟部組織に波及して壊死性筋膜炎を呈する．感染部位の積極的なデブリードメントが行われれば比較的予後は良好である．

※4 ***Vibrio vulnificus* 感染症**
V. vulnificus は夏季に沿岸の海水中にいる細菌である．肝硬変や鉄剤内服中の患者が，この菌に汚染された魚介類を生食し感染する．または，夏の海で手足の創から菌が侵入し感染する．感染後数時間〜2日経過して，発熱，悪寒，皮膚（主に下肢）の激痛を伴い発症する．その後，患部の発赤・腫脹，出血性水泡形成，血圧低下などを呈する．致命率は50〜70%と高い．

C-12 外傷と感染

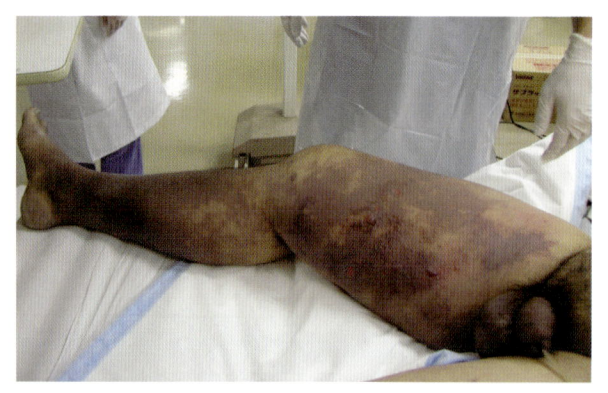

図1 G群溶血性レンサ球菌による壊死性筋膜炎の皮膚所見
皮膚は水疱を形成し，ショックによる血流障害に伴う皮膚色調変化が著明である．

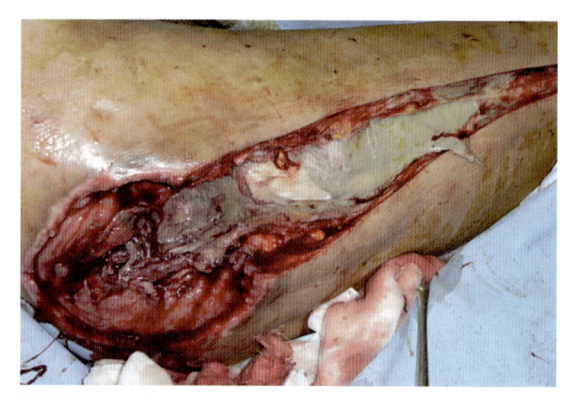

図2 混合感染による壊死性筋膜炎
大腿部筋膜が壊死・融解している．

ガス壊疽

ガス壊疽はガス産生菌による深部軟部組織感染症である．

● 原因微生物

原因菌には，① *Clostridium* 属（クロストリジウム），特にウェルシュ菌（*Clostridium perfingens*（パーフリンゲンス））による場合，②混合感染（好気性菌と嫌気性菌の混合感染），がある．

● 疫学

- 外傷による汚染がひどい場合で，デブリードメントが適切に行われない場合や外傷組織に血流障害を伴うと *Clostridium* 属による感染が起きやすい．
- 混合感染は，会陰部周囲の褥瘡や糖尿病患者の四肢壊死創などから感染する．

● 症状

創部の悪臭，皮膚壊死などがみられ，進行するとショック状態となる．

● 診断

- 罹患部位のX線，CTで皮下軟部組織にガスがみられる．
- ガス産生している部位の皮膚を切開し，深部軟部組織が壊死になっていることを確認する．

● 治療

治療には，①感染軟部組織を外科的に除去する，②抗菌薬投与，③免疫グロブリン投与，④高圧酸素療法，の4つがある．

C 主な疾患

> **症例 1**　　　　　　　　　　　　　　30 歳男性　ガス壊疽および壊死性筋膜炎

主訴　発熱，足趾の壊死
既往歴　糖尿病
現病歴　左足第 5 趾が黒く壊死しているのに気がついた．その後，様子をみていたが，発熱を伴い，左足に水疱形成を認めた．さらに，左下肢が大腿部まで腫れて動けなくなり，家人に連れられ病院を受診した．形成外科，整形外科を受診し，敗血症を疑われ，救急外来に転送された．
　救急外来受診時のバイタルサインは，意識レベルが GCS（Glasgow Come Scale）で 3-1-6，血圧 98 / 52 mmHg，脈拍数 122 / 分，呼吸数 34 / 分，酸素飽和度 98%（酸素 5 L / 分），体温 37.5℃ であった．
　左足は中足骨基部付近から黒色に壊死しており（図 3-A），左下腿全体（図 3-B），体幹，頸部にかけて皮下気腫を認めた．X 線（図 3-C），CT（図 3-D）から軟部組織のガス壊疽および壊死性筋膜炎による敗血症と診断した．
　左下腿に切開を加え，深部軟部組織の状態を検索した．膝部まで筋膜・筋肉の壊死を認め，左膝関節離断術を施行した．その後，ICU にて，抗生物質〔バンコマイシン（VCM），クリンダマイシン（CLDM），ドリペネム（DRPM，フィニバックス®）〕投与，破傷風予防，昇圧剤投与などの全身管理を行った．
　来院時の血液培養にて，*Bacteroides fragilis*，*Eggerthella lenta* が検出された．
予後　積極的な全身管理を行ったが，来院時すでに深部軟部組織感染は体幹に及んでおり，左大腿部のデブリードメントを繰り返し施行したが，十分な外科的処置が困難であった．第 110 病日に死亡した．

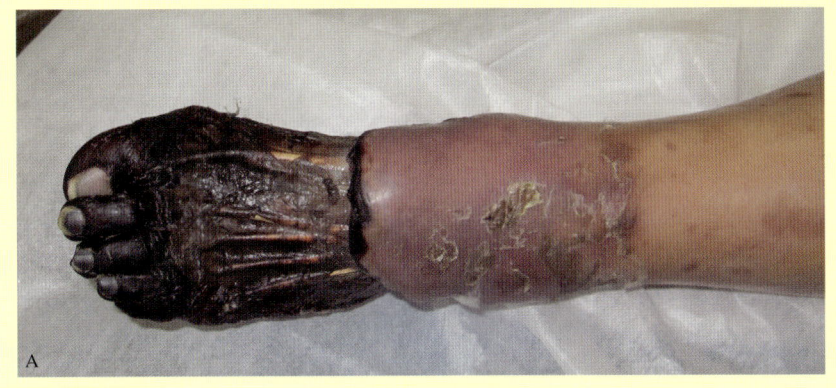

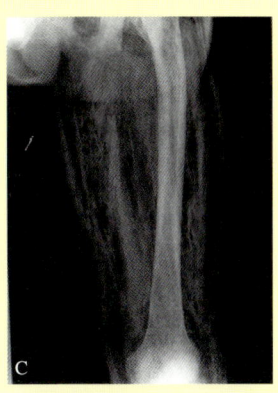

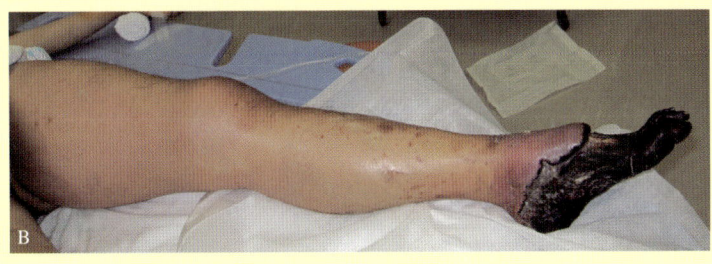

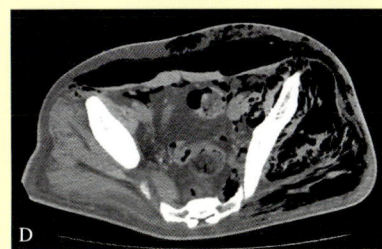

図 3 ガス壊疽および壊死性筋膜炎症例
A：感染源の足壊死．
B：下腿の浮腫．
C：下腿の X 線．皮下気腫を認める．
D：骨盤の CT．広範な皮下軟部組織および骨盤内にガス像を認める．

破傷風

● 原因微生物
原因菌は，破傷風菌（*Clostridium tetani*〔テタニ〕）である．

● 疫学
- 破傷風ワクチン（トキソイド，三種混合ワクチン）の普及で症例数は減少している．
- 一般に救急外来では，細菌汚染が考えられる汚染開放創の場合，創処置の他に，抗菌薬の投与と破傷風予防目的で，破傷風トキソイド（ワクチン）と破傷風人免疫グロブリン（テタノブリン®）を予防投与するので，重症外傷受傷後には破傷風の発症はまず起こらない．
- 原因菌のいる土壌から汚染される．
- 破傷風菌が産生する外毒素に対する免疫能が低下した（破傷風抗体価の低下した）高齢者が罹患する．
- 軽度の外傷を受傷した際に，その軽微な創を軽視して，適切な処置をしないで放置すると発症する．

● 症状
開口障害，嚥下障害，構音障害，四肢筋肉のこわばりなどがある．

● 診断
- 原因菌の同定が難しい．
- 以下の病歴と症状経過から診断する．
  ① 1～2週間前に野外，特に野山で怪我をしている
  ② その際に，創部の適切な処置が行われていない
  ③ 破傷風抗体価が低下する高齢者である
  ④ 外傷受傷から1～2週経過して開口障害，嚥下障害などの症状が徐々に発生する

● 予防
能動免疫である破傷風ワクチン（トキソイド）接種と受動免疫である破傷風人免疫グロブリン（テタノブリン®）の投与がある．

● 治療
- 症状が発現する頃には，創部にはほとんど感染所見がなく，治癒した状態であることが多い．その場合，創処置は必要ない．
- 治療には，①抗菌薬全身投与，②破傷風人免疫グロブリン（テタノブリン®）投与，③破傷風トキソイド投与，④長期の呼吸・循環管理，⑤長期臥床による合併症予防，の5つがある．

C 主な疾患

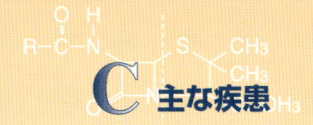

> **症例2**　　　85歳男性　破傷風症例
>
> **主訴**　嚥下障害, 開口障害
> **既往歴**　高血圧, 帯状疱疹, 胃潰瘍, 肺結核
> **現病歴**　某日, 嚥下障害を自覚し, 翌日, 症状が悪化したため近医を受診したところ, 地元の二次救急病院に紹介入院となる. 脳梗塞疑いにてMRIで精査されたが, 急性期病変はなかった. さらに構音障害が出現, 初発症状から4日後には開口障害が出現した. その後, 項部硬直が著明にみられ, 破傷風疑いにて当院救命救急センターに紹介入院となった. なお, 最近2週間の外傷受傷歴は不明であった. 当院来院時, 意識清明, バイタルサイン安定, 発熱なし.
> 体幹に発汗著明. 開口障害あり, 開口は1cm程度しかできない状態であった. また, 嚥下困難, 項部硬直, 大腿筋の硬直・把握痛を認めた. 腹部では, 腹直筋の硬直を認めた. しかし, 皮膚に明らかな外傷を確認できなかった.
> **血液検査**　末梢血全血球計算, 生化学検査, 動脈血ガス分析に異常なし.
> **入院後経過**　病歴から破傷風と診断した. 外来にて, 抗破傷風人免疫グロブリン(テタノブリン®)4,500単位静注, ベンジルペニシリン(PCG, ペニシリンGカリウム®)2,400万単位(400万単位×6)を1週間投与した. 全身の筋硬直と疼痛を伴っていたため, 鎮静・鎮痛薬を持続投与し, 人工呼吸管理を行った. 入院3日目に長期人工呼吸管理目的で気管切開術施行した. その後, 筋硬直が継続するので, ダントロレン, ジアゼパム(セルシン®)内服投与を行ったところ, 筋硬直が徐々に軽快した.
> また, 入院4日目に頻脈(心房細動), 血圧低下などの循環動態の変動があったが, カルシウム拮抗薬の投与で改善した. その後, 呼吸状態は徐々に安定し, 入院24日目に呼吸器から離脱した. そして, 入院26日目に, 嚥下訓練を中心としたリハビリテーション目的にて, 紹介病院に転院となった.

動物咬傷

● 原因微生物

咬んだ動物の口腔内常在菌が原因となる. 主に *Pasteurella* 属(パスツレラ)(特に *P. multocida*(ムルトシダ))であるが, 好気性菌と嫌気性菌の混合感染が多い. *Capnocytophaga canimorsus*(カプノサイトファガ カニモーサス) 感染はまれであるが, 免疫不全の患者に敗血症を起こし致命的になる.

● 疫学

- イヌ・ネコによる咬傷が多い[※5].
- 受傷直後に創処置のために救急外来を受診した場合には, 創の痛み程度で感染症状はない.
- 放置すると受傷から12時間ほど経過して感染症状が出現する.

● 症状

- 受傷しても細菌による汚染が軽度か, 受傷直後に適切な創処置をすれば, 感染による症状は発現しない.
- 発症は, 受傷後12時間〜24時間が多い. 受傷から数日して感染症状が発現

※5　ネコひっかき病(cat scratch disease)
Bartonella 属(バルトネラ)(主に *B. henselae*(ヘンセラエ)) による感染症である. 特に子ネコに引っ掻かれた創に発赤が生じ, 2週間ほどで創より中枢側に有痛性の局所リンパ節腫脹を認める. 局所の発赤は長いと数週間持続し, リンパ節の腫脹は数カ月〜数年も続くことがある. ときに発熱を認めるが, 基本的に全身症状は少ない. 小児不明熱の原因の1つである. ごくまれに肝臓, 脾臓, 眼, 中枢神経に感染することがある.

することもある．
- 咬傷部位に蜂窩織炎の症状（発赤，疼痛，腫脹，創からの排膿，局所リンパ節腫脹）を呈する．
- 創が深部軟部組織に達する場合，腱鞘炎，関節炎，骨髄炎を呈することがある．

診断
- 咬傷部位に蜂窩織炎の症状を呈するため，病歴と臨床症状から診断可能である．
- 創処置をする前に，咬傷部位の単純X線，CTや超音波検査にて異物の有無，骨折などの軟部組織損傷の有無を確認する．

治療
a. 局所の処置
- 開放創が大きければ，創洗浄・デブリードメントを十分行い，可能な限り縫合する．
- 牙の刺入による刺創のみの場合には，開口部が小さく，刺入した皮下創を洗浄するのは困難である．
- 刺創を洗浄しようとすると，細菌を皮下組織に広げる可能性があるため無理に行わない．
- 刺創は開放として，原則，縫合閉鎖しない．
- 受傷後，創感染を起こしてから受診した場合には，創部の排膿ドレナージをする．

b. 抗菌薬投与
- 受傷直後に受診した場合には，予防的にアモキシシリン・クラブラン酸（AMPC / CVA，オーグメンチン®）を経口投与する．
- 受傷から12時間以上経過して，蜂窩織炎の症状が発現してから受診した場合には，まずアンピシリン・スルバクタム（ABPC / SBT，ユナシン®）を経静脈的に投与する．その後は経口投与を処方する．
- 深部軟部組織感染症などの重症感染症の場合には，抗菌薬の経静脈的投与を継続する．

c. 破傷風の予防
「破傷風」（148p.）を参照のこと．

理解すべき原則 　混合感染は多様な病態を呈する

壊死性筋膜炎とガス壊疽は病態がオーバーラップしており，両方の病態を合併している場合もある（症例1参照）．

問題 28

外傷による開放創からの重篤な感染を予防するには，受傷直後の適切な（　　　　　）が最も重要である．

▷解答は310p.

[荻野隆光]

C-13 消化管感染(食道・胃)

感染性食道炎

- 食道炎の原因は，逆流性，感染性，薬剤性，その他に分類される．
- 通常，食道は物理的な刺激に対して強い重層扁平上皮で覆われ，その表面はさらにリゾチームや分泌型IgA抗体を多く含む唾液で保護されている．
- 健常者に食道感染症が起こることはまれであり，食道感染症は主に生体防御機能が障害された患者に起こる．いわゆる日和見感染[※1]である．
- 主な原因微生物には，真菌(*Candida albicans*（カンジダ アルビカンス）など)，ウイルス〔単純ヘルペスウイルス(helpes simplex virus：HSV)，サイトメガロウイルス(cytomegalovirus：CMV)など〕，細菌(結核菌など)がある．

カンジダ食道炎

● 原因微生物

食道モニリア症ともよばれる．*C. albicans*によるカンジダ症である．

● 症状・疫学

- 嚥下痛，嚥下困難などの症状がみられることもあるが，無症状のことも多い．
- カンジダ症の要因には，医原性や基礎疾患を有する患者の免疫能低下がある[※2]．

● 診断

内視鏡検査では，食道全体，特に中部食道に顕著に認められる綿花状白斑が特徴である(図1)．この白斑を生検し，病理学的に真菌菌糸が証明されれば確定診断[※3]が得られる(図2)．

● 治療

治療が必要な場合は，主に抗真菌薬(アムホテリシンB)の経口投与が行われる．

※1 **日和見感染**
免疫不全状態，副腎皮質ステロイド服用者，免疫抑制薬服用者，悪性腫瘍，糖尿病，臓器移植，AIDS，栄養不良患者などが罹患する感染症をさす．

※2 **カンジダ症発症の要因**

医原性，基礎疾患を有する患者の免疫能の低下
広域抗菌薬の長期の使用
異物の存在 　尿カテーテル 　静注カニューレ 　人工弁
外科的手技(腹部手術)
粘膜の損傷
免疫能の低下 　好中球機能異常と好中球減少 　Tリンパ球機能異常
糖尿病

※3 **真菌感染症の診断**
症状や身体所見，患者の特徴(輸入感染の可能性，抗菌薬の長期投与，異物の存在，免疫能の低下など)から真菌感染症を疑い，臓器あるいは体液から真菌の培養を行い，病理組織学的に真菌の証明をする．

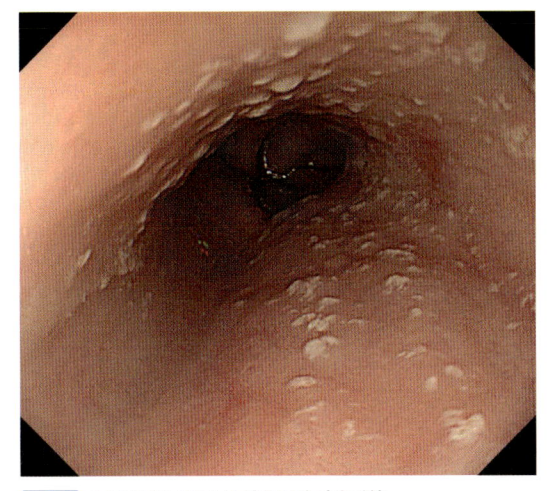

図1 上部消化管内視鏡写真(食道)
47歳女性．食道に綿花状白斑をびまん性に認める．基礎疾患に腸閉塞および肺気腫がある．

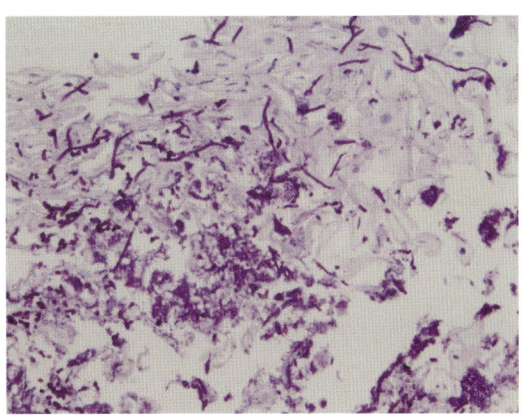

図2 生体標本写真(食道，PAS染色)
真菌菌糸を多数認める．

ウイルス性食道炎

● 原因微生物・症状・疫学
- 消化管のヘルペス感染症はまれである．HSVやCMVによる感染では食道の粘膜に水疱を形成し，強い嚥下痛をきたす．
- ヘルペス食道炎は，がんの末期，悪性リンパ腫，AIDSなどの免疫不全状態で発症し，食道炎，食道潰瘍がみられる．
- 臨床症状には嚥下痛，嚥下困難があるが，特徴的な症状はない．

● 診断
- 診断は，内視鏡検査で水疱形成，水疱が破れて形成された小潰瘍を認める．
- 生検では核内封入体を含む多核細胞がみられ，免疫抗体染色法では陽性反応を示す．

● 治療

ウイルス性食道炎の治療には抗ウイルス薬（抗ヘルペス薬）のアシクロビルが有効である．

Helicobactor pylori（*H. pylori*）感染症
（ヘリコバクター ピロリ）

● 原因微生物
- *H.pylori* は，らせん状のグラム陰性桿菌であり，微好気性で強いウレアーゼ活性[※4]を有し，胃粘膜に生息している[※5]．
- 長さは4 μm（4/1,000 mm）で，2〜3回ゆるやかに右巻きにねじれている．片側（両側の場合もある）に4〜8本の鞭毛がある．

● 疫学
- 我が国での感染率は60歳以降では約60％と高いが，若年層での感染率は低い．我が国の社会・環境衛生が徐々に改善されたことにより，近年では感染率が減少傾向にある[※6]．
- *H.pylori* は胃潰瘍・十二指腸潰瘍，胃がんなどの原因である．

● 診断
- 侵襲的方法：内視鏡を用いるものとして，組織診断法（鏡検法）（図3），迅速ウレアーゼ試験，培養法などがある．
- 非侵襲的方法：内視鏡を用いないものとして，尿素呼気試験，血清IgG抗体測定法，尿中抗体，便中抗原がある．

● 関連疾患

萎縮性胃炎，胃潰瘍，十二指腸潰瘍，胃がん，胃腺腫，低悪性度胃MALT（mucosa-associated lymphoid tissue）リンパ腫，胃過形成性ポリープ，特発性血小板減少性紫斑病などがある．

● 除菌療法
- 一次治療にはプロトンポンプ阻害薬（PPI）にクラリスロマイシン（CAM）とアモキシシリン（AMPC）を併用する．除菌率は約80％である．
- 近年，CAMの耐性菌が増加したため，二次治療にはPPIにメトロニダゾー

※4 ウレアーゼ活性
胃の酸度はpH 1〜2であるが，*H. pylori* が活動するのに最適なpHは6〜7で，pH 4以下では生息できない．しかし，*H. pylori* はウレアーゼ活性という酵素作用によって胃の中の尿素からアルカリ性であるアンモニアを作り出すことができ，このアンモニアが胃酸を中和する．このようにして *H. pylori* は自分の周りに中性に近い環境を自ら作り出すことができるので，強酸性の胃の中でも生息できるのである．

※5 *H. pylori*
オーストラリアの病理医Warrenと内科医のMarshallにより，1982年に培養に成功した細菌である[1]．この2名は2005年にノーベル医学生理学賞を受賞した．

※6 感染経路
ロ−ロ感染（歯垢や唾液から *H.pylori* を検出），糞−ロ感染（糞便から *H.pylori* を検出），飲料水からの感染（海外で水道水から *H.pylori* が検出されたこともある），動物を媒体とした感染（ハエ・ネコなど），内視鏡を媒体とした感染（近年はまれ）がある．

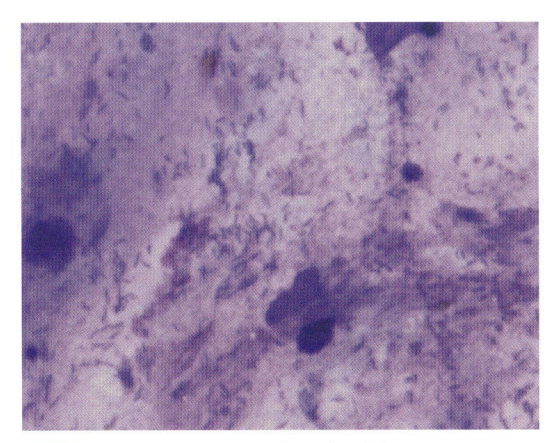

図3 胃粘液染色写真（ギムザ染色）
胃粘膜中にH. pyloriを多数認める．

ルとAMPCを併用する．
- 現在の保険適応疾患は胃潰瘍，十二指腸潰瘍，早期胃がんの内視鏡治療後，低悪性度胃MALTリンパ腫，特発性血小板減少性紫斑病である．

胃アニサキス症

原因微生物
- アニサキス症とは線虫（*Anisakis simplex*（アニサキス シンプレックス））などの第三期幼虫（虫体）を経口摂取することにより，虫体が消化管に刺入・穿通する疾患である．確定診断は内視鏡検査にて胃壁に刺入している虫体を確認する．
- 最終宿主のイルカやクジラなどから排出されたアニサキスの卵は海水で孵化し，その幼虫は第一中間宿主の寄生されたオキアミを介して第二中間宿主のタラ，イカ，サバの消化管に入り込み，ヒトがこれらの魚介類を生で食べることにより感染する．

疫学
我が国でのアニサキス症の発生は諸外国に比べて非常に多く，1年間に2,000～3,000例にのぼるとみられる．

症状
- 原因となる食物の摂取後2～8時間で発症するものが多く，急激な上腹部痛や悪心・嘔吐などの症状がみられる．腹痛は，幼虫の胃粘膜への刺入による機械的刺激よりも，むしろアレルギー症状によると考えられている．
- まれにアナフィラキシーショック症状（急激な呼吸困難や血圧低下など，生死に関わる全身的な症状）に陥ることもある．
- 腸アニサキス症では原因となる食物の摂取から数時間～数日後に臍部を中心に差し込むような疼痛が出現し，悪心・嘔吐を伴う．まれに消化管を穿通することがある．

診断
- 生の青魚（イワシ，サバ，アジなど）やイカを食べた後に上腹部痛を認めた場

合には，まず本症を疑う．
◆胃内視鏡検査で虫体を確認する．

● 治療
◆胃内視鏡検査で虫体が確認されたときは，その場で生検鉗子を用いて摘出する．虫体は1体だけとは限らないので，詳細な観察が必要となる．
◆予後は良好である．

● 予防
アニサキス幼虫は熱処理（60℃で1分以上）のみならず，冷凍処理でそのほとんどが不活性化される．

症例　69歳女性　胃アニサキス症

主訴　上腹部痛

現病歴　夕食摂取の3時間後に突然の上腹部痛と悪心・嘔吐を認めたため，来院した．夕食にイカの刺身を食べていた．

臨床所見　体温36.2℃，血圧128/80 mmHg，心肺に異常所見なし．上腹部に圧痛を認めたが，筋性防御は認めなかった．

検査所見　血液検査は異常を認めなかった．上部消化管内視鏡検査では，胃粘膜にアニサキスの虫体が確認された（図4）．生検鉗子を用いて虫体を摘出した．

その後の経過　上腹部痛はその後消失し，経過は良好となった．

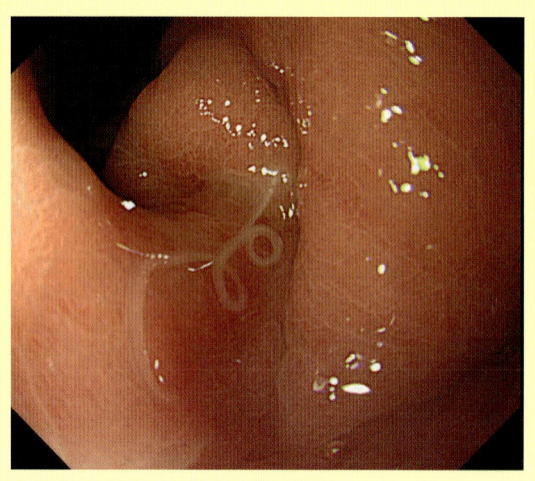

図4 上部消化器内視鏡写真（胃）

サイトメガロウイルス（CMV）胃炎

● 原因微生物
CMVはヘルペス科のウイルスで，世界中に広く浸透している．

● 概念
◆健常者にも不顕性感染として発症するが，問題となるのは胎児・新生児期の感染，臓器移植，輸血などによる医原性感染，免疫不全状態による日和見感

染である．
◆後天性 CMV 感染症の 1 つに消化管炎（食道炎，胃炎，大腸炎）がある．

● **病理**

生検では核内封入体，抗 CMV 抗体陽性細胞を認める．

● **内視鏡所見**

好発部位は胃前庭部から胃角部である．びらんや潰瘍（不整形の地図状および打ち抜き状の潰瘍）が多発する．

● **治療**

基本的には CMV 感染症に対する治療を行う．抗ヘルペス薬のガンシクロビルが有効である．

理解すべき原則 　感染性食道炎は原則，日和見感染である

　感染性食道炎の原因となる病原体は真菌（*C. albicans* など），ウイルス〔単純ヘルペス（HSV），サイトメガロウイルス（CMV）など〕，細菌（結核菌など）であり，免疫不全状態，副腎皮質ステロイド服用者，免疫抑制薬服用者，悪性腫瘍，臓器移植，AIDS などの患者が罹患することが多い．

問題 29

▷解答は 310p.

H. pylori について正しいのはどれか．
1. ウイルスである．
2. 若年者では感染率が高い．
3. ウレアーゼ活性を有する．
4. 胃がんとの関連性は低い．
5. 除菌療法にはプロトンポンプ阻害薬（PPI）の単独療法が有効である．

📖 **文献**

1) Marshall BJ, et al. *Lancet* 1984; **1**: 1311-1315

［鎌田智有］

C-14 消化管感染（下部消化管）

- 感染症法において指定されている感染性腸炎をきたす疾患は，三類感染症ではコレラ，細菌性赤痢，腸管出血性大腸菌感染症，腸チフス，パラチフス，五類感染症（全数把握対象）ではアメーバ赤痢，ジアルジア症（ランブル鞭毛虫症），クリプトスポリジウム症があげられる．
- 三類感染症は診断後直ちに届出が必要であり，五類感染症（全数把握対象）は診断後7日以内に届出となっている．
- 感染症法に基づいた近年の消化管感染症の届出数を表[1)]に示す．届出件数で多い感染症は腸管出血性大腸菌感染症とアメーバ赤痢であり，ともに増加傾向にある．
- 一方，食中毒は原因微生物による感染症以外にも，化学物質や自然毒を原因として発生する食品や水由来の様々な疾患をさしており，食中毒もしくはその疑いのある患者を診断し，またはその死体を検案した医師は，食品衛生法に基づいて直ちに届け出なければならない．2010年における食中毒発生状況をみると，食中毒の事件数はノロウイルスが最多であり，*Campylobacter jejuni / coli*（ジェジュニ／コリ），非チフス性 *Salmonella*（サルモネラ）属が順次続く．さらにノロウイルスは1件あたりの患者数も多く，集団発生することがうかがえる（図1）[2)]．

表　感染症法の消化管感染症 （症例数）

	三類感染症					五類感染症（全数把握）		
	コレラ	細菌性赤痢	腸管出血性大腸菌感染症（ベロ毒素産生）	腸チフス	パラチフス	アメーバ赤痢	クリプトスポリジウム症	ジアルジア症
1999年	39	620	3,117	72	30	276	4	42
2000年	58	843	3,648	86	20	378	3	98
2001年	50	844	4,435	65	22	429	11	137
2002年	51	699	3,183	62	35	465	109	113
2003年	24	473	2,999	63	44	520	8	103
2004年	86	604	3,764	71	91	610	92	94
2005年	56	553	3,589	50	20	698	12	86
2006年	45	490	3,922	72	26	752	18	86
2007年	13	452	4,617	47	22	801	6	53
2008年	45	320	4,321	57	27	871	10	73
2009年	16	178	3,809	29	26	759	17	73
2010年	11	232	4,102	31	21	821	16	80

（国立感染症研究所感染情報センター．IDWR（感染症発生動向調査 週報）．[http://idsc.nih.go.jp/idwr/pdf-j.html] より改変）

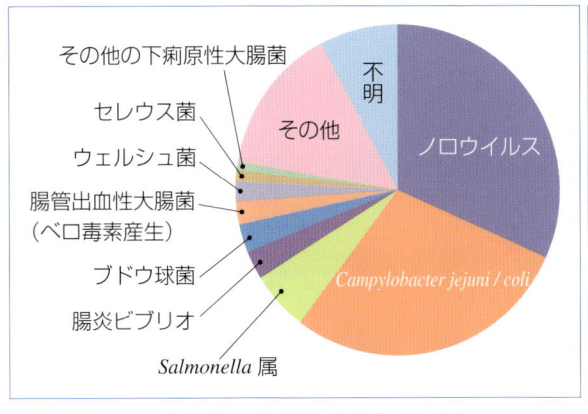

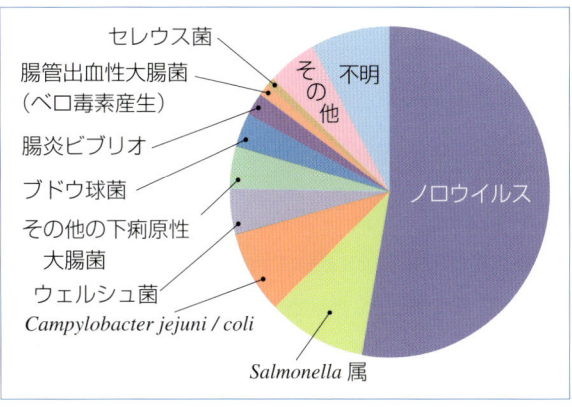

| A 食中毒原因別発生件数(1,259件) | B 食中毒原因別患者数(26,072人) |

図1 2010年 食中毒発生状況
(厚生労働省.食中毒統計資料-平成22年(2010年)食中毒発生状況.〔http://www.mhlw.go.jp/topics/syokuchu/04.html〕)

三類感染症

コレラ

● 原因微生物
- グラム陰性桿菌の*Vibrio*(ビブリオ)属である*V. cholerae*(コレラ)が原因菌である.
- 200種以上の血清型のうち,コレラ毒素を産生するO1(アジア型)とO139がヒトに対してコレラを発症させる.
- 感染経路は汚染された水,魚,貝類などからの経口感染である[※1].
- 下部小腸に達し定着した菌体がコレラ毒素を産生する.

● 症状
- 潜伏期間は1〜3日(1日が多い)である.
- コレラ毒素により腸管から大量の水分が引き出され1日に5〜10Lの白濁水様下痢(米とぎ汁様便:rice-water stool)をきたす.
- 高度の脱水によりコレラ顔貌(眼球陥没,鼻梁突出),皮膚乾燥による洗濯婦の手(washer woman's hand),疼痛性筋けいれんがみられる.
- ただし,血便や発熱は通常みられない.

● 診断
下痢便からの菌分離培養(TCBS寒天培地)によってなされる.

● 治療
- 脱水の改善,電解質補正が治療の主体となる.
- 下痢期間の短縮のために抗菌薬〔ニューキノロン系薬,テトラサイクリン(TC)〕が使用されることもある.

細菌性赤痢

● 原因微生物
- 志賀により発見されたグラム陰性桿菌で,A亜群(*Shigella dysenteriae*(シゲラ ディセンテリアエ):志賀

※1 コレラの感染力
感染に必要な細菌数は$10^{8 \sim 10}$個以上であるが,胃切除や制酸薬内服による低酸状態では少ない細菌数でも感染が成立する.

赤痢菌），B 亜群（*S. flexneri*　フレクスネリ），C 亜群（*S. boydii*　ボイディイ），D 亜群（*S. sonnei*　ソンネイ）に分類され，近年は D 群が多くみられる．
- 感染経路は汚染された水，食品などによる経口感染で潜伏期間は 1 ～ 5 日である[※2]．

● 症状
- 発熱，腹痛，下痢，しばしばテネスムスを伴う膿性粘血便を呈する．
- ほとんどが 1 週間ほどで軽快するが，志賀毒素を産生する志賀赤痢菌では，溶血性尿毒症症候群（hemolytic uremic syndrome：HUS）を合併することがある．

● 診断
下痢便からの菌分離培養によってなされる．

● 治療
- ニューキノロン系薬，ホスホマイシン（FOM）を使用する．
- 多剤耐性菌が増加している．

腸管出血性大腸菌感染症

● 原因微生物
- グラム陰性桿菌の腸管出血性大腸菌（enterohemorrhagic *Escherichia coli*　エシェリキア コリ：EHEC）による腸管感染症で，大部分が血清型 O157，次いで O26，O111 が多い．
- 感染経路はウシなどの肉，臓器の生食，感染動物の糞便により汚染された水の摂取による．
- 数個の菌体の摂取でも腸管内で増殖しベロ毒素（vero toxin：VT）1[※3]と，VT1 と抗原性は異なるが作用が類似している VT2 を産生（VT2 がより毒性が強い）し，腸管上皮を傷害し出血性大腸炎をきたす．

● 症状
- 2 ～ 8 日と比較的長い潜伏期間の後に疝痛性腹痛，下痢が出現し，その後，血性下痢をきたす．
- 発熱は 38℃を超えることは少なく軽度のことが多い．
- ほとんどの症例が自然治癒する傾向にあるが，時に重篤な合併症として血小板減少症，急性腎不全，溶血性貧血，脳症をきたす溶血性尿毒症症候群（HUS）[※4]がある．

● 診断
- 便培養検査で本菌を検出し VT の産生性を確認する．
- 培養検査は偽陰性となることもあり，血清 O157LPS 抗体を参考に診断することがある．
- 病変部位は大腸全域にわたり，非連続性に強い発赤，易出血性びらん，潰瘍がみられ，特に右側結腸における浮腫による著明な腸管壁の全周性肥厚（図 2）は本症に特徴的であり，画像検査は培養陰性例の診断に有用である．

● 治療
腸炎発症後早期に FOM またはニューキノロン系薬を 3 ～ 5 日間投与する[※5]．

※2　赤痢菌の感染力，感染地域
赤痢菌は胃酸や胆汁に抵抗性を示し，10 ～ 100 個程度の少数の菌でも発病する．開発途上国での感染例が約 70％を占める．

※3　VT1 と志賀毒素
VT1 は志賀赤痢菌が産生する志賀毒素と構造的に酷似する．

※4　EHEC 感染における HUS の発生頻度
HUS は EHEC 感染の 3 ～ 10％程度に発生し，小児，高齢者に多くみられる．HUS は腸炎発生後 7 ～ 10 日後に出現し，死亡率は 3 ～ 5％とされている．

※5　抗菌薬投与の是非
抗菌薬の投与が菌体からの VT 放出を促進させ，HUS を惹起する可能性が欧米で報告されている一方で，我が国では発症初期の抗菌薬投与が HUS 発症を抑制するとの報告もあり，未だ一定の見解は得られていない．

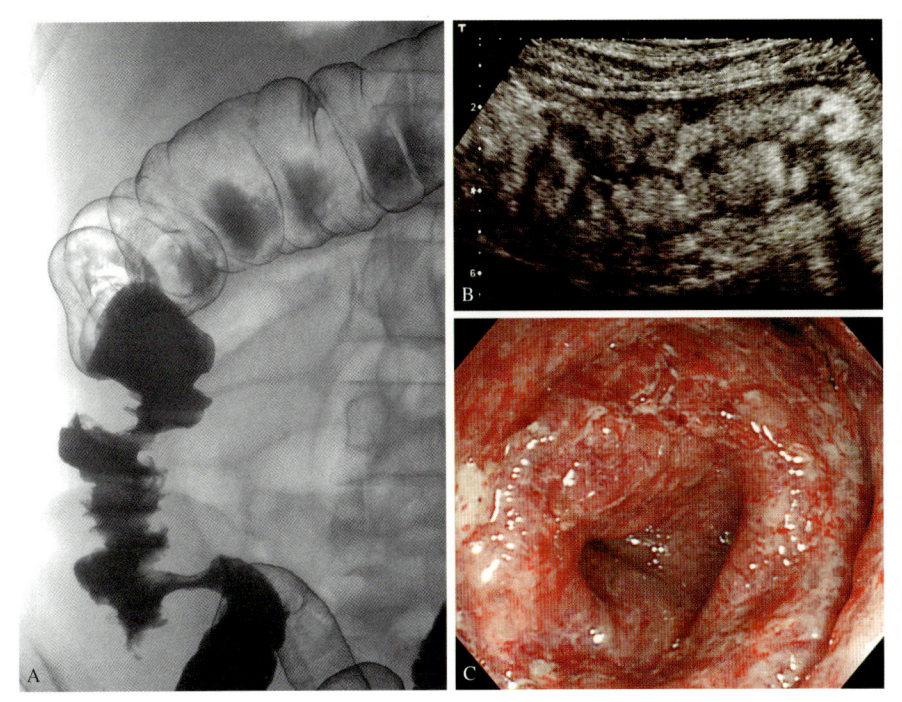

図2 腸管出血性大腸菌感染症の画像所見
A：注腸造影所見．上行結腸に著明な浮腫による伸展不良を認める．
B：対外式腹部超音波所見．上行結腸に腸管浮腫による著明な壁肥厚像が描出される．
C：大腸内視鏡所見．上行結腸の伸展不良を伴う強い浮腫，発赤，びらんを認める．

腸チフス，パラチフス

● 原因微生物

- 全身症状をきたすグラム陰性桿菌のチフス菌（*Salmonella* typhi ティフィ），とパラチフス A 菌（*S.* paratyphi A パラティフィ）による感染症である．
- 感染経路は汚染された水や食品などからの経口感染で，開発途上国（インドやネパールなど南アジアが多い）での感染例が 70～90% である．
- 小腸粘膜の粘膜下リンパ組織に侵入し，腸間膜リンパ節のマクロファージ細胞内に感染し，リンパ管を経て血中へ広がる．

● 症状

- 第一病週（急性期）：潜伏期間 7～14 日の後，段階的発熱，比較的徐脈，バラ発疹，肝脾腫が認められる．
- 第二病週（極期）：その後，腹痛や下痢，ときに便秘などの消化器症状をきたし，熱型は稽留熱となり，この時期にチフス様顔貌，意識障害がみられる．
- 第三病週（解熱期）：2 週経過すると熱型は弛張熱となり解熱傾向となるが，腸管出血（約 10%），腸穿孔（約 1%）を合併する．

● 診断

- 第一病週では血液培養，第二病週以降では便，胆汁[※6]の培養検査が有効である．

※6 慢性保菌者
一部の患者で胆嚢内に菌が残り慢性保菌者となり，二次感染をきたす．

C-14 消化管感染（下部消化管）

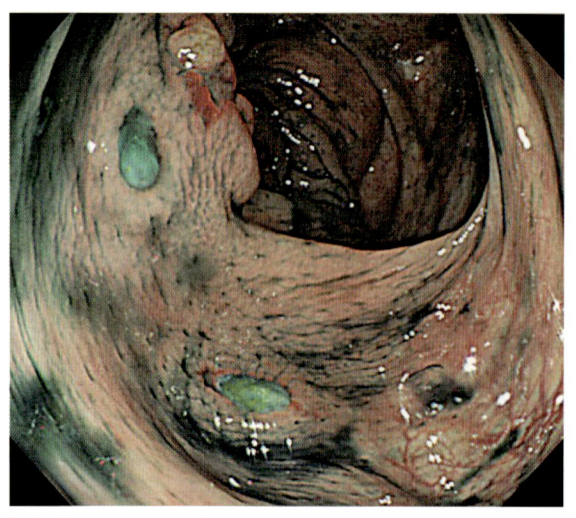

図3 腸チフスの大腸病変内視鏡像
上行結腸に類円形の多発潰瘍を認める．

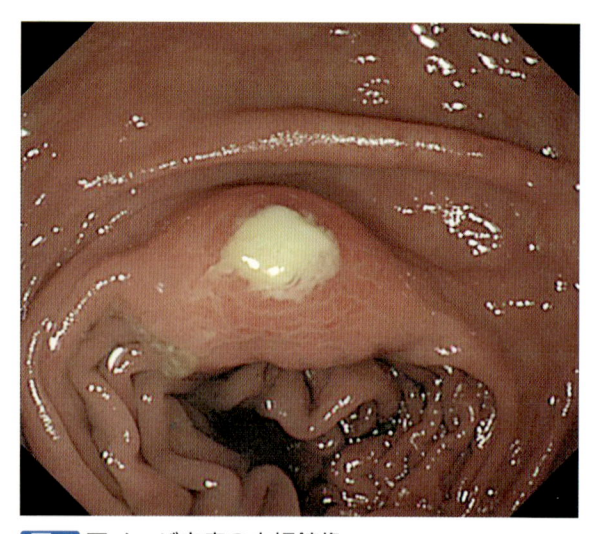

図4 アメーバ赤痢の内視鏡像
中央部の白苔と隆起周囲の紅暈を伴ったタコイボ様びらん，潰瘍が認められる．

- 腸病変は第一病週ではリンパ組織の過形成，第二病週はリンパ組織の壊死，痂皮形成となり，第三病週から内視鏡的に潰瘍が確認できる．潰瘍は終末回腸や右側結腸に好発し，円形あるいは類円形（図3）の下掘れ潰瘍が特徴的である．
- 組織学的には好酸性に富む細胞質を有する組織球（チフス細胞）が認められる．

● 治療
ニューキノロン系薬，第三世代セフェム系薬，クロラムフェニコール（CP）を使用する．

■ 五類感染症（全数把握対象）

アメーバ赤痢

● 原因微生物
- アメーバ原虫（*Entamoeba histolytica* エントアメーバ ヒストリティカ）の嚢子型の経口または経肛門的な感染で大腸に寄生し腸炎をきたす．
- 経口的に侵入した嚢子型は下部小腸で脱嚢し栄養型となり，特に盲腸で成熟し増殖する．

● 症状
- 下痢から次第に粘血便（苺ゼリー状）となり，テネスムス（しぶり腹）などをきたす．
- 軽快と再燃を繰り返しながら多くは慢性に経過する．
- 虫体が脈管に侵入すると大腸以外に肝臓，肺，脳に移行し膿瘍を形成することがある．

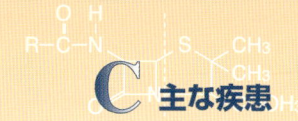

診断

- 便中，病変部組織中にアメーバ原虫の囊子型または栄養型虫体を検出する[※7]．
- 血清抗アメーバ原虫抗体は大腸炎症例では偽陰性がやや多い．
- 内視鏡では特徴的な汚い白苔，粘液を伴った不整な潰瘍や中央部の白苔と隆起周囲の紅暈を伴ったタコイボ様びらん，潰瘍(図4)が認められる．
- 組織生検で虫体が確認できることがある．

治療

第一選択はメトロニダゾールで，7～10日間内服する．

ジアルジア症

原因微生物

- ランブル鞭毛虫(*Giardia intestinalis* または *G. lamblia*)による消化管感染症である．
- 自然界に生息している囊子型(図5-A)の経口摂取により感染し，十二指腸～上部小腸で脱囊し栄養型となり粘膜障害をきたす．
- 栄養型は無性生殖で増殖し，4対8本の鞭毛を持つ涙滴状の特徴的な形態(図5-B)を呈する．
- 熱帯・亜熱帯地域に分布し，旅行者下痢症が多いが，国内感染もみられる．

症状

- 感染後，約1～3週で水様性下痢をきたし，約1カ月続くが予後は良好である．
- 胆道系に侵入し胆嚢炎や膵炎を合併することもある．
- 免疫不全患者では重症化や慢性持続感染をきたす．

[※7] 検体の取り扱い
採取した検体は37℃に保った状態で速やかに検査部へ提出する．

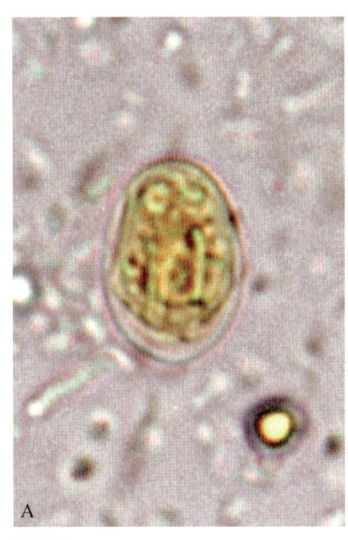

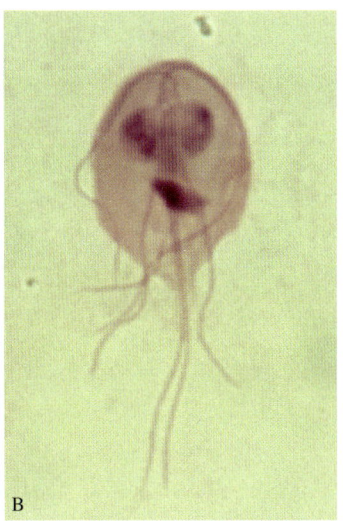

図5 ランブル鞭毛虫虫体
A：囊子型，B：栄養型．
(川崎医科大学微生物学教室　沖野哲也先生のご厚意による)

診断
便，上部消化管粘膜，胆汁からの原虫検出によってなされる．

治療
メトロニダゾールを 7 〜 10 日間内服する（保険適応外）．

クリプトスポリジウム症

原因微生物
- クリプトスポリジウム（*Cryptosporidium parvum* と *C. hominis*）のオーシスト（嚢胞体）の経口摂取による消化管感染症である．
- 開発途上国を中心に全世界に分布する[※8]．
- 塩素系消毒薬に耐性を有する．

症状
- 感染後，2 〜 14 日後に水様性下痢をきたし，約 2 週程度続くが予後は良好である．
- 免疫不全患者では重症化する．

診断
- 便中，小腸粘膜内のオーシストを検出する．
- 遠心沈殿法やショ糖浮遊法でオーシストを採取し蛍光抗体法，抗酸染色で同定する．

治療
- 対症療法を行う．
- 数分の煮沸でオーシストは死滅する．

※8 我が国での感染例
我が国でも汚染された水道水による集団感染が発生している．

食中毒（発生件数，患者数の多い原因微生物）

ノロウイルス（発生件数 1 位，患者数 1 位）

原因微生物
- カリシウイルス科に属するエンベロープを持たない直径 38 nm の一本鎖 RNA の小型球形ウイルスである．
- 感染経路としては，①自然界のノロウイルスが二枚貝（カキやシジミなど）の内蔵に蓄積され，それを生食や加熱不十分のまま摂食した場合，またウイルスに感染している食品扱い者によって汚染された食品を摂取することによる感染，②患者の吐物，糞便から拡散したウイルスが経口的に侵入する二次感染[※9]の 2 つがある．

症状
- 潜伏期間は 12 〜 48 時間である．
- 下痢，腹痛，嘔吐，発熱（37℃台）が 2 〜 3 日程度続き，自然治癒する．
- 初冬（11 〜 12 月）に多く発生するが，1 年を通してみられる．

診断
遺伝子検査（PCR 法），抗原検査（ELISA 法，イムノクロマト法）が診断に用

※9 症状回復後のウイルス排泄
感染者の便中には症状が回復した後でも数週間と長期にわたりウイルスの排泄が持続し，さらにウイルスはあらゆる環境で長期生存することが可能といわれており，二次感染を容易に引き起こす．

いられるが，保険適応はない．

● 治療
- 脱水の程度にあわせて対症療法を行う．
- 逆性石けん（塩化ベンザルコニウム），消毒用エタノールには抵抗性であるが，次亜塩素酸ナトリウムは有効と考えられている．

C. jejuni，*C. coli*（発生件数2位，患者数3位）

● 原因微生物
- グラム陰性のらせん状桿菌の *C. jejuni* と *C. coli* による腸管感染症である（*jejuni* が多い）．
- 細胞内に侵入し細胞傷害性を呈する株とコレラ毒に類似したエンテロトキシンを産生する株が存在する（感染型と感染・毒素型がある）．
- ニワトリ，ウシ，ブタ，ヒツジなどの家畜腸管内に常在しているため，感染経路には非加熱の肉や牛乳による食中毒，感染者糞便により汚染された水，食品からの感染がある．

● 症状
- 下痢，血便，腹痛，発熱がみられる．
- 少数の菌でも比較的長い潜伏期間（2～7日）を経て腸管内で増殖し発症する．
- 感染後，Guillain-Barré 症候群を合併することがある[※10]．

● 診断
- 新鮮下痢便の塗抹鏡検（グラム染色）でらせん状の桿菌を確認する．
- 便または腸管組織の細菌培養（Skirrow 培地）．
- 画像所見では，全大腸，終末回腸にびらん，浮腫がみられる（直腸，S状結腸＞深部大腸）．
- 回盲弁上の境界明瞭な潰瘍形成（図6）は特徴的である．

● 治療
- 1週間程度で自然治癒する場合が多く，軽症例では対症療法を行う．
- 重症例ではマクロライド系薬や FOM を使用する[※11]．

非チフス性 *Salmonella* 属（発生件数3位，患者数2位）

● 原因微生物
- グラム陰性桿菌で，*Salmonella enteritidis* が半数以上，次いで *S. typhimurium* が多い．
- 感染には食品内での菌の増殖（100万個以上の菌数）が必要である．
- ただし，高齢者，小児，免疫能低下状態では少数の菌でも発症し重症化する．
- 感染経路はニワトリ，ウシ，ブタなどの食肉類，鶏卵関連食品[※12]，乳製品が原因となるが，ペット（爬虫類など）やネズミなどからの二次感染もある．

● 症状
- 潜伏期間は8～48時間で，平均12時間である．
- 発熱（比較的高熱を呈する），腹痛，下痢，血便がみられる．

※10 **Guillain-Barré 症候群**
Guillain-Barré 症候群の約30％にカンピロバクターの先行感染が認められ，カンピロバクター腸炎患者の約0.1％に Guillain-Barré 症候群を合併する．

※11 **薬剤耐性化**
家畜が保菌している原因菌に対して投与された抗菌薬による耐性菌が増加している．特に *Campylobacter* 属にはニューキノロン系薬の耐性菌が多いため，耐性菌の少ないマクロライド系薬の投与が推奨されている．

※12 **鶏卵からの感染**
ニワトリは *S. enteritidis* を高率に保菌するため，卵殻表面に付着した菌汚染鶏糞からの感染，また卵殻を通過し卵内が汚染される場合（on egg 汚染）とニワトリの卵管，卵巣内で菌が増殖し，産卵時にすでに卵内が菌で汚染されている場合（in egg 汚染）がある．

C-14 消化管感染（下部消化管）

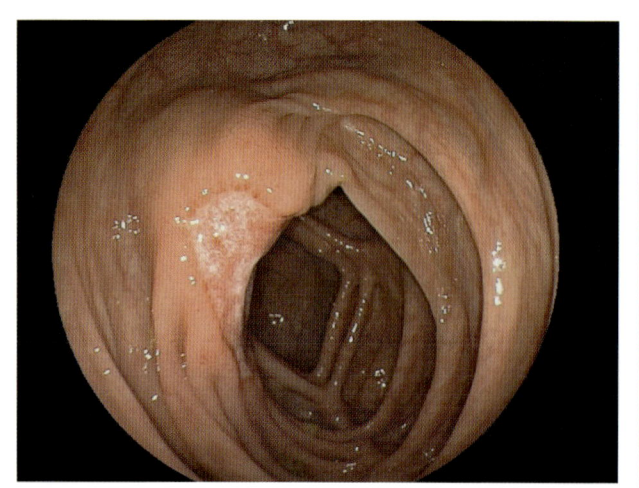

図6 カンピロバクター腸炎の大腸内視鏡像
回盲弁上に境界明瞭な潰瘍がみられる．

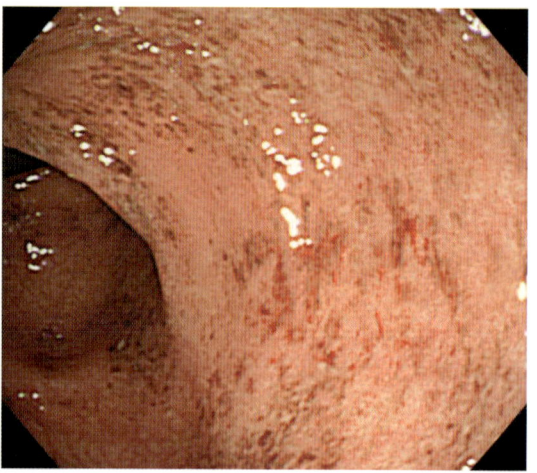

図7 非チフス性 *Salmonella* 属の大腸内視鏡像
著明な発赤と多発びらんが連続性にみられ潰瘍性大腸炎との鑑別が重要となる．

- 重症例では敗血症，髄膜炎をきたす場合がある．

● 診断
- 便，原因食品からの細菌培養（SSB 培地）によってなされる．
- 内視鏡所見は粘膜の浮腫・発赤・びらん，粗ぞう粘膜が観察され，病変は下部小腸から結腸に幅広くびまん性に分布し，潰瘍性大腸炎に類似することがあるため注意が必要である（図7）．

● 治療
- 軽症の場合は対症療法を行う．
- 中等症以上はニューキノロン系薬，FOM，アンピシリン（ABPC）を投与する．

📁 理解すべき原則　感染性腸炎の治療

- ウイルス性，細菌性にかかわらず，感染性腸炎の初期治療は下痢，嘔吐で生じた脱水と電解質異常を補正することである．止痢薬は原因微生物や毒素の排除を妨げ，下痢の期間を遅延させてしまうため初期治療に用いるべきではない．
- 抗菌薬の投与はすべての細菌性腸炎患者に必要とは限らず，健常者では自然治癒することが多い．
- 抗菌薬適応となる細菌性腸炎は，①38℃以上の発熱，②10 行/日以上の下痢，血便，③強い腹痛，嘔吐症状，④敗血症症例，などの重症例であるが，高齢者，小児への二次感染の危険性が高い場合，またチフス性疾患や海外感染例などもあげられる．

C 主な疾患

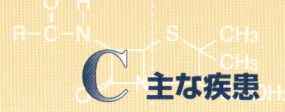

問題 30

腸管出血性大腸菌感染症について正しいのはどれか．

1. 二類感染症に指定されている．
2. コレラ毒素に類似したベロ毒素1を産生する．
3. 潜伏期は2～8日と比較的長い．
4. 溶血性尿毒症症候群（HUS）を高率に合併する．
5. 大腸病変は左側結腸に顕著にみられる．

▷解答は310p.

文献

1) 国立感染症研究所感染情報センター．IDWR（感染症発生動向調査 週報）．[http://idsc.nih.go.jp/idwr/pdf-j.html]
2) 厚生労働省．食中毒統計資料−平成22年（2010年）食中毒発生状況．[http://www.mhlw.go.jp/topics/syokuchu/04.html]

［垂水研一，春間 賢］

Column: 原因菌が同じでも，感染部位によって抗菌薬の選択，用法が異なる

研修医：感受性が同じである細菌が感染していれば，抗菌薬の使い方は同じですか？

指導医：原因菌が同じでも，感染部位によって抗菌薬の選択，用法が異なります．これは，抗菌薬の組織移行が異なるからです．

研修医：具体例で説明してもらえますか？

指導医：肺炎球菌，インフルエンザ菌は，ともに肺炎，中耳炎，細菌性髄膜炎の主要な原因菌です．それぞれ耐性菌の増加が注目されていますが，同じ耐性菌でも疾患によって推奨されている抗菌薬と用法が異なっています．

研修医：えっ，どういうことですか？

指導医：肺と中耳腔と髄腔では抗菌薬の組織移行が異なります．通常，肺の抗菌薬濃度は血液と同じですが，中耳腔では血中濃度の20～30％，髄腔では1～10％です．したがって，髄膜炎が最も耐性の影響を受けやすく，次に中耳炎です．肺炎ではあまり耐性のことを気にかけなくてもよいのです．

研修医：実際の抗菌薬の選択，用法はどのようになっていますか？

指導医：細菌性髄膜炎では，耐性菌に対して最も抗菌力のある注射用抗菌薬を最高用量で治療します．抗菌薬の自由選択余地はほとんどありません．中耳炎では，耐性菌に対して抗菌力のある経口抗菌薬を高用量で使用します．抗菌薬選択の余地が少しあります．肺炎では，耐性菌に対して比較的抗菌力のある経口あるいは注射用抗菌薬を常用量で使用します．かなり抗菌薬選択の余地があります．詳細は，それぞれの診療ガイドラインを参照してください．

（尾内一信）

C-15 骨と関節の感染

骨髄炎

化膿性骨髄炎

急に症状が現れる急性骨髄炎と慢性骨髄炎[※1]がある．

● **原因微生物**

原因菌は黄色ブドウ球菌（*Staphylococcus aureus*）が最も多い．

● **疫学**

- 先駆する上気道感染により血行性に感染することが多いが，感染した創からの直接的な波及によって起こることもある．
- 成長期における長管骨骨幹端部の血管系の解剖学的特異性があるため，成人より小児に起こることが多い．

● **症状**

- 症状は発熱と局所の疼痛・熱感・発赤・腫脹である．
- 上気道感染の既往や皮膚症状が先行する場合があるので既往に注意する．
- Brodie 症候群 I（Brodie 膿瘍）や Garré 硬化性骨髄炎などの特殊な慢性化膿性骨髄炎のタイプもある．このタイプは炎症症状に乏しいため無症状で偶然発見されることもある．

● **診断**

- 早期診断には MRI が有用である（図 1-A，B）．X 線では発症時には変化を認めないが，発症後 1 週間を経過すると骨幹端部の骨破壊像や骨膜反応がみられる（図 1-C，D）．
- ^{99m}Tc を用いた骨シンチグラフィも早期に集積がみられ，診断に有用である．

※1 **慢性骨髄炎**
腐骨（感染した壊死骨）の残存したもの．

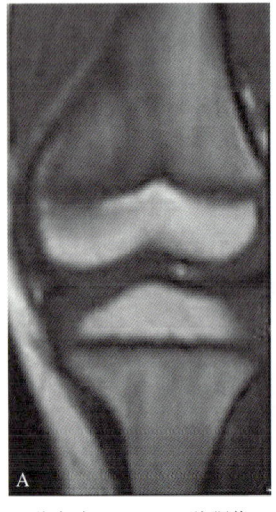

A	B	C	D
発症時の MRI T1 強調像	発症時の MRI T2 強調像	発症時の X 線写真	発症後 1 週の X 線写真

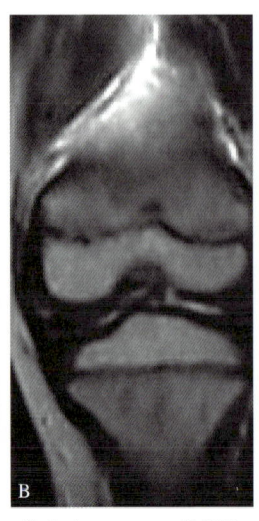

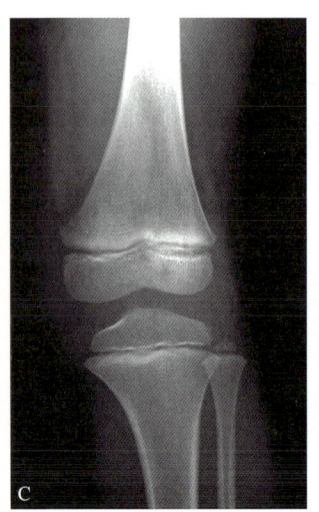

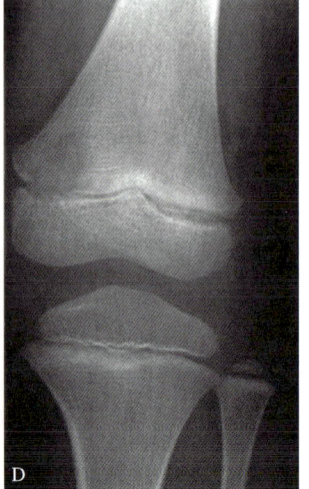

図1 化膿性骨髄炎の画像所見

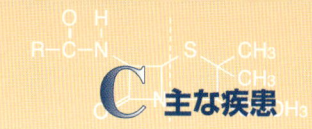

- 血液検査では白血球増多，CRP や赤沈の上昇がみられる．
- 原因菌同定のため血液培養が重要になる．

● 治療

- 治療は局所安静と抗菌薬の投与である．菌の同定が不可能なことも多いため広域スペクトルの抗菌薬を選択し，CRP や赤沈が正常化するまで静脈投与を行う．正常化した後も抗菌薬を経口投与に変更して，約 1 カ月間投与する．
- 保存的治療が無効な患者には，外科的治療を考慮する．

化膿性脊椎炎

● 原因微生物

原因菌は黄色ブドウ球菌が多いが，原因菌の検出率は約 40％[1]である．

● 疫学

高齢者や糖尿病患者，人工透析患者，悪性腫瘍患者といった易感染性宿主に発症しやすい．我が国では高齢化が進んでいるため，増加している．

● 症状

症状は発熱と背部の疼痛である．疼痛は安静時にもあり，体動時に増強する．

● 診断

- 早期診断には MRI が有用である（図 2）．X 線では，発症後 2〜3 週間を経過すると椎間板腔の狭小化や椎体縁の骨破壊像がみられる．
- 血液検査では白血球増多，CRP や赤沈の上昇がみられる．
- 原因菌同定のため血液培養や CT ガイド下の針生検が重要になってくる．

● 治療

- 治療は，体幹ギプスやコルセットによる局所安静と抗菌薬の投与である．
- 保存的治療が無効な患者や骨破壊が著明な患者，神経障害を有する患者など

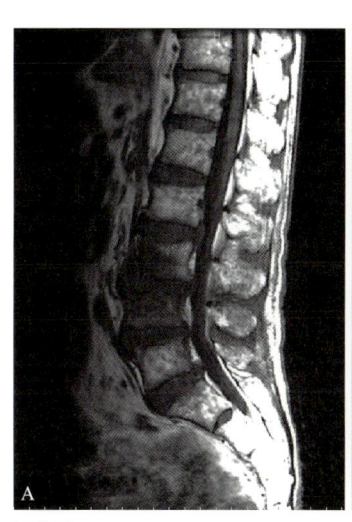

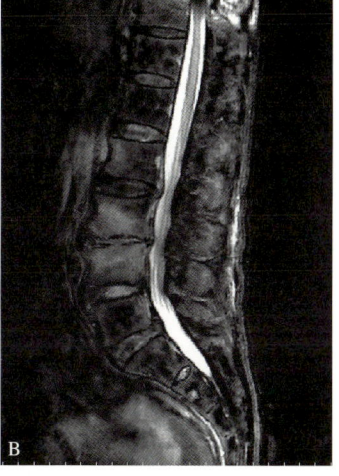

図2 化膿性脊椎炎の画像所見

MRI では，椎体が T1 強調像で低信号（A），T2 強調像で高信号（B）を呈する．

では外科的治療を考慮する．

感染性関節炎

化膿性関節炎

● 原因微生物
原因菌は黄色ブドウ球菌が多く，上気道感染や尿路感染により血行性に感染することが多いが，関節穿刺によって医原性に起こることがある．

● 疫学
- 股関節[※2]や膝関節に多くみられ，肩関節，肘関節，足関節にも起こる．
- 長期のステロイド薬使用や易感染性宿主に発症しやすい．

● 症状
症状は発熱や局所の熱感・発赤・腫脹（図 3-A），および関節液の貯留による疼痛である．

[※2] 乳児化膿性股関節炎
発熱があり，オムツ交換時に泣いたり脚を動かさないといった症状がみられる時は，乳児化膿性股関節炎を考える．治療は早期の抗菌薬投与と切開排膿が必要になる．

症例　　　　　　1歳11カ月女児　化膿性関節炎

主訴　右股関節痛，不機嫌

現病歴　8日前から鼻汁と咳があり，2日前から38℃台の発熱を認めた．近医小児科で抗菌薬の内服を開始したが，発熱が持続するため当院に紹介となった．

臨床所見　右股関節の腫脹と発赤を認め（図 3-A），右股関節を動かすと不機嫌になり泣き出した．

検査所見　血液検査では白血球数 14,760（好中球 80.5%），CRP 9.27 mg/dL，と高値であった．

その後の経過　右股関節関節穿刺を行い，黄白色の混濁した関節液が排出された（図 3-B, C）．培養を行い，結果は陰性であったが，先駆する感冒症状と右股関節の仮性麻痺症状と血液検査から右化膿性股関節炎と診断し，関節切開洗浄手術を行った．術直後からCRPが陰性化するまでカルバペネム系薬の点滴静注を行い，軽快した．

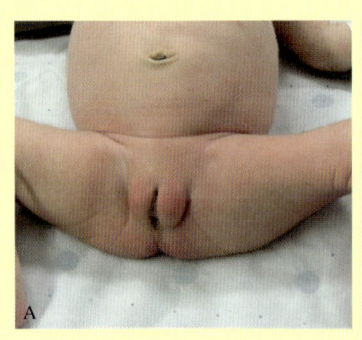

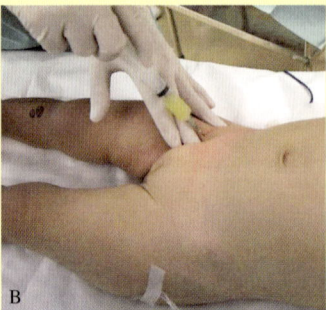

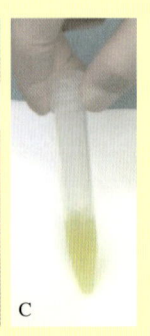

図3 化膿性関節炎
右股関節の熱感，発赤，腫脹を認め（A），右股関節穿刺（B）により膿状の関節液（C）を吸引した．

● 診断
- 診断には関節穿刺(図 3-B)を行い，原因菌の同定も行う．関節液は膿状で白血球数が 10,000 /mL 以上になり，原因菌の糖の消化により関節液の糖濃度は低くなる(図 3-C)．
- MRI では関節液の液体貯留がみられる．X 線では，健側と比較すると，関節包や関節裂隙の拡大と軟部組織の腫脹がみられる．また，進行とともに骨融解像がみられる．
- 血液検査では白血球増多，CRP や赤沈の上昇がみられる．

● 治療
- 治療は，関節破壊を防ぐために，関節鏡下の関節洗浄や関節切開術が必要になってくる．術後は持続洗浄を行うこともある．
- 広域の抗菌薬を選択し，CRP や赤沈が正常化するまで静脈投与を行う．

骨・関節結核

● 疫学
骨・関節結核の割合は全結核患者のおよそ 1～3% とされ，そのうち結核性脊椎炎(脊椎カリエス)が約 50% を占める[2]．

● 症状
- 全身症状は倦怠感や微熱程度で乏しく，局所症状として背部痛や関節の腫脹がみられる．
- 結核性脊椎炎の好発部位は下位胸椎から上位腰椎で，進行すれば Pott(ポット) の三徴候[※3] を認める．

● 診断
結核症の既往を確認し，ツベルクリン反応や喀痰検査(培養，PCR 法)，また近年では BCG の影響を受けないクォンティフェロン(QFT)® で診断を確定する．

● 治療
治療は，局所安静と肺結核に準じた治療となり，結核性脊椎炎で神経障害を有する患者や保存的治療が無効な患者では外科的治療を考慮する．

※3 Pott の三徴候
①亀背(後弯変形，gibbus)
②冷膿瘍(cold abscess)
③脊髄麻痺(Pott 麻痺)

> **理解すべき原則** X 線で骨に異常が出る前に早期診断・治療を行う
>
> 骨・関節の感染を疑った場合，X 線では初期に鑑別できないことが多いので，MRI を行うべきである．原因菌は黄色ブドウ球菌が最も多い．骨の感染では保存的治療がまず行われるが，関節の感染は関節の破壊を防ぐために早期の切開排膿も考えなければならない．

C-15 骨と関節の感染

問題 31

▷解答は310p.

化膿性関節炎の初期診断で**有用でない**のはどれか．
1. X線　2. MRI　3. 骨シンチグラフィ　4. 血液検査　5. 関節穿刺

文献

1) 加藤文彦, 他. *Orthopaedics* 2006; **19**: 9-15
2) 原田祐子, 他. 関節外科　2010; **29**: 43-48

［梅原憲史］

耐性菌は抗菌薬を使えば増える？　Column

研修医：最近は抗菌薬耐性菌が多く，抗菌薬を適正に使いましょうと言われますが，耐性化は抗菌薬の使用とどう関係するのですか？

指導医：確かに抗菌薬を使えば使うほど耐性菌が増加するのは事実です．しかし，耐性菌ができる，そして拡大する過程は必ずしも抗菌薬の使用と関係ない部分もあります．

研修医：それはどういうことでしょうか？

指導医：耐性菌は自然発生的に，突然変異として常に出現しているものです．これはもともと，細菌などの染色体の中に耐性に関わる遺伝子が存在しており，それが目覚めて耐性となるわけですが，その頻度は低く，また放置すれば耐性でない大多数の菌の増殖に負けて消失します．しかし，ここに抗菌薬を使えば，耐性菌のみが生き残り，やがて耐性菌による感染症が生じるであろうことは理解できますね．

研修医：はい，理解できます．抗菌薬による選択圧とよばれるものと聞いたこともあります．

指導医：その通りです．したがって，抗菌薬を使えばこの選択圧もかかるし，突然変異の確率も高くなります．このようなタイプの耐性菌には，抗菌薬の使用をできる限り抑制することが耐性化発現あるいはその拡大防止に有用となります．他方，最近では多剤耐性菌などとよばれる細菌がよく話題になりますが，この耐性機序の中でもいくつかのものは，本来は細菌が染色体上に持っていないけれど，他の菌からプラスミドとよばれる担体に乗って伝搬してきます．

研修医：耐性の遺伝子が他の菌からうつされるということですか？

指導医：その通りです．これは抗菌薬の使用を控えても避けることはできません．無論，抗菌薬のむやみな使用はやはり選択圧となり，耐性菌の増加のもととなりますから慎まなければなりませんが，それだけでは不十分ということになります．したがって，院内感染などで話題になる耐性菌は，その最初の株を確実に見つけて，院内で広がらないように感染防止対策を徹底することが重要です．

研修医：そのために院内感染防止委員会などで，しきりに耐性菌サーベイランスを行っているのですね．

（二木芳人）

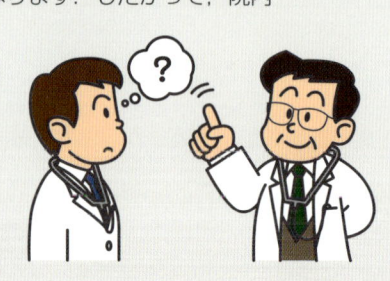

C-16 性感染症と生殖器感染（女性）

女性の特徴

- 女性の腹腔内は図1に示すように腟・子宮・卵管を介して腹腔および体外と交通しており，感染を起こしやすい環境にある．
- 腟内に侵入した性感染症（sexually transmitted disease：STD）の原因微生物の一部は上行性に波及し，子宮頸管炎，子宮内膜炎，卵管炎，骨盤腹膜炎へと進展する．
- 女性の性感染症は，本人のみならず不妊や流産・早産，母子感染を引き起こし，次世代にわたる影響を及ぼす（表）．妊娠中は特に胎児への影響を考慮し，治療に使用可能な抗菌薬[※1]についても注意を要する．

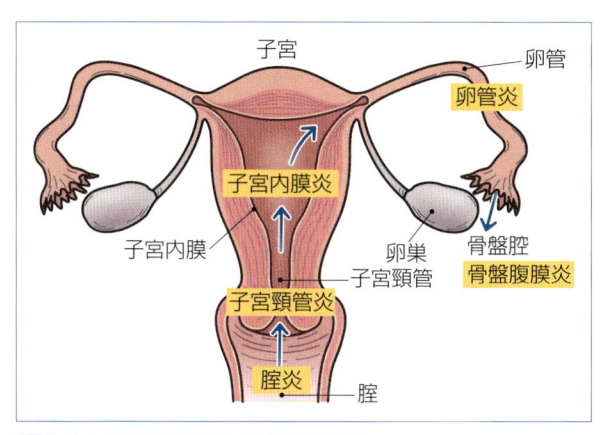

図1 女性性器感染症の進展経路
女性は腹腔と体外との交通がある．

表 女性の性感染症のまとめ

感染症の種類	児への主な感染経路	児の疾患	分娩様式	予防対策
クラミジア感染症	産道感染	眼感染症（トラコーマ）	経腟分娩	抗菌薬投与
梅毒	胎盤感染	先天梅毒	経腟分娩	抗菌薬投与
性器ヘルペス	産道感染	新生児ヘルペス	帝王切開	抗ウイルス薬投与
尖圭コンジローマ	産道感染	小児喉頭・乳頭腫	経腟分娩	外科切除など
HIV感染症	産道感染	母親と同様	帝王切開	多剤併用療法（ART）
B型肝炎	産道感染	母親と同様	経腟分娩	児への免疫グロブリン・ワクチン接種
C型肝炎	産道感染	母親と同様	経腟分娩	現時点で特に有効な対策はない
成人T細胞白血病（ATL）[※2]	母乳感染	母親と同様	経腟分娩	断乳も選択肢の1つとなる

[※1] **妊娠中に使用可能な抗菌薬**
妊娠中の感染症に用いる抗菌薬などの投与に関しては，基本的には非妊娠時と異なることはない．多くの抗菌薬が添付文書上は有益性投与になっているが，感染症に対する治療として，大部分の抗菌薬が臨床的には問題なく使用できる．基本的にはペニシリン系薬およびセフェム系薬であれば安全性が確立しているといえる．注意すべき抗菌薬としては，ミノサイクリン（妊娠中期以降の服用で児の歯の着色，エナメル質形成不全），アミノグリコシド系薬（第八神経障害：聴覚障害）などがあげられる．

疾患	使用可能薬剤	留意事項
クラミジア感染症	アジスロマイシン	CDCにおいても妊婦に対する推奨療法の1つ
カンジダ症	抗真菌薬	通常，局所投与を第一選択とする
トリコモナス腟炎	メトロニダゾール	
細菌性腟症		
淋菌感染症	ペニシリン系薬，セフトリアキソン	
梅毒	ペニシリン系薬	
性器ヘルペス	アシクロビル	現時点ではバラシクロビルよりも臨床経験例が豊富である
HIV感染症	多剤併用療法（ART）	「C-19 HIV, HTLV」参照

[※2] **成人T細胞白血病（Adult T-cell leukemia：ATL）**
ヒトTリンパ好性ウイルス（HTLV-1）の感染により発症する悪性リンパ腫の一種で，大部分が白血病化する．

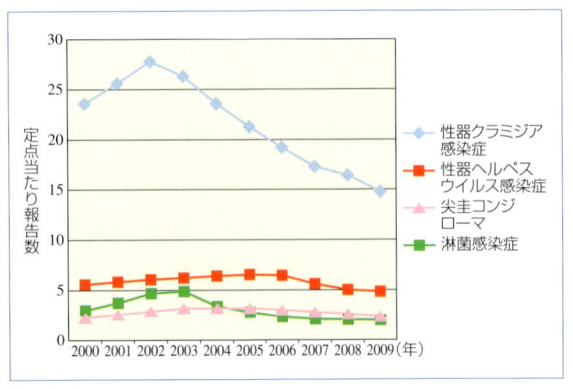

図2 定点把握性感染症の年次推移(女性)
(国立感染症研究所感染情報センター．IDWR(感染症発生動向調査 週報)．[http://idsc.nih.go.jp/idwr/index.html])

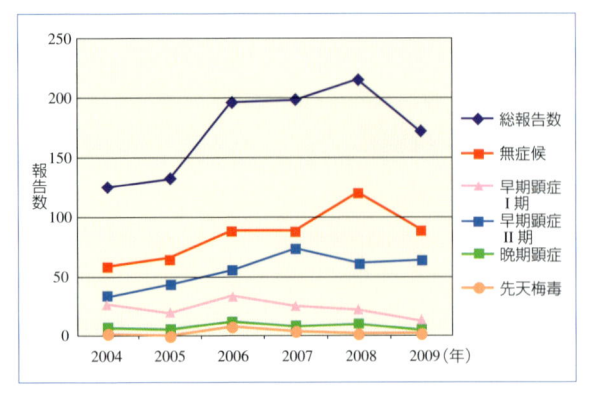

図3 病気別梅毒患者報告の年次推移(女性)
(国立感染症研究所感染情報センター．IDWR(感染症発生動向調査 週報)．[http://idsc.nih.go.jp/idwr/index.html])

女性の性感染症(STD)と生殖器感染の特徴

◆STDとは，性行為あるいはその類似の行為により感染する疾患の総称であり，現在では20を超える疾患がその範疇に入っている[※3]．

◆性器クラミジアが圧倒的に多く，次いで性器ヘルペスが続き，尖圭コンジローマおよび淋菌感染症はほぼ同数となっている．性器クラミジアは2003年から，淋菌感染症は2004年から減少傾向が認められており，性器ヘルペスおよび尖圭コンジローマに関してはほぼ横ばいである(図2)[1]．年齢別報告では，20歳代前半にピークがある．

◆梅毒の年次推移では2004年から増加傾向が認められており，特に症状の無い無症候梅毒の増加が目立っている(図3)[1]．

◆無症状で医療機関を受診していない無症候性感染者は多く存在している．性器クラミジアに関しては女性感染者の70～80%が無症候といわれており，またクラミジアや淋菌による無症候の咽頭感染も存在し，自覚症状のないまま感染源となり，新たな感染者を増加させる危険性がある．

◆性交渉の際にコンドームを使用して感染予防を行わない限り，感染の可能性がある．

◆STDの治療はパートナーとの同時治療が原則であり，同時治療を行わないと再感染を繰り返す(ピンポン感染)．

> ※3 "性感染症"の定義
> 2000年に制定された「性感染症に関する特定感染症予防指針」では，性器クラミジア，性器ヘルペス，尖圭コンジローマ，淋菌感染症，梅毒の5疾患を"性感染症"としている．

主な疾患

クラミジア感染症

● 原因微生物・概要

◆*Chlamysia trachomatis*(クラミジア トラコマティス)の感染によるSTDであるが，開発途上国では眼感染症(トラコーマ)が多い．

◆ヒトにおける感染標的細胞は円柱(腺)上皮細胞である．性行為によって子宮

頸管の腺上皮細胞に取り込まれて封入体を形成し，さらに上行性に感染が進行する．
- 不妊の原因，流産や早産の危険因子となる．
- Fitz-Hugh-Curtis症候群とよばれる肝周囲炎※4を引き起こすことがある．

● 症状

主な症状は帯下の異常や腹痛などであるが，無症状のことが多い．

● 治療

治療としては，テトラサイクリン系薬，マクロライド系薬〔特にアジスロマイシン（AZM，ジスロマック®）〕，ニューキノロン系薬の投与を行う．

※4 肝周囲炎
原因微生物が肝臓を包む被膜に感染し，発熱や腹痛，右季肋部痛などを起こす疾患で，骨盤内感染を経て肝周囲炎に至ったものをFitz-Hugh-Curtis症候群という．

症例　24歳女性　クラミジア感染症

主訴　下腹部痛と2年間の不妊

診察時所見　内診にて帯下は軽度増加していた．子宮は正常大，両側付属器も触知しなかった．子宮頸部細胞診および子宮頸部クラミジア抗原検査を行った．細胞診の結果はクラスIIにて異常を認めなかったが，クラミジア抗原陽性であった．不妊検査のために子宮卵管造影検査を行ったところ，両側の卵管閉塞を認めた．

その後の経過　クラミジアに対して夫とともにAZM（ジスロマック®）1回投与にて加療したが，不妊治療として体外受精胚移植を行い，2回目で妊娠が成立した．

外陰・腟カンジダ症

● 原因微生物

真菌※5の一種であるCandida albicans（カンジダ アルビカンス）の感染によって起こる．

● 疫学

- 抗菌薬，副腎皮質ステロイド，免疫抑制薬，抗悪性腫瘍薬などの薬剤の使用，妊娠，糖尿病，免疫不全などで発症しやすい．
- 非妊娠時は10～15%，妊娠時には20～30%に検出される．

● 症状

症状は，①外陰・腟の瘙痒感，発赤や腫脹，②酒粕状・粥状・ヨーグルト状の白色帯下，などである．

● 治療

治療としては，抗真菌薬（ポリエン系薬，イミダゾール系薬）による局所治療を行う．

※5 真菌
真菌は腟内常在菌叢の1つを形成し，宿主の感染防御機構の減弱時に発症する日和見感染の性格を有する．

トリコモナス腟炎

● 原因微生物

Trichomonas vaginalis（トリコモナス バギナリス）（トリコモナス原虫）の感染による泌尿生殖器感染症で，女性においては腟に感染する．

症状

症状は，黄白色・泡状・粘性の帯下，外陰部の瘙痒感などである．

治療

治療としては，メトロニダゾールを投与する．

細菌性腟症

原因微生物

Lactobacillus（ラクトバチルス）を主とする腟内常在菌叢が，多数かつ多量の複数の菌種に置き換わっている状態である．

診断

Spiegel（シュピーゲル）の診断基準[※6]を用いる．

治療

メトロニダゾールが第一選択薬である．

※6 Spiegel の診断基準
以下の4項目のうち3つ以上を満たす．①腟内容物のアミン臭，②帯下のpHが4.5以上，③clue cellの存在（多型性小短グラム陰性桿菌が腟上皮の周辺に多数散在した所見），④粘性に乏しい灰色帯下．

子宮内膜炎

原因微生物

大部分の子宮内膜炎は上行性感染で，原因菌は腟内細菌叢にみられるレンサ球菌，ブドウ球菌，大腸菌，嫌気性菌などである．慢性と急性に分類される．

原因・治療

◆原因としては，子宮内膜に感染を生じやすい状態[※7]が考えられる．
◆治療としては，抗菌薬の投与とドレナージを行う．

※7 子宮内膜に感染を生じやすい状態
①子宮内膜の周期的変化がない場合，②子宮口が開大し，腟からの上行性感染を受けやすい場合，③子宮口が閉鎖し，子宮腔からの分泌物が貯留しやすい場合，④子宮内異物が存在する場合，など．

付属器炎，骨盤内炎症性疾患（PID）

原因微生物

付属器炎と骨盤内炎症性疾患（pelvic inflammatory disease：PID）の原因微生物は腟や子宮頸管に常在する好気性・嫌気性の種々の細菌であり，これにC. trachomatisも増加している．欧米では淋菌性も多い．

疫学

PIDにはリスク因子[※8]がある．

症状

症状は下腹部痛と発熱である．

診断

◆内診所見として，子宮および付属器の圧痛・移動痛，抵抗や腫瘤の触知，Douglas（ダグラス）窩の圧痛などがある．
◆検査所見としては，白血球数増加および核の左方移動，CRP上昇，赤沈亢進，経腟超音波検査による液体の貯留や膿瘍形成の確認などがある．
◆膿瘍の診断にはCTやMRIが有効である．

※8 PIDのリスク因子
PIDのリスク因子として，①IUD（子宮内避妊具）の使用，②腟炎，細菌性腟症，子宮頸管炎，③複数の性的パートナー，④若年・未婚女性，⑤腟の洗浄，⑥月経不順があり，リスクを下げる因子として経口避妊薬やコンドームによる避妊があげられる．

治療

◆治療としては抗菌薬の投与を行い，膿瘍を形成して難治性の場合にはドレナージによる排液を行う．

- 後遺症として卵管の通過障害，Douglas窩の癒着などがあり，不妊の原因となる．

淋菌感染症

原因微生物
Neisseria gonorrhoeae（ナイセリア ゴノレア）によって起こる感染症の総称で，女性の子宮頸管炎の主要な原因菌である．

疫学
女性では約50%が無症状で，症状も帯下の増加など非特異的である．

治療
治療にはペニシリン系薬を用いる．最近ではセフトリアキソン（CTRX，ロセフィン®）の点滴投与を行う．

梅毒

原因微生物
Treponema pallidum（トレポネーマ パリダム）によって起こる感染症である．

疫学
- 顕性梅毒（皮膚や粘膜に症状のあるもの），無症候梅毒（症状のないもの），早期梅毒（感染後2年くらいまでの感染力の強い時期），晩期梅毒（それ以後の感染力がほとんどなくなる時期）に分類されるが，大半は早期無症候梅毒である．
- 梅毒の母子感染は経胎盤性に起こるので，胎盤が完成する妊娠16週前後までは起こりにくいが，それ以後に起こりやすい．

治療
ペニシリン系薬が有効で，早期梅毒では4週間，晩期梅毒では8週間の内服療法を行う．

性器ヘルペス

原因微生物
単純ヘルペスウイルス（herpes simplex virus：HSV）1型または2型の感染によって発症するウイルス疾患である（図4）．

疫学
この10年間で増加傾向にあり，クラミジアに次いで2番目に多いSTDである．

症状・治療
- 性器に感染したHSVは感染部位の神経末端に入り，神経を伝って仙髄神経節に至り潜伏感染する．
- 分娩の際に病変がある場合は，産道感染による新生児ヘルペス（死亡率70%）を予防するため帝王切開を選択する．

C-16 性感染症と生殖器感染（女性）

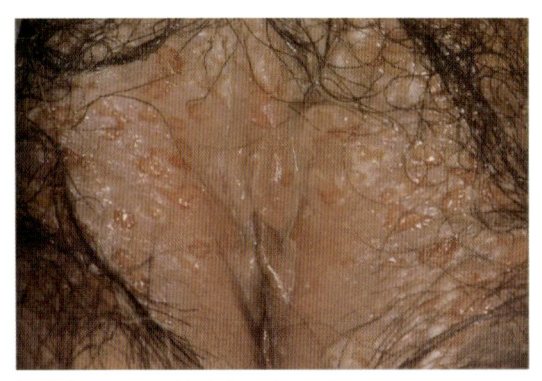

図4 ヘルペス外陰炎の肉眼所見
28歳女性．妊娠37週に外陰部痛と外陰部の水疱形成を主訴に受診．

理解すべき原則　現代の性感染症の特徴

①無症候感染が増加し，感染に気づきにくい．
②女性が優位であり，低年齢化傾向にある．
③咽頭などの性器外感染が増加している．
④パートナーへの感染率が高い（クラミジア，淋菌では50％以上）．

知らないうちに自分が感染源になっていたり，反対に相手からうつされるということが起こりやすいのが性感染症の特徴である．

問題32

▷解答は310p.

妊娠時の感染症で分娩の際に母子感染予防の目的で帝王切開術を選択する必要があるのはどれか．**2つ選べ**．
1. B型肝炎　2. 外陰ヘルペス　3. 成人T細胞白血病　4. HIV　5. 梅毒

文献

1) 国立感染症研究所感染情報センター．IDWR（感染症発生動向調査 週報）．[http://idsc.nih.go.jp/idwr/index.html]

［下屋浩一郎］

C-17 性感染症と生殖器感染（男性）

性感染症（sexually transmitted disease：STD）とは，性行為により感染する疾患である．性感染症と原因微生物を**表1**に示す[※1]．本項では，梅毒，尿道炎，性器ヘルペス，尖圭コンジローマについて記述する．

梅毒

● 原因微生物・疫学

- *Treponema pallidum*（トレポネーマ パリダム）による感染症で，主として性行為または類似の行為により感染する性感染症の代表的疾患である．
- 一般に皮膚や粘膜の小さな傷から *T. pallidum* が侵入することにより感染し，やがて血行性に散布されて様々な症状を引き起こす全身性の慢性感染症である．
- 顕性梅毒と無症候梅毒がある．
- 最近，増加傾向にある．

● 症状

a. 第一期梅毒（感染から3カ月以内）

T. pallidum の侵入部位に初期硬結が生じる．男性では陰茎に多くみられ，その後，初期硬結を中心として潰瘍ができ，硬性下疳となる．

b. 第二期梅毒（3カ月〜3年）

T. pallidum が血行性に散布され，皮膚・粘膜の発疹や臓器梅毒の症状がみられる．梅毒性バラ疹，丘疹性梅毒疹，梅毒性乾癬，扁平コンジローマ，梅毒性アンギーナ，膿疱性梅毒疹などがみられる．

[※1] **STDの低年齢化**
最近，クラミジア，ヘルペス，B型肝炎，AIDSなどが増加しており，特に性行為の低年齢化により，若年層を中心にこれらの性感染症が急激に広まっている．オーラルセックスなど多様な性行動を考慮し，口腔・咽頭や眼の感染にも注意する必要がある．口腔咽頭粘膜は，常在菌や唾液による抗菌作用により症状が現れにくい．

表1 性感染症と原因微生物

疾患	原因微生物
梅毒	梅毒トレポネーマ（*Treponema pallidum*）
淋疾	淋菌（*Neisseria gonorrhoeae*）
軟性下疳	*Haemophilus ducreyi*
性病性リンパ肉芽腫	*Chlamydia trachomatis*
鼠径部肉芽腫	*Calymmatobacterium glanulomatis*
非淋菌性尿道炎	*Chlamydia trachomatis*, *Mycoplasma genitalium*, *Ureaplasma urealyticum*
性器ヘルペス	単純ヘルペスウイルス1型，2型（herpes simplex virus 1,2）
尖圭コンジローマ	ヒトパピローマウイルス6型，11型（human papilloma virus 6,11）
陰部伝染性軟属腫	molluscum contagiosum virus
毛じらみ症	*Phthirus pubis*
腸管感染症	*Shigella* species, *Entamoeba histolytica*
肝炎	A，B，C型肝炎ウイルス（hepatitis A, B, C virus）
AIDS	human immunodeficiency virus
伝染性単核球症	EBウイルス（Epstein-Barr virus）

c. 第三期梅毒（3〜10年）
感染後3年以上経過すると，結節性梅毒疹や皮下組織にゴム腫を生じることがある．

d. 第四期梅毒（10年以降）
大動脈炎，大動脈瘤あるいは脊髄癆，進行麻痺などの症状が現れることがある[※2]．

● 治療
- 合成ペニシリン系薬を経口投与する．
- ペニシリンアレルギーがある場合は，ミノサイクリン（MINO）に変更する．
- 妊婦の場合は，スピラマイシン（SPM）を投与する．
- 第一期では2〜4週間，第二期では4〜8週間，第三期以降は8〜12週間，上記の薬剤を投与する．

[※2] 第三期および第四期梅毒
第三期以降の梅毒は，現在ではほとんどみられない．

尿道炎

尿道炎には淋菌性尿道炎と非淋菌性クラミジア性尿道炎，淋菌とクラミジアの混合感染である淋菌クラミジア性尿道炎，および非淋菌性非クラミジア性尿道炎がある．

淋菌感染症（表2）

● 原因微生物
淋菌感染症は淋菌（*Neisseria gonorrhoeae*　ナイセリア　ゴ　ノ　レ　ア）による感染症である．

● 疫学
- 主に男性の尿道炎，女性の尿道炎や子宮頸管炎を起こす．男性の尿道炎の約30％を占める．
- 1回の性行為による感染率は30％程度で高いと考えられている．
- 性器淋菌感染症患者の10〜30％では咽頭からも淋菌が検出される．
- 近年，淋菌の抗菌薬耐性化は顕著であり，多剤耐性化が進んでいる[※3]．

● 診断
- 分泌物（膿）のグラム染色標本の検鏡（グラム陰性双球菌），分離培養法（Thayer Martin培地　サイヤー　マーチン），核酸増幅法（PCR法，SDA法，TMA法）により診断する．
- 耐性菌の増加に伴い，分離培養と薬剤感受性検査の重要性が増している．

● 治療
淋菌性尿道炎の治療としては，セフトリアキソン（CTRX），セフォジジム（CDZM），スペクチノマイシン（SPCM）のいずれかの単回投与[※4]を行う[1]．

[※3] 淋菌の耐性化
有効な薬剤であった第三世代セフェム系薬についても耐性株が増加傾向を示し，その頻度は30〜50％程度にも達している．常用量の第三世代経口セフェム系薬は無効である．このため，淋菌性尿道炎の治療における経口の抗菌薬の選択はなくなった．

[※4] 単回投与の用量[1]
・CTRX（ロセフィン®）1.0g 静注
・CDZM（ノイセフ®，ケニセフ®）1.0g 静注
・SPCM（トロビシン®）2.0g 静注

性器クラミジア感染症（表3）

● 原因微生物
Chlamydia trachomatis　クラミジア　トラコマチス はトラコーマの原因菌であるが，眼瞼結膜と同質の円柱上皮がある尿道，子宮頸管，咽頭にも感染する．

C 主な疾患

表2 淋菌感染症
- 男性淋菌性尿道炎
- 淋菌性精巣上体炎
- 淋菌性子宮頸管炎
- 骨盤内炎症性疾患
- 淋菌性咽頭感染
- 播種性淋菌性感染症
- 淋菌性結膜炎

表3 性器クラミジア感染症
- 男性尿道炎
- 精巣上体炎
- 子宮頸管炎，骨盤内感染症
- 咽頭感染
- 精囊炎

表4 淋菌性尿道炎とクラミジア性尿道炎の比較

	クラミジア性	淋菌性
潜伏期	1〜3週間	2〜7日
排尿痛	軽度	中等度以上
排膿	漿液性(少量)	濃厚(多量)
外陰部発赤	軽度	中等度以上

淋菌性の20〜30%にクラミジアの混合感染がある．

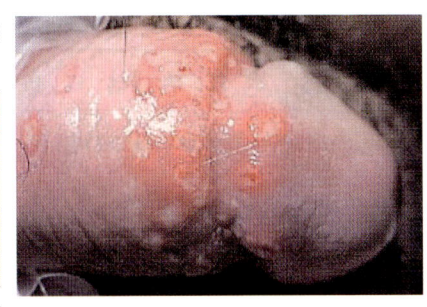

図1 性器ヘルペス

● 疫学
- すべての性感染症のうちで最も多くみられる．
- クラミジア感染は男性尿道炎の約30%を占め，尿道炎と精巣上体炎を発症する．
- クラミジア性尿道炎は非淋菌性尿道炎の約半数を占め，症状は淋菌性尿道炎と比較して軽微である(表4)．

● 診断
初尿での膿尿の確認と，核酸増幅法であるPCR法によって診断する．

● 治療
治療としては，アジスロマイシン(AZM)の単回投与[※5]，あるいはクラリスロマイシン(CAM)，MINO，ドキシサイクリン(DOXY)，レボフロキサシン(LVFX)，トスフロキサシン(TFLX)のいずれかを7日間投与する[1)]．

性器ヘルペス

● 原因微生物・概要
- 単純ヘルペスウイルス1型(herpes simplex virus 1：HSV-1)，または2型(HSV-2)の感染によって，性器に浅い潰瘍性または水疱性病変を形成する疾患である．
- 性器に感染すると神経を伝って上行し，主として腰仙髄神経節に潜伏感染する．潜伏感染したHSVは何らかの刺激によって再活性化され，神経を伝って下行し，再び皮膚や粘膜に現れて病変を形成する(再発と寛解を繰り返し難治化する[※6])．

※5 単回投与の用量[1)]
AZM(ジスロマック®) 1.0g
経口

※6 HSVの再活性化
潜伏感染と再活性化というHSV独自の自然史が，性器ヘルペスの蔓延に大きく関与している．

179

● 症状

- 外陰部や口・口唇周囲から，症候性または無症候性にHSVが放出されているパートナーとの性的接触により，2〜10日間の潜伏期間後に外性器に病変が出現する．
- 性器に瘙痒や違和感を伴った直径1〜2mmの複数の水疱が出現し，第3〜5病日から水疱が破れて融合し，円形で有痛性の浅い潰瘍となり，1週間前後に最も重症化する．
- 亀頭や陰茎体部に多くみられる(図1)．
- ホモセクシャルや肛門性交愛好者では，肛門周囲や直腸粘膜にみられる．
- 再発時には，初感染時とほぼ同じ部位または殿部や大腿部に出現する．

● 診断

視診と血液検査(IgG，IgM抗体)により診断する．

● 治療

- アシクロビルまたはバラシクロビルを投与する．頻回に再発を繰り返す場合は，1年間継続投与することもある．
- 精神的苦痛を強く訴える場合があり，カウンセリングが必要となることもある．
- 現在までに開発された抗ヘルペスウイルス薬は，増殖しているHSVの増殖抑制には有効であるが，潜伏感染しているHSVのDNA排除には無効である(致命的ではないが，不治の病である)．

尖圭コンジローマ

● 原因微生物・概要

- ヒトパピローマウイルス(human papilloma virus：HPV) 6型あるいは11型による感染症で，大部分が性行為あるいはその類似行為で感染する．
- HPVは接触により皮膚や粘膜の微小な傷から侵入し，基底細胞を含む分裂可能な細胞に感染し，乳頭状の腫瘍を形成する．
- 感染後，視診で観察できるまでに3週間〜8カ月間(平均2.8カ月間)を要する．
- 感染部位は，外陰部(図2-A，B)，肛門周囲(図2-C)，尿道口，腟，子宮頸

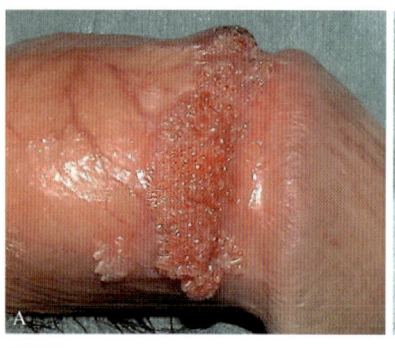

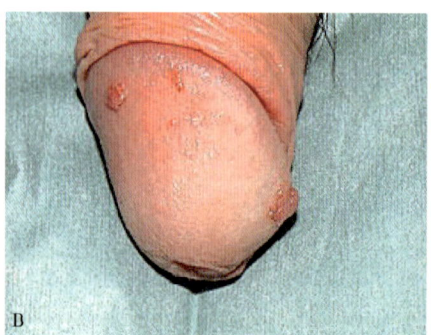

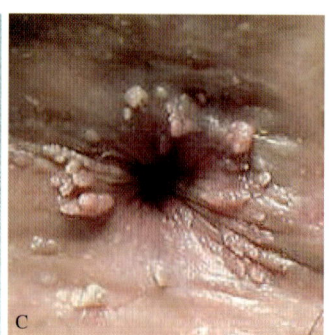

図2 尖圭コンジローマ
A：陰茎部，B：亀頭部，C：肛門周囲．

部である．

● **治療**

◆ 第一選択となる治療法は，①凍結療法（液体窒素），②イミキモド（ベセルナクリーム® 5％）の外用，③ 80 〜 90％の三塩化酢酸または二塩化酢酸などの外用，④電気焼灼法の 4 つである．
◆ 第二選択となる治療法は，①レーザー蒸散術，②インターフェロンの局所注射（保険適応外）である．

> **理解すべき原則　淋菌性尿道炎とクラミジア性尿道炎の鑑別**
>
> 淋菌性尿道炎とクラミジア性尿道炎では，淋菌性の方が潜伏期間が短く，症状（排膿，排尿時痛など）が顕著に現れることが多い．淋菌性尿道炎に対する経口抗菌薬の適応はなくなった．

問題 33

クラミジア性尿道炎について誤っているのはどれか．**2 つ**選べ．

1. 潜伏期は 1 〜 3 週程度である．
2. 排尿痛は軽度である．
3. 排膿は通常多量である．
4. 外陰部の発赤は軽度である．
5. セフェム系薬が有効である．

▷解答は 310p．

📖 **文献**

1) 日本性感染症学会ガイドライン委員会（編）．性感染症 診断・治療ガイドライン 2008 年度版．[http://jssti.umin.jp/pdf/guideline2008/jssti_guideline2008.pdf]

［藤井智浩，永井　敦］

C-18 肝炎

肝炎ウイルス

肝炎ウイルスとは，ヒトの肝細胞に好んで感染（寄生）し，肝細胞障害（肝炎）を引き起こすウイルスで[※1]，A，B，C，D，E，G型，TTVの7種類のウイルスが知られている[※2]。

肝炎ウイルスの特徴（表1）

DNAウイルスであるB型，TTV以外はすべてRNAウイルスであり，また血液を介して感染するB，C，D型と主に経口感染するA，E型に大きく分類される。ヒトに持続感染（慢性肝障害）を引き起こし，肝硬変や肝がんをも引き起こすのは，B，C型のみである。

A型肝炎

●疫学

- A型肝炎ウイルス（hepatitis A virus：HAV）は経口的に侵入し，肝細胞とKupffer（クッパー）細胞で増殖する。
- 肝内で増殖したHAVは大部分が胆汁中に排泄され，便として排出される。
- 生または不十分な加熱で調理された魚介類[※3]，不衛生な食物・水分摂取（海外渡航者[※4]）や不十分な手洗い（家族内感染）によって感染する。
- 我が国では，B型肝炎ウイルスとならび急性肝炎の原因ウイルスの第1位であったが，現在は減少中である[※5]。
- 四類感染症であり，診断後，直ちに届出が必要である。

●症状（図1）

- 潜伏期間は2～6週で，発熱（38℃以上），全身倦怠感，食欲不振が80％の症例で認められる。

●診断

血清中のIgM-HA抗体を確認する。IgM-HA抗体は発症から約1カ月後にピー

表1 肝炎ウイルス（hepatitis viruses）

ウイルスの型	DNA/RNA	感染経路	慢性肝炎への移行	肝硬変への移行	肝がんへの移行
hepatitis A virus（HAV）	RNA	経口（糞口）	−	−	−
hepatitis B virus（HBV）	DNA	血液	＋	＋	＋
hepatitis C virus（HCV）	RNA	血液	＋	＋	＋
hepatitis delta virus（HDV）	RNA	血液	＋	＋	＋
hepatitis E virus	RNA	経口（糞口）	−	−	−
hepatitis G virus（HGV/GBV C）	RNA	血液	＋	−	−
TT virus（TTV）	DNA	経口，血液	＋	−	−

※1 肝炎ウイルス以外の肝障害
肝炎ウイルスとは別に，感染時には肝臓を含めた多臓器が障害されるウイルスとして，Epstein-Barr（EB）ウイルスやサイトメガロウイルスが代表的である。しかし，あくまで全身疾患の一表現型として肝障害をきたす。

※2 HGV，TTVについて
G型肝炎ウイルスやTTVはA～E型以外の肝障害の原因ウイルスとして同定されたが，実際に肝障害を引き起こすかどうかは不明（否定的）である。

※3 なぜ貝類が多いのか？
原因として貝類の生食が多いが，これは貝類が水中から栄養分とともにHAVを取り込み体内に蓄積するためである。

※4 HAV感染者の渡航先
中国・台湾・韓国・インド・東南アジアが多い。

※5 A型肝炎に対する抗体保有者が激減
A型肝炎は糞口感染であり，我が国でも散発していたが，衛生管理面の改善により減少している。現在，50歳以下の日本人のA型肝炎抗体保有率はほぼ0％であり，今後，抗体を保有していない年齢層が高齢化して感染した場合には，重症化を考慮しなければならない。最近の報告では，A型急性肝炎の発症そのものは低下しているが，重症化例は増加している。

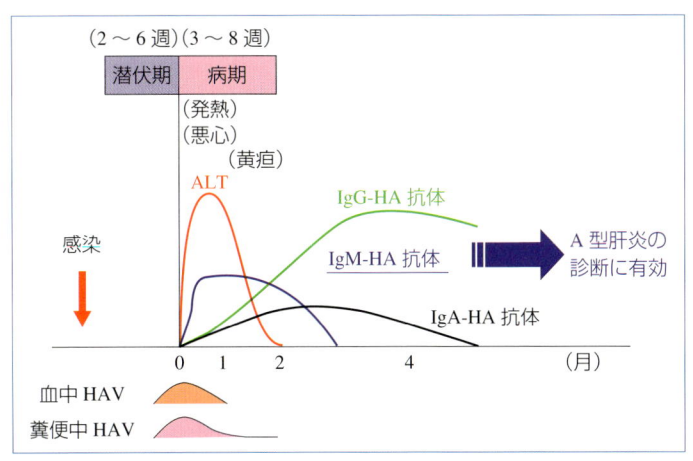

図1 A型肝炎の経過とウイルスマーカー推移
一過性の急性肝炎で改善するが，2〜10％で遷延，重症化例が存在する．

クに達し，3〜6カ月後には陰性となる．

治療

- 慢性化することがなく，一過性感染が治癒するため，入院・安静治療が主である．
- 高齢者，B・C型肝炎合併者に感染すると遷延（黄疸や肝炎が1カ月以上継続），重症化やまれに劇症化例の報告もある．
- 好発地域の渡航前にはワクチン接種が推奨される[1]．

B型肝炎

疫学

- B型肝炎ウイルス（hepatitis B virus：HBV）は血液・体液を介して肝臓に特異的に感染し，我が国では約1％が保有者（キャリア）と推測されている．
- 感染経路は，垂直感染（主に母子感染）〜幼少期感染と成人期の性行為感染に分けられる[※6]．

a. 垂直感染〜幼少期感染[※7]（図2）

- 垂直感染〜幼少期感染の多くは，肝機能正常の無症候性キャリアとなる．
- 80〜90％は成人期までに肝炎発症を経てウイルス量が減少し（ほとんどが排除されない），肝機能正常となるが，10〜20％が慢性肝炎に移行する．
- 慢性肝炎から年率2％の割合で肝硬変へと進行する．
- 無症候性キャリアから年に0.1〜0.4％，慢性肝炎から年に0.5〜0.8％，肝硬変から年に約3％の割合で肝がんが発生する．
- 1995年に改正された「B型肝炎母子感染防止事業」により，高力価ヒト免疫グロブリン（HBIG）・HBワクチンが図3[1]の通りのプロトコルで併用投与されている[※8]．

※6 HBVの感染経路
新生児へのワクチンとグロブリン接種にて母子感染が激減している一方で，B型急性肝炎の発症数は減少していない．北欧・我が国を除く先進国では小児期にHBVワクチンを投与（universal vaccination）されており，我が国でも現在，検討中である．また，genotype Aの感染者はHIVにも感染していることもまれではなく，必ず検査が必要であり，HIV症例に安易にエンテカビルを投与するとHIVの耐性化を誘導するため，十分な注意が必要である．

※7 幼少期における母子感染以外の感染経路
幼少期では予防接種時の針の使い回しによる感染，父子感染も報告されている．

※8 B型肝炎母子感染防止事業
1986年1月より，公費にて高力価ヒト免疫グロブリン（HBIG）・HBワクチン併用予防法が開始されたが，当初はHBe抗原陽性妊婦のみで，1995年からHBe抗体陽性妊婦にも投与が義務づけられた．この防止事業により新生児の感染率は著明に減少したが，完全に阻止はできない．

C-18 肝炎

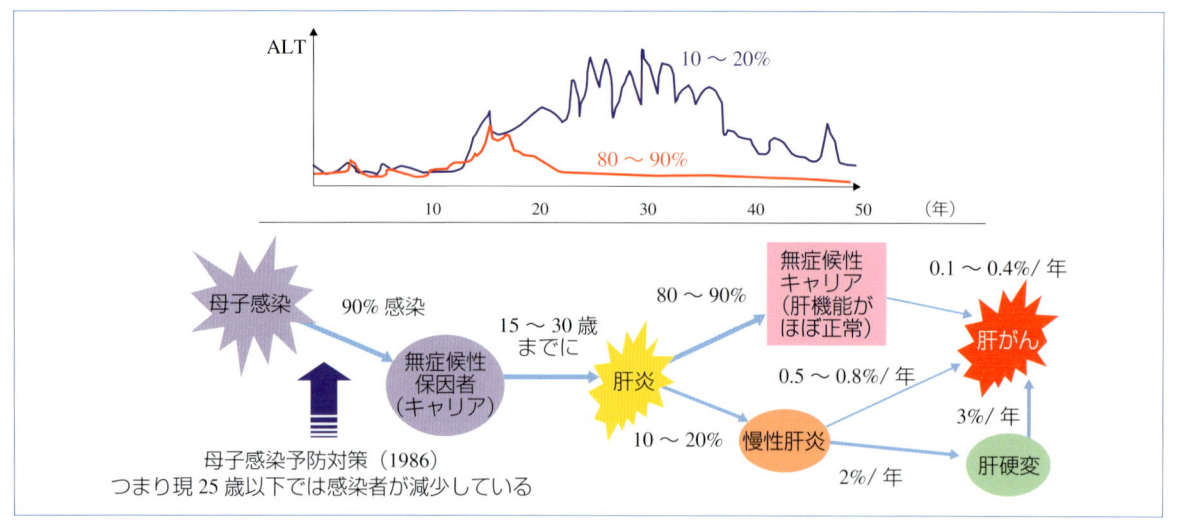

図2 B 型ウイルス（母子感染）の自然経過

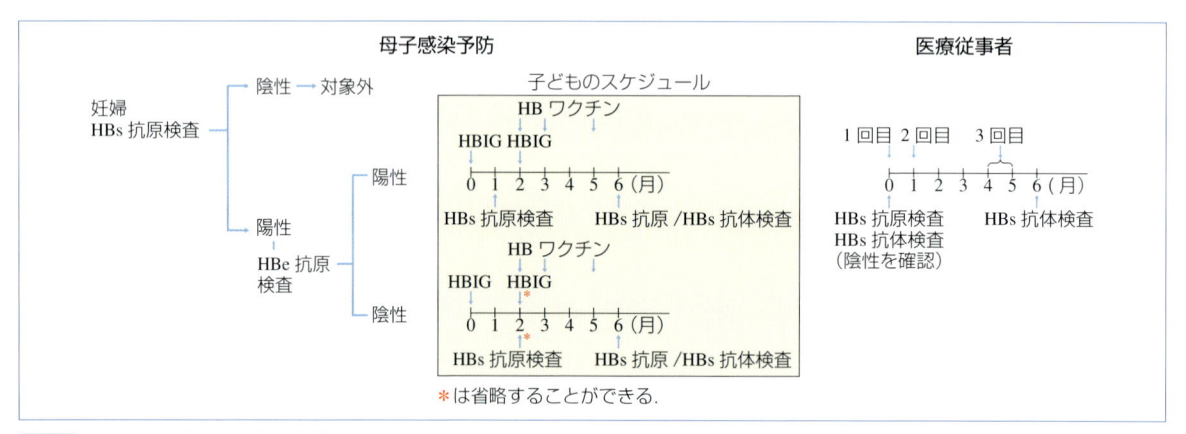

図3 ワクチン投与方法の実際

感染曝露リスクが高い，ウイルス量が多いなど，感染のリスクを考慮し，HBIG 投与＋ワクチン投与を考慮する．
（ウイルス肝炎研究財団．Q&A 分かりやすいウイルス性肝炎．[http://www.vhfj.or.jp/06.qanda/about_hv.html]）

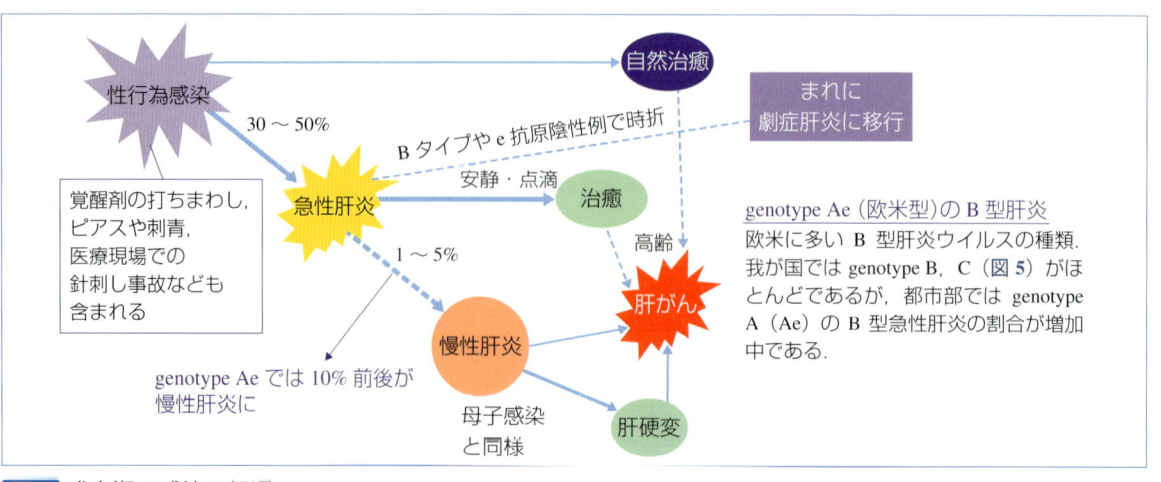

図4 成人期の感染の経過

genotype Ae（欧米型）の B 型肝炎
欧米に多い B 型肝炎ウイルスの種類．我が国では genotype B, C（図5）がほとんどであるが，都市部では genotype A（Ae）の B 型急性肝炎の割合が増加中である．

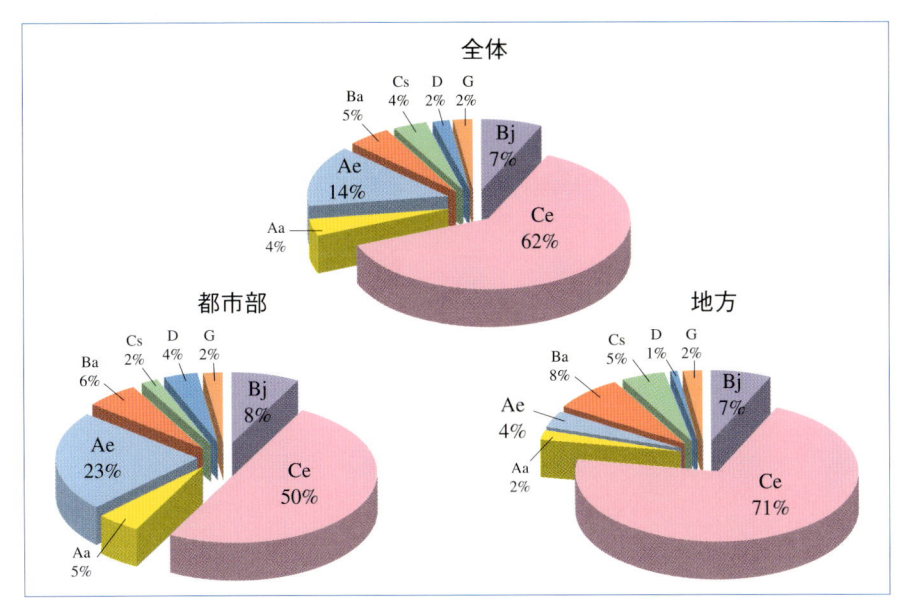

図5 B型急性肝炎患者におけるHBV遺伝子型(genotype)の分布
（松浦健太郎, 他. 肝臓 2008; 49: 549-552 より改変）

b. 成人期の感染（図4, 5）[3]

- 主に性行為感染で，他に針刺し事故や輸血後感染がある．
- 急性肝炎を発症し90〜95%が治癒するが，約1%が劇症肝炎[※9]に移行する．
- ほとんどが治癒するとされていたが，genotype A，特に欧米に多いAe型のHBV[※10]に感染すると遷延・慢性化する可能性が10〜15%程度上昇する．
- 急性肝炎と診断すれば，五類感染症であるため，届出が必要である．

● 症状
- 潜伏期間の平均は12週(1〜6カ月)で，症状はA型肝炎と同様である．

● 診断（表2）
- HBs抗原陽性であれば，HBV持続感染状態を意味する．
- IgM-HBc抗体価が高ければB型急性肝炎を疑う．
- 急性肝炎の多くではHBs抗原が速やかに陰性化し，半年〜1年後にHBs抗体が陽性化するが，genotype Ae感染では遷延・慢性化する可能性がある．
- HBV-DNAはウイルス量を示し，感染初期ではHBs抗原や肝機能異常より先に検出される．
- HBc抗体(IgG型)陽性は既往感染を示すが，その一部にもHBV-DNAが検出されることがある[※11]．

● 治療
急性肝炎例ではその大部分が安静治療にて改善するが，急速に肝予備能が低下する例では劇症化，また肝炎が沈静化しない症例では慢性肝炎移行を考慮し，エンテカビル投与を考慮する[※6][※12]．

● 予防
- 医療従事者，母親がHBV感染者の新生児には，感染予防としてHBVワク

[※9] 劇症化しやすいHBV感染
precore領域に変異を持ったHBVに感染すると劇症化しやすい．

[※10] genotype AのHBV
我が国の急性肝炎のHBVの遺伝子型の分布はgenotype B, Cが主(1990年代では，C：約75%，B：約20%≫A：5%)であったが，近年，都市部でのB型急性肝炎の約半数がgenotype Aとされ，その多くは男性でHIVとの共感染例もある．欧米型と言っても，すでに日本人同士の性感染症(sexually transmitted disease: STD)となっている．垂直感染が減少しても，このように水平感染が増加しており，医療従事者のみならず，小児期でのワクチン接種(universal vaccination)の導入も検討されているが，実現には至っていない．

[※11] HBc抗体のみ陽性者
HBs抗原やHBs抗体が陰性であってもHBc抗体陽性であればHBVの既往感染者である．

[※12] 化学療法・免疫抑制薬投与前のHBc抗体測定
HBs抗原，抗体が陰性であってもHBc抗体陽性であれば既往感染者である．このような患者に，強力な免疫抑制薬(副腎皮質ステロイドなど)，抗CD20抗体であるリツキシマブ(リツキサン®)を投与することによりHBVが再活性化することが明らかになっており，劇症化すると予後不良である．免疫抑制薬，抗がん剤，新たな分子標的薬治療前にはできるだけHBc抗体まで測定し，既往感染例と判定されれば，HBV-DNAを測定し，陽性化したところでエンテカビルを投与すべきとされる．

表2 HBVマーカーの臨床的意義

検査項目	臨床的意義
HBs抗原	HBVの存在，すなわち感染状態であることを意味する
HBs抗体	HBV感染の既往とワクチン注射後を意味する
HBe抗原	感染性が強いことを意味し，一般的にはHBV増殖が活発，ウイルス量が多いことを示す．慢性肝炎例では肝炎の持続を意味する．pre-core，coreプロモーター領域変異している場合には陰性になることがある
HBe抗体	HBVの感染性が低下したことを意味し，一般的に増殖が低下し，病態の鎮静化を反映する．ただしHBV増殖は可能で，肝炎が継続可能であり，治癒とはいえない
IgM-HBc抗体	急性肝炎時には高抗体価を示し，キャリアの増悪期では低抗体価を示す．急性肝炎の判別に有用である
HBV-DNA（PCR法）	血中ウイルス量を反映し，増殖の指標となる．4～5以上では病態が進行する
HBc（IgG）抗体	初期は陰性であるが，感染継続の証として，ウイルス除去後もかなりの期間陽性である

チンが投与される．
- ワクチン接種後，その多くは3年以内にHBs抗体が陰性化する．
- HBV感染時にはHBs抗体が産生されるため肝炎は起きにくいとされ，理論上，HBVワクチンの追加投与は不要である．一方で，大きな感染事故や肝炎は起こさなくても，HBc抗体が陽性化し将来の再活性化が懸念され，HBs抗体陰性であれば，高力価HBsヒト免疫グロブリン（HBIG）を48時間以内に投与し，状況に応じてHBVワクチン投与を考慮する．

C型肝炎

疫学（表3，4）

- C型肝炎ウイルス（hepatitis C virus：HCV）は，輸血後肝炎（非A非B型肝炎）の血清より1989年に発見されたウイルスで，血液・体液を介して肝臓に特異的に感染し，我が国では約2％が保有者（キャリア）と推測されている．
- 感染経路はHBVと異なり[※13]，母子感染からの持続感染はまれ[※14]で性行為，夫婦間による感染も1％前後とされる．
- 1992年以前の輸血歴を有する患者に多く，入れ墨，ピアス施行例，透析患者でも感染リスクが高いが，HCV感染患者の約半数は感染経路不明である（表5）[4)5)]．
- 成人期に感染すると70～80％が持続感染し，慢性肝炎に移行する．
- 肝硬変に移行すれば，年率7％が肝細胞がんを発症する．我が国の肝細胞がん患者の約70％がHCVに感染している[※15]．
- 急性肝炎と診断すれば五類感染症であるため，届出が必要である．

症状

- 2～14週の潜伏期間を経て急性肝炎を起こすことがあるが，急性肝炎を起こすのは比較的まれで，不顕性感染となり症状なく持続感染する．

※13 **HBVとの比較**
HCVはHBVに比較して感染性が低く，針刺し事故でも感染率はHBVの1/10以下である．また，母子感染・性行為感染率もHBVに比べると非常に低いのが特徴であり，輸血歴・手術歴を有する症例で多く感染している．急性肝炎例も少なく，劇症肝炎もまれである．ただしワクチンは存在せず，いったん感染が成立すると約70％が持続感染し，その多くが慢性肝障害を併発し，数十年をかけて進行する．肝硬変まで移行すると高率に肝がんを発症しやすくなる．HCV抗体により診断を確定するが，中和抗体ではなく感染抗体であり，HCV-RNAによるウイルス量測定が必要である．

※14 **HCVの母子感染**
一過性に約10％が感染するが，2歳までにその多くが排除される．

※15 **肝がんの促進因子**
HCV関連発がんでは，肝硬変のみならず，高齢者，男性，糖尿病，アルコール，肥満，鉄過剰が肝がんを促進するとされ，生活習慣の指導も重要である．

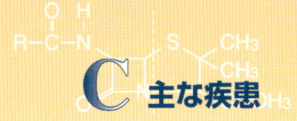

表3 慢性肝炎時のHBVとHCVの違い

	HBV	HCV
感染経路	母子感染（父子も） （昭和63年より激減）	輸血・非加熱製剤 （平成4年より激減）
遺伝子型	BjとC	1型（1b）と2型（2a/2b）
治療	エンテカビル/インターフェロン （経口抗ウイルス薬） 遺伝子型に関係なし/インターフェロンはCで低下	ペグインターフェロン ＋リバビリン併用 1型50%　2型90%
目的	HBV-DNA 4 log コピー/mL 未満 慢性肝炎ではウイルス量4以上で発がんしやすい	HCV-RNA 陰性化 ウイルス量と病気の進行・発がんは関係なし
発がん	若年・慢性肝炎でも	高齢・線維化進展例

表4 急性肝炎時のHBVとHCVの違い

	HBV	HCV
感染経路	性行為	覚醒剤・入れ墨
慢性化（持続感染）	5%（genotype A）	70%（genotype 関係なし）
劇症肝炎	1%	きわめてまれ
治療	安静（genotype Aや予備能低下時は抗ウイルス薬投与）	ALT再燃すればインターフェロン
針刺し	可能性あり	HBVの1/10～1/100

表5 C型肝炎ウイルスに感染する可能性

認められているリスク	不確定または低リスク
・1992年以前の輸血または血液製剤の投与[1] ・非経口的（注射など）曝露： 　静脈内注射の使用[1] 　病院での曝露[1] 　一般的な予防措置の軽視 　覚醒剤の打ちまわし ・社会経済的に低い層[1]	・母から子への垂直感染[1] ・ボディピアス・入れ墨[1] ・長期の血液透析 ・職業上の曝露（保健・医療従事者などの針刺し事故）[1] ・経鼻的なコカインの使用[1] ・複数のパートナーとの性交[2]

輸血が否定されていても多くの場合，感染源が同定できない．
通常の生活（食事や特定者との性交）では感染することはほとんどない．
（1. Centers for Disease Control and Prevention. *MMWR* 1998; **47**: 1-39, 2. Alter MJ. *Hepatology* 1997; **26**（3 suppl. 1）: 62S-65S）

◆A型急性肝炎では突然の発熱で発症することが多いが，C型急性肝炎では全身倦怠感に引き続き，比較的徐々に食欲不振，悪心・嘔吐，右季肋部痛，上腹部膨満感，濃色尿などがみられ，これらに続いて黄疸が認められる症例もある．

◆一般的にC型肝炎ではA型やB型肝炎とは異なり，劇症化することは少なく，黄疸などの症状も軽いことが多い．

◆慢性肝炎ではほとんどの症例が無症状に経過し，倦怠感などの自覚症状を訴える症例はわずかである．気づかないうちに慢性の炎症状態が続き，健診な

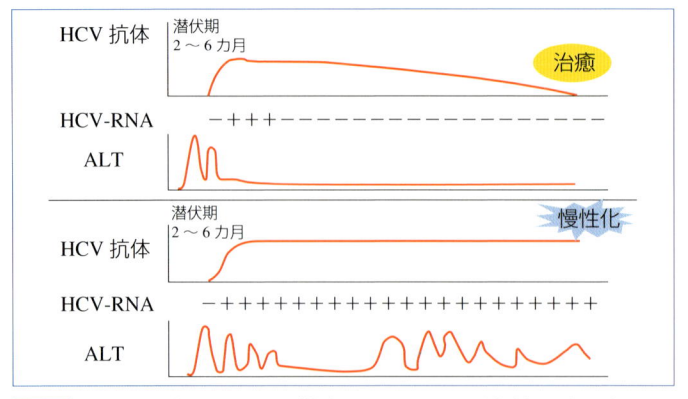

図6 肝炎発症後の ALT の推移からみた C 型急性肝炎の経過

30% は一過性の急性肝炎で治癒するが，70% は慢性化する．

表6 HCV 抗体，HCV-RNA，ALT と病態

HCV 抗体	HCV-RNA	ALT	病態
−	−	正常	健常
−	+	正常	潜伏期（window 期）
−	+	異常	C 型急性肝炎初期
+（低〜高力価）	+	異常	C 型急性肝炎　極期〜遷延期
+（高力価）	+	異常	C 型慢性肝炎
+	+	正常	無症候性キャリア
+	−	正常	肝炎治癒後（IFN など含む）

HCV 抗体は中和抗体ではない．感染があったことを示す．
HCV-RNA は血清中のウイルスの存在の有無を示す．

どの血液検査で初めて肝機能異常を指摘される．

● 診断
◆ HCV 抗体検査が行われる．抗体検査で陽性となった場合，①現在 HCV に持続感染している状態，②過去の感染既往，が考えられる．感染既往者は HCV 抗体が陽性でも通常抗体価が低い．
◆ 既往感染と持続感染の鑑別には HCV-RNA（realtime RT-PCR 法）によりウイルス量を検索する．
◆ 急性 C 型肝炎においても，HCV 抗体の陽性化には感染後，通常 1 〜 3 カ月を要するため，早期の確定診断には HCV-RNA 検査が行われる（図 6，表 6）．
◆ 我が国の HCV genotype は 1b が 70%，2a が 20%，2b が 10% である．
◆ HCV の遺伝子型は治療効果の違いを示す．genotype 1b は治療抵抗性で，2a, 2b は治療しやすい（表 7）．

● 治療
◆ HCV に対するワクチンは存在しない．インターフェロン単独かリバビリンを併用する．
◆ 急性肝炎例の 30% が自然治癒するため，感染初期は経過観察するが，肝炎

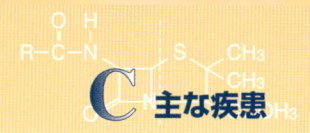

表7 我が国でのHCV遺伝子型（genotype）と治療効果

genotype 1b	70%	ほとんどが高ウイルス量＊＝難治例
genotype 2a	20%	インターフェロンがよく効く
genotype 2b	10%	インターフェロンがよく効く 若年者に多い（覚醒剤使用）

＊　ウイルス量（HCV-RNA）5 logIU/mLが高ウイルス量．

が発症から1〜2カ月持続する場合はインターフェロンを導入する．90%以上がウイルス排除に成功する．
- 慢性肝炎では，ペグインターフェロン（週1回の皮下注射）とリバビリンの内服を併用する．genotype 1bでは1年〜1年半の治療で50〜60%，2a・2bでは半年間の治療で80〜90%がウイルス排除に成功する[※16]．
- 2011年9月にはテラプレビル（テラビック®）という新薬が登場し，前述のペグインターフェロン，リバビリンに加えた3剤併用療法が1b症例には用いられる．

D型肝炎

疫学，診断，治療

- D型肝炎ウイルス（hepatitis D virus：HDV）は単独では存在し得ず，HBVの表面抗原を被覆にしてHDV-RNAとHDV蛋白を内蔵する．
- HBVとの共存を必要とするため，感染様式は①HBV持続感染者にHDVが重複感染する場合，②HBVとHDVの同時感染する場合，に大別される．
- B型急性肝炎の重症化，劇症化の場合にはHDVとの同時感染も考慮する必要がある．
- HDV-RNAにて検索するが，B型肝炎の重症化に際し検討される場合が多い．
- HBVに対する治療を行う．

E型肝炎

疫学

- E型肝炎ウイルス（hepatitis E virus：HEV）は経口感染し，ごくまれに感染初期にウイルス血症を起こしている患者（あるいは不顕性感染者）の血液を介して感染することもある．
- E型急性肝炎は開発途上国に常在し散発的に発生している疾患で，時としてA型肝炎と同様に汚染された飲料水などを介し大規模な流行を引き起こす場合もある．
- 2001年以降，ブタやイノシシの肉・内臓摂取後のE型肝炎例が散見され，劇症肝炎による死亡例も報告された．海外渡航歴がなくても発症することに注意する．
- ブタなどの動物からもヒトのHEVに酷似するウイルスが検出されていることから，人獣共通感染症と位置づけられる．

※16　ウイルス量・遺伝子型
HBVではgenotype Aでは慢性肝炎移行率が上昇し，ウイルス量が多いほど，発がんしやすいが，HCVの遺伝子型やウイルス量は，治療効果の予測のみ可能で，慢性化，ウイルス量と肝がんの関係はなく，肝硬変になると高率に発症する．

● 症状

- 若年者では不顕性感染が多い．
- 肝炎を発症した場合，平均6週間の潜伏期の後にHAV同様，高率に黄疸を伴い，発熱，悪心・腹痛などの消化器症状を合併する．
- 大半の症例では安静臥床により治癒するが，まれに劇症化することもある．
- 妊婦で，特に妊娠第三期に感染した場合，致死率が20%に達するとの報告がある．
- 我が国では，北海道（43%），次いで東北・関東地方に多く，男性優位（80%）で，50歳以上が罹患している．

● 診断

- 診断には，HEV-RNA測定が有効である（保険適応外）．
- IgM-HEV抗体，IgG-HEV抗体測定，またはペア血清による診断が行われていたが，IgG，IgM両者とも陽性の場合に感染例であることが多く，今後はIgA-HEV抗体にて検索することになる予定である．
- genotypeも解明され，インド，ネパールでは1型，我が国では，3型，4型が多く，4型が重症化しやすい．

● 治療

- ワクチンは存在せず，予防はできない．
- HEVは，63℃で30分間と同等以上の熱処理で感染性を失うとされ，食肉は生食せず，十分な加熱をすることが必要である．
- また食べる時の箸と肉を焼く際の箸は分けて使用するなど，生肉に触れたものは感染源になることを考慮し，指導する．

劇症肝炎（fulminant haptitis）

● 概念

- 肝炎のうち，初発症状出現後8週以内に高度の肝機能障害に基づいて肝性昏睡度II以上の脳症[※17]をきたし，プロトロンビン時間（PT）40%以下を示すものをさす．
- 発症後10日以内に脳症が出現する急性型と，それ以後に発現する亜急性型があり，急性型は亜急性型より予後良好である．
- 初発症状出現から8〜24週で昏睡度II以上の脳症を発現するものは遅発性肝不全（late onset hepatic failure：LOHF）に分類され，予後不良である．
- 原因としてHBVが最多であるが，薬物や成因不明例もある[※18]（表8）[6]．

● 症状

急性肝炎時と大きな差がない．

● 診断

- CTによる肝容積減少や脳浮腫の有無を考慮する．
- 予後予測にはPT，総ビリルビン（抱合能），肝萎縮などが役立つ（表9）[6]．

● 治療

- HBVであれば早期にエンテカビルを投与する．

[※17] 肝性昏睡度II
羽ばたき振戦，指南力障害，異常行動，ときに傾眠傾向がみられる状態である．

[※18] 劇症肝炎と肝炎ウイルス
1972年に約3,500例あった劇症肝炎は1995年に1,050例，2004年には約430例と著明に減少しており，HBVの治療薬の進歩によると推測されるが，劇症肝炎に含まれるHBVの割合には変化を認めない．HAV，HEVでも劇症化の報告がある．予後予測を行い，肝移植を念頭に治療を行うことが重要である．また，免疫抑制薬・化学療法中のHBVの再活性化は劇症化すると予後不良のため，必ずHBc抗体測定とHBV-DNA測定によるモニタリングが必要である．

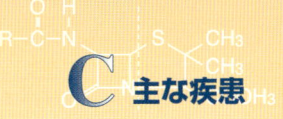

表8 劇症肝炎，LOHFの成因，合併症，予後（1998～2003年の発症例）

厚生労働省「難治性の肝疾患に関する研究」班による全国集計より

		急性型		亜急性型		LOHF	
		98～03年	04～06年	98～03年	04～06年	98～03年	04～06年
症例数		316	116	318	106	64	14
年齢*		45.1±16.6	58.5±15.8	47.8±17.1	53.9±14.6	51.9±15.0	55.6±12.6
HBVキャリア(%)		12.3	10.8	17.2	11.7	4.8	7.7
成因(%)	ウイルス性	70.9	64.7	31.4	29.2	12.5	28.6
	自己免疫性	1.6	2.6	10.7	15.1	14.1	35.7
	薬物性	6.0	12.9	11.3	17.0	18.8	14.3
	不明例	18.7	16.4	41.8	38.7	50.0	21.4
	評価不能例	2.8	3.4	4.7	1.9	4.7	0
救命率(%)	内科的治療	53.7 (145/270)	54.5 (54/99)	24.4 (57/234)	24.0 (18/75)	11.5 (6/52)	30.0 (3/10)
	肝移植例	71.7 (33/46)	76.5 (13/17)	81.0 (68/84)	74.2 (23/31)	75.0 (9/12)	100 (4/4)
	全体	56.3	57.8	39.3	39.6	23.4	50.0

* 平均±SD．
（持田智．肝臓　2009; **50**: 501）

表9 劇症肝炎の肝移植適応ガイドライン（新）

厚生労働省「難治性の肝・胆道疾患に関する研究」班

スコア	0	1	2
発症～昏睡(日)	0～5	6～10	11≦
PT(%)	20<	5<≦20	≦5
T.Bil(mg/dL)	<10	10≦<15	15≦
D/T	0.7≦	0.5≦<0.7	<0.5
血小板(万)	10<	5<≦10	≦5
肝萎縮	なし		あり

昏睡度II出現時に計5点以上の場合を死亡と予測する．
（持田智．肝臓　2009; **50**: 502）

- いずれの病因であっても肝移植を念頭に，脳死肝移植登録やドナー候補などを考慮する[※19]．
- 移植できない症例ではブドウ糖輸液を使用し，さらに多臓器不全予防に抗凝固療法，炎症性サイトカイン産生増加や肝細胞壊死回避のためにステロイドパルス療法やシクロスポリンA，血液濾過透析，凝固因子維持に血漿交換，肝性脳症予防にラクツロース投与を行うが，いずれも内科的治療に限界がある．

※19 家族の意志や低年齢でも脳死移植が可能に
改正臓器移植法（2010年7月17日施行）により脳死移植は増加傾向にある．

C-18 肝炎

> 📁 **理解すべき原則** 　輸血後のHBV感染は現在でも起こり得る
>
> 現在でも輸血後にHBVによる急性肝炎は年に数件報告されている．医師は輸血後3カ月目にB・C型肝炎，HIV感染の有無を確認する必要がある．

> 📁 **理解すべき原則** 　HEVは人獣共通感染症
>
> HAVもHEVも経口感染症で，HEVは輸入感染症と考えられていたが，HEVは2000年頃から国内でも散発している．ほとんどが治癒するが，劇症肝炎に移行する症例も認めている．その感染経路としてイノシシ，ブタ，シカの生食による可能性が示唆され，人獣共通感染症であることがHAVと異なる．男性に多く，非A～D型肝炎の10%にその存在が関与し，genotype 3の感染では重症化はまれである．

問題 34

1) B型肝炎の主な感性経路は母子感染と成人期の（　　）感染である．前者は高率に持続感染するが，後者では急性肝炎を発症し，約（　　）%が治癒する一方で，約1%が（　　）肝炎，genotype（　　）型による感染の約10～25%が慢性肝炎に移行する．

2) HCVによる母子感染・夫婦間感染は少なく，1992年以前の（　　）歴を有する症例が多くみられるが，感染経路不明が約半数を占める．診断にはHCV抗体を用いるが中和抗体でなく（　　）抗体であり，（　　）によるウイルス量測定が必要である．感染すると症状なく持続感染する場合が多く，その割合は約（　　）%である．

▷解答は310p．

文献

1) 矢野公士，他．肝胆膵　2003; **47**: 611-616
2) ウイルス肝炎研究財団．Q&A 分かりやすいウイルス性肝炎．[http://www.vhfj.or.jp/06.qanda/about_hv.html]
3) 松浦健太郎，他．肝臓　2008; **49**: 549-552
4) Centers for Disease Control and Prevention. *MMWR* 1998; **47**: 1-39
5) Alter MJ. *Hepatology* 1997; **26** (3 suppl. 1): 62S-65S
6) 持田智．肝臓　2009; **50**: 497-506

［是永匡紹］

C-19 HIV, HTLV

HIV 感染症 / AIDS

● 原因微生物

- ヒト免疫不全ウイルス（human immunodeficiency virus：HIV）は RNA ウイルスで，1983 年に後天性免疫不全症候群（acquired immunodeficiency syndrome：AIDS）の原因として，パスツール研究所のグループにより分離された．
- さらに 1986 年に類似のウイルスが単離され，これを HIV-2 と称し，従来からのウイルスを HIV-1 とよんで区別した．
- HIV-2 によっても AIDS を発病するが，HIV-1 に比べて病原性が弱いことが知られている[※1]．本項では主に HIV-1 感染症について記述する．

● 疫学

HIV 感染症 / AIDS は，感染症法では五類感染症の全数把握疾患に分類されている．図 1[1)]に我が国における HIV 感染者および AIDS 患者報告数の年次推移を示す．

a. HIV 感染者の報告数

- 2010 年は 1,075 人と，前年（1,021 人）より 54 人増加し，2008 年（1,126 人），2007 年（1,082 人）に次ぐ過去 3 位の報告数であった．
- 最近 5 年間の HIV 感染者の報告数は合計 5,256 人で，1985 年以降の累計感染者数の 41.6% を占めている．
- 経年変化としては，日本国籍男性で増加傾向がみられており，日本国籍女性，外国国籍男性および女性では，ほぼ横ばいの状況にある．
- 年齢は 20 歳代，30 歳代に集中しているが，最近は 40 歳代以上が増加し，年代の拡がりがみられている．

※1　**HIV-2**
HIV-2 感染には地域差があり，西アフリカ地域に集中的に認められ，他の地域での感染者数は少なく，日本国内で報告されている感染者はまだ数名である．

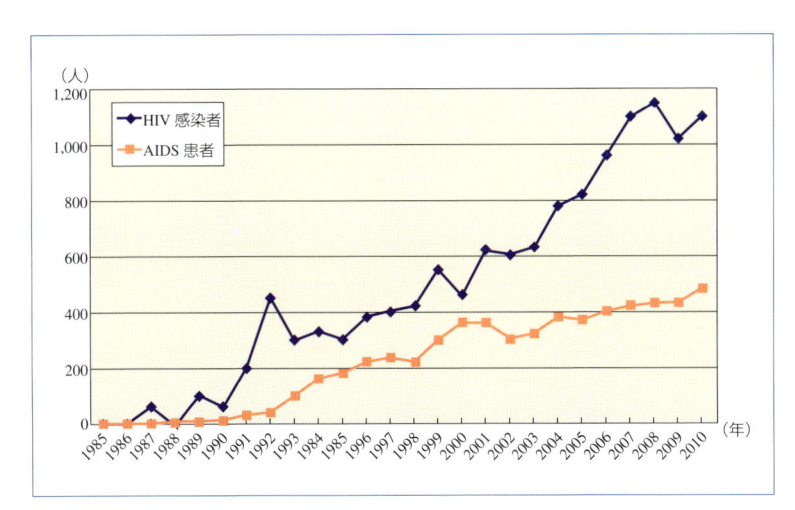

図1 HIV 感染者および AIDS 患者報告数の年次推移
（厚生労働省エイズ動向委員会．平成 22（2010）年エイズ発生動向－概要．[http://api-net.jfap.or.jp/status/2010/10nenpo/gaiyou.pdf]）

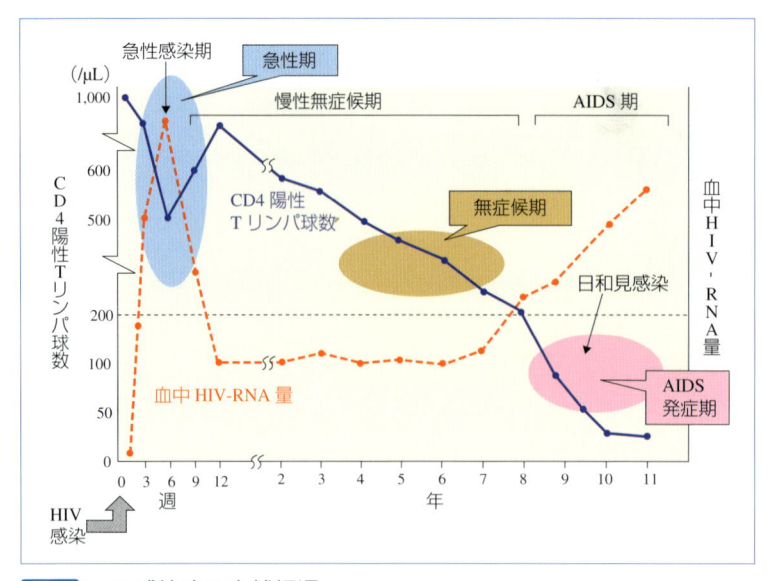

図2 HIV 感染症の自然経過
HIV 感染後の CD4 陽性 T リンパ球数, 血中 HIV-RNA 量の推移を示す.

b. AIDS 患者の報告数
- 2010 年は 469 人と, 前年より 38 人増加し, 過去最多であった.
- 最近 5 年間の AIDS 患者報告数は 2,155 人で, 累計の 37.2% を占めている.
- 経年変化としては, 日本国籍男性の新規 AIDS 患者の増加が著しい. 外国国籍・性別報告例はほぼ横ばいの状況にある.
- 年齢は 25 歳以上に幅広く分布している.

● 症状
HIV 感染症は, 急性感染期, 慢性無症候期, AIDS 期からなり(図2), 各々の時期によって日常診療で遭遇する症状には特徴がある.

a. 急性感染期の特徴
- HIV に感染して 2〜6 週後に, 感染者の約 50% に何らかの急性感染症状が認められる.
- 代表的な症状は, 持続する発熱(96%), リンパ節腫脹(74%), 咽頭痛(70%), 発疹(70%), 筋肉痛と関節痛(54%), 下痢(32%), 頭痛(32%), 悪心・嘔吐(27%), 口腔カンジダ症(12%), 神経症状(12%)などである[2].
- 初診医は, インフルエンザの疑い, 伝染性単核球症様症候群, 無菌性髄膜炎などと診断することが多く, 自然軽快するためそのまま見過ごされやすい.
- HIV の急性感染であることを見抜くには, 他の性感染症の既往(特に B 型肝炎や梅毒)に注目する.

b. 慢性無症候期の特徴
- 無症候期に診断をつけるには, HIV 感染による症状がないため, 併発疾患により疑うことになる. 併発する頻度が高いものに性感染症, 日和見感染症, および慢性皮膚病変がある.

表1 AIDS指標疾患

日和見感染症	A. 真菌症	カンジダ症, クリプトコックス症, コクシジオイデス症, ヒストプラズマ症, ニューモシスチス肺炎(PCP)
	B. 原虫症	トキソプラズマ脳症, クリプトスポリジウム症, イソスポラ症
	C. 細菌感染症	化膿性細菌感染症(2年以内の多発), サルモネラ菌血症, 活動性結核, 非結核性抗酸菌症
	D. ウイルス感染症	CMV感染症, 単純ヘルペスウイルス感染症, 進行性多巣性白質脳症(PML)
E. 日和見腫瘍		カポジ肉腫, 原発性脳リンパ腫, 非Hodgkinリンパ腫(①大細胞型・免疫芽球型, ②Burkitt型), 浸潤性子宮頸がん
F. その他		反復性肺炎, リンパ性間質性肺炎/肺リンパ過形成(13歳未満), HIV脳症, HIV消耗性症候群

赤字：我が国で特に頻度の多い指標疾患.
PCP：pneumocystis pneumonia, PML：progressive multifocal leukoencephalopathy.
(厚生労働省エイズ動向委員会. サーベイランスのためのHIV感染症/AIDS診断基準. [http://api-net.jfap.or.jp/library/MeaRelDoc/03/images/070808_03.pdf])

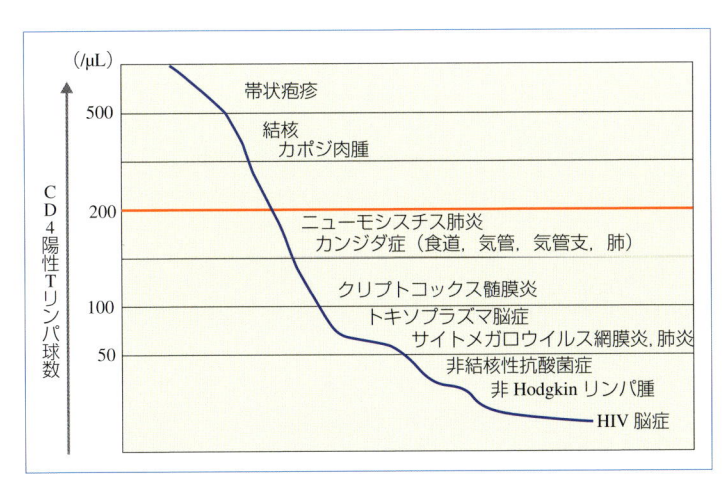

図3 CD4陽性Tリンパ球数と発症しやすくなる日和見感染症・腫瘍

- 性感染症があった場合はHIV検査をすることを勧める. 特に梅毒, B型肝炎, 尖圭コンジローマ, 赤痢アメーバ症が重要である.
- 日和見感染症では, 帯状疱疹, 口腔カンジダ症がHIV感染症診断の契機になる(いずれもAIDS指標疾患ではない).
- 脂漏性皮膚炎, 好酸球性膿疱性毛包炎などの慢性皮膚病変がみられ, 治療に難渋する症例に遭遇することが多い.

c. AIDS期の特徴

- 発症するAIDS指標疾患(表1)[3])によって症状は異なる. CD4陽性Tリンパ球数が200/μL以下になってくるとAIDS指標疾患を発症する可能性が高くなる(図3).
- 頻度の高い指標疾患には, ニューモシスチス肺炎, カンジダ症(食道, 気管,

C-19 HIV, HTLV

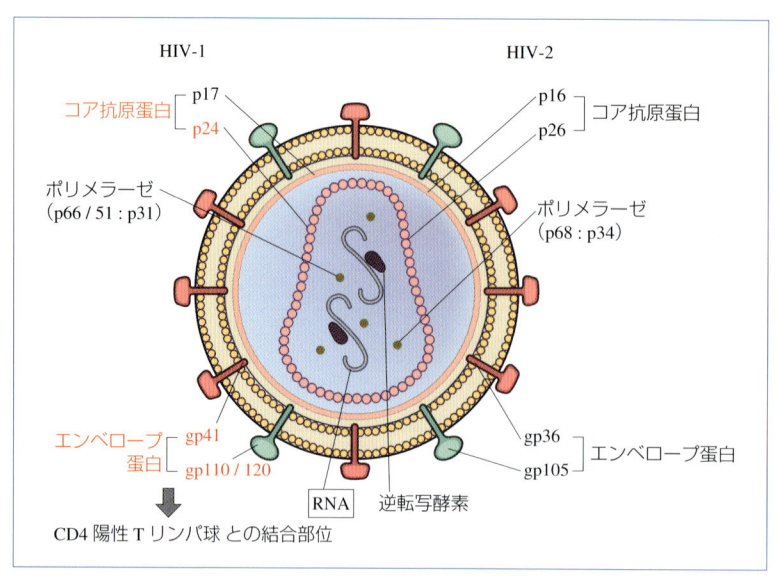

図4 HIV粒子の構造
左側にHIV-1、右側にHIV-2について、それぞれのウイルス粒子を構成する蛋白を示す。

気管支，肺），サイトメガロウイルス（cytomegalovirus：CMV）感染症（網膜炎，大腸炎など），活動性結核（肺，肺外），カポジ肉腫がある．
◆ 日和見腫瘍として，カポジ肉腫はヒトヘルペスウイルス8型（human herpes virus 8：HHV-8），リンパ腫はEpstein-Bar（EB）ウイルス，浸潤性子宮頸がんはヒトパピローマウイルス（human papilloma virus：HPV）ががん化の病態に深く関わっている．

● 診断

HIV粒子の構造の概略を図4に示す．ウイルス粒子を構成する蛋白にはいくつかの種類があり，ヒトが産生する抗体は初感染から4週後頃に上昇し，その後，高値が持続する．その抗体産生に先駆けてコア抗原蛋白であるp24抗原が検出されるが，感染後まもなく検出限界未満となる．そして最も早く検出できるのがHIV-RNAである（図5）．スクリーニング検査で陽性・判定保留であった場合は，必ず確認検査を施行しなければならない（図6）[4]．

a. スクリーニング検査

◆ 第三世代検査法（HIV-1/2抗体検査）として，PA法（凝集法），ELISA法がある．また，迅速検査法であるIC法（イムノクロマト法）もある．
◆ スクリーニング検査の性格上，0.1～0.3％程度の偽陽性があることに留意する．
◆ 第三世代検査法のウィンドウ期は通常4週と考えられるが，個人差も大きいため，一般に最長のウィンドウ期を3ヵ月としている．
◆ 第四世代検査法は抗原・抗体同時検査法とよばれ，HIV-1-p24抗原も同時測定できるため，ウィンドウ期が6週程度と大幅に短縮された．
◆ 診療におけるHIV-1/2感染症の診断ガイドライン（図6）[4]では，スクリー

C 主な疾患

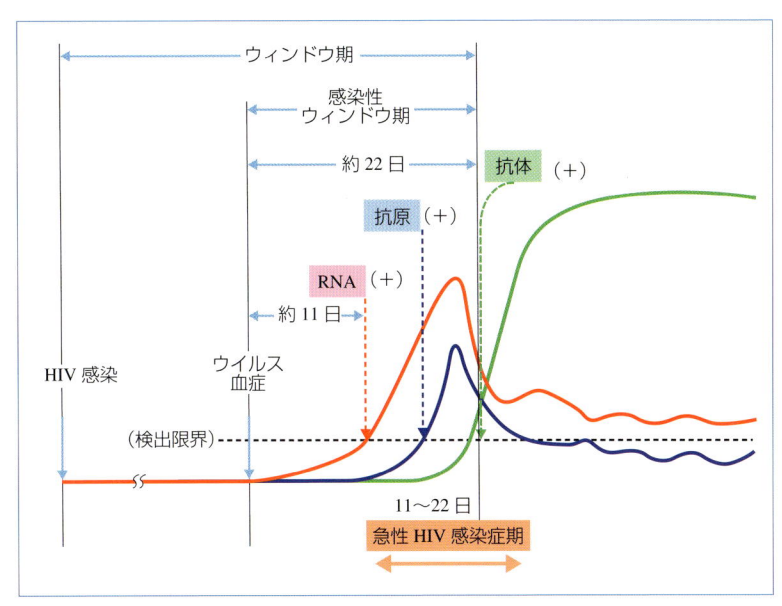

図5 HIV感染のHIV-RNA，HIV抗原，HIV抗体の推移

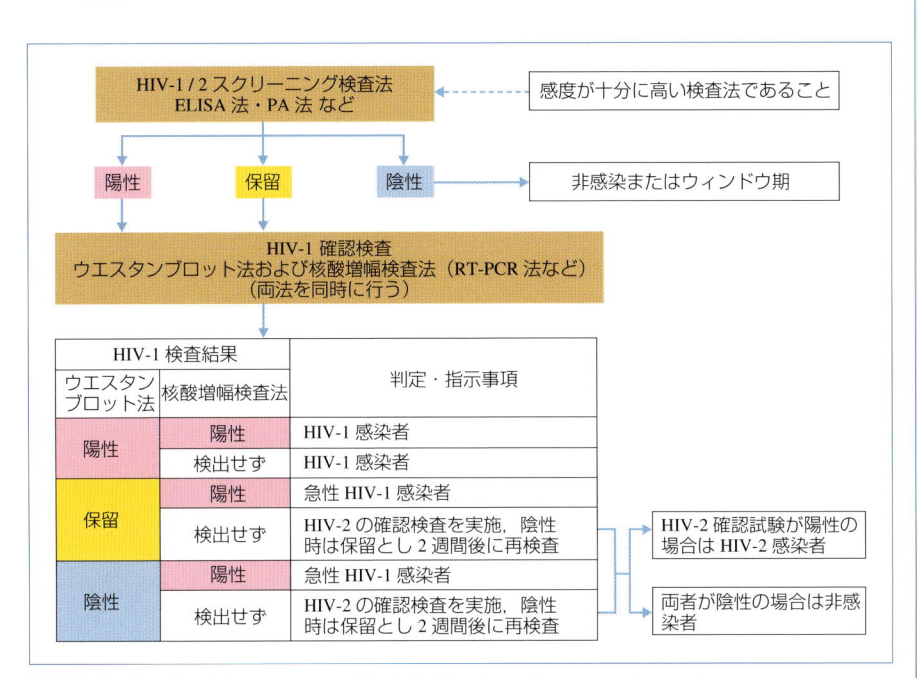

図6 診療におけるHIV-1／2感染症診断のためのフローチャート
診療におけるHIV-1／2感染症の診断 ガイドライン2008 －日本エイズ学会・日本臨床検査医学会 標準推奨法．
(日本エイズ学会, 他. 日本エイズ学会誌 2009; **11**: 70-72)

ニング検査として第四世代の抗原・抗体同時検査法を推奨している．

b. 確認検査

◆抗体確認法(ウエスタンブロット法)[※2]と，核酸増幅検査法(HIV-RNA定量法)による確認検査がある．いずれかが陽性であれば，HIVに感染していると断

※2 **抗体確認法(ウエスタンブロット法)**
HIVのエンベロープ蛋白(gp160, gp110/120, gp41)に対する抗体のうち，少なくとも2つ以上陽性であれば，確認検査陽性と判定する．

表2 我が国で承認されている抗HIV薬（承認順）

一般名	商品名	略称	一般名	商品名	略称
核酸系逆転写酵素阻害薬（NRTI）			プロテアーゼ阻害薬（PI）		
ジドブジン	レトロビル®	AZT, ZDV	インジナビル	クリキシバン®	IDV
ジダノシン	ヴァイデックス®	ddI	サキナビル	インビラーゼ®	SQV-HGC
ラミブジン	エピビル®	3TC	ネルフィナビル	ビラセプト®	NFV
サニルブジン	ゼリット®	d4T	リトナビル	ノービア®	RTV
ジドブジンとラミブジンの合剤	コンビビル®	AZT/3TC (CBV)	ロピナビル（少量リトナビル含有）	カレトラ®	LPV/r
アバカビル	ザイアジェン®	ABC	アタザナビル	レイアタッツ®	ATV
テノホビル	ビリアード®	TDF	ホスアンプレナビル	レクシヴァ®	FPV
アバカビルとラミブジンの合剤	エプジコム®	3TC/ABC (EZC)	ダルナビル	プリジスタ®	DRV
エムトリシタビン	エムトリバ®	FTC	インテグラーゼ阻害薬（INSTI）		
エムトリシタビンとテノホビルの合剤	ツルバダ®	FTC/TDF (TVD)	ラルテグラビル	アイセントレス®	RAL
非核酸系逆転写酵素阻害薬（NNRTI）			侵入阻害薬（CCR5阻害薬）		
ネビラピン	ビラミューン®	NVP	マラビロク	シーエルセントリ®	MVC
エファビレンツ	ストックリン®	EFV			
デラビルジン	レスクリプター®	DLV			
エトラビリン	インテレンス®	ETR			

定できる．感染初期の場合，抗体確認法だけでは偽陰性の可能性が高くなることに留意する．

◆核酸増幅検査は，HIV-RNAをPCR法により増幅させて検出する．抗体がまだ産生されていない急性期のHIV感染症の診断にも有用である．感染性ウィンドウ期[※3]は約11日とされる．

◆最新のreal-time PCR法では，HIV-RNAを$40 \sim 10^7$コピー/mLの範囲で定量でき，診断とともに病勢把握や治療効果判定に用いられる．

◆確認検査が陽性であれば，診断した医師は7日以内に地域の保健所に所定の様式で届け出る．

● 治療

◆HIVがヒトのCD4陽性Tリンパ球に侵入・融合し，新たなウイルスを構築，出芽，放出するまでの過程のいくつかのポイントで阻害することが治療の第一歩である．表2に示すように，今日ではHIVに特有かつ必須の酵素である逆転写酵素，プロテアーゼ，インテグラーゼのすべてに対して阻害薬を入手することができる．

◆抗HIV療法（ART）の基本は，3剤以上の抗HIV薬を組み合わせることにより薬剤耐性化を高率に防ぎ，さらに強力に治療することにある[※4]．まず非核酸系逆転写酵素阻害薬（non-nucleoside reverse transcriptase inhibitor；NNRTI）やプロテアーゼ阻害薬（protease inhibitor：PI）などの中からkey drugとして1

[※3] **感染性ウィンドウ期**
ウィンドウ期の中で，血液中にHIVが存在し，輸血によりHIV感染を起こし得る時期のことをさす．感染性ウィンドウ期は現在の抗体検査では約22日間，real-time PCR法では約11日間とされる．

[※4] **抗HIV療法**
従来からHAART（highly active antiretroviral therapy）とよばれていたが，最近ではART（antiretroviral therapy）と記載されることが多い．

剤を選び，核酸系逆転写酵素阻害薬（nucleoside reverse transcriptase inhibitor：NRTI）の中から backbone として 2 剤を選ぶ．
- 治療薬の進歩により，かつては"死の病気"であった AIDS は"コントロール可能な慢性感染症"となった．

a. backbone
- NRTI：ラミブジン，テノホビル，エムトリシタビンは，HIV と B 型肝炎ウイルスの両者に対して高い活性を発揮する薬剤である．
- NRTI 製剤の中から 2 剤を選んだ薬剤として，エムトリシタビンとテノホビルの合剤，アバカビルとラミブジンの合剤があり，よく用いられている．

b. key drug
- NNRTI では，エファビレンツと NNRTI 耐性 HIV 変異株にも抗 HIV 活性を有するエトラビリンが代表である．

症例　　20 歳男性　急性 HIV 感染症

主訴　発熱，けいれん，意識障害．

現病歴　入院の約 2 週間前から全身倦怠感，悪心，下痢が出現し，その後，関節痛，39℃ 以上の発熱を認めたため，入院の 10 日前に近医を受診した．8 日前に頭痛，嘔吐が出現し，入院前日には全身に小紅斑を認めた．不明熱の精査目的で救急搬送中，全身性強直性けいれんを発症し入院となった．

既往歴　梅毒（TPHA 陽性）あり．

臨床所見　血圧 160 / 92 mmHg，脈拍 120 / 分，体温 38.8℃．扁桃腫大はなく，明らかな表在リンパ節腫脹もない．眼瞼結膜貧血および眼球結膜黄疸なし．胸腹部に異常所見なし．全身に淡い小紅斑あり．

神経学的所見　意識レベル；JCS　10-R[※5]，GCS　3-2-4[※6]．脳神経；瞳孔正円同大，対光反射あり．運動系；明らかな麻痺は認めない．感覚系；評価不能．反射；腱反射正常，Babinski 徴候（＋ / ＋）．髄膜刺激徴候：項部硬直（＋），Kernig 徴候（＋）．

血液検査所見　白血球数 11,420 /μL（単球 6％，リンパ球 55％，異型リンパ球 5％），ALT 51 IU/L，AST 32 IU/L，CRP 0.06 mg/dL．

髄液検査　水様透明，初圧 16 cmH₂O，細胞数 25.3 /μL（単核球 100％），蛋白 67 mg/dL，糖 59 mg/dL，Cl 125 mEq/L，IgG index 0.5．細菌培養は陰性．

HIV 関連検査　スクリーニング検査では HIV-1 / 2 抗体（第三世代：IC 法）陰性，HIV-1 p24 抗原・HIV-1 / 2 抗体（第四世代：IC 法）陽性，確認検査では HIV-1 抗体（ウエスタンブロット法）陰性で，HIV-1 核酸増幅検査で HIV-RNA 量は 75×10^4 コピー /mL，髄液中の HIV-RNA 量は 500 コピー /mL．

頭部 MRI　明らかな異常所見は認められない．

その後の経過　入院 3 日後から抗 HIV 療法を開始した．髄液移行性を考慮し，NRTI としてアバカビル，ラミブジン，PI としてロピナビル・リトナビル配合剤を併用した ART を行ったところ，速やかに臨床症状は改善し，血中 HIV-RNA 量，髄液中 HIV-RNA 量ともに低下した．CD4 陽性 T リンパ球数は入院時 73 /μL であったが，ART 開始から 4 週間後には 602 /μL まで回復した．

[※5] JCS：Japan Coma Scale
10-R は普通の呼びかけで開眼，不穏状態であることを示す．

[※6] GCS：Glasgow Coma Scale
3-2-4 は，発声により開眼，理解不能の発声，四肢屈曲反応があることを示す．

- PIは一般に，CYP450-3A4による代謝を受けやすいので，同じPIでCYP450-3A4の阻害薬であるリトナビルを併用すると，高い血中濃度が維持される．
- ダルナビルに代表される新規PIは，副作用も軽減され服薬アドヒアランス[7]の向上に寄与している．

c. 新世代の抗HIV薬

- 最近は従来のkey drug, backboneという概念に捉われない新世代の抗HIV薬も次々に認可され，実地臨床上でも有効性が評価されている．
- インテグラーゼ阻害薬：HIVは遺伝情報を，ウイルス由来の逆転写酵素を用いてRNAからDNAに逆転写する．次いでインテグラーゼに媒介された逆転写後のウイルス遺伝子（プロウイルスDNA）が細胞側の遺伝子へと組み込まれる．ラルテグラビルはこの組み込み過程を阻害する新規薬剤であり，key drugの1つとしても位置づけられている．
- 侵入阻害薬：HIV指向性試験で，CCR5指向性であることが確認できれば，CCR5阻害作用を有するHIV侵入阻害薬としてマラビロクが使用できる．

d. 抗HIV療法開始のタイミング

- AIDSを発症していない場合，現時点ではCD4陽性Tリンパ球数350/μL未満が治療開始基準である．
- 妊婦では，母子感染予防の見地から，CD4陽性Tリンパ球数350/μL以上でも開始が勧められている．
- CD4陽性Tリンパ球数値は安全指標ではないので，個々の患者と最新のガイドライン[8]を参考にしながら治療開始時期を判断する必要がある．

> **理解すべき原則**　HIVスクリーニング検査で偽陽性に注意する
>
> 感度が高いため，感染がないのに陽性となる（偽陽性反応）場合がある．有病率0.01%の集団（10,000人に1人）に偽陽性率0.3%のスクリーニング検査を行うと，真の陽性者1人と偽陽性者30人の計31人がスクリーニング検査陽性となる．陽性的中率はわずか1/31≒3%でしかないため，必ず確認検査を行う必要がある．術前検査や妊婦検診などの有病率が低い集団を対象としている場合は，スクリーニング検査の解釈と陽性告知に関して特に留意する必要がある．

HTLV-1感染症

● 原因微生物

- 1980年に，ヒトT細胞白血病ウイルス1型〔human T-cell leukemia virus 1（HTLV-1）〕が難治性疾患である成人T細胞白血病（adult T-cell leukemia：ATL）の原因ウイルスであることが判明した．
- HTLV-1は，その他にHTLV-1関連脊髄症（HTLV-1 associated myelopathy：

---

[7] 服薬アドヒアランス
アドヒアランスとは，患者が積極的に治療方針の決定に参加し，その決定に従って治療を受けることを意味する．服薬アドヒアランスの確保が治療成功の鍵である．

[8] HIV治療のガイドライン
全世界的に用いられているのが，Department of Health and Human Services（DHHS）ガイドラインである．

HAM），HTLV-1 関連ブドウ膜炎（HTLV-1 associated uveitis：HU），リウマチ様疾患などを引き起こすことがある．
- しかし，キャリアの多くは生涯，関連症状を発症することなく経過する．
- HTLV-1 は一般に血中には存在せず，HTLV-1 感染 T リンパ球を介して細胞から細胞へ感染する．したがって，感染経路は主に①母乳を介する感染，②性行為による感染[※9]，③輸血による感染である．
- 1986 年以降は，赤十字血液センターから供給される血液製剤による感染はなくなったと考えられている[※10]．

疫学
- 2008〜2010 年度に厚生労働科学研究班「本邦における HTLV-1 感染症及び関連疾患の実態調査と総合対策」が組織され，全国的な HTLV-1 キャリアおよび関連疾患の実態調査が行われた．
- 全国の HTLV-1 キャリア数は約 108 万人で，減少はみられるものの引き続き多くの感染者が存在しており，感染者は西南日本だけでなく全国へ拡散している．
- ATL の調査では，ATL の年間発症数は 1,146 例と推測されている[5]．男性にやや多く，発症年齢の中央値は 67 歳で，40 歳未満での発症はまれである．
- HAM は女性に多い．
- HU は，女性が男性の約 2 倍多く，患者の多くは成人だが小児で発病することもある．

症状
a. ATL の症状
①痛みを伴わないリンパ節腫脹，②治りにくい皮膚病変（皮疹），③肝脾腫，④高 Ca 血症に起因する症状がある．

b. HAM の症状
①排尿・排便障害，②歩行障害，③下肢の持続性の脱力がみられる．

c. HU の症状
①飛蚊症，②霧視，③眼の充血，④視力の低下がみられる．

診断
- HTLV-1 感染の診断には，スクリーニングと確認試験の二段階の検査手順が用いられる．
- スクリーニング検査には PA 法（凝集法）と CLEIA 法（化学発光酵素免疫法），確認検査にはウイルス感染細胞を抗原とする IF 法（間接蛍光抗体法）と，抗体の種類を識別できるウエスタンブロット法がある．
- スクリーニング検査では偽陽性があるため，必ずウエスタンブロット法による抗体確認検査を行う．
- ウエスタンブロット法による確認検査を行っても 10〜20% に判定保留が生じる[※11]．
- プロウイルスを定量する PCR 法は，判定保留が真の陽性か否かを知るために参考となるが，保険適応外である．

※9 夫婦間感染
主に精液中のリンパ球がウイルスを伝播する．夫婦間での性行為での感染は 10 年間で HTLV-1 陽性の夫から妻へは 60% であり，同じく妻から夫へは 0.4% と，きわめてまれである．

※10 赤十字血液センターにおける HTLV-1 検査
1986 年に検査が導入され，現在では CLEIA 法（化学発光酵素免疫法）によるスクリーニングが行われている．希望する献血者には結果が通知される．

※11 抗体確認法（ウエスタンブロット法）
HTLV-1 のエンベロープ蛋白（gp46）に対する抗体が陽性で，かつ 3 種類のコア蛋白（p19，p24，p53）のうち，少なくとも 1 つ以上陽性であれば確認検査陽性と判定する．すべてが陰性であれば陰性と判定できるが，それ以外は判定保留となり 10〜20% 程度発生する．

治療

a. ATL の治療
- 病型分類（くすぶり型 7.0%，慢性型 9.1%，急性型 23.7%，リンパ腫型 60.2%）により治療方針は異なる．
- 急性型およびリンパ腫型では，強力な多剤併用化学療法や同種造血幹細胞移植を行う．
- 慢性型で予後不良因子[※12]があれば，内服化学療法や多剤併用化学療法を行う．
- くすぶり型は，基本的に経過観察とする．

b. HAM の治療
副腎皮質ステロイドの内服，あるいはインターフェロンα製剤の注射を行う．

c. HU の治療
副腎皮質ステロイドの点眼あるいは内服を行う．

[※12 ATL の予後不良因子]
生化学検査で LDH 高値，BUN 高値，アルブミン低値のいずれかを満たすと予後不良である．

理解すべき原則　授乳期間 4 カ月以上で，母乳による HTLV-1 感染のリスクが高くなる

母子感染は母乳中のリンパ球からの感染が大部分であり，まれに経胎盤感染，産道感染がある．母乳栄養でのキャリア化率は授乳期間 3 カ月以下で 1.9%，4 カ月以上で 17.7% であり，授乳期間が長いと有意に上昇するが，人工栄養でもキャリア化率が 3.3%，凍結母乳でも 3.1% あると報告されている[6]．キャリア妊婦には，完全人工栄養，満 3 カ月までの短期授乳，凍結解凍母乳の 3 つの栄養法を感染防止のために提示し，キャリアである母親本人が予防法を選択するのが望ましい．

問題 35

ヒト免疫不全ウイルス（HIV）の急性感染期にみられるのは次のどれか．
1. カポジ肉腫　2. 活動性結核　3. 無菌性髄膜炎　4. ニューモシスチス肺炎
5. サイトメガロウイルス網膜炎

▷解答は 310p.

文献

1) 厚生労働省エイズ動向委員会．平成 22（2010）年エイズ発生動向−概要．
   [http://api-net.jfap.or.jp/status/2010/10nenpo/gaiyou.pdf]
2) Hanson DL, et al. *Arch Intern Med* 1995; **155**: 1537-1542
3) 厚生労働省エイズ動向委員会．サーベイランスのための HIV 感染症 / AIDS 診断基準．
   [http://api-net.jfap.or.jp/library/MeaRelDoc/03/images/070808_03.pdf]
4) 日本エイズ学会，他．日本エイズ学会誌　2009; **11**: 70-72
5) 本邦における HTLV-1 感染及び関連疾患の実態調査と総合対策研究班．厚生労働科学研究費補助金 新型インフルエンザ等新興・再興感染症研究事業 平成 21 年度 総括研究報告書（研究代表者：山口一成）．2010　[http://www.nih.go.jp/niid/HTLV-1/yamaguchi2009.pdf]
6) HTLV-I の母子感染予防に関する研究班．厚生労働省科学研究費補助金 厚生労働科学特別研究事業 平成 21 年度 総括・分担研究報告書（研究代表者：斎藤滋）．2010
   [http://www.mhlw.go.jp/bunya/kodomo/boshi-hoken16/dl/02.pdf]

［和田秀穂］

C-20 深在性真菌感染

カンジダ症

口腔・咽頭カンジダ症

● 原因微生物
Candida(カンジダ)属が原因となる．*C. albicans*(アルビカンス)が最も多い．

● 疫学
HIV感染者，副腎皮質ステロイド使用中の患者(吸入ステロイド薬を含む)，担がん患者，寝たきり患者，経口摂取不可能者などに好発する．

● 症状
口腔内の白苔，口腔内潰瘍，舌の痛みなど．

● 診断
- 口腔内病変を擦過して検体を採取し，培養で*Candida*属を分離すれば診断は確定する．
- また前述のリスクがあり，口腔内に白苔があれば，本症と臨床診断できる．
- カンジダマンナン抗原，β-D-グルカンなどの血清診断法は診断に応用できない．

● 治療
- イトラコナゾール(ITCZ)内用液，フルコナゾール(FLCZ)内服，内服困難な症例ではFLCZまたはホスフルコナゾール(F-FLCZ)，ITCZの点滴静注を行う．
- 原因カンジダがアゾール低感受性*C. albicans*であったり，*C. glabrata*(グラブラタ)の場合にはミカファンギン(MCFG)注射薬を用いる．

食道カンジダ症

● 原因微生物
口腔・食道カンジダ症と同様である．

● 疫学
HIV感染者をはじめとする免疫抑制宿主に好発する．

● 症状
嚥下痛，嚥下困難，胸やけ．

● 診断
- 上部消化管内視鏡検査で食道に白苔を認めれば臨床診断可能である．
- 同部分の培養で*Candida*属を分離すれば診断は確定する．
- カンジダマンナン抗原，β-D-グルカンなどの血清診断法は診断に応用できない．

● 治療
口腔・食道カンジダ症と同様である．

カンジダ血症・播種性カンジダ症

● 原因微生物
- *Candida* 属が原因となる．*C. albicans* が最も多いが，近年減少傾向にあり non-albicans *Candida* が増加している．
- *C. glabrata* や *C. krusei* (クルセイ) はアゾール系抗真菌薬に低感受性・耐性を示す株が多い．また，*C. albicans* にもアゾール低感受性株が増加傾向にある．

● 疫学
- 悪性腫瘍患者，免疫抑制薬・副腎皮質ステロイド投与患者などの免疫抑制宿主，血管内カテーテルを留置した患者などに好発する．
- 血液悪性腫瘍患者や臓器移植後の患者もハイリスクであるため，抗真菌薬の予防投与が行われていることが多い．

● 症状
- 抗菌薬不応性の発熱が持続する．
- カンジダ眼内炎を発症すると霧視，視力低下などの視覚障害を認め，放置すると失明に至ることもある．

● 診断
- 血液培養，経皮的肝膿瘍穿刺吸引検体など無菌検体の培養で *Candida* 属を分離すれば診断が確定する．また，肝生検で *Candida* 属を確認することも診断に有用である．
- β-D-グルカン，カンジダマンナン抗原は陽性となる．
- 肝膿瘍があれば肝胆道系酵素が上昇する．
- 腹部超音波，CT で肝，脾に多発性膿瘍を認める（bull's eye sign）．
- 眼底検査でカンジダ眼内炎を確認する．
- 眼内炎，または肝脾膿瘍の所見があり，β-D-グルカンが陽性であれば本症と臨床診断可能である．

● 治療
- (F-)FLCZ または MCFG を第一選択とするが，ITCZ，ボリコナゾール（VRCZ），アムホテリシン B リポソーム製剤（L-AMB）も同様に効果を期待できる．
- 原因カンジダがアゾール低感受性 *C. albicans* や *C. glabrata*，*C. krusei* であった場合には MCFG や L-AMB を選択する．
- また *C. parapsilosis* (パラシローシス) には MCFG の活性がやや劣るので(F-)FLCZ を選択する．
- MCFG の眼組織への移行性には限界があるので，眼内炎が存在する場合には慎重に薬剤を選択する．

アスペルギルス症

侵襲性肺アスペルギルス症

● 原因微生物
Aspergillus (アスペルギルス) 属が原因となる．*A. fumigatus* (フミガーツス) が最も多いが，近年，*A. flavus* (フラーブス)，*A.*

niger，*A. nidulans*，*A. terreus* などの non-fumigatus *Aspergillus* の増加も指摘されている．

● 疫学

◆白血病の化学療法後，造血幹細胞移植後など，好中球が減少し高度の免疫不全状態にある宿主に好発する．

◆大量の副腎皮質ステロイドを長期使用中，免疫抑制薬使用中の患者などもハイリスクとなる．

● 症状

広域抗菌薬不応性の発熱，咳嗽，喀痰，血痰・喀血，胸痛，呼吸困難などを呈する．

● 診断

◆胸部 X 線で急速に増大する浸潤影を認める（図1）．

◆胸部 HRCT では初期に CT-halo sign（図2）を認め，病変が進行し内部が壊死に陥ると air crescent sign を呈するようになる．

◆β-D-グルカン，アスペルギルスガラクトマンナン抗原を補助診断法として使用できる．

◆喀痰や気管支肺胞洗浄液（bronchoalveolar lavage fluid：BALF）などの培養で *Aspergillus* 属を分離したり，肺生検で *Aspergillus* 属が肺組織内に侵入する像を確認すれば確定診断となる．

● 治療

L-AMB，MCFG，ITCZ，VRCZ の 4 薬剤から選択可能．

慢性肺アスペルギルス症

慢性肺アスペルギルス症は，肺アスペルギローマと慢性壊死性肺アスペルギルス症の 2 つの病態に分類される．しかし，これら病態を臨床的に明確に区別することは困難な場合が多いので，両者を 1 つの"慢性肺アスペルギルス

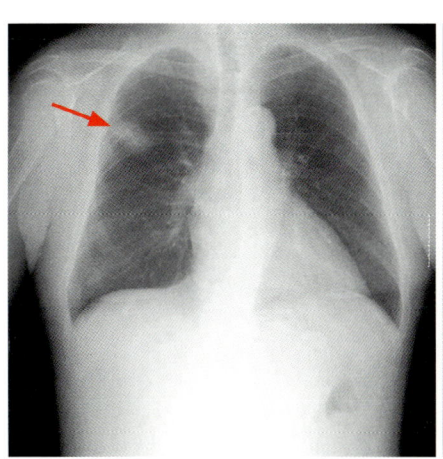

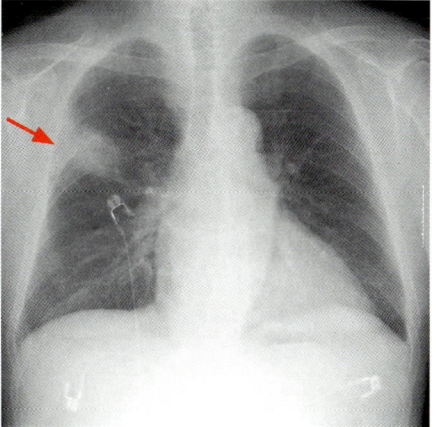

図1　侵襲性肺アスペルギルス症の胸部 X 線
右上肺野に胸膜を底辺とする楔状の浸潤影（→）を認め，急速に増大した．

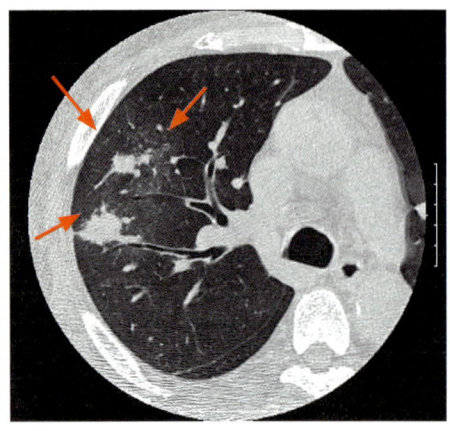

図2 侵襲性肺アスペルギルス症でみられるCT-halo sign

濃度の濃い結節影の周囲に淡いすりガラス状の陰影を認める（→）．*Aspergillus* 属の浸潤により壊死に陥った中心部と，その周辺の出血部位を反映した像である（CT-halo sign）．

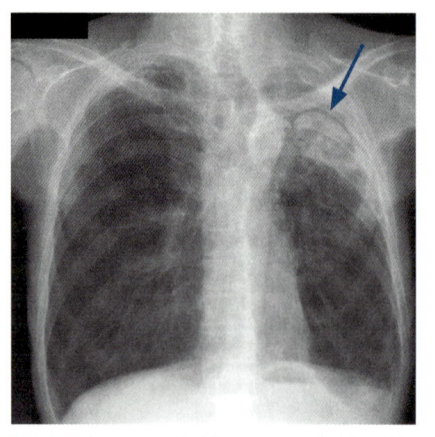

図3 肺アスペルギローマの胸部X線

左上肺野に空洞を認め，その壁や周囲の胸膜は肥厚している．内部に真菌球（→）を認める．肺アスペルギローマの典型的画像である．

症"の疾患概念にまとめるべきとの意見もある．ここでは従来どおり2つの病態に分けたうえで解説する．

● 原因微生物

Aspergillus 属が原因となる．

● 疫学

陳旧性肺結核，肺嚢胞，気管支拡張症，慢性閉塞性肺疾患（chronic obstructive pulmonary disease：COPD），肺切除後など肺内の空洞性病変を有する患者に発生する．肺アスペルギローマから慢性壊死性肺アスペルギルス症へ進展する場合も少なくない．

● 症状

a. 肺アスペルギローマ

無症状の場合も少なくない．微熱，血痰・喀血を認めることもある．

b. 慢性壊死性肺アスペルギルス症

発熱，喀痰，咳嗽，血痰・喀血，呼吸困難など．

● 診断

◆肺アスペルギローマでは画像上，肺内の空洞とその内部の真菌球（fungas ball）でmeniscus signを呈する．空洞壁，空洞傍の胸膜の肥厚を認める（図3）．このような典型的画像所見と，喀痰・BALFの培養や細胞診で *Aspergillus* 属を確認すれば確定診断できる．

◆慢性壊死性肺アスペルギルス症では，さらに空洞壁や胸膜の肥厚の進行，空洞周囲に浸潤影の出現，空洞の拡大，空洞内の液面形成などの所見を認める．アスペルギローマの周囲に新たな浸潤影を認めることもある．喀痰・BALFの培養や細胞診以外にも，肺生検組織で *Aspergillus* 属を確認すれば確定診断できる．

◆抗アスペルギルス沈降抗体陽性は診断の重要な手がかりとなる．β-D-グルカンやガラクトマンナン抗原が陽性の場合，慢性壊死性肺アスペルギルス症を疑う根拠となり得るが，陰性のことも多い．肺アスペルギローマでは陰性の場合が多い．

● 治療

a. 肺アスペルギローマ

症状のない場合，無治療で経過観察することもある．根治のためには肺切除が原則である．しかし，慢性炎症のため肺の癒着が強く，肺切除時に大量出血の可能性が高いうえ，本症の患者は高齢者が多く，元来肺に器質的疾患を有し低肺機能であることが多いため，外科的治療の適応とならない症例が多い．内科的治療を行う場合は，VRCZ や ITCZ など抗アスペルギルス活性を有する薬剤を経口的に投与することが多い．

b. 慢性壊死性肺アスペルギルス症

L-AMB，MCFG，ITCZ，VRCZ の 4 薬剤から選択可能．点滴静注で初期治療を行い，病状が安定した後に，ITCZ や VRCZ の経口薬に切り替えることが多い．

クリプトコックス症

原発性肺クリプトコックス症

● 原因微生物

Cryptococcus neoformans（クリプトコックス ネオフォルマンス）が原因となる．

● 疫学

基礎疾患のない健常者に発症し，健康診断などで偶然発見されることが多い．

● 症状

半数以上は無症状とされる．

● 診断

◆画像上，孤立，もしくは多発する結節影，あるいは浸潤影を呈する．両側に出現する場合もある．内部に空洞を形成する場合もあり，本症に特異的な所見はない（図 4）．

◆クリプトコックスグルクロノキシロマンナン抗原は診断上，きわめて有用であり，画像所見が本症に合致しグルクロノキシロマンナン抗原が陽性であれば本症と臨床診断できる．

◆β-D-グルカンは上昇しない．

◆確定診断には経気管支肺生検（transbronchial lung biopsy：TBLB）で *C. neoformans* の組織内侵入を確認するか，喀痰，BALF の培養で *C. neoformans* を分離する．

◆本症にクリプトコックス髄膜炎を合併することがあるので，髄液中グルクロノキシロマンナン抗原の検出や墨汁法による髄液中 *C. neoformans* 検出を試みる．

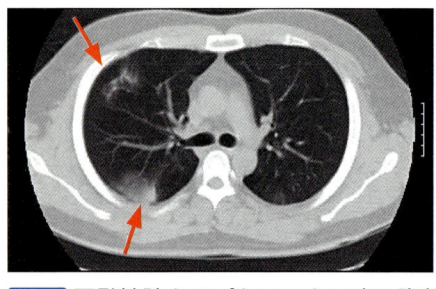

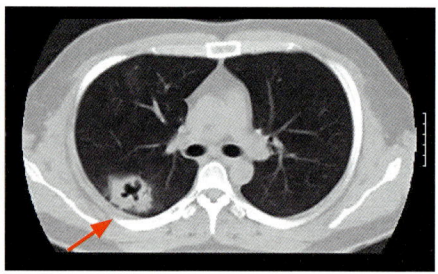

図4 原発性肺クリプトコックス症の胸部CT
浸潤影や空洞を伴う結節影（→）を認める．同一患者に様々な所見が認められることもある．

● 治療
- 全身状態に問題がなければFLCZ経口薬を第一選択とする．ITCZも使用可能である．
- グルクロノキシロマンナン抗原は長期間陽性が持続するため，治療効果の判定や経過観察には適応できない．

続発性肺クリプトコックス症

● 原因微生物
C. neoformans が原因となる．

● 疫学
- 副腎皮質ステロイド投与中の患者，糖尿病患者，膠原病患者，腎疾患患者，担がん患者などに合併症として発症しやすい．
- HIV感染者にも肺病変を合併し得るが，大部分は全身性であったり，脳・髄膜へ播種するのが一般的である．

● 症状
- 無症状のこともあるが，症状を呈するものでは，咳嗽，喀痰，発熱，血痰などを認める．
- 中枢神経系への *C. neoformans* の浸潤があれば頭痛や悪心・嘔吐などの髄膜刺激徴候を認めることもある．
- ただし，これらの髄膜炎を示唆する所見が明らかでなくても髄膜への浸潤が認められることもある．

● 診断
- 原発性肺クリプトコックス症と同様，画像上に孤立，または多発する結節影や浸潤影を呈する．内部に空洞を認めることもある．
- グルクロノキシロマンナン抗原は診断に有用である．
- β-D-グルカンは上昇しない．
- 肺組織内への *C. neoformans* の侵入を確認するか，喀痰，BALFなどの培養で *C. neoformans* を分離することにより診断は確定する．
- 髄液中グルクロノキシロマンナン抗原の検出や墨汁染色による髄液中 *C. neoformans* 検出を試み，中枢神経クリプトコックス症の併発がないか確認する．

● 治療
- (F-)FLCZ点滴静注を第一選択とする．ITCZ点滴静注も使用できる．フルシトシン(5-FC)を併用する場合もある．
- 重症の場合，L-AMBやVRCZ点滴静注を選択する．
- グルクロノキシロマンナン抗原は長期間陽性が持続するため，治療効果の判定や経過観察には適応できない．

クリプトコックス脳髄膜炎

● 原因微生物
C. neoformans が原因となる．

● 疫学
- 肺クリプトコックス症に合併することがあるので注意を要する．
- HIV感染者の重要な合併症の1つであり，CD4陽性Tリンパ球数が200 /μL未満になるとハイリスクである[1]．HIV感染者に発症した場合は肺病変を認めないことが多い．

● 症状
発熱，頭痛，悪心・嘔吐，髄膜刺激徴候，けいれん，意識障害など．

● 診断
- 血清，および髄液中のグルクロノキシロマンナン抗原検出することで臨床診断できる．
- 墨汁染色で髄液中 C. neoformans を検出，髄液培養で C. neoformans を分離すれば確定診断が得られる．
- HIV感染者に発症した場合には，肺クリプトコックス症に本症を併発した場合と異なり，大部分の症例で肺病変を認めない．

● 治療
L-AMBと5-FCの併用で導入療法を行い，その後(F-)FLCZによる地固め療法を行う．初期治療成功後もITCZや(F-)FLCZによる維持療法が生涯にわたって必要である．

接合菌症

● 原因微生物
接合菌のうち，Mucor目(ムーコル)の一部の真菌種が原因真菌となる．*Rhizopus oryzae*(リゾプス オリゼ), *R. microsporus* var. *rhizopodiformis*(ミクロスポラス リゾポジフォルミス), *Absidia corymbifera*(アブシジア コリムビフェラ), *Rhizomucor pusillus*(リゾムコール プシルス) などが多い．

● 疫学
- 血液悪性腫瘍に対する化学療法などのために好中球減少状態にある患者や臓器移植患者，糖尿病ケトアシドーシスの患者など，免疫状態の不良な宿主に発症する．
- 好中球減少患者では肺接合菌症や播種型が多く，糖尿病ケトアシドーシスの患者では鼻脳型が多いとされる．

- アゾール系薬を使用中にブレイクスルー感染症[※1]として発症するとの指摘もある．

● 症状

a. 肺型

発熱，呼吸困難，血痰・喀血などをきたし，侵襲性肺アスペルギルス症と類似している．

b. 鼻脳型

発熱，頭痛，意識混濁，顔面痛，黒色鼻汁などを認める．

● 診断

- 病巣から採取した検体で，真菌学的，あるいは病理組織学的に接合菌を検出する．
- 血清診断法がないうえ，きわめて急速に進行するので生前診断が困難な場合もある．

● 治療

アムホテリシンBのみが臨床効果を期待できる．L-AMBを用いる．

> [※1] ブレイクスルー感染症
> 抗真菌薬投与中に発症する深在性真菌症のこと．VRCZ投与中に発症する接合菌症，MCFG投与中に発症する播種性トリコスポロン症などは多くの報告がある．

播種性トリコスポロン症

● 原因微生物

表在性皮膚感染症，夏型過敏性肺臓炎の原因真菌とされている *Trichosporon*（トリコスポロン）属が原因となる．*T. asahii*（アサヒ），*T. mucoides*（ムコイデス）などが多いとされる．

● 疫学

- 血液悪性腫瘍で好中球減少状態の患者に好発する．
- 広範囲熱傷，副腎皮質ステロイド大量長期療法など，重症の免疫不全宿主もハイリスクである．化学療法や免疫抑制療法の進歩に伴い増加してきた．
- MCFG投与中にブレイクスルー感染症として発症することが多いと指摘されている．

● 症状

- 広域抗菌薬無効の発熱をきたし，肺，腎に病変を形成することが多いとされる．
- 呼吸困難，血痰，咳嗽，血尿，乏尿などをきたしやすい．
- 急速に進展し多臓器不全や敗血症症状を呈する．

● 診断

- 典型的臨床症状や画像所見はない．
- 本症に特異的な血清マーカーはないが，β-D-グルカンは陽性を呈する．
- *Trichosporon* 属はクリプトコックスグルクロノキシロマンナン抗原に交差反応を示すので注意を要する．
- 血液，尿，喀痰，その他の生体材料から本真菌を分離することが重要である．

● 治療

- VRCZ，(F-)FLCZ，ITCZなどのアゾール系抗真菌薬に臨床効果を期待できる．
- L-AMBも選択肢に加えることができる．
- 予後はきわめて不良である．

C 主な疾患

ニューモシスチス肺炎

● 原因微生物
Pneumocystis jirovecii（ニューモシスチス イロベジイ）が原因となる．

● 疫学
- HIV感染者など細胞性免疫不全宿主に好発する．本症はAIDS発症指標疾患の1つであり，AIDS患者では本症の約90％がCD4陽性Tリンパ球数200/μLを下回った宿主に発症している．
- その他，高用量の副腎皮質ステロイド，免疫抑制薬，抗TNF-α抗体，抗がん剤などを使用中の宿主に多い．
- 臓器や骨髄の移植患者などにも日和見感染症として発症するが，ST合剤の予防内服により近年では幾分減少している．

● 症状
- 発熱，乾性咳嗽，著明な呼吸困難を呈する．
- HIV感染者に発症した場合，亜急性の経過をとることが多く，非HIV感染者で高頻度にみられる劇症肺炎も比較的少ない．

● 診断
- 胸部X線では肺門を中心とした両側に広がるびまん性すりガラス陰影，CTでは胸膜直下がスペアされた地図状に広がるすりガラス陰影が典型的である．結節，ブレブや嚢胞形成，気胸などを呈する場合もある．
- β-D-グルカンやLDH，KL-6が上昇するが，特異的マーカーはなく，喀痰，BALFのギムザ染色標本の鏡検で，*P. jirovecii*菌体を確認することにより確定診断できる．

● 治療
ST合剤，ペンタミジンを用いる．

理解すべき原則　深在性真菌症の血清診断法

- β-D-グルカン，カンジダマンナン抗原，アスペルギルスガラクトマンナン抗原などの血清診断法は，侵襲性病変が形成されている場合に上昇する．
- クリプトコックスグルクロノキシロマンナン抗原は，クリプトコックス症の診断には有用であるが，治療効果の判定には使用できない．

問題 36

クリプトコックス感染症に使用できない抗真菌薬は（　　　）である．

▷解答は311p.

文献
1) 深在性真菌症のガイドライン作成委員会（編）．深在性真菌症の診断・治療ガイドライン2007．協和企画，2007: 30

［吉田耕一郎］

C-21 小児の細菌感染

中枢神経感染

細菌性髄膜炎

● 原因微生物

- 年齢によって原因菌が異なる．新生児期にはB群溶血性レンサ球菌（group B Streptococcus），大腸菌（Escherichia coli）が多く，まれに Listeria monocytogenes が原因となる．乳児期以降はインフルエンザ菌b型（Haemophilus influenzae type b：Hib），肺炎球菌（Streptococcus pneumoniae）が多く，まれに髄膜炎菌（Neisseria meningitidis）が原因となる．0〜4カ月齢ではB群溶血性レンサ球菌，大腸菌も原因となる（図1）[1]．
- インフルエンザ菌と肺炎球菌は，ともにβラクタム系薬に対する耐性菌が増加している．

● 疫学

- 我が国では，毎年約1,000人の発症を認める[※1]．
- 予後は改善してきたが，死亡率は約5%で，約30%に後遺症を認める．

● 症状

- 発熱，不機嫌，嘔吐，意識障害，けいれんがみられることが多い．
- 項部硬直や1歳未満では大泉門膨隆を認める．

● 診断

- 髄膜炎を疑う時は，腰椎穿刺を行う．採取した髄液は，髄液一般検査（細胞数，細胞分類，糖，蛋白），グラム染色，細菌培養，迅速抗原検査を行う[※2]．

※1 ワクチンへの期待
Hibワクチンや結合型肺炎球菌ワクチンの接種率が向上すれば，欧米と同様に罹患者は激減すると考えられる．

※2 グラム染色と迅速抗原検査
グラム染色と迅速抗原検査は，早期診断と治療薬選択の参考になる．

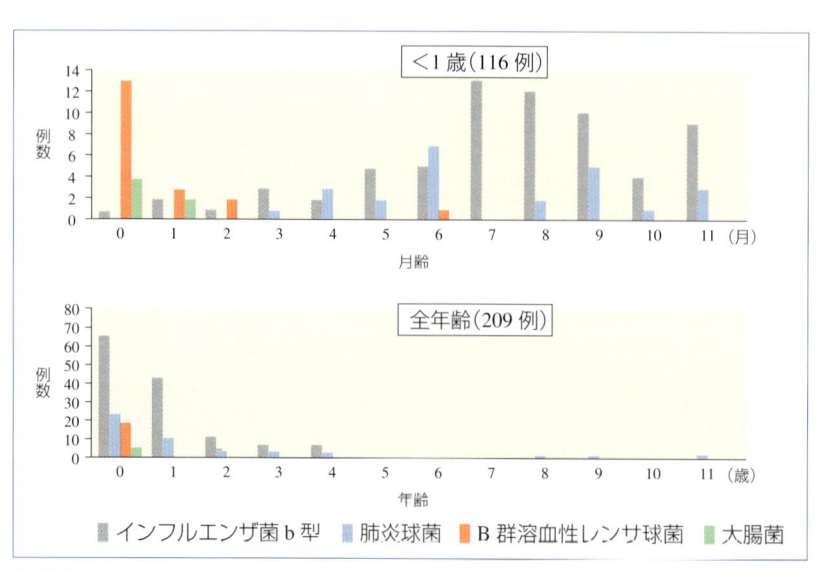

図1 細菌性髄膜炎の原因別年齢分布
（砂川慶介，他．感染症学雑誌 2008; **82**: 189）

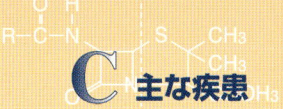

◆髄液所見では，髄液細胞数増多（500 /μL 以上のことが多い），糖低下，蛋白増多を認める．

- ● 治療

◆インフルエンザ菌と肺炎球菌は，ともにβラクタム系薬の耐性菌が増加しており，これらの耐性菌にも有効な抗菌薬を最高用量使用する．
◆原因不明時の抗菌薬の選択は以下の通りである．原因菌の判明時にデ・エスカレーション[※3]を行う．
3 カ月齢未満：以下の①と②を併用する．
①アンピシリン（ABPC）の静注
②セフォタキシム（CTX）の静注，あるいはアミノグリコシド系薬の点滴静注
3 カ月齢以上：以下の①と②を併用する．
①セフトリアキソン（CTRX），あるいは CTX の静注
②パニペネム・ベタミプロン（PAPM / BP），あるいはメロペネム（MEPM）の点滴静注

- ● 予防

Hib ワクチンや結合型肺炎球菌ワクチンにより予防できる．発症前に接種できれば，Hib ワクチンでインフルエンザ菌性髄膜炎の全例，7 価結合型肺炎球菌ワクチンで約 70％，13 価結合型肺炎球菌ワクチンで約 90％ の肺炎球菌性髄膜炎を予防できる[※4]．

※3 デ・エスカレーション
「撤退」，「縮小」と訳され，ここでは最初に広域スペクトラムの抗菌薬を使用して，原因菌が判明したら不要な抗菌薬を削除して適正化していくこと．

※4 罹患後のワクチン接種
インフルエンザ菌と肺炎球菌による髄膜炎罹患者は罹患後でも十分な抵抗力が獲得できないので，罹患後にワクチン接種を行う．

脳膿瘍

- ● 原因微生物

緑色レンサ球菌（*Streptococcus* viridans ストレプトコッカス ビリダンス），嫌気性菌，ブドウ球菌が多い．

- ● 疫学

右左シャントを認める先天性心疾患に合併することが多い．副鼻腔炎から進展して発症することもある．

- ● 症状

発熱，頭痛，けいれん，意識障害，麻痺などを認める．

- ● 診断

頭部 CT（単純，造影），MRI で診断が確定する．

- ● 治療

◆外科的治療が第一選択である．直径 3 cm 以下の時は内科的治療で治癒する可能性がある．
◆内科的治療としては，MEPM の点滴静注を行う．

呼吸器系感染

咽頭・扁桃炎

- ● 原因微生物

大多数はウイルス性である．細菌性では，A 群溶血性レンサ球菌が主要な原

因菌である．B 群，C 群，G 群溶血性レンサ球菌も原因となる．
● 疫学
A 群溶血性レンサ球菌が分離される頻度は，5 歳をピークとして 4 〜 9 歳の児で最も高い[※5]．
● 症状
発熱，悪寒・戦慄，全身倦怠感，頭痛，関節痛などの症状で発症し，しばしば咽頭痛，嚥下痛を伴う．
● 診断
咽頭培養あるいは迅速抗原検査により，A 群溶血性レンサ球菌を証明する．
● 治療
◆A 群溶血性レンサ球菌に対しては，以下の①か②を行う[※6]．
　①アモキシシリン（AMPC）の経口投与を 10 日間，あるいはセフェム系薬の経口投与を 5 日間行う．
　②ペニシリンアレルギーがある場合は，マクロライド系薬の経口投与を 10 日間〔アジスロマイシン（AZM）は 3 日間〕行う．
◆再排菌例への対応としては，アモキシシリン・クラブラン酸（AMPC / CVA）あるいはセフェム系薬の経口投与を 10 日間行う．
◆以下の無症状保菌者には除菌を検討する．
● 予防
リウマチ熱罹患後の心臓弁膜症を予防するため，ペニシリン G（PCG）あるいは AMPC を投与する．

喉頭蓋炎

● 原因微生物
大多数がインフルエンザ菌 b 型である．
● 疫学
◆2 歳未満の乳幼児に多い．インフルエンザ菌 b 型全身感染症の 5 〜 10％ を占める．
◆我が国での正確な発症数は不明であるが，年間 50 〜 100 例と考えられる．
◆Hib ワクチンの接種率が向上すれば，欧米と同様に罹患者は激減すると考えられる．
● 症状
◆発熱，咳嗽，嗄声，流涎，呼吸困難を認める．
◆頭部を前方に突き出して息をする体位をとる（sniffing position）．
● 診断
上記の症状を認め，本症を疑うときは，気道確保を考慮する[※7]．
● 治療
CTRX あるいは CTX の静注を行う．
● 予防
Hib ワクチンにより予防できる．

※5 合併症
まれに A 群溶血性レンサ球菌感染症罹患後に急性糸球体腎炎やリウマチ熱などを合併することがある．

※6 無症状保菌者の除菌
以下の場合には除菌を検討する．
①リウマチ熱や急性糸球体腎炎の多発
②地域的流行や家族に A 群溶血性レンサ球菌による反復感染例がある場合
③慢性の A 群溶血性レンサ球菌保菌状態のために扁桃摘出を検討している場合

※7 気道確保
X 線で喉頭蓋の腫脹（thumb printing sign）や内視鏡による観察で喉頭蓋の腫脹を認めるが，気道確保が優先する．舌圧子での咽頭の観察は禁忌である．

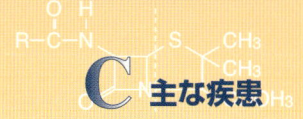

気管支炎

● 原因微生物
- 多くはウイルスであるが，*Mycoplasma pneumoniae*，*Chlamydophila pneumoniae* も原因となる．
- ウイルス感染症の二次感染として，インフルエンザ菌や肺炎球菌などの一般細菌も原因となることがある．

● 疫学
- 3歳以降には *M. pneumoniae*，*C. pneumoniae* が多い．
- 一般細菌の二次感染は乳幼児に多い．

● 症状
上気道炎に続き，発熱，咳嗽[※8]を認める．

● 診断
- 上記の症状に加えて，胸部聴診所見で副雑音（多くは連続性）の聴取や，胸部X線で肺の浸潤陰影を認めないなどの所見を総合的に判断する．
- 原因菌の判定は，一般細菌の二次感染は喀痰培養によって，*M. pneumoniae* や *C. pneumoniae* は一部の研究施設（培養，PCR）を除き，主に血清診断により行う．
- 白血球数増多やCRP高値を認める時は，一般細菌の二次感染を疑う．*M. pneumoniae*，*C. pneumoniae* は，白血球数やCRPでは鑑別できない[※9]．

● 治療
- 一般細菌の二次感染の場合は，ペニシリン系薬あるいはセフェム系薬の経口投与を行う．
- *M. pneumoniae*，*C. pneumoniae* の場合は，マクロライド系薬あるいはテトラサイクリン系薬（8歳以上）の経口投与を行う．

肺炎

● 原因微生物
- 年齢により異なる．乳幼児はウイルス性と一般細菌性（無莢膜型インフルエンザ菌，肺炎球菌，*Moraxella catarrhalis* など）が多い（図2）[2]．インフルエンザ菌b型はまれである．
- 3歳以降では，*M. pneumoniae*，*C. pneumoniae* による肺炎が増加し，学童期ではこれらが主な原因となる．

● 疫学
乳幼児に多いが，我が国における正確な疫学データはない．

● 症状
発熱，咳嗽が主要症状である．重症化すると呼吸困難を認める．

● 診断
上記の症状に加えて，胸部X線やCTで新たな浸潤影を認める．胸部聴診では断続性副雑音を聴取することが多い．

※8 咳嗽の特徴
一般細菌の二次感染では湿性咳嗽，*M. pneumoniae* や *C. pneumoniae* では乾性咳嗽である．

※9 鑑別の手がかり
遷延する場合は，*M. pneumoniae*，*C. pneumoniae* が多い．

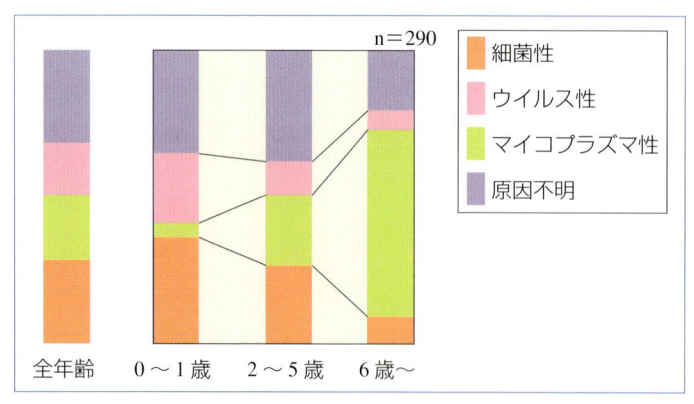

図2 小児市中肺炎の年齢別原因微生物
（中村明．日本小児科学会雑誌 2003; **107**: 1670 より改変）

● 治療
- 「小児呼吸器感染症診療ガイドライン 2011」の重症度分類を**表1**[3]に，原因不明時の初期抗菌薬療法を**表2**[3]に示す．
- 重症度によって，外来治療（軽症）か入院治療（中等症）を選択する．重症の場合は ICU 管理を考慮する．
- 治療方針の決定後，原因不明時の初期抗菌薬療法を開始する[※10]．

● 予防
肺炎球菌感染症は結合型肺炎球菌ワクチンにより予防できる[※11]．

胸膜炎

● 原因微生物
肺炎球菌，インフルエンザ菌，黄色ブドウ球菌（*Streptococcus aureus*），*M. pneumoniae*，嫌気性菌などが原因となる．

● 疫学
かつては黄色ブドウ球菌によるものが多かったが1990年頃より減少し，原因菌が多様化している．

● 症状
発熱，胸痛，咳嗽などが多いが，本症に特異的なものはない．

● 診断
- 聴診で呼吸音の減弱，胸膜摩擦音が聴取され，打診上，濁音を認める．
- 胸部 X 線（必要に応じて側臥位で撮影する）や CT で胸水貯留を確認する．胸水穿刺で膿液が得られると診断が確定する[※12]．

● 治療
以下の①あるいは②を行い，原因菌判明時にデ・エスカレーションを行う．
① アンピシリン・スルバクタム（ABPC / SBT）の静注とクリンダマイシン（CLDM）の点滴静注の併用
② MEPM あるいは PAPM / BP の点滴静注

[※10] **初期治療の効果判定**
治療開始後 2 〜 3 日で治療効果の判定を行い，治療効果が認められれば，初期治療を継続する．治療効果を認めなければ，他の疾患の可能性を鑑別しながら治療薬を変更する．

[※11] **ワクチンによる予防**
肺炎に占める肺炎球菌感染症の割合は全年齢を通して約30%なので，7価結合型肺炎球菌ワクチンの接種率が向上しても肺炎全体の減少は 20% 程度と予想される．

[※12] **胸水の検査**
採取できた胸水は，胸水一般検査（細胞数，細胞分類，糖，蛋白），グラム染色，細菌培養，迅速抗原検査を行う．グラム染色と迅速抗原検査は，早期診断と治療薬選択の参考になる．

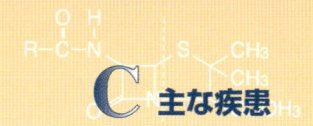

表1 小児市中肺炎の身体所見・検査所見による重症度分類

	軽症	中等症	重症
全身状態	良好		不良
チアノーゼ	なし		あり
呼吸数[*1]	正常		多呼吸
努力呼吸(呻吟,鼻翼呼吸,陥没呼吸)	なし		あり
胸部X線での陰影	一側肺の1/3以下		一側肺の2/3以上
胸水	なし		あり
SpO_2	>96%		<90%[*2]
循環不全	なし		あり[*2]
人工呼吸管理	不要		必要[*2]
判定基準	上記すべてを満たす	軽症でも重症でもない場合	*2のいずれか1つを満たす
予想される管理場所	外来	入院	ICU

[*1] 年齢別呼吸数(回/分):新生児<60,乳児<50,幼児<40,学童<30
(尾内一信,他(監). 小児呼吸器感染症診療ガイドライン2011. 協和企画,2011: 36 より改変)

表2 小児肺炎の原因微生物不明時の初期抗菌薬療法

主な治療場所	重症度	2カ月〜5歳[*1, 2, 7]	6歳以上
外来	軽症	AMPC po or SBTPC po or 広域セフェム系薬 po[*3] 耐性菌感染が疑われる場合[*4] ①AMPC 増量 po or CVA/AMPC po or 広域セフェム系薬 増量 po[*3] ② TBPM-PI po or TFLX po[*5]	マクロライド系薬 po or テトラサイクリン系薬 po[*6]
入院	中等症	ABPC iv or SBT/ABPC iv or PIPC iv or 広域セフェム系薬 iv[*3]	①ABPC iv or SBT/ABPC iv or PIPC iv or 広域セフェム系薬 iv[*3] ②マクロライド系薬 po/div or テトラサイクリン系薬 po/div[*6] →①または②単独あるいは①②併用
ICU	重症	カルバペネム系薬 div or TAZ/PIPC iv/div[*8]	

○原因菌判明時に適切な抗菌薬に変更.
[*1] *Chlamydia trachomatis* 感染が考えられる時は,マクロライド系薬を併用.
[*2] *Mycoplasma*, *Chlamydophila pneumoniae* 感染症が強く疑われる時は,マクロライド系薬を併用.
[*3] 肺炎球菌,インフルエンザ菌に抗菌力が優れているもの.
代表的な経口薬:CDTR-PI,CFPN-PI,CFTM-PI,代表的な注射薬:CTRX,CTX.
[*4] 1)2歳以下,2)抗菌薬の前投与(2週間以内),3)中耳炎の合併,4)肺炎・中耳炎反復の既往歴.
[*5] 本欄①の治療を過去に受けているにも関わらず発症・再発・再燃したなど,他の経口抗菌薬による治療効果が期待できない症例に使用.
[*6] 8歳未満の小児には他剤が使用できないか無効の場合に限る.
[*7] 原則1歳未満は入院.
[*8] レジオネラ症が否定できない場合はマクロライド系薬 po/div を併用する.
po:経口,iv:静注,div:点滴静注.
ABPC:アンピシリン,AMPC:アモキシシリン,CVA:クラブラン酸,PIPC:ピペラシリン,SBT:スルバクタム,
SBTPC:スルタミシリン,TBPM-PI:テビペネム・ピボキシル,TFLX:トスフロキサシン.
(尾内一信,他(監). 小児呼吸器感染症診療ガイドライン2011. 協和企画,2011: 42)

予防

Hib ワクチンや結合型肺炎球菌ワクチンによりインフルエンザ菌 b 型と肺炎球菌感染症を予防できる．

中耳炎

原因微生物

肺炎球菌，無莢膜型インフルエンザ菌が主要な原因である．

疫学

- 乳幼児が多い．集団生活をすると中耳炎の罹患率が増す．
- インフルエンザ菌と肺炎球菌は，ともにβラクタム系薬の耐性菌が増加している．
- 保育園児は，中耳炎罹患と耐性菌保菌ともにハイリスクである．

症状

発熱，耳痛，不機嫌などがみられる．

診断

鼓膜所見で鼓膜の発赤，膨隆，光錐の減弱，中耳腔貯留液を確認することにより診断が確定する．

治療

- 以下の①から順に行い，不応時には変更する．
  ① AMPC の高用量経口投与
  ② AMPC / CVA あるいはセフェム系薬の高用量経口投与
  ③ テビペネム・ピボキシル（TBPM-PI）あるいはトスフロキサシン（TFLX）の経口投与
  ④ CTRX の静注（1 日 1 回 3 日間）
- インフルエンザ菌，肺炎球菌は，ともにβラクタム系薬の耐性菌が増加しており，これらの耐性菌にも有効な抗菌薬を高用量使用する．

予防

肺炎球菌感染症は結合型肺炎球菌ワクチンにより予防できる[※13]．

副鼻腔炎

原因微生物

肺炎球菌，無莢膜型インフルエンザ菌が主要な原因である．

疫学

3 歳以降に増加する．インフルエンザ菌と肺炎球菌は，ともにβラクタム系薬の耐性菌が増加している．

症状

発熱，膿性鼻汁，後鼻漏，昼間の湿性咳嗽，頭痛，上顎部圧痛などがみられる．

診断

上記の症状に加えて，Waters 法（ウィーターズ）[※14] などの頭部 X 線あるいは CT で貯留液を確認する．

※13　**ワクチンによる予防**
中耳炎に占める肺炎球菌感染症の割合は全年齢を通して約 30% なので，7 価結合型肺炎球菌ワクチンの接種率が向上しても中耳炎全体の減少は 20% 程度と予想される．

※14　**Waters 法**
液面形成の描出を重視した撮影法で，副鼻腔，眼窩下縁，頬骨，上顎骨などの撮影に用いられる．

治療

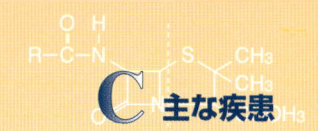

◆以下の①から順に行い，不応時には変更する．
　① AMPC の高用量経口投与
　② AMPC / CVA あるいはセフェム系薬の高用量経口投与
　③ TBPM-PI あるいはトスフロキサシンの経口投与
　④ CTRX 静注（1 日 1 回 3 日間）
◆インフルエンザ菌と肺炎球菌ともにβラクタム系薬の耐性菌が増加しており，これら耐性菌にも有効な抗菌薬を高用量使用する．

予防

肺炎球菌感染症は結合型肺炎球菌ワクチンにより予防できる[※15]．

※15　ワクチンによる予防
副鼻腔炎に占める肺炎球菌感染症の割合は全年齢を通して約 30% なので，7 価結合型肺炎球菌ワクチンの接種率が向上しても副鼻腔炎全体の減少は 20% 程度と予想される．

消化器系感染

細菌性腸炎

原因微生物

Campylobacter 属（カンピロバクター），非チフス性 *Salmonella* 属（サルモネラ），大腸菌（腸管出血性大腸菌，腸管病原性大腸菌，腸管毒素原性大腸菌，腸管細胞侵入性大腸菌，腸管凝集性大腸菌），*Yersinia* 属（エルシニア），赤痢菌，*Vibrio* 属（ビブリオ）などが原因となる．

疫学

Campylobacter 属と非チフス性 *Salmonella* 属が 2 大原因菌である．腸管出血性大腸菌がこれに次ぐ．

症状

発熱，腹痛，嘔吐，下痢，血便などを認める．

診断

症状に加えて，便培養で菌が分離できれば診断が確定する．

治療

◆*Campylobacter* 属に対しては，マクロライド系薬あるいはホスホマイシン（FOM）の経口投与を行う．
◆非チフス性 *Salmonella* 属に対しては，通常，抗菌薬は不要である．抗菌薬投与によって排菌期間が延長する．
◆菌血症や菌血症のハイリスク児に対しては以下を行う．
　①ノルフロキサシン（NFLX）あるいは FOM の経口投与
　②セフトリアキソンの静注（重症例）
◆腸管出血性大腸菌には NFLX あるいは FOM の経口投与を行う．

予防

生の食品は避け，加熱した食品を摂取するようにする．

Helicobactor pylori 感染

原因微生物

Helicobactor pylori（ヘリコバクター ピロリ）が原因となる．

疫学

小児の感染率は 5 〜 15％ 程度である．家族内感染が主であり，母から子への感染が多い[※16]．

症状

上腹部痛，嘔吐，消化管出血，貧血などを認める．

診断

◆ 内視鏡で採取した胃組織の培養法や迅速ウレアーゼ法で陽性の場合に診断が確定する．
◆ 非侵襲的な尿素呼気試験，便中抗原検査，抗体検査法（血中，尿中）も診断的価値は高い．

治療

AMPC，クラリスロマイシン（CAM），プロトンポンプ阻害薬（PPI）を併用し，7 日間経口投与を行う．ペニシリンアレルギーの場合は AMPC をメトロニダゾールに変更する．

[※16] 症状と疾患
無症状のことが多い．急性・慢性胃炎，消化性潰瘍が主要な疾患であるが，ときに鉄欠乏性貧血，慢性血小板減少症などの原因となる．

皮膚軟部組織感染

伝染性膿痂疹

原因微生物

黄色ブドウ球菌が大多数を占める[※17]．まれに A 群溶血性レンサ球菌が原因となる．

疫学

乳幼児期に多く，夏期に多い．アトピー性皮膚炎患者は発症しやすい．

症状

水疱，びらん，痂皮が特徴である．

診断

水疱，びらん部からの培養で原因菌が確定する．

治療

以下の①か②を単独で行うか，①と②を併用する．
① 抗菌薬含有軟膏〔ナジフロキサシン（NDFX），フシジン酸ナトリウム，テトラサイクリン系薬など〕の塗布
② 抗菌薬（セフェム系薬，FOM，MRSA に対してはテトラサイクリン系薬）の経口投与

[※17] MRSA
近年，市中のメチシリン耐性黄色ブドウ球菌（Methicillin-resistant S. aureus：MRSA）が増加し難治例が増えている．

ブドウ球菌性熱傷様皮膚症候群（SSSS）

原因微生物

ブドウ球菌性熱傷様皮膚症候群（staphylococcal scalded skin syndrome：SSSS）は，表皮剥離性毒素（exfoliative toxin：ET）を産生するブドウ球菌感染による．毒素が血流を介して全身に達し，熱傷様の皮膚剥離を起こす．

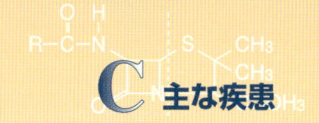

● **疫学**

乳幼児に多く，秋から冬に発症することが多い．

● **症状**

◆ 発熱，間擦部を中心に皮膚の発赤，びらん，痂皮を認める．
◆ 眼脂がみられ，口の周りの痂皮に放射状亀裂がみられるのが特徴である．
◆ 広範な皮膚の剥離を認める．紅斑部をこすると皮膚が剥離するNikolsky現象(ニコルスキー)を認める．

● **診断**

症状により診断が確定する．鼻前庭や口囲からブドウ球菌を分離すると原因の診断ができる．

● **治療**

原則として入院，全身管理，輸液を行う．抗菌薬療法としては以下を行う．
① 第一世代セフェム系薬あるいはABPC / SBTの静注
② バンコマイシン（VCM）の点滴静注（MRSAの場合）

蜂窩織炎

● **原因微生物**

◆ ブドウ球菌が最も多い．顔の蜂窩織炎はインフルエンザ菌が多い．
◆ 近年まれではあるが，丹毒はA群溶血性レンサ球菌が原因である．

● **疫学**

皮膚の創傷から感染が皮下組織に広がり発症する．夏期に多い．

● **症状**

皮膚の発赤，腫脹，硬結，疼痛を認め，放置すると次第に拡大し，しばしば発熱を伴う．

● **治療**

治療としては以下を行う．
① セフェム系薬あるいはAMPC / CVAの経口投与
② 第一世代セフェム系薬あるいはABPC / SBTの静注
③ VCMの点滴静注（MRSAの場合）

リンパ節炎

● **原因微生物**

ブドウ球菌が最も多い．まれに非結核性抗酸菌，BCG（Bacille de Calmette et Guérin：カルメット・ゲラン桿菌），結核が原因となる．

● **疫学**

近年，市中のブドウ球菌にMRSAが20〜30%と増加している．

● **症状**

リンパ節の腫脹，疼痛，発赤，しばしば発熱を伴う．

● **診断**

上記の症状により診断が確定するが，皮下の腫瘤（耳下腺，皮下嚢胞など）と

鑑別を要する．

● 治療

以下の①か②を行う．
①セフェム系薬あるいは AMPC / CVA 経口投与
②第一世代セフェム系薬あるいは ABPC / SBT 静注

骨・関節感染

関節炎

● 原因微生物

ブドウ球菌が最も多い．肺炎球菌やインフルエンザ菌，*Salmonella* 属も原因となることがある．

● 疫学

乳幼児に多い．我が国における正確な罹患数は不明である．しばしば骨髄炎を合併する．

● 症状

◆ 発熱，関節痛，ときに関節周囲の発赤や腫脹を認める．
◆ 乳幼児では，おむつ交換時の啼泣や罹患した四肢を動かさないことで発見されることが多い．

● 診断

上記の症状に加えて，関節穿刺液培養で細菌が分離されると診断が確定する．MRI で関節液の貯留と間接包周囲の炎症を認める．

● 治療

以下の①と②を併用する．原因菌判明時にデ・エスカレーションを行う．
① VCM 点滴静注
② MEPM あるいは PAPM / BP の点滴静注

骨髄炎

● 原因微生物

ブドウ球菌が最も多い．肺炎球菌やインフルエンザ菌，*Salmonella* 属も原因となることがある．

● 疫学

乳幼児に多い．我が国における正確な罹患数は不明である．しばしば関節炎を合併する．

● 症状

発熱，疼痛，腫脹，発赤を認める．

● 診断

◆ 症状に加えて，罹患部の骨髄穿刺液培養で細菌が分離されると確定する．
◆ 最も早期から診断価値が高いのは，MRI で骨の炎症を認めることである[※18]．

※18 その他の画像検査
^{99m}Tc シンチグラフィで骨集積像がみられるのは発症 2〜3 日後，単純骨 X 線で骨膜変化を認めるのは発症 5〜7 日後である．

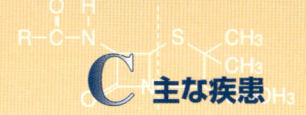

治療

以下の①と②を併用する．原因菌判明時にデ・エスカレーションを行う．
① VCM 点滴静注
② MEPM あるいは PAPM / BP の点滴静注

腎泌尿器系感染

膀胱炎

原因微生物
腸内細菌，腸球菌が多い．

疫学
女児に多い．

症状
排尿痛，頻尿を認める．

診断
- 細菌尿(10^5 cfu/mL 以上)を証明すると診断が確定する．膿尿(白血球尿)は診断の参考になる．
- 膀胱尿管逆流現象を伴うと腎盂腎炎を合併する．

治療
セフェム系薬あるいは AMPC の経口投与を行う．

急性腎盂腎炎

原因微生物
大腸菌，Proteus(プロテウス) 属などの腸内細菌，腸球菌などが原因となる．

疫学
乳幼児に多い．1 歳未満は男児に多く，その後女児が多くなる．

症状
乳幼児では発熱，不機嫌，嘔吐，下痢などがみられ，年長児では頻尿，排尿痛，背部痛などがみられる[19]．

診断
- 細菌尿(10^5 cfu/mL 以上)を証明すると診断が確定する．乳幼児は，カテーテル尿(10^4 cfu/mL 以上)あるいは恥骨上穿刺尿(10^3 cfu/mL 以上)，学童は中間尿(10^5 cfu/mL 以上)を用いる．
- 膿尿(白血球尿)は診断の参考になる．

治療
以下の①あるいは②を行う．原因菌判明時にデ・エスカレーションを行う．
① ABPC / SBT あるいはピペラシリン(PIPC)の静注
② CTRX あるいは CTX の静注

予防
膀胱尿管逆流現象がある場合は，セファクロル(CCL)あるいは ST 合剤の 1

---

[19] 膀胱尿管逆流現象
膀胱尿管逆流現象を伴うことが多く，急性腎盂腎炎に罹患した児のうち 1 歳未満では約 50%に，幼児～学童では 20～30%程度にみられる．
重度の膀胱尿管逆流現象がある場合，50%近くの児で腎臓の一部が瘢痕化する．

日1〜2回内服(治療量の1/4量)を行う．

心血管系感染

細菌性心内膜炎

● 原因微生物

緑色レンサ球菌，ブドウ球菌，腸球菌などが原因となる．

● 疫学

先天性心疾患あるいは人工弁に合併することが多い．

● 症状

◆発熱，悪寒・戦慄，倦怠感，食欲不振，体重減少，関節痛，筋肉痛などがみられる．
◆身体所見として，心雑音，皮下点状出血，脾腫，肝腫大を認めることがある．

● 診断

心エコーで疣腫の確認，血液培養で細菌を分離すると確定する．

● 治療

以下の①あるいは②を行う．原因菌判明時にデ・エスカレーションを行う．
① CTRX 静注とゲンタマイシン(GM)点滴静注の併用
② VCM 点滴静注と GM 点滴静注の併用

● 予防

人工弁，細菌性心内膜炎の既往，ハイリスクの先天性心疾患に対して歯科処置や呼吸器系の処置(扁桃摘出術やアデノイド切除など)を行う場合には，処置前 30〜60 分前に AMPC 経口あるいは ABPC 静注を 1 回行う．

細菌性心外膜炎

● 原因微生物

ブドウ球菌，肺炎球菌，インフルエンザ菌 b 型などが原因となる．

● 疫学

心臓手術に合併する以外はまれである．

● 症状

発熱，胸痛，心不全の徴候を認める．

● 診断

◆胸部 X 線で心拡大を認め，心エコーで心嚢液の貯留を認める．
◆心嚢液培養で細菌を分離すれば診断が確定する．

● 治療

◆原因菌判明時にデ・エスカレーションを行う．必要に応じてドレナージを行う．
◆CTRX 静注と VCM 点滴静注を併用する．

C 主な疾患

その他の感染症

結核

● 原因微生物

結核菌(*Mycobacterium tuberculosis*)が原因となる．

● 疫学

- 近親者に結核患者がいることが多い．
- 乳幼児では，進展すると粟粒結核や結核性髄膜炎になる．

● 症状

発熱，咳嗽，倦怠感，体重増加不良などを認める．

● 診断

- ツベルクリン反応やクォンティフェロン(QFT)®を参考として，喀痰や早朝胃液から結核菌が分離されると診断が確定する．
- 胸部X線，CTで肺門リンパ節や浸潤影を認める．

● 治療

イソニアジド(INH)，リファンピシン(RFP)，ピラジナミド(PZA)の3つを併用して2カ月間経口投与後に，INHとRFPを併用して4カ月間経口投与する[20]．

● 予防

我が国ではBCG接種が行われている．

新生児敗血症・髄膜炎

● 原因微生物

腸内細菌，B群溶血性レンサ球菌などが原因になる．

● 疫学

細菌性羊膜炎や前期破水があると感染リスクが高まる．

● 症状

発熱，元気がない，嘔吐，黄疸，無呼吸，哺乳不良，チアノーゼなど非特異的な症状が多い．

● 診断

白血球数増多や減少，核の左方偏位，CRP増加が参考になる．血液培養，尿培養，髄液培養で細菌が分離されると診断が確定する．

● 治療

以下の①あるいは②を行う．
① ABPC静注とCTX静注の併用
② ABPC静注とGM点滴静注の併用

● 予防

侵襲性B群溶血性レンサ球菌感染症ハイリスクの母体に対しては，陣痛発来から娩出までABPC静注を4時間ごとに投与する．

※20 薬剤耐性菌の場合
薬剤耐性菌が疑われる場合は，感受性判明までストレプトマイシン(SM)筋注あるいはエタンブトール(EB)経口投与を併用する．

C-21 小児の細菌感染

> **理解すべき原則** 抗菌薬の選択には，薬剤感受性だけでなく組織移行も重要である

近年，肺炎球菌にペニシリン耐性菌が増えている．肺炎球菌は，肺炎ばかりでなく，中耳炎，髄膜炎の原因となる．髄膜腔への抗菌薬の移行は不良なので，MICが少し高くなると治療が失敗するため，耐性菌である．一方，肺のような薬剤移行の良い臓器ではMICが少し高くなっても治療が成功するので感受性菌である．

問題 37

細菌性髄膜炎を罹患した生後10カ月の児からグラム陽性球菌が見つかった．原因菌として（　　　）が考えられる．

▷解答は311p.

文献

1) 砂川慶介，他．感染症学雑誌　2008; **82**: 187-197
2) 中村明．日本小児科学会雑誌　2003; **107**: 1067-1073
3) 尾内一信，他（監）．小児呼吸器感染症診療ガイドライン2011．協和企画，2011: 29-49

［尾内一信］

Column: 小児における肺炎の抗菌薬選択

研修医：肺炎にはどのような抗菌薬を選択すればいいのですか？
指導医：年齢と重症度を参考に抗菌薬を選択します．
研修医：どうしてですか？
指導医：小児は年齢と重症度によって原因微生物が異なります．
研修医：原因微生物は年齢でどのように異なっていますか？
指導医：5歳までは，肺炎球菌やインフルエンザ菌などの細菌とウイルスが原因となります．3歳以降では，マイコプラズマや肺炎クラミジアの非定型病原体が原因となります．したがって，3歳までは，ペニシリン系かセフェム系を選択します．6歳以上はマクロライド系かテトラサイクリン系を選択します．3～5歳では，細菌と非定型病原体のどちらが原因かを考えながら選択します．
研修医：それでは重症度で原因微生物はどのように異なっていますか？
指導医：非定型病原体では軽症が多く，中等症以上は細菌性が多いです．軽症肺炎は3歳以上では非定型病原体を考慮しマクロライド系かテトラサイクリン系を選択します．中等症以上では，6歳以上でも細菌性の場合を考慮してペニシリン系かセフェム系を選択します．通常，軽症肺炎は外来で経口抗菌薬で治療し，中等症以上の肺炎は入院して注射用抗菌薬で治療します．詳細は，「小児呼吸器感染症診療ガイドライン2011」を参照してください．

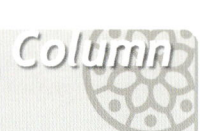

（尾内一信）

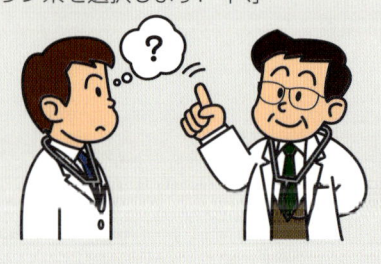

C-22 小児のウイルス感染

麻疹

● 原因微生物
麻疹ウイルス（meales virus）である．

● 疫学
- 我が国では，2008年に11,000人の罹患数があり，うち25％は小児期に麻疹ワクチンを1回接種済みであった．罹患防御には2回接種しないと十分ではない．我が国では2006年から麻疹・風疹混合（MR）ワクチン2回接種が実施されている．
- 米国や韓国などでは，ワクチン接種の徹底により麻疹の流行はなくなっている．

● 症状
- 潜伏期間は約10日である．カタル期，発疹期，回復期の3病期に分かれる．カタル期には風邪症状，結膜炎症状，頬粘膜にKoplik斑（図1）がみられ，発疹期には発疹と高熱，回復期は発疹の色素沈着と解熱を認める．Koplik斑はカタル期後半から発疹期初期に認めるが，修飾麻疹[※1]では認めない．
- 熱型は二峰性発熱がみられるのが特徴で，カタル期は発熱の程度は軽く，発疹期の前にいったん下がるが，発疹の出現と同時に高熱となる．
- 発疹の特徴としては，①後頸部から出現する，②癒合傾向がある，③赤みが強く，丘疹様（図2）である，④健康皮膚面を残し，回復期に色素沈着を残すことがある．
- 死亡率は0.1〜0.2％である．合併症の頻度は約40％で，中耳炎，気管支炎，肺炎，クループ症候群，脳炎（発症率0.1％）などがみられる．亜急性硬化性全脳炎（SSPE）[※2]を起こすことがある．

● 診断
- 麻疹IgM抗体陽性，血液・咽頭ぬぐい液・尿の検体のPCR法やウイルス分

[※1] **修飾麻疹**
残存する免疫のために麻疹が軽症に修飾される．風疹様発疹で，Koplik斑もなく，発熱の程度も軽い．ワクチンの効果が漸減している場合や経胎盤移行抗体が残存している場合，ガンマグロブリンを投与された場合などがある．

[※2] **亜急性硬化性全脳炎**（subacute sclerosing panencephalitis：SSPE）
麻疹ウイルスのslow virus infectionとしての病型である．まれではあるが感染後平均7年後，乳児期の感染後にみられることが多い．その症候は，知能低下や行動異常，ミオクローヌスなどから始まる．脳波は両側同期性に棘波を混じた高振幅徐波を認めるのが特徴である．SSPEの診断は，PCR法で髄液中の麻疹ウイルス遺伝子を証明することで確定できる．

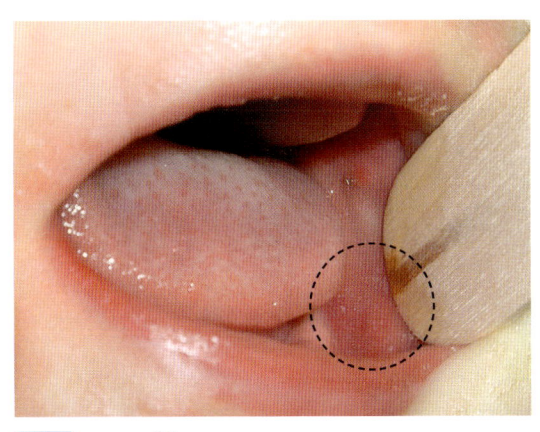

図1 Koplik斑

離によって確定診断できる．
◆感染症法五類の全数把握疾患で，麻疹は 24 時間以内に最寄りの保健所に報告する．我が国では，地方衛生保健所で PCR 法などの遺伝子診断による検査体制が構築されている．

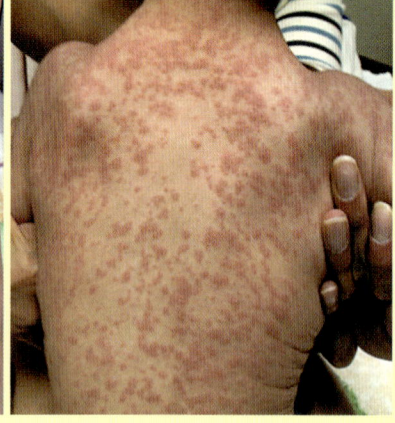

> **症例**　　　　　　　　　　　　　　　　　　　　　　　　　5 歳男児　麻疹
>
> **主訴**　発熱と発疹．
> **現病歴**　4 日前より 38°C 台の発熱と咳，鼻汁，結膜の充血がみられた．朝から顔より体幹部にかけて赤い発疹が出現し，高熱となったため来院した．
> **臨床所見**　頬粘膜に Koplik 斑を認めた．発疹は図 2 に示すように，数日内で癒合していった．熱型は図 3 に示すような二峰性発熱であった．
> **検査所見**　血液検査では白血球数 4,600（リンパ球 70％，好中球 28％，好酸球 0％），CRP 2.6 mg/dL と，白血球減少と相対的リンパ球増加，CRP 弱陽性を認め，LDH は 1,100 IU/L と高値であった．
> **その後の経過**　回復期には，発疹は色素沈着した．第 5 病日の血液，尿，咽頭ぬぐい液の PCR 法で調べたところ，その結果は陽性であった．また，血清 IgM 抗体も陽性であった． 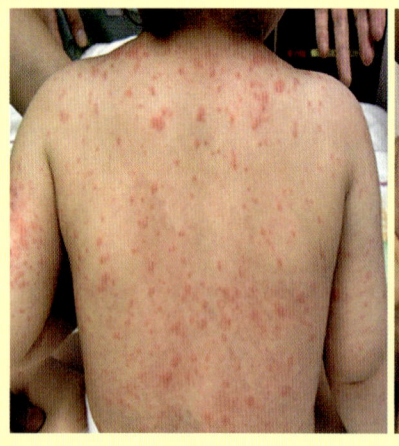
>
> 入院第 1 日目　　　　　　　　入院第 3 日目
> **図 2**　麻疹の発疹の経過 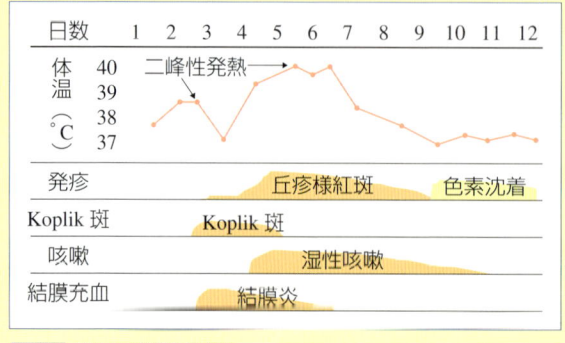
>
> **図 3**　麻疹の臨床経過

C 主な疾患

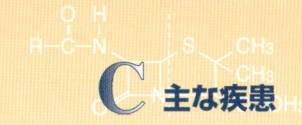

● 治療
- 有効な抗ウイルス薬はなく，対症療法が主体となる．開発途上国ではビタミンA投与が有効との報告がある．
- 免疫のない人が接触した場合は，ガンマグロブリン投与や緊急ワクチン接種[※3]が行われる．

風疹

● 原因微生物
風疹ウイルス(rubella virus)である．

● 疫学
- 1964～65年に沖縄で大流行し，先天性風疹症候群(congenital rubella syndrome：CRS)の児が408例出生した．
- 最近では，2004年に風疹の小流行があり，10名のCRS児が出生した．
- 米国ではワクチン接種の徹底によって風疹の流行はなくなっている．

● 症状
- 潜伏期間は14～21日である．
- 発疹や発熱がみられ，思春期以降の女性では関節痛を訴えることが多い．耳介後部や頸部のリンパ節腫脹を認める．
- 発疹は，麻疹より赤みが少なく，癒合傾向が少ないのが特徴である(図4)．発疹と同時に発熱するが，小児では発熱も軽度である．修飾麻疹との鑑別が必要である．
- 合併症としては，脳炎が1/6,000，血小板減少性紫斑病が1/6,000の頻度で生じ，成人では肝炎がみられる．
- 妊婦が感染すると胎児がCRS[※4]を起こす．

● 診断・治療
- 風疹IgM抗体陽性，血液・咽頭ぬぐい液・尿の検体のPCR法やウイルス分離によって確定診断できる．
- 五類感染症の全数把握疾患である．

※3 緊急ワクチン接種
麻疹や水痘との接触時は，72時間以内の接種によって予防ないし軽症化が期待される．ただし，家族内感染では発症前にすでに感染している可能性高く，効果が少ない．

※4 CRS
経胎盤感染により高率に胎児が感染する結果，難聴，白内障，先天性心奇形，精神遅滞などを起こす．TORCH症候群(「B-1 小児の感染症」参照)の1つとして重要である．

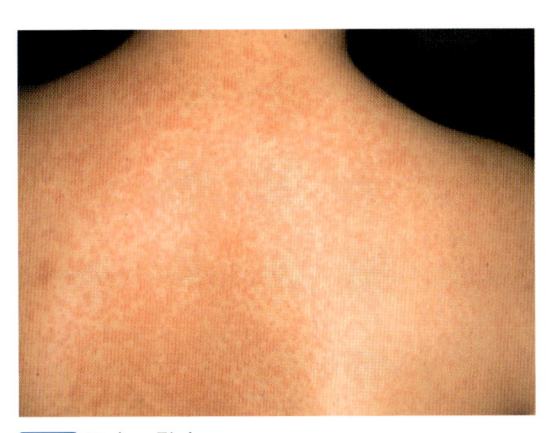

図4 風疹の発疹

- 治療としては，対症療法を行う．

伝染性紅斑

● 原因微生物

原因微生物はヒトパルボウイルス B19（human parvovirus B19）で，4〜6年周期で冬から春に流行する．

● 症状

- 潜伏期間は 18〜19 日である．発疹のみが多く，発熱はほとんどなく，少し不定愁訴がある．
- 発疹がみられる約 1 週間前に全身倦怠感や軽い発熱を訴えることが多い．健常児では，発疹が出た時には感染力がない．
- 発疹は，りんご病とよばれるように頬部に紅斑を認め，頬が赤くなるのが特徴である（図 5-A）．また，四肢近位部に大理石文様あるいは網状の紅斑（図 5-B，C）を認める．これらの紅斑は約 1 週間で消失する．
- 基礎疾患のない患者では特に合併症はないが，妊婦と溶血性貧血患者，特に遺伝性球状赤血球症患者では合併症がみられる．妊婦では胎盤感染により胎児水腫を起こし，流産や死産をきたす．遺伝性球状赤血球症では aplastic crisis（無形性発作）を起こし，急激な貧血をきたす．
- ヒトパルボウイルスは赤血球前駆細胞に感染し，骨髄における赤血球造血能

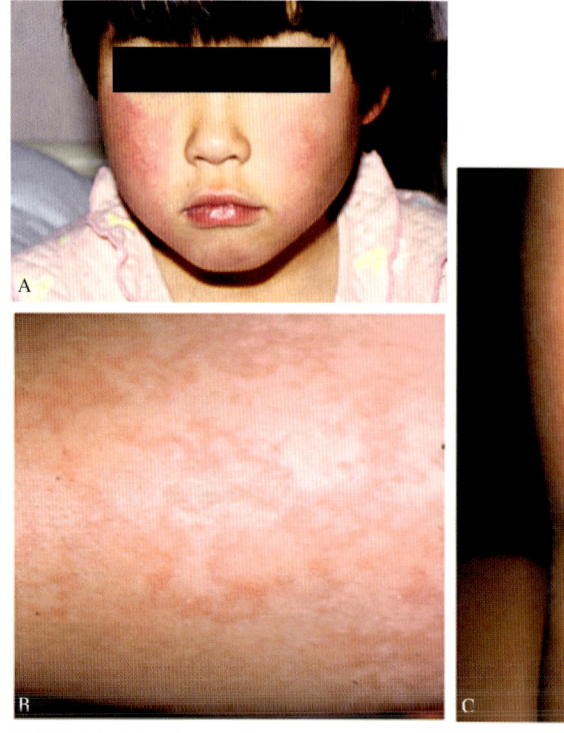

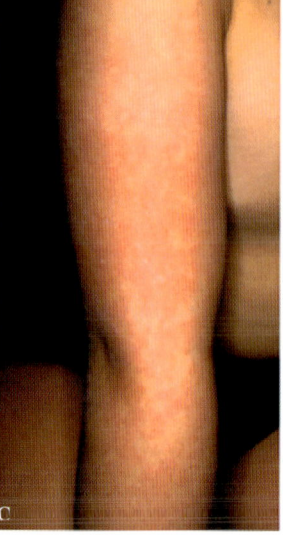

図 5 伝染性紅斑の発疹
A：頬部，B：大腿，C：上腕．

が著明に低下する．また，がんや白血病の治療中には，慢性骨髄不全をきたすことがある．

- 診断・治療
◆特異的IgM抗体の測定，抗体価の有意な上昇によって診断する．
◆合併症による貧血に対しては輸血を行う．

ヘルペス感染症

ヘルペスウイルス科^{※5}は，初感染治癒後もウイルスが宿主から消滅せずに潜伏感染し，免疫低下に伴い再活性化するという特徴がある．潜伏感染様式や再活性化の頻度，症状はウイルスによって異なる．

水痘・帯状疱疹

- 原因微生物
◆水痘・帯状疱疹ウイルス（VZV）である．
◆水痘はVZVの初感染像である．VZVは水痘治癒後も脊髄後根に潜伏感染し，特異細胞性免疫の低下に伴ってVZVが再活性化して帯状疱疹が発現する．帯状疱疹はVZVの再活性化像である．

- 治療
抗ウイルス薬のアシクロビル，バラシクロビルが使用される．

水痘

- 疫学
◆夏に少なく，冬に多いのが特徴で，毎年同様の流行が続いている．
◆我が国では水痘ワクチンの接種率は約30％と推定されている．
◆米国ではワクチンが2回接種され，流行がなくなっている．

- 症状
◆潜伏期間は14〜21日である．
◆発熱の程度は水疱の数と比例する．
◆体幹部を中心に，紅斑，丘疹，水疱，膿疱（図6），痂皮が2〜3日以内に順に出現するのが特徴で，痒みが強い．水痘では毛髪部にも水疱が出現するため，初期には参考となる．
◆皮膚細菌感染症がみられ，免疫抑制者では重症化する．

- 診断
特異的IgM抗体の測定，抗体価の有意な上昇，PCR法やウイルス分離によって診断する．

帯状疱疹

- 疫学
◆帯状疱疹は水痘とは逆に，夏に多く冬に少ない．
◆米国では，帯状疱疹の予防や神経痛の予防および軽減のため，水痘ワクチン

※5 ヘルペスウイルス科
①単純ヘルペスウイルス1型（helpes simplex virus 1：HSV-1），②HSV-2，③水痘・帯状疱疹ウイルス（varicella zoster virus：VZV），④サイトメガロウイルス（cytomegalovirus：CMV），⑤Epstein-Barrウイルス（EBV），⑥ヒトヘルペスウイルス6型（human helpes virus：HHV-6），⑦HHV-7，⑧HHV-8の8種類が知られている．

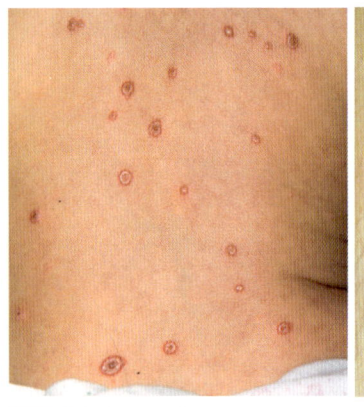

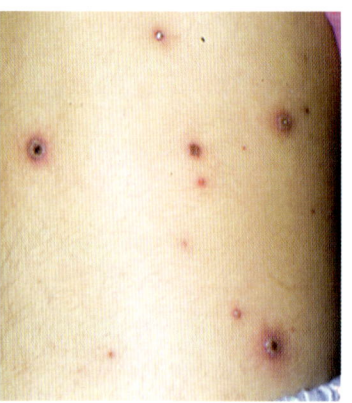

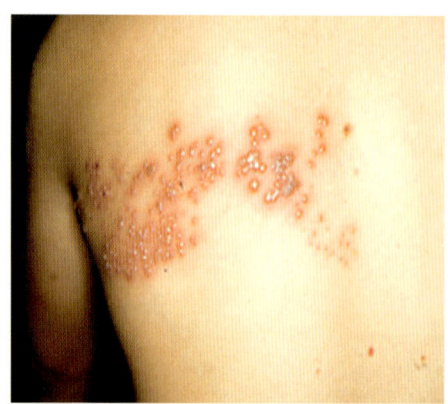

図6 水痘の発疹

図7 帯状疱疹

接種を実施している．
- 特殊な帯状疱疹として，Ramsay-Hunt症候群（耳介の水疱とその同側の顔面神経麻痺）がある．

● 症状
- 一般に初感染から50年以上経って発症することが多く，1歳未満で水痘感染すると小児期に帯状疱疹を発症することが多い．また，免疫抑制者で高頻度に発症する．
- 発疹は神経の分節に沿って帯状に出現し，正中を越えない（図7）．知覚神経に沿って発症するため，痛みを伴う．高齢者では帯状疱疹発症後に神経痛を残すことが多い．

● 診断

PCR法やウイルス分離，抗体価の有意な上昇によって診断する．

突発性発疹

● 原因微生物

ヒトヘルペスウイルス6型（HHV-6）あるいは7型（HHV-7）である．

● 症状
- 潜伏期間は約10日である．生後6カ月頃～3歳頃に発症し，6カ月頃に発症することが最も多い．
- 発熱が2～4日続き，解熱と同時に発疹を認める．熱があっても機嫌が良いのが特徴である．発疹が出た頃から下痢となることが多い．
- 2回目はHHV-7によることが多い．両親や兄弟からの水平感染である．
- 発疹は，斑状丘疹状紅斑が体幹から顔にかけて散在し（図8），数日で消褪するのが特徴である．解熱と同時に発疹が出現する．
- 合併症として，熱性けいれん，脳炎・脳症がみられる．

● 診断・治療
- 特異的IgM抗体陽性，抗体価の有意な上昇によって診断する．
- 治療としては対症療法を行う．

図8 突発性発疹

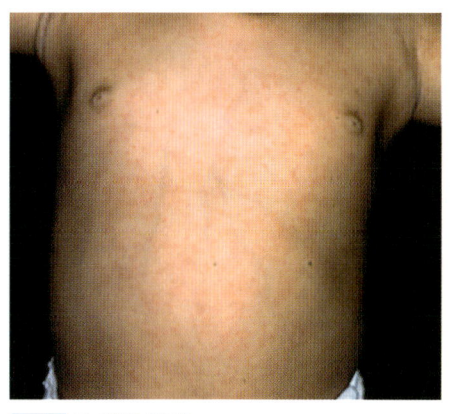

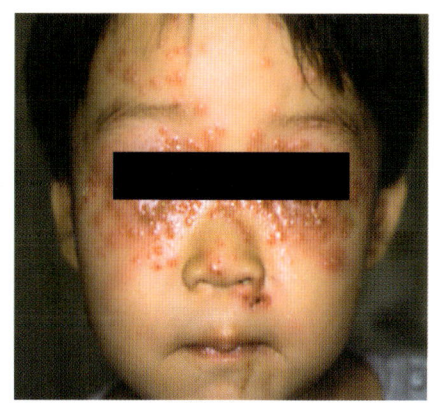

図9 カポジ水痘様発疹症

単純ヘルペス感染症

原因微生物

単純ヘルペスウイルス1型(HSV-1)および2型(HSV-2)による粘膜や皮膚の急性あるいは反復性感染症である．脳炎や，新生児では全身感染症をきたすこともある．

ヘルペス性歯肉口内炎

HSV-1の初感染像で，発熱とともに口腔粘膜，歯肉，舌に小水疱や潰瘍が多発する．歯肉は発赤腫脹し，その部位は易出血性となる．口周囲にも水疱性病変ができることがある．

a. ヘルペス脳炎

HSV-1あるいはHSV-2による．発熱，頭痛，嘔吐，性格変化などを発症し，けいれんや意識障害が持続する．病変部は側頭葉に多く，重症で後遺症を残すことが多い．

b. 新生児全身性ヘルペス

産道感染で，ウイルス血症によって全身臓器に散布され，死亡率や後遺症率が高い．

c. カポジ水痘様発疹症

HSV-1による．アトピー性皮膚炎や湿疹などの基礎疾患がある．手についたHSVが湿疹部に擦りこまれ，その部位に小さな水疱が集簇する(図9)．

サイトメガロウイルス(CMV)感染症

母子感染として重要な感染症である．また，移植やHIV感染症における日和見感染として間質性肺炎，網膜炎，腸炎などが問題となる．

先天性感染 ※6

◆胎盤感染として先天性感染(巨細胞封入体症)を起こす．
◆出生時には難聴に気づかれず，進行性難聴で気づかれることもある．
◆臍帯のPCRで診断できる．

※6 先天性CMV感染症(巨細胞封入体症)
低出生体重児，小頭症，難聴，脳室壁の石灰化，肝脾腫，網膜症，播種性血管内凝固(disseminated intravascular coagulation：DIC)などを起こす．TORCH症候群の1つとして重要である．

● 後天性感染
- 多くが不顕性感染であるが，乳幼児では肝障害をきたすことがあり，また，一部では伝染性単核球症様の症状をきたすことがある．
- 移植やHIV感染症などの免疫抑制時に再活性化による日和見感染を起こす．
- 免疫抑制時にはガンシクロビルで治療する．

伝染性単核球症

● 原因微生物
EBウイルス（Epstein-Barr virus：EBV）[※7]で，唾液を介して感染する．

● 症状
- 潜伏期間は約6週である．咽頭炎，扁桃炎，リンパ節腫脹，全身倦怠感，発熱，眼瞼浮腫がみられる．
- ペニシリン系薬の投与によって発疹をきたすことが多い．

● 診断・治療
- 白血球の増加と異型リンパ球の増加（10%以上），肝機能障害を認める．
- VCA-IgM抗体陽性，EA抗体陽性で診断する．EBNA抗体陽性は過去の感染を表す．
- 合併症としては，血小板減少，脳炎，溶血性貧血，慢性活動性EBV感染症[※8]，血球貪食性リンパ組織球症[※9]がみられる．
- 治療としては，対症療法を行う．ペニシリン系薬投与によって発疹をきたすため，注意を要する．

流行性耳下腺炎

● 原因微生物
ムンプスウイルス（mumps virus）である．

● 疫学
- 年間を通して発生するが，冬から春にかけて多い．
- 不顕性感染が約30%ある．

● 症状
- 潜伏期間は16〜18日で，発熱，唾液腺（耳下腺，顎下腺）の腫脹とその部位の疼痛を認める．発熱がみられないこともある．
- 耳下腺の腫脹は，耳の下半分から下方へとみられ，顎下腺は顎の輪郭線が異なるようにみえる．耳下腺および顎下腺が同時に，あるいは左右対称に腫脹しないことも多い．
- 合併症は，無菌性髄膜炎が最も多い．突発性難聴は約0.1%の頻度で，睾丸炎は思春期以降の男児に認められる．その他に膵炎や卵巣炎もみられる．

● 診断・治療
- 特異的IgM抗体陽性，有意な抗体価の上昇，PCR法やウイルス分離によって診断する．
- 臨床診断されることが多いが，化膿性および反復性耳下腺炎[※10]との鑑別が

[※7] **EBVとがんの関連**
EBVは，Burkittリンパ腫，上咽頭がん，移植後リンパ増殖症（post-transplant lymphoproliferative disorder：PTLD），胃がんの一部などと関連が深い．

[※8] **慢性活動性EBV感染症**
反復性，持続性の発熱，肝脾腫，リンパ節腫脹，発疹，肺炎などが6カ月以上持続する．

[※9] **血球貪食性リンパ組織球症（hemophagocytic lymphohistiocytosis：HLH）**
高サイトカイン血症による臓器障害，造血抑制，活性化マクロファージによる血球貪食像を認める．

[※10] **反復性耳下腺炎**
ムンプスウイルス以外の原因によって耳下腺腫脹が繰り返される．多くは片側性で，数日で軽減することが多い．

重要である．ムンプス IgM 抗体陽性で診断できるが，偽陽性もあるので注意が必要である．
◆治療としては，対症療法を行う．

エンテロウイルス感染症

◆エンテロウイルスは，病原性をもとにポリオ，コクサッキー（Cox）A 群および B 群，エコー，エンテロ 68 ～ 71 に分類される．ポリオはヒトに小児麻痺を，Cox A は乳のみマウスに弛緩性麻痺を，Cox B は強直性麻痺を起こす．それ以外をエコー（enteric cytopathogenic human orphan：ECHO）とした．
◆PCR 法やウイルス分離によって診断する．

● ポリオ

◆ポリオウイルス（poliovirus）が原因である．
◆インド，アフリカ，アフガニスタンなど，一部地域ではまだ発生が続いている．
◆不顕性感染が 90 ～ 95％ と最も多く，神経症状のない不全型（4 ～ 8％），無菌性髄膜炎のみの非麻痺型（0.5 ～ 1％），小児麻痺をきたす麻痺型（0.5％）に分けられる．
◆我が国では野生型の発生はないが，生ワクチンによるワクチン関連麻痺性ポリオ[※11]が問題となっている．多くの先進国では不活化ワクチンを接種している．

● ヘルパンギーナ

◆Cox A，B やエコーウイルスが原因である．
◆潜伏期間は 2 ～ 4 日間で，発熱，および口蓋垂の周囲に水疱と潰瘍がみられ（図10），疼痛のために飲食困難となることがある．
◆夏かぜの 1 種である．

● 手足口病

◆Cox A あるいはエンテロウイルスが原因である．
◆手足の小水疱と口腔粘膜のアフタ性口内炎とともに，数日間の発熱を認める．

※11 ワクチン関連麻痺性ポリオ（vaccine-associated paralytic poliomyelitis：VAPP）
生ワクチン接種 100 万例に 1 例ほど発生している．不活化ワクチンでは発生しない．

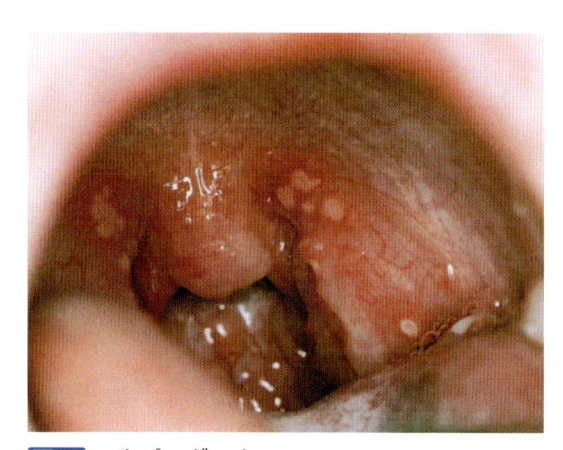

図10 ヘルパンギーナ

- 夏かぜの1種である．
- 手掌や足の裏，特に大腿部にも水疱を認める．水疱は破れず，数日で自然消褪する．
- アフタ性口内炎は有痛性で，軽症では認めないこともある．
- 合併症は，エンテロウイルスでは無菌性髄膜炎が多い．脳幹脳炎がみられることもある．
- 治療としては対症療法を行う．

流行性筋痛症
- Cox B が原因で，発熱とともに胸腹部の筋肉痛をきたす．
- 夏から秋に多いが，散発例もある．
- Bornholm（ボルンホルム）病ともよばれる．

エコーウイルス感染症
夏かぜ，ウイルス性発疹症，乳幼児下痢症，無菌性髄膜炎などの原因となる．

無菌性髄膜炎
- 夏季のウイルス性髄膜炎の多くがエンテロウイルスによるものである．
- 日本脳炎ウイルスによる無菌性髄膜炎を認めることがある[※12]．

※12 髄膜炎における髄液所見

	単核球/多核球	蛋白	糖
無菌性髄膜炎	単核球優位	正常〜軽度増加	正常
化膿性髄膜炎	多核球優位	増加	減少
結核性髄膜炎	単核球優位	増加	減少

アデノウイルス感染症

- 眼疾患，呼吸器感染症，消化器感染症，出血性膀胱炎などの原因となる．
- 49種類の血清型があり，疾患によって型が異なる．
- 血液検査では白血球および好中球増加や CRP の増加を伴うことが多く，細菌感染との鑑別が困難である．
- 抗原検出迅速診断キットで診断でき，抗菌薬投与を控えることができる．

扁桃炎
化膿性扁桃炎様となる．咽頭後壁のリンパ濾胞の腫大を伴うことが多い．扁桃に白苔や膿栓を認めることもある．

乳幼児の重症肺炎
- アデノウイルス7型によるもので，脳炎・脳症，多臓器障害，DIC や血球貪食症候群を伴い，重篤な経過をとることが多い．気管支肺炎像が多いが，1/5 はびまん性浸潤像を示す．
- アデノウイルス分離や7型抗体の有意な増加で診断できる．

咽頭結膜熱
- 3〜5日の発熱と片側性結膜充血，咽頭・扁桃炎をきたす．
- プール熱ともよばれる．感染力が強く，プール以外でも感染する．

流行性角結膜炎
- 角膜炎と結膜炎をきたすため，羞明，流涙，異物感，結膜充血，眼瞼腫脹などを認める．
- 感染力が強く，器具や手指を介して感染する．

急性胃腸炎
腸管アデノウイルスとよばれる31，40，41型などで発症する．

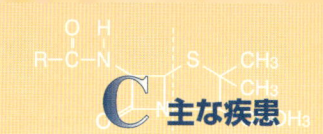

出血性膀胱炎
◆肉眼的血尿，特に終末時血尿が特徴で，その他に頻尿や排尿痛などの膀胱刺激症状がみられる．
◆補体低下はなく，検尿では赤血球円柱を認めない．

インフルエンザ

原因微生物
◆インフルエンザウイルス A および B 型である．C 型は普通のかぜ（感冒）である．毎年冬季に流行する．
◆小児のインフルエンザ脳症，高齢者のインフルエンザによる死亡率の高さ，新型インフルエンザ，鳥インフルエンザが問題となっている．
◆インフルエンザ A 型[※13]は人獣共通感染症で，B 型はヒトのみに感染する．

症状
◆インフルエンザは前駆症状がほとんどなく，急に寒気を伴う高熱[※14]や関節痛が出現し，かぜ症候群の中では特殊である．
◆合併症としては，肺炎，インフルエンザ脳症，Reye(ライ)症候群，筋炎，二次性細菌感染症による肺炎や中耳炎がみられる．

診断
迅速抗原検査，PCR 法，ウイルス分離，抗体検査によって診断する．

治療
◆内服薬はオセルタミビル（タミフル®），吸入薬はザナミビル（リレンザ®），1 回の吸入薬としてはラニナミビル（イナビル®），1 回の静注薬としてはペラミビル（ラピアクタ®）が使用されている．
◆タミフル®投与に関わらず，熱せん妄や異常行動に注意が必要である．タミフル®と異常行動との関連は明確ではないが，10 歳代への投与は規制されている．また耐性ウイルスの発生が問題となっている．

その他のウイルスによる呼吸器感染

上気道炎
◆いわゆる"かぜ症候群"の原因のほとんどがウイルスである．
◆最も多いのがライノウイルスで約 30％，コロナウイルスが約 10％ である．その他にアデノウイルス，RS ウイルス（respiratory syncytial virus），エンテロウイルス，インフルエンザウイルス，パラインフルエンザウイルス，ヒトメタニューモウイルス，ボカウイルスなど，多くの種類がある．
◆季節性があるものとしては，インフルエンザが冬に，RS ウイルスは秋から冬に，エンテロウイルスは初夏から秋に，アデノウイルスは春から夏にかけて流行する．

クループ症候群
◆声門下や喉頭周囲の炎症による気道狭窄で，吸気性呼吸困難，嗄声，犬吠様咳嗽をきたす．冬季に乳幼児によく発生する．

※13　インフルエンザウイルス A 型
赤血球凝集素（HA：hemagglutinin）とノイラミニダーゼ（NA：neuraminidase）によって分類される．例えば，A 型香港は H3N2，高病原性鳥インフルエンザは H5N1，2009 年流行のタイプは H1N1 である．

※14　小児の解熱剤
小児では，解熱薬としてはアセトアミノフェンしか使用できない．アスピリンは Reye 症候群，それ以外はインフルエンザ脳症との関連が示唆されている．

- 原因はパラインフルエンザが多く，その他に RS ウイルス，インフルエンザウイルス，麻疹ウイルスなどがある[※15]．

● 細気管支炎

- 細気管支周辺粘膜の浮腫，粘液分泌亢進，細胞浸潤による下気道閉塞性疾患で，冬季に多い．
- 2 歳以下の乳幼児に感染し，生後 3 カ月未満では呼吸不全となりやすい．
- 原因としては，RS ウイルスが最も多く，その他に，ヒトメタニューモウイルス，パラインフルエンザウイルスなどが知られている．
- RS ウイルスでは当初は鼻かぜであるが，次第に喘鳴，多呼吸，呼気性呼吸困難を呈するようになる．

● 気管支炎・肺炎

ライノウイルス，パラインフルエンザウイルス，RS ウイルス，ヒトメタニューモウイルス[※16]，ボカウイルス[※17]などが原因として知られている．

下痢を起こすウイルス感染症

一般に急性胃腸炎を起こすことで，嘔吐下痢症，発熱，腹痛をきたす．潜伏期間は 1 〜 3 日間である．

● ロタウイルス

- 糞口感染で，1 〜 2 歳が最も多く，ほとんどが 5 歳までに感染する．
- 嘔吐下痢症の原因として最も多く，冬季の白色下痢症としても知られている．初感染ではより重症となる．
- 季節的には，ノロウイルスに続いて流行することが多い．
- 迅速抗原検査，ワクチンがある．

● ノロウイルス

- 小児だけでなく，高齢者も感染する．
- 貝類の生食や不十分な加熱，食中毒などが原因で，感染力が強いため家族内の感染や院内感染が問題となる．
- ロタウイルスより早い 10 月頃から流行する．
- 迅速抗原検査があるが，保険適応外である．

● アストロウイルス

乳幼児の嘔吐下痢症を起こすが，比較的軽症である．迅速抗原検査はない．

● 腸管アデノウイルス

嘔吐下痢症を起こし，生後 6 カ月〜 2 歳の小児に多い．迅速抗原検査ができる．

日本脳炎

● 原因微生物

日本脳炎ウイルス（Japanese encephalitis virus）である．

● 疫学

- 我が国の関東以南で発生している．
- 最近は年間 10 名以下の発生であるが，ワクチンの積極的な勧奨の差し控え

[※15] 喉頭蓋炎
クループ症候群の多くはウイルスによるものであるが，喉頭蓋炎はインフルエンザ菌 b 型（Hib）によるものであり，菌血症を合併していることが多い．窒息など重症化することが多い．

[※16] ヒトメタニューモウイルス
2001 年に発見され，様々な急性呼吸器疾患を起こすことが知られている．免疫抑制児では重症化しやすい．5 歳までに小児はすべて感染している．

[※17] ボカウイルス
気道感染の患者から 2005 年に同定され，気道分泌物や便から検出される．

によって2006年より小児の日本脳炎が発生している．
- ブタは日本脳炎ウイルスの増幅動物で，コガタアカイエカがヒトへの感染を媒介する．
- 感染しても脳炎発生率は1/1,000で，多くは不顕性感染であるが，無菌性髄膜炎の原因ともなる．

● 症状
- 発熱，頭痛，嘔吐，けいれんで発症し，項部硬直や病的反射などを認める．
- 初期は血液や髄液検査で化膿性髄膜炎を疑わせるが培養陰性で，解熱後も意識障害が続く．
- MRIで視床，基底核や黒質の異常高信号を呈することが参考となる．
- 死亡率は約30%で，後遺症率は約50%と高い．

● 診断・治療
- 髄液のRT-PCR法，抗体価の有意な上昇によって診断する．
- 脳圧亢進やけいれんのコントロールなどの対症療法を行う．

理解すべき原則 免疫抑制時におけるヘルペスウイルス再活性化の証明には定量化が必要である

　ヘルペス感染症の場合，帯状疱疹などの病変部からのウイルスの検出で診断できる．しかし，病変部がない場合は潜伏感染しているので，PCR法やウイルス分離で検出しても，初感染でない限り原因を特定するのは難しい．たとえば，移植後のCMV，EBV，HHV-6などの再活性化時である．ただし，定量的PCR法や抗体価の有意な上昇によって推定できる．

問題 38　▷解答は311p.

伝染性紅斑を起こすパルボウイルスB19は，胎児では貧血が進行して（　　　　　）となり，流産や早産をきたす．遺伝性球状赤血球症などの溶血性貧血患者では（　　　　　）を起こす．

［寺田喜平］

C-23 感染性発疹

鑑別

- 発疹性疾患の原因は，感染性と非感染性(薬疹，アレルギーなど)に大別される．
- 感染性発疹は，ウイルス性と非ウイルス性(細菌性，マイコプラズマ，リケッチアなど)に分類される．小児の発疹の原因としては，ウイルス性が一番多い．
- 便宜上，発疹の形態から水疱性発疹と非水疱性発疹(斑状あるいは丘疹性紅斑)に分類すると理解しやすい(表1)．非水疱性発疹性疾患の特徴を表2に，水疱性発疹性疾患の特徴を表3に示した．

注目すべき点

重症で緊急性の高い発疹

- 小児では，乳児期のブドウ球菌性熱傷様皮膚症候群(staphylococcal scalded skin syndrome：SSSS)や川崎病が重症となる．
- 年齢に関係なく壊死性筋膜炎(「C-12 外傷と感染」参照)や麻疹は重症となる．
- つつが虫病でも死亡することがある．

刺し口と発疹

- 発熱，発疹，刺し口の3徴を認めるダニ媒介疾患には，つつが虫病，日本紅斑熱(「A-4 リケッチア」参照)，Lyme病があり，つつが虫病と日本紅斑熱はリケッチア，Lyme病はスピロヘータによる感染である．
- つつが虫病は，九州から関東では秋から初冬に，北陸から東北では春から初夏に多い．
- 日本紅斑熱は太平洋側の温暖な地域(徳島県や高知県)で多くみられ，4〜11月に発生することが多い．
- Lyme病は，我が国では主に本州中部以北(特に北海道および長野県)で発生し，刺し口の近くの遊走性紅斑が特徴である．

表1 感染性発疹

	感染性		不明
	ウイルス性	非ウイルス性	
水疱性発疹症	水痘 帯状疱疹 カポジ水痘様発疹症 口唇ヘルペス 手足口病	ブドウ球菌性熱傷様皮膚症候群(SSSS)	川崎病
非水疱性発疹症	麻疹 風疹 突発性発疹 伝染性紅斑 Gianotti病/症候群 伝染性軟属腫 伝染性単核球症	溶血性レンサ球菌感染症 新生児 toxic shock syndrome(TSS)様発疹症(NTED) 壊死性筋膜炎 マイコプラズマ感染症 日本紅斑熱 つつが虫病	

C 主な疾患

表2 代表的な非水疱性発疹性疾患の特徴

麻疹	カタル期（発熱，咳，鼻汁，結膜充血）に続き，二峰性発熱を呈し発疹期の発疹は赤みが強く，融合傾向を認め（図1），回復期に色素沈着となる．Koplik 斑が特異的である
風疹	耳介後部や頸部リンパ節の腫脹がみられる．淡紅色斑状丘疹で融合傾向は少ない．思春期以降の女性では関節痛が多い．修飾麻疹との鑑別が必要（図2）
突発性発疹	生後6カ月～3歳，生後6カ月頃に多い．2～4日間の発熱．機嫌は良い．解熱とともに淡紅色の斑状発疹を全身に認める（図3）．2回の感染もある
伝染性紅斑	両頬の紅斑，四肢近位端に網目状紅斑を認める（図4）．遺伝性球状赤血球症では aplastic crisis（無形成発作），妊婦では胎児水腫の合併がみられる
Gianotti 病	関節の伸側や殿部，顔面に認める紅斑性丘疹は，単調で均一にみえる．B 型肝炎ウイルス以外による場合，Gianotti 症候群とよばれる
伝染性軟属腫	大小上同の盛り上がった丘疹がみられる．炎症がない場合は赤みもなく，潰すと粥状の内容物を認める
溶血性レンサ球菌感染	咽頭炎（出血斑様にみえる発赤）に伴い，腹部に瘙痒感を伴う淡い紅斑を認める（図5）．猩紅熱では口囲蒼白，回復期にイチゴ舌や膜様落屑を伴う
壊死性筋膜炎	全身症状を伴う皮膚軟部組織の重症感染．筋膜周囲組織に沿って急速に拡大する．A 群溶血性レンサ球菌や好気性・嫌気性菌の混合感染
新生児 toxic shock syndrome（TSS）様発疹症（NTED）	新生児中毒疹とよばれていた．臍に MRSA が感染し，その TSST-1 によって発症する（図6）．軽度の白血球増多や CRP 増加，血小板軽度減少を認める
マイコプラズマ感染症	多形紅斑様の発疹が多いが，様々である

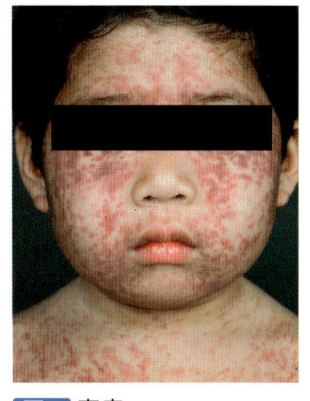

図1 麻疹

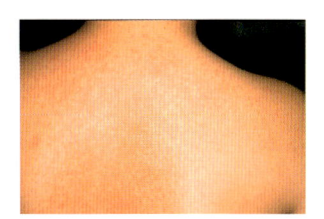

図2 風疹

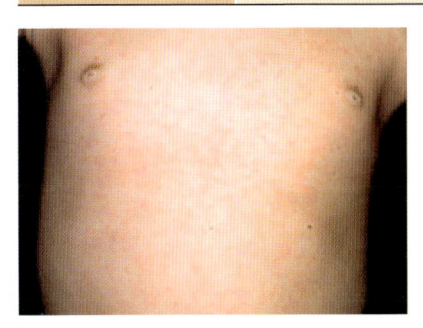

図3 突発性発疹

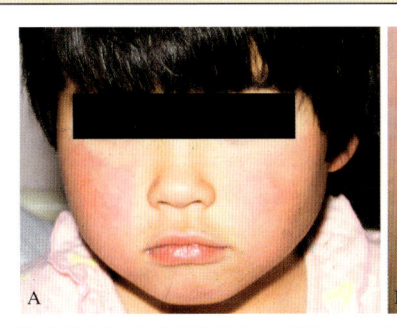

図4 伝染性紅斑（りんご病） A：頬部，B：大腿部．

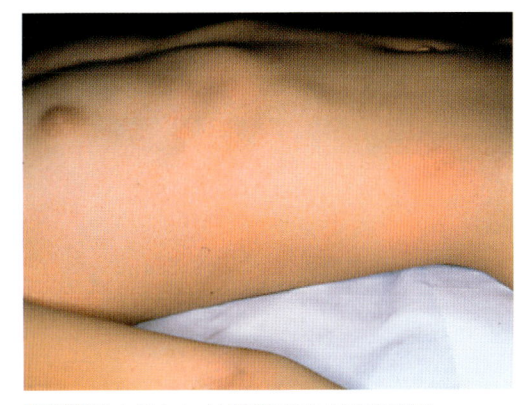

図5 溶血性レンサ球菌感染症（猩紅熱）

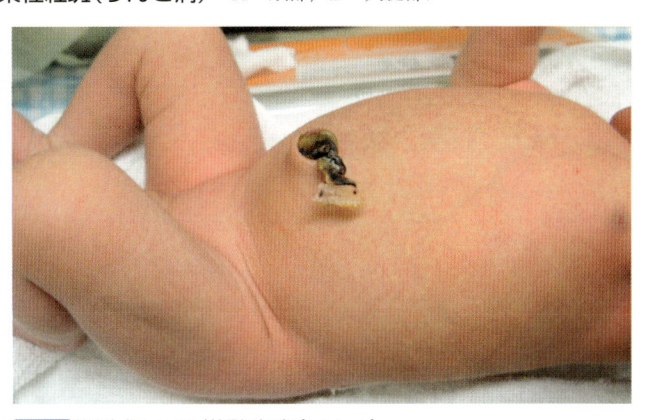

図6 新生児 TSS 様発疹症（NTED）

C-23 感染性発疹

表3 代表的な水疱性発疹性疾患の特徴

水痘	紅斑，丘疹，水疱，膿疱，痂皮が混在する．痒みが強い（図7）
帯状疱疹	VZV の再活性化像である．デルマトーム（皮膚分節）に一致した半側の小水疱状発疹を認め，痛みを伴う（図8）
カポジ水痘様発疹	アトピー性皮膚炎など湿疹部に好発する丘疹性水疱性発疹．原因は HSV である（図9）
口唇ヘルペス	発熱後などに口唇周囲に局在性小丘疹性水疱を認める
手足口病	手掌や足底に丘疹性水疱，アフタ性口内炎を認める．水疱は破れず，自然に吸収される
ブドウ球菌性熱傷様皮膚症候群（SSSS）	黄色ブドウ球菌の皮膚感染に伴い，水疱や皮膚びらんができる Nikolsky 徴候※1 が特徴的である（図10）

※1 **Nikolsky 徴候**
正常にみえる皮膚を擦過すると，表皮剥離や水疱形成がみられる現象．

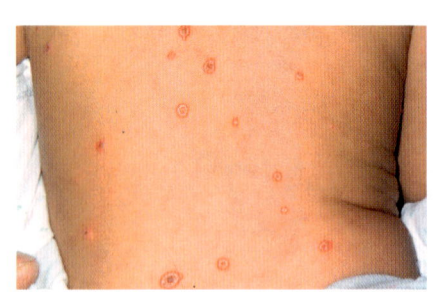

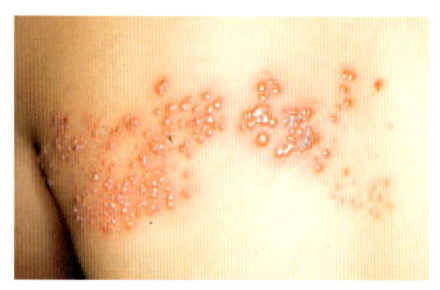

図7 水痘

図8 帯状疱疹

図9 カポジ水痘様発疹症

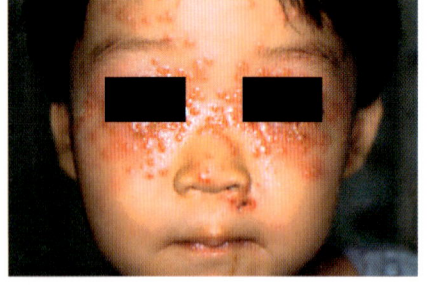

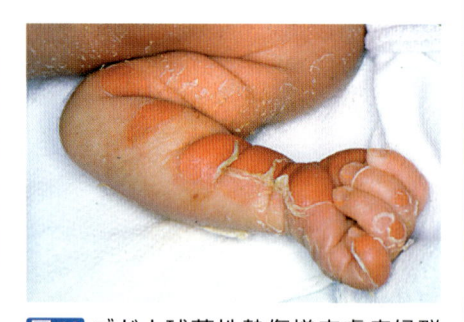

図10 ブドウ球菌性熱傷様皮膚症候群（SSSS）

抗菌薬と発疹

◆抗菌薬投与後の発疹では薬疹が疑われる．しかし，伝染性単核球症では抗菌薬（特にペニシリン系）投与時に全身に播種状紅斑などの発疹が認められることが多く，異型リンパ球が多い場合には考慮すべきである．

◆薬剤性過敏症症候群（drug-induced hypersensitivity syndrome：DIHS）は，HHV-6 の再活性化と関連があることが報告されている．

川崎病

◆感染との関連が報告されているが，原因はいまだに不明である．

◆以下の主要症状6つのうち5つがあると川崎病と診断される．①5日以上続く原因不明の発熱，②両側眼球結膜の充血，③四肢末端の発赤や硬性浮腫，④皮膚の不定型発疹，⑤口唇の発赤，⑥有痛性の非化膿性頸部リンパ節腫脹．

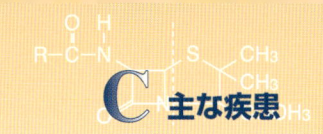

診断法

直接的な方法としては細菌培養，ウイルス分離，PCR法などによる遺伝子増幅があり，間接的な方法としては宿主の免疫学的な反応である抗体検査がある[※2][※3]．

> **理解すべき原則** 治療できる発疹を鑑別できるようにする
>
> 治療できる感染性発疹を鑑別できるようにする．特に細菌性およびリケッチア性の発疹症，およびウイルス性水疱性発疹症である．細菌性では溶血性レンサ球菌感染症（猩紅熱），SSSS，壊死性筋膜炎，リケッチア性ではつつが虫病や日本紅斑熱，ウイルス性水疱性では水痘，帯状疱疹，カポジ水痘様発疹症，口唇ヘルペスである．

問題39

発疹の中で水疱を**形成しないもの**はどれか．**2つ**選べ．
1. 帯状疱疹　2. カポジ水痘様発疹症　3. 手足口病　4. 麻疹
5. ブドウ球菌性熱傷様皮膚症候群　6. 溶血性レンサ球菌感染症

［寺田喜平］

※2　抗体による診断
抗体検査は，ペア血清（1〜2週間隔をあけて2回採血）で実施することが原則である．そして，抗体価の有意な上昇があるかをみる．有意な上昇とは，ELISA（EIA）法で2倍以上，その他の測定法では4倍以上の抗体価の上昇である．

※3　ワンポイントのIgM抗体
ELISA（EIA）法によるIgM抗体は偽陽性がある．ワンポイントのIgM抗体陽性だけでは不十分である．修飾麻疹では麻疹IgM抗体陰性の場合もある．麻疹の発疹出現後3日以上経過しないと100％陽性とならない．

▷解答は311p．

C-24 海外からの輸入感染

- 明確な"輸入感染症"の定義は存在せず,各種様々な疾患が含まれる.
- 我が国には常在しない,海外の国や地域で流行する感染症が国内で発生した場合に"輸入感染症"と総称される.
- 狭義には,"我が国には本来存在しなかった感染症"[※1]で,海外から持ち込まれた疾患をさす.
- 広義には,"かつて我が国でも流行していたが,最近は激減した感染症"が海外から持ち込まれた場合[※2]も含む.

国内への侵入経路

- 開発途上国では,我が国には存在しない疾患,あるいはほぼ制圧された疾患[※3]が今でも流行している.
- ただし,海外における感染症のリスクは開発途上国のみではない.先進諸国にも我が国では馴染みのない疾患[※4]が存在し,対応に戸惑う場合がある.
- 一般的には,渡航者が海外で感染源に曝露されて感染する[※5].

感染源と感染経路(表1)

- 病原体で汚染された水や食物からの経口感染は頻繁に起こる.
- 皮膚からの病原体侵入による経皮感染も起こる.
- 蚊に刺される,イヌに咬まれるなど,昆虫や動物が媒介するケースもある.
- 性行為による感染もしばしば発生する.

臨床症状の特徴

発熱や下痢をきたす疾患が多いが,肝機能障害や発疹・皮膚症状も重要である.それぞれの輸入感染症において頻度の高い症状を知っておくことで,患者が輸入感染症に罹患していることに早期に気づくことができる(表2).

[※1] 輸入感染症(狭義)
エボラ出血熱,ラッサ熱,ウエストナイル熱など,本来は我が国には存在しなかったと考えられる疾患.

[※2] 輸入感染症(広義)
海外で腸チフス,A型肝炎,赤痢などに感染し帰国した場合.

[※3] 途上国からの輸入感染症
マラリア,デング熱,コレラ,赤痢,寄生虫疾患など.

[※4] 先進国からの輸入感染症
ウエストナイル熱(米国),ダニ媒介脳炎(欧州中部やロシア)など.

[※5] ヒト以外が持ち込む輸入感染症
海外渡航者による持ち込み以外に,輸入された食品や動物が病原体を保有し,国内で感染症が発生する場合もある.

表1 感染源と感染経路

感染源と感染経路	感染症
水や食物から経口感染	赤痢,コレラ,アメーバ赤痢,ジアルジア症,腸チフス,A型肝炎,E型肝炎,回虫症,その他,多数の疾患
水や土から経皮感染	住血吸虫症,レプトスピラ症,糞線虫症,鉤虫症
動物媒介疾患	マラリア,デング熱,ウエストナイル熱,日本脳炎,黄熱,オンコセルカ症,リーシュマニア症
動物咬傷	狂犬病
性感染症	B型肝炎,HIV感染症,淋菌感染症,梅毒,性器クラミジア

感染経路が複数にわたる疾患も数多い.

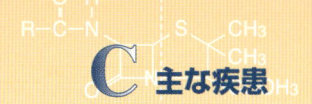

マラリア

原因微生物
4種類の病型があり，それぞれ原因となるマラリア原虫の種類が異なる[※6][※7]．

疫学
- 我が国はマラリアの常在国ではないが，世界的には感染者がきわめて多い疾患であり，熱帯や亜熱帯諸国を中心に年間70万～270万人が死亡している[1]．
- ハマダラカという蚊が媒介する疾患で，雨季など蚊が増える時期は特に感染しやすい．
- ハマダラカは日没から日の出までの時間帯，すなわち夜間にヒトを吸血する[※8]．
- もともと非流行地に暮らす日本人はマラリアに対する免疫を持たないため，マラリア原虫に感染した場合には，ほぼ全員が発病する．
- 1999年4月の新感染症法(感染症の予防及び感染症の患者に対する医療に関する法律)施行により，マラリア患者の全数届出が法的に強化された．それまで年間50～80例で推移していた我が国における患者報告数は，1999年に112例，2000年に154例と増加した．しかし，その後は徐々に減少し，2007年からは50例台で推移している．原虫種別では熱帯熱マラリア原虫が最も多く，次いで三日熱マラリア原虫が多かった[※9]（図1）[2]．

症状
- 主症状は発熱である．悪寒を伴い高熱を呈することが多い[※10]．
- 頭痛，倦怠感，身体の痛み，嘔吐，下痢なども認められる．
- 熱帯熱マラリアは，中枢神経症状(脳マラリア)や腎不全を合併しやすく，早期に適切な治療を行わないと予後不良である．
- 感染してから発症までの潜伏期間は原虫の種類によって異なるが，1週間～1カ月のことが多い．抗マラリア薬の予防内服を行っていると潜伏期間が長くなることがある．

診断
- 様々な新しい診断法が開発された現在においても，末梢血液の塗抹標本[※11]をギムザ染色して顕微鏡で観察し，マラリア原虫を確認することが最も標準

表2 輸入感染症の主な臨床症状

臨床症状	感染症
発熱	マラリア，デング熱，黄熱，エボラ出血熱，腸チフス，アメーバ性肝膿瘍，インフルエンザ
下痢	潜伏期間が短い：赤痢，コレラ，旅行者下痢症
	潜伏期間が長い：アメーバ赤痢，ジアルジア症
肝炎	A型・B型・C型・E型肝炎，その他
発疹や皮膚症状	デング熱，皮膚リーシュマニア症，顎口虫症，腸チフス
意識障害	マラリア，狂犬病，ウエストナイル熱

代表的な症状を示したものであり，例外や他の症状が併存することはしばしばある．

※6 **4種類のマラリア原虫**
①熱帯熱マラリア：熱帯熱マラリア原虫(Plasmodium falciparum)
②三日熱マラリア：三日熱マラリア原虫(Plasmodium vivax)
③四日熱マラリア：四日熱マラリア原虫(Plasmodium malariae)
④卵形マラリア：卵形マラリア原虫(Plasmodium ovale)

※7 **サルマラリア(Plasmodium knowlesi)**
ヒトマラリア4種に加えて，東南アジアの各地でサルマラリア原虫の一種であるP. knowlesiのヒト感染例が次々と報告され，"第5のヒトマラリア"とも提唱されている．

※8 **ハマダラカの吸血時間帯**
マラリア流行地域では，夜間の外出を避けることが予防につながる．また，皮膚を露出させないようにして，蚊の刺咬をできる限り防ぐことが大切である．

※9 **マラリアの感染地域**
推定される感染地域はアフリカが最も多く，次いでアジアであった[2]．

※10 **マラリアの熱型**
典型的な三日熱マラリアでは1日おき，四日熱マラリアでは2日おきに発熱が認められる[1]．熱帯熱マラリアの熱型は一定していない．

※11 **ギムザ染色血液塗抹標本**
熟達すれば厚層塗抹標本は薄層塗抹標本より効率よく原虫を発見できるとされるが，我が国の臨床の現場では薄層標本を用いるのが一般的である．薄層標本は，原虫の形態も観察できて種の鑑別が可能である．

的な確定診断法である※12.
◆急性期の検査所見としては，血小板減少やCRPの高値が参考になる※13.

🔴 治療

◆マラリアと診断したら，抗マラリア薬（表3）を投与する．特に熱帯熱マラリアでは，治療の遅れは生命に関わるので迅速な対応が必要である．
◆アーテミシニン誘導体は，有効性，安全性ともに良好な成績が報告されており，最近は使用される頻度が高い．artemether / lumefantrine 合剤の内服薬（Coartem® など）は，特に世界中で広く用いられている．
◆chloroquine や sulfadoxine / pyrimethamine 合剤は，マラリア原虫の薬剤耐性の頻度が高い．
◆キニーネは心循環器系の副作用，メフロキンは中枢神経系の副作用に注意が必要である．
◆特に熱帯熱マラリアでは，中枢神経症状（脳マラリア），腎不全，ショック，アシドーシス，低血糖などに対する集中治療が必要となる場合も多い．

※12　マラリアの迅速診断キット
少量の末梢血液を検体に用いて，赤血球内に寄生するマラリア原虫の抗原を分単位で検出する迅速診断キットが海外では広く用いられている．我が国でも代理店から輸入品を入手することが可能であるが，体外診断薬としては認可されていない．

※13　マラリアの急性期症状
溶血に伴う黄疸や貧血，脾機能亢進による脾腫大もよく知られた症状であるが，急性期では認めないことが多い．

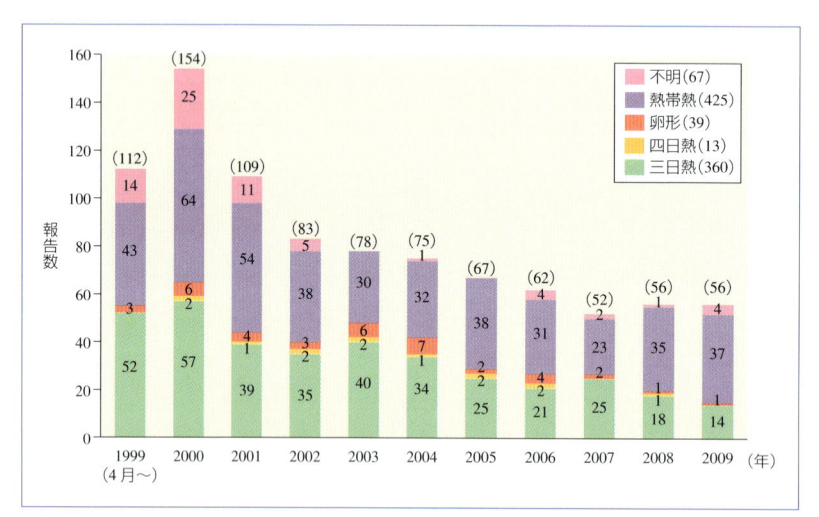

図1 我が国で報告されたマラリア患者の年別・原虫種別報告数（1999年4月～2009年，計904例）

（国立感染症研究所 感染症情報センター．マラリア 2006～2009 年（2010 年 6 月 1 日現在）
［http://idsc.nih.go.jp/disease/malaria/2010week38.html］）

表3 マラリアの治療に用いられる薬剤

・アーテミシニン誘導体　artemether や artesunate の経口薬，注射薬，坐剤
・メフロキン（経口薬）
・atovaquone / proganil 合剤（経口薬）
・chloroquine（経口薬，注射薬）
・キニーネ（経口薬，注射薬）
・ドキシサイクリンやクリンダマイシン
・primaquine：三日熱・卵形マラリアの再発予防

ただし，上記薬剤の多くは我が国では承認されていない※14．ドキシサイクリンやクリンダマイシンもマラリアの治療は保険適応外である．

※14　マラリアの国内承認薬
現在，我が国で発売されている抗マラリア薬は，メフロキンとキニーネ経口薬のみである．治療に際して他のマラリア薬が必要な場合は，厚生労働科学研究費補助金・創薬基盤推進研究事業「国内未承認薬の使用も含めた熱帯病・寄生虫症の最適な診療体制の確立」に関する研究班（http://www.med.miyazaki-u.ac.jp/parasitology/orphan/index.html）に相談できる．本研究班は，熱帯病・寄生虫症の治療薬として海外では標準的に使われる薬剤でありながら我が国では未承認のものを導入し，日本人におけるそれらの薬剤の有効性や安全性を確認することで，我が国における熱帯病・寄生虫症治療の最適な治療体制の確立を目指す目的で活動している．

C 主な疾患

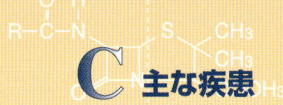

- ヒプノゾイトが存在する三日熱・卵形マラリアでは，再発予防のためにprimaquineによる治療が必要である[※15]．
- 流行地への渡航に際して，抗マラリア薬を内服して発病を予防するという方法がある．我が国ではメフロキン（メファキン「ヒサミツ」®錠275）が保険適応外で処方可能である．海外では，atovaquone / proguanil 合剤（Malarone®など）が最も頻繁に用いられる．

狂犬病

● 原因微生物
狂犬病ウイルス（rabies virus）は，ラブドウイルス科リッサウイルス属に分類される．

● 疫学
- イヌだけでなく，すべての哺乳類に感染性のあるウイルスで，キツネ，アライグマ，スカンク，ネコ，コウモリなど各種の動物が狂犬病ウイルスを保有する[※16]．
- 日本やニュージーランドなど一部の島国を除いて世界中にウイルス保有動物が分布し，WHOの2006年度報告では毎年世界中で55,000人が狂犬病で死亡し，日本人患者の95％以上はアジアとアフリカで発生していた[1]．
- 我が国では1957年以降は動物も含めて国内症例はないが，1970年に1例（ネパール），2006年に2例（フィリピン）の輸入感染症例が報告された．

● 症状
- 受傷してから発症までの潜伏期間は15日程度〜1年以上と幅があるが，1〜3カ月のことが多い．
- 病期は，前駆期→急性神経症状期→昏睡期と進行する．
- 前駆期の症状は，咬傷部位の知覚異常や疼痛，不安感，違和感，頭痛，発熱などである．
- 神経症状は，全身けいれん，意識障害，光・音・飲水などの刺激による嚥下筋のけいれん（恐水発作）などである．
- いったん発病した[※17]場合の死亡率はほぼ100％で，きわめて予後不良な疾患である．

● 診断
唾液，脳，髄液などを検体として，ウイルスの分離，ウイルスの抗原や遺伝子の検出を行う．直接蛍光免疫法がしばしば用いられる[※18]．

● 治療
- 確立した治療法はなく，予防が重要である．
- 狂犬病ワクチンには，曝露（受傷）前免疫と曝露（受傷）後免疫の2つの使い方がある．我が国と海外で推奨されている接種スケジュールには，やや差異がある（表4）．
- 狂犬病が疑われる動物に咬まれた場合は，創部の処置，狂犬病ワクチンの接種，抗狂犬病（高力価）免疫グロブリン[※19]の投与などが必要である．

※15 マラリアの再発と再燃
三日熱マラリアと卵形マラリアでは，原虫の一部が肝臓内休眠体（ヒプノゾイト）の状態で長期間とどまるため再発が起こる．熱帯熱・四日熱マラリア原虫にはヒプノゾイトが存在しないため再発がない．ただし，再感染や不十分な治療による再燃は起こる．

※16 狂犬病の感染源
ヒト患者の感染源としてはイヌが最も多い．

※17 受傷部位と狂犬病のリスク
発病するか否かは受傷部位も影響する．顔面や頭部は中枢神経に近く，手指や顔面はウイルス受容体や神経支配密度が高く，発病のリスクが大きいとされる[1]．

※18 後頸毛髪部の皮膚生検
ウイルスは毛包部にも存在するので，後頸毛髪部の皮膚生検検体を直接蛍光免疫法により検査する方法も有用である．

※19 抗狂犬病（高力価）免疫グロブリン（rabies immune globulin：RIG）
RIGは我が国では製造販売されていない．

表4 狂犬病ワクチンの接種法，日本と海外との比較

	曝露前免疫	曝露後免疫（曝露前免疫は未接種の者で）
日本	0・4週・6〜12カ月 皮下注射	0・3日・7日・14日・30日・90日 皮下注射
国際標準	0・1週・3〜4週 筋肉内注射	0・3日・7日・14日・30日 筋肉内注射 ＊抗狂犬病（高力価）免疫グロブリンを0日に併用する

表5 フラビウイルス属

蚊が媒介するウイルス	日本脳炎ウイルス ウエストナイルウイルス デングウイルス1〜4型 黄熱ウイルス その他
ダニが媒介するウイルス	ダニ媒介脳炎ウイルス（欧州型，ロシア型）

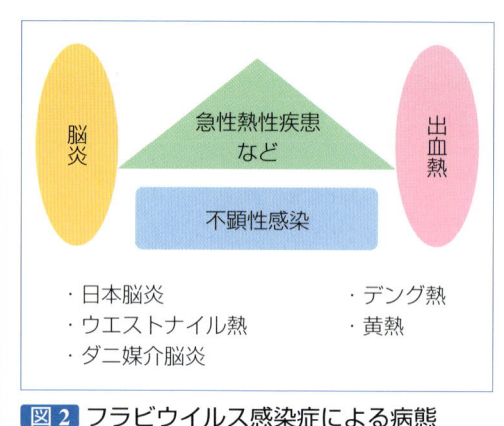

図2 フラビウイルス感染症による病態

・日本脳炎
・ウエストナイル熱
・ダニ媒介脳炎
・デング熱
・黄熱

フラビウイルス感染症

フラビウイルス科フラビウイルス属に分類されるウイルスは，様々な輸入感染症の原因となる（表5）．典型的な病態は，脳炎と出血熱（出血傾向を伴う発熱性疾患）である．ただし，脳炎や出血熱は呈さずに，急性熱性疾患や不顕性感染で終わる場合もしばしばある（図2）．

デング熱，デング出血熱

● 原因微生物
デングウイルス1〜4型による感染症である．

● 疫学
◆ デングウイルスの自然宿主はヒトで，カーヒトーカの感染環で維持され，ネッタイシマカとヒトスジシマカが主たる媒介蚊である[※20]．
◆ 媒介蚊はヒトの住環境が発生母地で，都市部で流行する[3)]．
◆ 全世界の熱帯・亜熱帯地域に分布するが，特にアジアで患者の発生が目立つ[※21]．

● 症状
◆ 軽症で予後の良いデング熱と重症のデング出血熱がある．
◆ デング熱の潜伏期間は数日〜1週間で，発熱，頭痛，関節痛，筋肉痛，嘔吐，発疹，白血球減少，血小板減少などが主症状である．通常は1週間程度で後遺症なく回復する[※22]．

※20 我が国における媒介蚊の生息と流行の歴史
我が国でも媒介蚊は東北地方以南に生息する．1942〜1945年には，神戸・大阪・広島・呉・佐世保・長崎などで約20万人にのぼる温帯地域最大のデング熱流行が発生した[3)]．

※21 デング熱輸入感染症例は増加している
近年，我が国では年間約100例の輸入感染症例が報告されていたが，2010年は著増し243例の届出があった[3)]．

※22 デング出血熱の臨床症状
デング出血熱では，発症初期はデング熱と区別がつかないが，解熱する頃に重篤な症状が始まり，著明な出血傾向，循環不全，低血圧，ショックなどが認められる．

- 感染した同じ型(1～4型)のウイルスに対しては生涯の防御免疫が成立する[1].
- デング出血熱は，初回罹患時とは異なる血清型のデングウイルスに再感染した際に発症する．ただし，3度目以降の感染による発症はまれである[1].

● 診断

患者の血液を検体として，ウイルス分離，ウイルス遺伝子検出(RT-PCR 法)，血清抗体価により診断する[3].

● 治療

- デングウイルスに対する抗ウイルス薬や予防ワクチンはない．
- アスピリンなどサリチル酸系の解熱薬は出血とアシドーシスを助長するため，使用は控える．

ウエストナイル熱

- ウエストナイルウイルスが原因微生物で，カ-トリ-カの感染環で維持され，ヒトは終末宿主である．
- 世界各地に存在していたが，米国では1999年に初めて報告され，2002年以降は毎年数千人規模の患者数である[1].
- 顕性感染は約20％で，症状は急性熱性疾患から脳炎，脊髄・末梢神経症状まで様々である．

腸チフス，パラチフス

- チフス菌(*Salmonella* Typhi)とパラチフス菌(*Salmonella* Paratyphi A)が原因菌である[※23].
- アジアからアフリカまで開発途上国を中心に広く分布するが，特に南アジアからの輸入感染症例が多い．
- 胃切除後や制酸剤投与者では，感染のリスクが高い．
- 発熱が主症状[※24]であり，診断には血液培養が最も重要である．
- 臨床的および細菌学的効果が良好であったフルオロキノロン系薬への感受性が不良な菌の増加[※25]が近年問題となっている[1].
- 腸チフスワクチン[※26]は，海外では渡航者のためのワクチンとして広く用いられているが，我が国では未承認である．

コレラ

- コレラ毒素産生の血清型 O1[※27]あるいは O139 のコレラ菌(*Vibrio cholerae*)が原因菌となる．ヒトのみが宿主となる．便あるいは吐物の細菌培養により診断する．
- 我が国では，フィリピン，インド，インドネシア，タイなどアジア地域からの輸入感染症例が多い[1].
- 胃切除後や制酸剤投与者では，感染のリスクが高い．
- 典型例では"米のとぎ汁"様の便臭のない水様便が大量に排泄され，頻回の嘔吐を伴うことも多い．発熱は通常認めない[※28].

※23 **菌はヒトのみが保有**
非チフス性 *Salmonella* 属と異なり，これら2つの菌はヒトのみが保有する[1].

※24 **下痢の頻度は高くない**
サルモネラ感染症のため下痢性疾患と思われがちだが，下痢の頻度は50％程度である[1].

※25 **耐性菌の治療薬は？**
この場合，治療にはセフトリアキソン(CTRX)やアジスロマイシン(AZM)を選択する．

※26 **腸チフスワクチンの効果**
パラチフスへの予防効果は期待できない．

※27 **コレラ菌の分類**
O1 コレラ菌は，生物学的特徴により古典型とエルトール型に，またO抗原性の種類により小川型，稲葉型，彦島型に分類される．

※28 **エルトール型コレラの症状**
近年のエルトールコレラは，軽症の水様性下痢や軟便で経過することも多い．

C-24 海外からの輸入感染

- 大量の下痢便により，著しい脱水と電解質の喪失をきたしやすく，脱水の治療が何よりも重要である．
- 抗菌薬[※29]の投与は，下痢などの臨床症状と排菌期間を短縮する．

[※29] コレラの治療に用いる抗菌薬
テトラサイクリン系薬やAZMが第一選択薬である．キノロン系に対する低感受性株が報告されている．

理解すべき原則：輸入感染症の診療では，放置すれば重症化する疾患の存在を"思いつく"ことが重要である

海外からの輸入感染症は，我が国の臨床医にとって通常は馴染みの少ない疾患である．その一方で，診断と治療の遅れが生命や後遺症に関わる疾患も多く，迅速な対応が必要である．的確な診断に至るヒントは，代表的な症状を念頭に置いて，渡航先や海外での生活様式，臨床経過などから鑑別診断を進めることであり，何よりも重要なのは，可能性として考えられる疾患を思いつくことである．

▷解答は311p．

問題 40

ガーナへ2週間の出張に出かけた53歳男性．帰国後3日目に39℃の発熱．全身状態は良好だが，アフリカへの渡航後ということで心配になり受診した．まず鑑別診断をしなければならない疾患は（　　　　　　）である．

文献

1) 社団法人 日本感染症学会（編集）．感染症専門医テキスト－第Ⅰ部解説編．南江堂，2011: 1108-1110（マラリア），863-868（狂犬病），817-820（フラビウイルス感染症），995-999（サルモネラ感染症），1007-1009（コレラ）．
2) 国立感染症研究所 感染症情報センター．マラリア2006～2009年（2010年6月1日現在）[http://idsc.nih.go.jp/disease/malaria/2010week38.html]
3) 国立感染症研究所 ウイルス第一部 第2室．デングウイルス感染症情報．[http://www.nih.go.jp/vir1/NVL/dengue.htm]

［中野貴司］

D 診断の総論

D-1 検査・診断の実際

病歴の聴取，身体所見

- 様々な症状を訴えて来院する患者の中から，感染症か否かを判断し，感染症が疑われる場合は，①感染している臓器，②感染症の重症度，③感染症の原因となる原因微生物を推定する必要がある．
- 病歴を聴取する際は，現病歴，既往歴，家族歴，社会的背景，生活習慣などについて系統的に行う（表1）．
- 病歴から感染の可能性がある病原体を推測することができることがある（表2）．
- 身体所見は病歴から感染の疑われる臓器を含め，すべての臓器について所見をとる．

検査

- 全身状態や炎症の程度を調べる一般検査と感染症の原因微生物を調べる病原体検査に大別できる．
- 感染症診断のための検査には様々なものあるが，検査の結果がどのような数値になるか，あらかじめ予想しながらオーダーすることが肝要で，むやみに検査をオーダーすることは慎むべきである．

●一般検査

- 末梢血検査では細菌感染の場合，好中球の増加，核の左方移動[※1]が認めら

※1 末梢血白血球数
重症感染症では末梢の白血球は正常または低い値をとることもある．これは白血球が感染巣で大量に消費されていることを意味する．このような場合，末梢白血球の分画は高度の左方移動を呈する．

表1 患者から聴取すべき項目

項目	内容
現病歴	主訴 症状について一連の経過を時間の流れに沿って記述
既往歴	患者の治療上重要な疾患（高血圧，糖尿病，虚血性心疾患，がんなど） 主要な感染性疾患（HBV，HCV，梅毒，HIV） 手術歴 事故，外傷の既往 輸血歴 アレルギー（特に抗菌薬については詳細に） 服用している薬剤（特に副腎皮質ステロイドなどの免疫抑制薬や抗菌薬の使用）
家族歴	遺伝性疾患の有無 家族内における感染症の流行
社会的背景	基本的な事項（出生地，居住地，同居している家族，職業など） ペットを含めた動物への接触歴 感染性疾患患者への曝露（呼吸器系疾患，熱性疾患，結核など） 海外渡航，海外居住歴
生活習慣	嗜好品（タバコ，アルコール，薬物の使用（違法）） 性的活動（特に性感染症を疑う場合は必須） 摂取した食品の種類

HBV：B型肝炎ウイルス，HCV：C型肝炎ウイルス，HIV：ヒト免疫不全ウイルス．

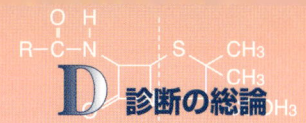

れることが多い．
- リンパ球の増加はウイルス感染症で認められることが多いが，細菌感染である百日咳や結核などでも増加することがある．
- 急性相反応物質の中で最も臨床で汎用されているのが，CRP[※2]である．その他のマーカーとして，慢性感染症の指標として血沈(ESR)の亢進，真菌感染症におけるβ-D-グルカンなどがある．
- 近年臨床で利用されつつあるマーカーとして，プロカルシトニンがある．カルシトニンの前駆蛋白として甲状腺のC細胞において生成され，CRPと比較して早期に血中濃度が上昇し，細菌感染症に特異度が高いという特徴がある．

● 病原体検査[※3]

a. 塗抹検査
- 代表的な塗抹検査を表3に示す．

[※2] CRP(C反応性蛋白)
CRPは体内で何らかの炎症反応が引き起こされている病態で上昇し，感染症に特異的なマーカーではない．またCRP値と感染症の重症度は必ずしも一致するわけではない．CRPは炎症初期には高値を示さず，炎症が治まっても高値を示すことがある．また，CRPが低値を示す重症感染症に遭遇することもある．

[※3] 原因微生物の検査に用いられる技術

原因微生物の直接観察	塗抹検査
培養検査	
免疫学的検査	原因微生物の抗原検出
	原因微生物の抗体検出
原因微生物の遺伝子を検出	分子生物学的検査

表2 病歴から推測される感染症の例

項目		推測される感染症
疾患の流行状況		インフルエンザなどのウイルス感染症
既往歴	抜歯，弁膜症	感染性心内膜炎
	性的接触	性感染症，肝炎
	輸血歴	肝炎
海外渡航歴		発熱患者 　マラリア，チフス，デング熱
		下痢患者 　旅行者下痢症，コレラ，赤痢，チフス，アメーバ赤痢
動物との接触	鳥類	オウム病，クリプトコックス症
	イヌ	狂犬病(海外)
	ネコ	ネコひっかき病，トキソプラズマ症
	ネズミ	レプトスピラ症
	ウサギ	野兎病
	カメなどの爬虫類	サルモネラ感染症

表3 代表的な塗抹検査

塗抹検査	観察される微生物	対象となる検体	染色性
生鮮標本	原虫，寄生虫卵	便，消化管内容物	原虫では運動性が確認できる
KOH処理標本	皮膚糸状菌	角質層	
グラム染色	細菌	すべての検体	陽性は青紫，陰性は赤紫
抗酸菌染色	結核菌，非結核性抗酸菌	主に呼吸器検体	Ziehl-Neelsen染色では赤色 蛍光法の方が感度が高い
ギムザ染色	マラリアなどの原虫 *Pneumocystis jirovecii*	マラリアでは血液	赤血球内に原虫を認める
墨汁染色	*Cryptococcus neoformans*	髄液	莢膜は染色されにくいため菌体が抜けて観察される
グロコット染色	真菌，放線菌	病理組織	細胞壁が黒色に染色

◆感染症を疑い，検体が採取できる場合は，まずグラム染色を行うべきである（図1〜4）．
◆グラム染色は治療開始後も引き続き行った方がよい．抗菌薬が「効いている」場合は染色される細菌の数は明らかに減少しているはずである．

b.培養検査

◆培養検査に用いる検体は，抗菌薬を投与する前に採取する必要がある．
◆培養検査を行うことによって原因菌を分離することができ，薬剤感受性や血清型を決定することができる．
◆原因菌の種類によって，特殊な培地が必要となる（表4）．

c.免疫学的検査

◆免疫学的検査には原因微生物を検出する抗原検出法と原因微生物に対する抗体を検出する抗体検出法の2種類がある．

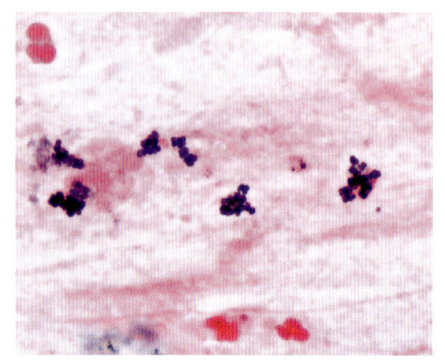

図1 喀痰のグラム染色像（黄色ブドウ球菌）

ブドウの房状のグラム陽性球菌が観察される．培養検査の結果，黄色ブドウ球菌と同定された．

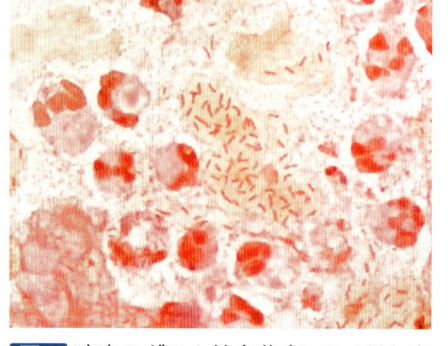

図2 喀痰のグラム染色像（ムコイドを産生する緑膿菌）

グラム陰性桿菌が観察され，菌体の周囲を淡橙色に染色された粘液物質が包んでいる．同定検査の結果，ムコイドを産生する緑膿菌と同定された．

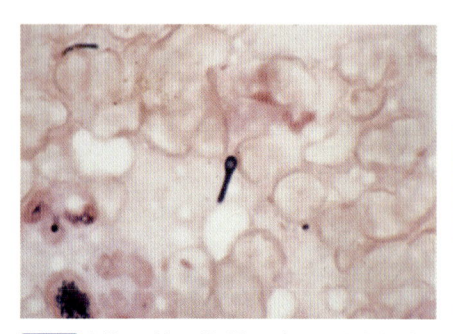

図3 創部の壊死物質のグラム染色像（破傷風菌）

グラム陽性桿菌が観察される．菌体には端在性の芽胞（透明に染色が抜けている部分）が認められる．その形状から「太鼓ばち状」と表現される，破傷風菌の特徴である．

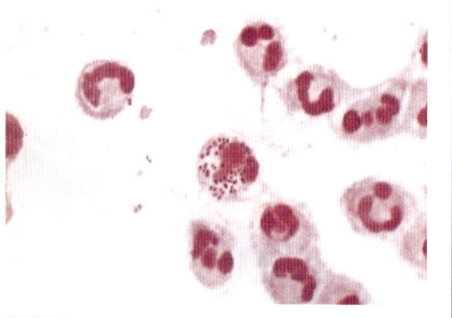

図4 尿道から採取された膿のグラム染色像（淋菌）

多数の好中球が観察され，グラム陰性球菌（淋菌）が観察される．

D 診断の総論

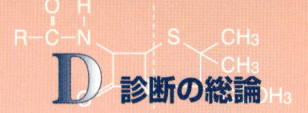

表4 特殊な選択培地が必要な原因菌の例

原因菌	選択培地
百日咳菌	Bordet-Gengou 培地
Legionella 属	BCYE 培地
Mycoplasma pneumoniae	PPLO 培地
結核菌	小川培地
真菌	Sabouraud 培地

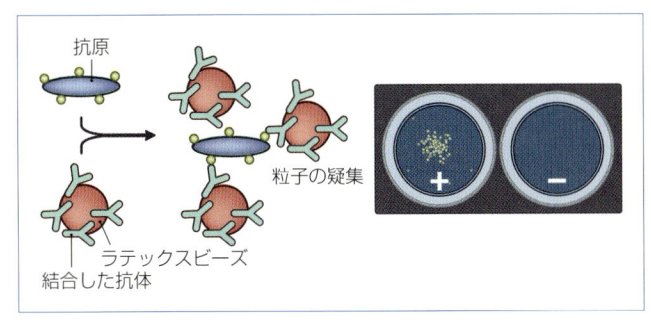

図5 ラテックス凝集反応を用いた検査法の模式図

(朝野和典(訳). 微生物学的診断. 山口惠三, 他(監訳). イラストレイテッド微生物学 第2版. 丸善出版, 2008: 30)

表5 イムノクロマト法を用いた迅速抗原検査の例

原因微生物	検体	
肺炎球菌	尿, 喀痰, 咽頭ぬぐい液, 耳漏	小児では尿中抗原では上気道に保菌している場合も陽性となることがある
レジオネラ菌	尿	血清群1のみ検出可能
A群溶血性レンサ球菌	咽頭ぬぐい液	
インフルエンザウイルス	鼻咽頭ぬぐい液	鼻咽頭後壁まで綿棒を挿入し検体を採取する
アデノウイルス	便, 咽頭, 角結膜	角結膜の採取は眼科用麻酔を行った後に行う
RSウイルス	鼻咽頭ぬぐい液	鼻咽頭後壁まで綿棒を挿入し検体を採取する
ロタウイルス	便	下痢便を用いる 血液が多量に混入している場合は偽陰性となる場合がある
ノロウイルス	便	下痢便を用いる

- 抗原検出法にはラテックス凝集反応を用いた検査法(**図5**[1]), 酵素抗体法[※4][1], 蛍光抗体法, イムノクロマト法などがある. イムノクロマト法はベッドサイドで簡便かつ迅速に検査することができ, 近年, 様々な原因微生物の検出キットが開発されている(**表5**).
- 抗体検出法には酵素抗体法, 補体結合反応, 赤血球凝集抑制反応, ウエスタンブロット法などがあり, ウイルスや培養が困難な細菌などの診断に用いられる. 初感染の場合は原因微生物に対するIgMが上昇するため診断を確定することができるが, 既感染の場合やワクチン接種の既往がある場合にはす

※4 酵素抗体法の原理 (ELISA法)

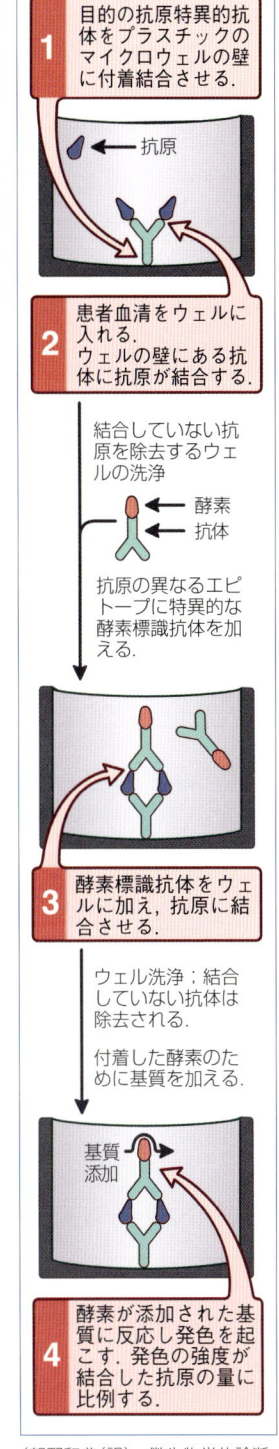

1. 目的の抗原特異的抗体をプラスチックのマイクロウェルの壁に付着結合させる.
2. 患者血清をウェルに入れる. ウェルの壁にある抗体に抗原が結合する. 結合していない抗原を除去するウェルの洗浄. 抗原の異なるエピトープに特異的な酵素標識抗体を加える.
3. 酵素標識抗体をウェルに加え, 抗原に結合させる. ウェル洗浄; 結合していない抗体は除去される. 付着した酵素のために基質を加える.
4. 酵素が添加された基質に反応し発色を起こす. 発色の強度が結合した抗原の量に比例する.

(朝野和典(訳). 微生物学的診断. 山口惠三, 他(監訳). イラストレイテッド微生物学 第2版. 丸善出版, 2008: 31)

でにIgGが上昇している．このような場合はペア血清※5を用いて判定を行う．

d. 分子生物学的検査

- DNAは相補的な塩基配列と結合する性質を持ち，分子生物学的検査はこのDNAの性質を利用したものが多い．
- 菌種の同定，特定の遺伝子（例えば薬剤耐性や病原性に関わる因子），タイピング※6などに利用される．
- PCR法は最もよく利用されている方法である．

e. 検査結果の判定

- 臨床検査の信頼度を評価する指標に，「感度」と「特異度」がある．「感度」とは，特定の感染症に罹患している集団に対して検査を行った際に陽性を示す割合であり，「特異度」とは，特定の感染症に罹患していない集団に対して検査を行ったとき，陰性を示す割合のことである※7．
- 検査を行い陽性と判定された患者の中で，本当に感染症に罹患している患者の割合を「陽性的中率」，陰性と判定された患者の中で本当に感染症に罹患していない患者の割合を「陰性的中率」という※7．
- 陽性的中率は疾患の罹患率に左右される．感度がいくら高くても罹患率が低い場合は，検査結果は偽陽性である可能性が高い．

※5　ペア血清
急性期に採取した血清と回復期に採取された（通常は発症後2週間程度）血清の抗体価を測定し抗体価の変化を調べる．EIA法では2倍以上，それ以外では4倍以上，抗体価が上昇していれば感染があったと判定する．

※6　タイピング
分子生物学的手法を用いたタイピングには様々な方法がある．代表的なものに，ゲノムDNAを特定の制限酵素で切断し，電気泳動によりDNA断片のパターンを比較するパルスフィールド電気泳動法や，複数のハウスキーピング遺伝子をPCR法によって増幅し，得られたPCR産物の塩基配列を比較するMLST法などがある．

※7　感度，特異度，陽性および陰性的中率の算出方法

		感染症	
		あり	なし
検査	陽性	a	b
	陰性	c	d

感度：$a/(a+c) \times 100\,(\%)$
特異度：$d/(b+d) \times 100\,(\%)$
陽性的中率：$a/(a+b) \times 100\,(\%)$
陰性的中率：$d/(c+d) \times 100\,(\%)$

> **理解すべき原則**
> 病歴，身体所見を入念にとったうえで，診断に必要な検査を選択する
>
> ・病歴の聴取と身体所見は丁寧に，かつ，もれなくとる必要がある．
> ・培養可能な微生物による感染症を疑う場合は原因微生物を分離するために適切に検体採取を行うべきである．
> ・培養が難しい微生物による感染症は，免疫学的検査や分子生物学的検査を用いて診断する．

問題41

次のうち，誤っているものはどれか．**2つ選べ**．

1. 病歴を聴取する際，海外渡航歴や動物との接触に関する情報も集めるべきである．
2. 末梢血の白血球が正常の場合は感染症を否定できる．
3. 培養検査の利点は原因菌が分離されることに加えて，血清型や薬剤感受性を明らかにできることである．
4. 血清抗体検査で，IgMの上昇とペア血清で抗体価の上昇が認められれば感染症の原因微生物と考えてよい．
5. 検査法の感度が非常に高ければ，陽性的中率も常に高い．

▷解答は311p.

文献

1) 朝野和典（訳）．微生物学的診断．山口惠三，他（監訳），イラストレイテッド微生物学 第2版．丸善出版，2008; 30-31

［山根一和］

D-2 検体の採り方

適切な検体採取の重要性

不適切な検体の採取は，培養結果や感染症診療を誤らせる原因になり得る．部位や材料によって適切な採取法が異なることを理解し，原因菌を確実に含む材料を採取することが重要である．また，検体中には原因微生物が含まれている可能性が高いので，バイオハザード対策も重要である．

検体の採り方に関する一般的な注意

● 採取のタイミングと方法
- 発病初期，原則として抗菌薬投与前に検体を採取する．抗菌薬投与中の場合，24 時間以上中止してから採取するか，血中濃度が最も低いレベルの時期に採取する．
- 患者に検体採取の必要性と採取方法について十分説明し，良質な検体が採れるよう協力を得る．
- 安全性の高い採取法により，目的に応じた頑強な容器に適量を採取する．

● 常在菌や消毒薬を混入させない
検体（糞便などを除く）は無菌的に採取する．常在菌の混入は原因菌の推定を誤らせる．また，採取部位の消毒に用いた消毒薬が検体に混入しないよう注意する．

● 検体を乾燥させない
乾燥すると多くの微生物は死滅する．角膜擦過物など微量の検体は，直接培地に接種する．検体採取後は速やかに検査室に提出する．

● 嫌気性菌を疑う場合
嫌気ポータ^{※1}などの専用容器に採取する．専用容器がなくて注射器に吸引した場合，空気を追い出して針に栓をして提出する（針刺し事故に注意）．

● 保管する場合は冷蔵保存が原則
- 室温放置では菌が増殖し，培養結果を誤らせる．
- 淋菌（*Neisseria gonorrhoeae*），髄膜炎菌（*Neisseria meningitidis*），*Vibrio* 属，赤痢アメーバ（*Entamoeba hystolytica*）^{※2}など，低温に弱いものは例外である．

各種検体の採取法

● 血液
- 血液培養の適応は"菌血症"を疑った時で，2 セット（4 本）分採血する^{※3}．
- 培養ボトルの準備：キャップをはずし，ゴム栓の表面をポビドンヨード（イソジン®）または 70% エチルアルコールで消毒する（1 分以上乾燥）．
- 採血部位の消毒：消毒用アルコールで清拭し（1 分以上乾燥），次にイソジン®で内から外へ渦まくように拭く（1 分以上乾燥）．さらに，同様にチオ硫酸ナトリウム（ハイポアルコール®）で清拭し，乾燥後に採血する．

※1　嫌気ポータ
嫌気性菌の検出を目的として用いられる検体容器で，酸素が混入すると容器底部の寒天層がピンク～赤色に発色する．

※2　赤痢アメーバ（*Entamoeba hystolytica*）
赤痢アメーバの糞便検査では，一般的に有型便では囊子（cyst）を，下痢便からは栄養体（trophozoite）を検出する．栄養体検出は，温度を保ち虫体の運動を指標にする．

※3　血液培養の基本は 2 セット
一般的な敗血症を疑う場合は，治療開始前に 2 セット採取する．「1 セット」（2 本のボトル）採取で，皮膚の常在菌が検出された場合，コンタミネーション（汚染）か否かの判断が困難となる．「2 セット」（4 本のボトル）の血液培養のうち，一方のセットのみが陽性で他方は 2 本とも陰性の場合，患者の状態によりコンタミネーションと判断することが可能である．しかし，両セットにまたがって表皮ブドウ球菌が検出された場合，患者が易感染者であり，かつ感染症状を有していれば無視することはできない．
心内膜炎を疑う場合は，24 時間以内に 3 セット採取する．また，心内膜炎など持続的な菌血症の治療効果を確認するための血液培養検査も重要である．

D-2 検体の採り方

- 採血：1セット（2本）あたり 16〜20 mL（小児用は 1〜3 mL）採血する（図1）[1)2)]．培養ボトルへの分注は嫌気ボトルから行う．針刺し事故防止のため，針交換は不要である．
- 採血後：血液が凝固すると細菌の検出が悪くなるため，培養ボトルをよく混和する．培養ボトルは速やかに検査室に提出するか，室温で保管する．

● 尿

- 局所の消毒：女性は尿道口付近から陰唇部を経て外側へと消毒綿で拭く．次に滅菌水を含ませた綿で同様に拭く．男性は亀頭を露出させ，尿道口周囲を消毒綿で拭く．消毒の後は滅菌水を含んだ綿で同様に拭く．
- 採尿：前半の尿を捨て，中間尿を滅菌採尿コップに採る．
- 直ちに検査室に提出する．保存する場合は冷蔵庫に保存する．
- 淋菌を疑う場合は，30℃以下に冷やさないようにして直ちに提出する．
- 1時間以上室温に放置した尿は，菌の増殖のため原因菌の推定が困難になることがある[※4]．

● 糞便

- 便の性状（図2）[※5]を観察し，もし膿粘血部分があれば，その部分を母指頭大くらい採取する．
- オムツに付着した便を採取してもよい．
- 綿棒による採取は検体が十分採れないため，できるだけ避ける．

● 喀痰

- 患者に採取法についてよく説明し，最大限の協力を得る．
- 早朝起床時に採取すると良質な検体が得られやすい．
- 歯磨きをするか，水道水で数回うがいをしてから，（できれば透明で密閉可能な）滅菌プラスチック容器に痰を採る．
- 膿性痰や粘液性の濃い部分を含まない唾液様の検体は検査に不適である[※6 3)]．

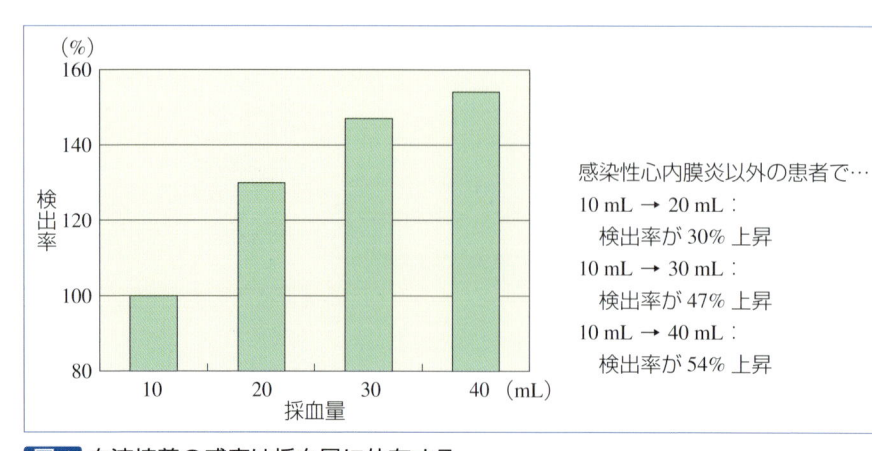

※4 世代時間
大腸菌（*Escherichia coli*）や黄色ブドウ球菌（*Staphylococcus aureus*）など，普通の原因菌が分裂増殖する時間（世代時間：generation time）は，20〜40分といわれている．したがって，1時間以上室温に放置した尿は，培養に提出すべきではない．

※5 糞便の外観（性状）と病原微生物
海苔の佃煮様下痢便ではサルモネラ症を，米のとぎ汁様下痢便ではコレラ症を，腐敗臭のある下痢便では腸炎ビブリオを，膿粘血性下痢便ではカンピロバクター腸炎や細菌性赤痢を，新鮮血様の下痢便では腸管出血性大腸菌（O157など）を，白色便ではロタウイルスを，イチゴゼリー状下痢便では赤痢アメーバを推定する．

※6 Miller and Jones の分類による喀痰の肉眼的質評価

M1	唾液，完全な粘性痰
M2	粘性痰に少量の膿性痰が含まれる
P1	膿性痰が 1/3 以下
P2	膿性痰が 1/3〜2/3
P3	膿性痰が 2/3 以上

M1は感染症原因菌の検査に不適当とされている．
(Miller DL, et al. *J Pathol Bacteriol* 1964; **87**: 182-186 より作成)

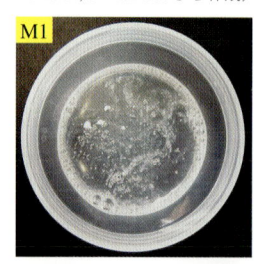

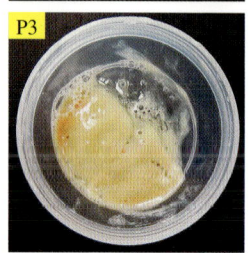

感染性心内膜炎以外の患者で…
10 mL → 20 mL：検出率が30%上昇
10 mL → 30 mL：検出率が47%上昇
10 mL → 40 mL：検出率が54%上昇

図1 血液培養の感度は採血量に依存する

(Cockerill FR III, et al. *Clin Infect Dis* 2004; **38**: 1724-1730 / Baron EJ, et al. Cumitech 1C: Blood Culture IV. ASM, 2005)
(日本ベクトンディッキンソン社資料)

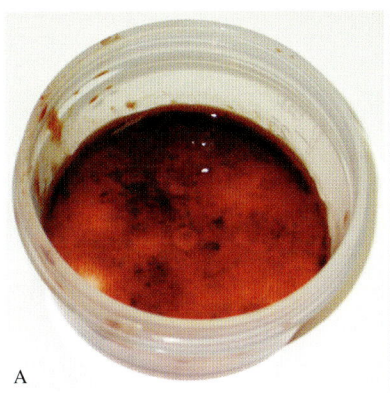

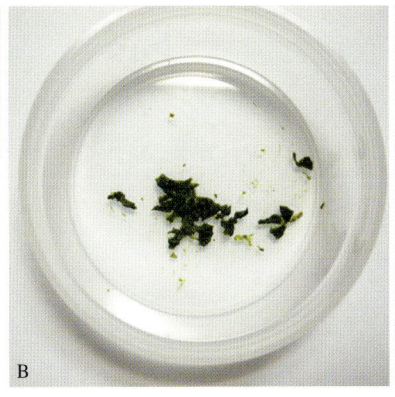

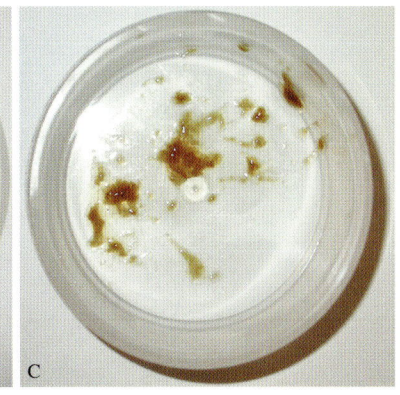

図2 便の性状
A：腸管出血性大腸菌 O157．便質の少ない血性便．
B：*Salmonella* Enteritidis．海苔の佃煮様下痢便．
C：*Vibrio parahaemolyticus*．腐敗臭のある下痢便．

● 髄液
◆穿刺部位を術野消毒に準じて十分に消毒し，厳重な無菌操作で採取する．
◆髄膜炎菌を疑う場合は，保温（30～37°C）して検査室へ提出する．

● 膿・分泌物
◆表面をよく消毒し，組織片または吸引物を採取する．
◆開放性膿瘍：可能なら吸引する．スワブを使う場合は深部を強く擦る．
◆閉鎖性膿瘍：検体を吸引した注射器は，空気を追い出し死腔をなくすか，吸引物を嫌気ポータに分注して提出する．
◆耳漏および眼脂は，スワブを用いて十分に分泌液を浸み込ませるように採取する．

● 胃液
肺結核を疑うが喀痰の採取が困難な場合は，飲み込んだ喀痰を採取する．

● 胸水・腹水・心囊液・関節液・胆汁
滅菌試験管に採取し，直ちに検査室へ提出する．

● IVH，CVP などのカテーテル先端
無菌操作により先端の5～6 cmを切り，滅菌試験管に入れて直ちに提出する．ただし，患者の全身状態やカテーテル刺入部で感染徴候がない場合は培養する必要はない．

● 角膜
病変部位を擦り取り，培地へ直接接種する．培地の選択は検査室に相談する．

D-2 検体の採り方

> **理解すべき原則**　血液培養の感度は採血量に依存する
>
> 感度は採血量に左右される．2セット採取で採血量大となり感度は向上する．ただし，各血液培養ボトルに対して適量の血液を入れる．適量以上の血液を入れると，補体をはじめ，様々な殺菌効果を持つ物質が菌の発育を阻害する可能性がある．また，培養液には抗菌薬を薄める効果もある．

問題 42　▷解答は311p.

血液が十分採取できなかった場合は（　　　　）ボトルのみに入れる．

文献
1) Cockerill FR III, et al. *Clin Infect Dis* 2004; **38**: 1724-1730
2) Baron EJ, et al. Cumitech 1C: Blood Culture IV. ASM, 2005
3) Miller DL, et al. *J Pathol Bacteriol* 1964; **87**: 182-186

［河口　豊］

Column　抗菌薬の投与が必要な呼吸器感染症

研修医：肺炎や膿胸など，細菌によって起きることの多い呼吸器感染症に抗菌薬の投与が必要なのは理解できますが，上気道や気管支感染症に対しての抗菌薬投与の適応はあるのでしょうか？

指導医：気管支拡張症，びまん性汎細気管支炎，慢性閉塞性肺疾患（COPD）などの気道病変を持っている患者さんは，時々あるいは繰り返し細菌感染症をきたし，発熱，膿性痰，呼吸困難などの症状の急性増悪をきたし，ときには重篤な病態に陥ることがあります．その時には抗菌薬の使用が必要です．

研修医：ウイルスによる感染が多いと考えられている急性上気道炎，いわゆる"かぜ"についてはいかがでしょうか．

指導医：軽症例や単純なウイルス性急性上気道炎，いわゆる"かぜ"については抗菌薬の使用は差し控えていただきたいですね．しかし，ウイルス感染が先行し，その後，細菌性感染が続発することも多いのです．その症状，所見が現れた場合には抗菌薬の投与が必要です．このため，呼吸器感染症は抗菌薬を使用する機会の最も多い分野となっているのです．

（松島敏春）

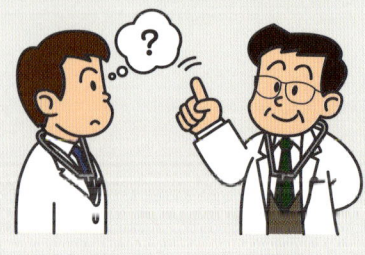

E 治療の総論

E-1 細菌

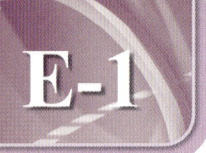

感染症の治療に際しては抗菌薬療法に目が行きがちだが，最も重要なことは感染症を的確に診断し，その原因微生物，患者の状態，感染症の種類や重症度などに応じて抗菌薬を正しく選択し，適正に使用することである．感染症の診断が曖昧なままで経験的治療と称してやみくもに広域抗菌薬や高用量の薬剤を投与しても，決して良好な結果は得られない．

感染症の的確な診断

感染症の治療においては，まず感染症であることの診断，次に感染症の部位診断(どこの感染症か)と病原診断(どのような原因菌による感染症か)を行い，患者の背景因子や基礎疾患，感染症の重症度などの情報を得ることが重要である．これらがそろって抗菌薬を選択し使用することができれば，多くの細菌感染症の治療は比較的容易である．しかし，現実には種々の診断努力をしても，発熱があるのに感染症と確定診断できなかったり，原因菌が不明であったり，患者状態が重篤であったりして，抗菌薬療法がうまくいかないことも多いだろう．診断努力を怠ると治療が不成功となる頻度が増すので，感染症の治療に際してはその診断に最大限の努力が求められる．後述するが，感染症の治療を開始する際には，原因菌が不明であることがむしろ多いが，その場合も様々な情報から原因菌を推定する習慣をつけておくべきである．

抗菌薬の選択

抗菌薬を選択する場合，前述した感染症の診断から得られる様々な情報を活かして個々の患者に応じた抗菌薬を選択する．表1に抗菌薬の選択に際して考慮すべき項目を列挙した．これらがすべてそろわなくても，いずれもが重要な情報であることを理解し，その情報収集に努力をする．安全性の確保も抗菌薬選択の大切な要因であることを忘れてはならない．

表1 抗菌薬の選択に際して考慮すべき項目

患者に関する項目	患者背景因子 年齢，性別，基礎疾患の有無と種類(既住歴，治療歴含む)，生活環境(ペットや同居家族の有無など)，職業，嗜好(食事や性的嗜好など)，最近の行動パターン(旅行歴など)，アレルギー歴など
	現症に関する因子 症状の経過の詳細，感染部位(感染症の種類)，合併症の有無と程度，治療歴，重症度の評価など
原因菌に関する項目	経過から推定される因子 急性〜慢性感染，症状・所見の特徴(喀痰の性状，熱型など)
	検査的因子 グラム染色法，迅速抗原診断などの結果，各感染症ごとの疫学情報(頻度，耐性率，流行状況など)，前医からの情報など
抗菌薬に関する項目	表2に別記

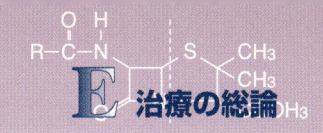

抗菌薬の特性の理解

我が国では数多くの抗菌薬が承認されており，多くの抗菌薬から個々の患者に応じた選択が可能である．これは臨床医にとってきわめて幸福なことであると同時に，それぞれの抗菌薬の特性をしっかり理解しておかなければ宝の持ち腐れになりかねない．また，治療の安全性を確保するために，代表的な副反応（副作用）を知っておくことも重要である．強い腎毒性を示す抗菌薬などは腎障害患者では使用できなかったり，投与量を調整する必要が生じてくる．薬物相互作用も注意すべき項目である（付録2参照）．患者が服薬している他の薬剤を把握し，抗菌薬との相互作用の発現を生じないよう注意を払う．最低限，それぞれの医療機関にはどのような抗菌薬が採用されているかを知り，代表的な抗菌薬の特性を理解しておくべきである[※1]．

抗菌薬の使用

● PK-PD 理論

近年，殺菌的作用を示す各種抗菌薬の選択や使用に際し，PK-PD（pharmacokinetic-pharmacodynamic）理論[※2]が一般的に応用されるようになっている．これは一定条件で投与された抗菌薬がどのような血中動態（PK：血中，病巣内濃度）をとれば，どのような結果（PD：臨床効果，副作用など）が得られるかを科学的に検証しようとするもので，従来画一的に用いられてきた抗菌薬の使用法を適正化するうえで有用な考え方である．詳細は紙面の都合で割愛するが，基本的な考えとして，抗菌薬には，①濃度依存的に殺菌作用を示すもの，②時間依存的に殺菌作用を高めるもの，の2つのタイプがあることをまず理解する．①は1回の投与量を増やして高い血中濃度を達成することが効果的な治療となり，②は血中濃度の高さよりも一定の濃度を長く維持する方が効果を発揮しやすい．したがって，同じ1日投与量でも，①は1回投与，②は2〜4回の分割投与が推奨される．各々で用いられるパラメータは，①が最高血中濃度（C_{max}）[※3]や血中濃度曲線下面積（AUC）[※4]を原因菌の最小発育阻止濃度（MIC，図1）[1)][※5]で除したもの，②は起因菌のMICを上回る血中濃

[※1] 抗菌薬に関して知っておくべき項目
・種類と剤形（投与経路）
・作用機序
・体内動態，病巣移行性
・有効菌種と有効疾患
・副作用の特徴と頻度
上記を理解したうえでのPK-PD理論的解析結果

[※2] PK-PD 理論
薬物動態学（pharmacokinetics：PK）と薬力学（pharmacodynamics：PD）を組み合わせて薬物の相互作用を解析すること．

[※3] 最高血中濃度（C_{max}）
薬物の投与後，ピークとなる時の薬物血中濃度．

[※4] 血中濃度曲線下面積（area under the curve：AUC）
縦軸を濃度，横軸を時間として薬物血中濃度をグラフ化した時の血中濃度曲線下の面積．

[※5] 最小発育阻止濃度（minimum inhibitory concentration：MIC）
細菌の培養液を抗菌薬添加下で18時間以上培養した際に，視認できる微生物の発育を阻止する抗菌薬の最小濃度．

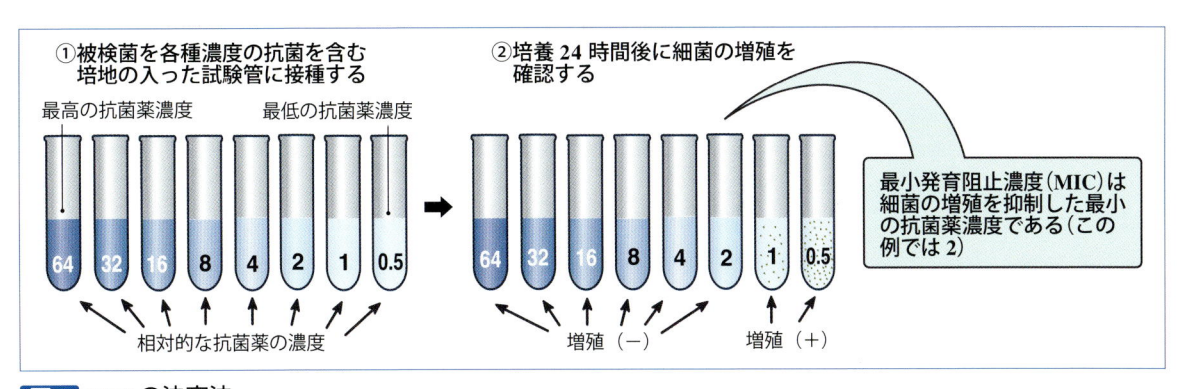

図1 MIC の決定法

①被検菌を各種濃度の抗菌を含む培地の入った試験管に接種する
最高の抗菌薬濃度　最低の抗菌薬濃度
64 32 16 8 4 2 1 0.5
相対的な抗菌薬の濃度

②培養24時間後に細菌の増殖を確認する
64 32 16 8 4 2 1 0.5
増殖（−）　増殖（＋）

最小発育阻止濃度（MIC）は細菌の増殖を抑制した最小の抗菌薬濃度である（この例では2）

（朝野和典（訳）．微生物学的診断．山口恵三，他（監訳）．イラストレイテッド微生物学 第2版．丸善出版，2008: 33）

E-1 細菌

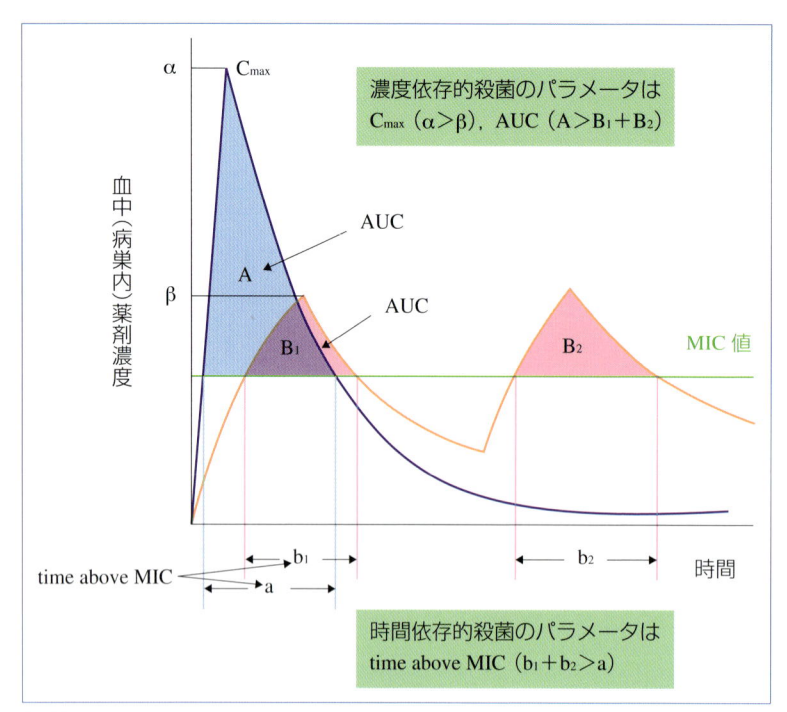

図2 濃度依存的殺菌と時間依存的殺菌

図中:
- 濃度依存的殺菌のパラメータは C_{max} ($\alpha > \beta$), AUC ($A > B_1 + B_2$)
- 時間依存的殺菌のパラメータは time above MIC ($b_1 + b_2 > a$)
- 縦軸:血中(病巣内)薬剤濃度、横軸:時間
- MIC値

表2 抗菌薬のPK-PD理論からみた分類

殺菌的特性[*1]	抗菌薬の種類	用いられる PK-PD パラメータ[*2]
濃度依存的殺菌作用	キノロン系薬 アミノグリコシド系薬 グリコペプチド系薬 マクロライド系薬[*3] トリアゾール系抗真菌薬など	AUC / MIC もしくは C_{max} / MIC
時間依存的殺菌作用	ペニシリン系薬 セフェム系薬 カルバペネム系薬 モノバクタム系薬 マクロライド系薬[*3] フルシトシンなど	time above MIC

[*1] 中間的作用を示すものがある(テトラサイクリンなど).
[*2] パラメータの目標値は各薬剤・菌種ごとに異なる.
[*3] マクロライド系薬のうち,アジスロマイシンなどは濃度依存的,エリスロマイシンなどは時間依存的と考えられる.

度の持続時間(time above MIC[*6]:1日24時間のうちどれだけの時間を達成するかを%で表示)である.これらのパラメータは,抗菌薬の種類やターゲットとする菌によって目標値が異なる.PK-PDの概念を図2に,また,それぞれの抗菌薬のPK-PD理論からみた分類を表2に示した.ここで重要なのは,前述したパラメータは患者ごとに異なる変数であることである.したがって,PK-PDの目標値は患者ごとに設定しなければならない.PK-PD理論といえ

[*6] **time above MIC**
薬物の血中濃度が定常状態に到達後,24時間中血中濃度がMICを超えている時間の割合(%).%T>MIC,TAMともいう

ども画一的に考えると，ときに抗菌薬が過剰に投与されたり，逆に不十分であることもしばしばみられる．

● 抗菌薬療法の評価

抗菌薬の投与を開始した場合，当然ながらその効果を判定し，必要に応じて治療内容の修正を加えなければならない．通常，急性感染症では適切な抗菌薬が適切な投与量・投与法で用いられていれば，3日程度で明らかな改善傾向が認められるであろう．感染症の種類や程度，原因菌の種類，さらに種々の患者条件によって，評価すべきパラメータは異なる．発熱や疼痛などの炎症症状の改善が良い指標になることもあれば，CRP値や白血球数などの検査値が指標として有用なこともある．合併症や食事摂取量，意識の改善，また，ときには判定のために特定の検査結果をみなければならないこともある．大切なのは，パラメータとして何を評価すべきか，常に患者ごとに考えることである．3日目以降の判定の時期は，5～7日目が妥当だが，患者によっては改善が遅れたりすることもあるので，柔軟に対応する．さらに大切なことは，1つの検査結果や部分的な症状だけで早急に判断せず，総合的な評価を心がけることである．そして効果不十分と判断した時は，早期の修正を行うことを躊躇してはならない．

● 抗菌薬の投与期間

評価と同様に，画一的に投与期間を論じることは難しい．これも患者ごとに基準を設定して判断すべきである．ただし，基礎疾患や合併症のない患者の急性感染症で，抗菌薬療法や補助療法が正しく行われた場合，多くの患者では現行の投与期間は過剰と考えている．何を目安に判断するかであるが，例えば肺炎などの胸部X線で陰影の消失を待てば1カ月以上が必要となるが，これは無用の長期投与である．陰影は感染症が完治してもその吸収には時間がかかる．同様にCRP値なども正常化を待つ必要はない．むしろ臨床的な観察を重要視し，患者の状態を総合的に判断して検討する．そのためには培養検査などを繰り返し実施し，細菌学的効果(原因菌の除菌)の確認をしておくことも大切である．

抗菌薬が無効の場合

前述の内容を十分に考慮して抗菌薬を選択し，正しいと考えられる投与量・投与法を一定期間用いても，必ずしも100％の効果が得られるものではない．抗菌薬が無効の場合，どのようなことを考えて，どのように対応するかも重要なポイントである．ときに第一選択の抗菌薬が効かないと，次々に抗菌薬を変えたり，何剤もの抗菌薬を併用したりする臨床医がいるが，このような場合の多くは理論的な第一選択をせず，画一的な使用をしていると思われる．そのため，第一選択薬が無効の結果を受けて理論的な立て直しを行うことができないのである．まず，最初に用いる抗菌薬から理論的な戦略を考えること，それでも良い結果が得られなければ，改めて戦略を見直すことである．表3に第一選択薬が無効の場合に考慮・検討すべき項目を，診断と治療に関

E-1 細菌

表3 第一選択薬が無効の場合に考えるべき項目

診断に関する項目	本当に感染症か？　鑑別を改めて行う 抗菌薬が必要な感染症か？　改めて診断を試みる 原因菌は明らかか？　不明の場合は再検査を行う 原因菌は用いた抗菌薬に感受性か？ 複数菌感染症，隠れた原因菌は存在しないか？
治療に関する項目	抗菌薬の投与法・投与量は適正か？ 抗菌薬は病巣へ十分移行しているか？ 抗菌薬の副作用の可能性は？　薬剤熱などの検討 併用薬に問題はないか？　薬物相互作用を再評価

する項目のみ列記した．もちろん，これ以外に患者側の要素もある．例えば，重篤な基礎疾患があり，それが感染症の発症や重症化・難治化に強く関わっている場合，それらのコントロールができなければ，抗菌薬をどのように使用しても良い結果は得られない．また，経口抗菌薬などでは，患者が処方薬を正しく服薬していないこともあり得るので注意が必要である．

> **理解すべき原則**　感染症治療の成功の鍵は，感染症の診断が的確にできるか否かにかかっている

抗菌薬を開始する前に，感染症の診断と病原診断を得るための最大の努力を惜しんではならない．抗菌薬を選ぶことも大切な要素である．似たような抗菌薬もそれぞれに特長や短所がある．患者の状態や感染症の種類などに応じて，適正な選択を心がけることが求められる．使用に際しても，画一的な使用は避け，PK-PD理論なども駆使して効果的な治療を行うようにする．

▷解答は311p.

問題 43

以下の抗菌薬で，濃度依存的に殺菌作用を発揮するのはどれか．**2つ選べ**．
1. キノロン系薬　2. ペニシリン系薬　3. カルバペネム系薬
4. マクロライド系薬　5. アミノグリコシド系薬

文献

1) 朝野和典（訳）．微生物学的診断．山口惠三，他（監訳）．イラストレイテッド微生物学 第2版．丸善出版，2008: 33

［二木芳人］

E-2 ウイルス

- ウイルス感染症に対する治療薬には，抗ウイルス薬とインターフェロン製剤がある．
- 最近，尖圭コンジローマの原因であるヒトパピローマウイルス（human papillomavirus：HPV）に対して，TLR-7（toll like receptor-7）のアゴニストの塗布薬[※1]が承認された．
- 麻疹や水痘，B型肝炎，破傷風などに対して，受動免疫のガンマグロブリンは軽症化や予防に使用されることが多いが，場合によってはウイルス感染の治療として投与が行われることもある．

抗ウイルス薬

- 抗ウイルス薬は，宿主の細胞を傷害せずに，ウイルスのみを選択的に傷害する必要がある．
- ウイルスは宿主の細胞内蛋白や酵素などによる代謝機構を利用するため，宿主自身を傷害しないまま作用する抗ウイルス薬を作ることは困難である．
- 表1に示すように，現在，抗ウイルス薬が存在するのはまだ一部のウイルスのみである．

ウイルスの分類と抗ウイルス薬

図に示すように，臨床的に重要なウイルスは，ウイルス遺伝子の性状，ウイルスの形，エンベロープの有無によって7グループに分類され，そのうち抗ウイルス薬があるのは3グループのみである．

インターフェロン製剤

- ウイルスやがん細胞に反応して細胞が分泌する蛋白で，1種のサイトカインである．
- 抗ウイルス薬や抗がん剤として使用され，インターフェロンαおよびβ，γが利用できる．
- B型肝炎ウイルス（hepatitis B virus：HBV）およびC型肝炎ウイルス（hepatitis C virus：HCV）に対しては，インターフェロンαあるいはβが用いられる．
- 徐放性インターフェロンαのペグ（ポリエチレングリコールとの共有結合）製剤もあり，C型肝炎に対し用いられる[※2][※3]．

抗ヘルペス薬

- 抗ヘルペス薬は，ウイルスDNAポリメラーゼを主たる標的として作られている．
- 表2に示すように，単純ヘルペスウイルス（herpes simplex virus：HSV），水痘・帯状疱疹ウイルス（varicella-zoster virus：VZV），サイトメガロウイルス（cytomegalovirus：CMV）に対するものがあり，HSVとVZVに対するもの（アシク

[※1] **TLR-7アゴニスト塗布薬**
尖圭コンジローマに対する塗布薬として，イミキモドがある．TLR-7のアゴニストとしてインターフェロン産生を刺激する．

[※2] **インターフェロン治療**
その他に亜急性硬化性全脳炎（subacute sclerosing panencephalitis：SSPE）に対してインターフェロンβの髄注，慢性肉芽腫症の感染予防にインターフェロンγが使用される．

[※3] **インターフェロンの副作用**
①発熱，頭痛，全身倦怠感，②白血球減少，血小板減少，③甲状腺機能異常，④耐糖能異常，⑤間質性肺炎，⑥神経・精神症状，⑦網膜症，⑧脱毛，⑨皮膚症状，⑩循環器症状などがある．うつ病などの精神症状は，インターフェロンαに比べインターフェロンβでは発生しにくいことがわかっている．

E-2 ウイルス

表1 抗ウイルス薬の存在するウイルス

ヘルペスウイルス科	肝炎ウイルス	インフルエンザウイルス	ヒト免疫不全ウイルス
単純ヘルペスウイルス（HSV）	B型肝炎ウイルス（HBV）	インフルエンザA型	ヒト免疫不全ウイルス（HIV）-1
サイトメガロウイルス（CMV）	C型肝炎ウイルス（HCV）	インフルエンザB型	
水痘・帯状疱疹ウイルス（VZV）			

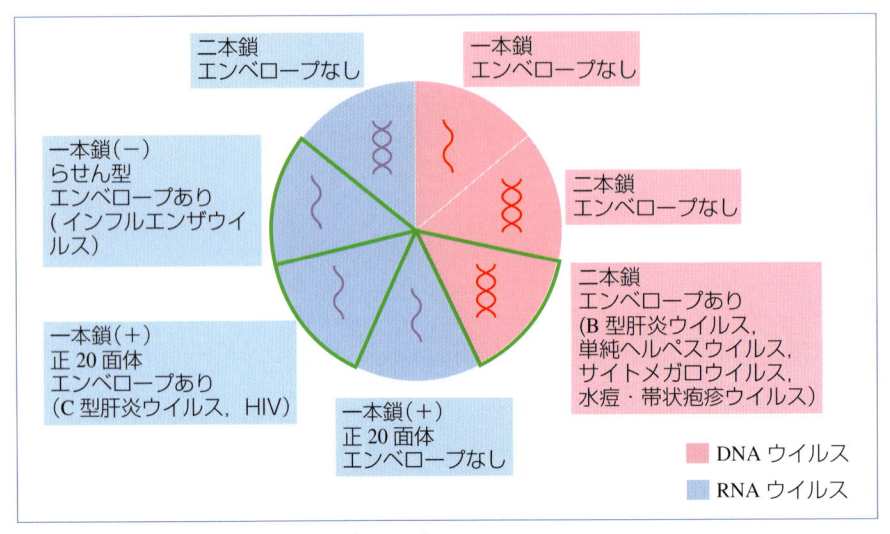

図 抗ウイルス薬とウイルスグループ

── で囲んだウイルスに対しては抗ウイルス薬が存在する．

（Harvey RA, et al（eds）. Vaccines and antibiotics. In; Microbiology 2nd ed. Lippincott Williams & Wilkins, 2006: 46 より改変）

分類：
- 二本鎖 エンベロープなし
- 一本鎖 エンベロープなし
- 二本鎖 エンベロープなし
- 二本鎖 エンベロープあり（B型肝炎ウイルス，単純ヘルペスウイルス，サイトメガロウイルス，水痘・帯状疱疹ウイルス）
- 一本鎖（＋）正20面体 エンベロープなし
- 一本鎖（＋）正20面体 エンベロープあり（C型肝炎ウイルス，HIV）
- 一本鎖（－）らせん型 エンベロープあり（インフルエンザウイルス）

DNAウイルス／RNAウイルス

表2 抗ヘルペス薬の種類と特徴

一般名	商品名	有効ヘルペスウイルス	抗HB作用	備考
アシクロビル	ゾビラックス®	HSV, VZV		
バラシクロビル	バルトレックス®	HSV, VZV		アシクロビルのプロドラッグ，吸収力改善
ビダラビン	アラセナ®	HSV, VZV	あり	
ファムシクロビル	ファムビル®	HSV, VZV		性器ヘルペスや帯状疱疹に効果あり
ガンシクロビル	デノシン®	CMV		HIVや移植，悪性腫瘍など免疫抑制者のCMV感染，注射薬
バルガンシクロビル	バリキサ®	CMV		ガンシクロビルのプロドラッグ，経口薬
ホスカルネット	ホスカビル®	HSV, VZV, CMV	あり	耐性化ウイルスにも効果あり

E 治療の総論

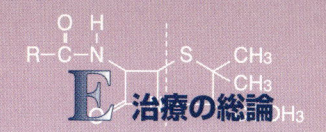

表3 抗インフルエンザ薬の種類と特徴

一般名	商品名	適応	投与方法	備考
アマンタジン	シンメトレル®	A型のみ	内服5日間	近年流行しているA型インフルエンザのほとんどはアマンタジン耐性であるため使用されない
オセルタミビル	タミフル®	AおよびB型	内服5日間	ノイラミニダーゼ阻害薬，B型に対し効果が劣る
ザナミビル	リレンザ®	AおよびB型	吸入5日間	ノイラミニダーゼ阻害薬
ペラミビル	ラピアクタ®	AおよびB型	静注，1回	ノイラミニダーゼ阻害薬，B型に対し効果が劣る，腎排泄型
ラニナミビル	イナビル®	AおよびB型	吸入，1回	ノイラミニダーゼ阻害薬，ザナミビルのプロドラッグ

ロビル，バラシクロビル，ビダラビン）とCMVに対するもの（ガンシクロビル，バルガンシクロビル），いずれにも効果があるもの（ホスカルネット）に分類できる．

抗インフルエンザ薬※4

表3に示すように，Parkinson病の治療薬として使用されていたアマンタジン（M2蛋白を阻害する）と，それ以外のノイラミニダーゼ阻害薬に分けられる．ノイラミニダーゼ阻害薬は，投与方法として内服するもの（オセルタミビル），吸入するもの（ザナミビル，ラニナミビル），静注するもの（ペラミビル）に分けられる．さらに，複数回使用する薬剤（オセルタミビル，ザナミビル）と単回使用する薬剤（ペラミビル，ラニナビル）に分けられる．

抗HIV薬

抗HIV薬は，①核酸系逆転写阻害薬，②非核酸系逆転写阻害薬，③プロテアーゼ阻害薬，④インテグラーゼ阻害薬，⑤CCR5阻害薬に分類される（198p. C-19-表2参照）．治療の基本は，多剤併用療法（antiretroviral therapy：ART）※5である．これによって，AIDS発症者数や死亡者数は飛躍的に減少した．ヒト免疫不全ウイルス（human immunodeficiency virus：HIV）感染者にART療法を適切に行えば，20年以上の長期生存が見込まれる．

抗肝炎ウイルス薬

肝炎ウイルスの増殖を抑制する核酸アナログ製剤（表4）と，免疫応答を利用するインターフェロン製剤の2種類がある．

● B型慢性肝炎

◆35歳未満の若年成人ではインターフェロン製剤が，35歳以上では核酸アナログ製剤が第一選択薬となる．
◆HBVはDNAウイルスであるが，RNAからDNAへの逆転写過程があるため，HIVと同様に核酸系逆転写阻害薬のラミブジンが治療に使用されるが，薬剤

※4 オセルタミビルの使用規制
インフルエンザでは，熱せん妄や異常行動の合併が知られている．オセルタミビルの使用は，10歳代では異常行動を誘発する可能性があるため，原則禁止されている．どの薬剤でも異常行動の可能性があるので，発症初期には注意が必要である．

※5 多剤併用療法（ART）
従来からHAART（highly active antiretroviral therapy）とよばれていたが，最近ではARTと記載されることが多い．

E-2 ウイルス

表4 B型およびC型肝炎に対する抗ウイルス薬の種類

一般名	商品名	備考
リバビリン	レベトール®	C型慢性肝炎に対しインターフェロン製剤との併用
ラミブジン	ゼフィックス®	HBVが耐性化しやすい
アデホビル	ヘプセラ®	ラミブジンに耐性のHBVに対する追加投与
エンテカビル	バラクルード®	HBVに対し強い抗ウイルス作用．耐性化しにくい

中止による再発や，長期投与で耐性ウイルスが誘導される可能性がある．その他に，アデホビル，エンテカビルが使用される．

● C型慢性肝炎

◆インターフェロン製剤による治療が基本である．
◆高ウイルス量の症例ではインターフェロン製剤による単独療法の効果が少なく，徐放性のペグインターフェロンとリバビリンとの併用療法が行われる．
◆リバビリンとの併用により，抗ウイルス作用を増強できることがわかっている．

理解すべき原則 ウイルス治療薬には，抗ウイルス薬とインターフェロン製剤がある

ウイルス疾患に対する治療薬には，大きく分けると抗ウイルス薬とインターフェロン製剤の2種類がある．抗ウイルス薬は，一部のウイルスに対してしか存在せず，主にヘルペスウイルス科，インフルエンザウイルス，HIV，B型およびC型肝炎ウイルスに対してである．またインターフェロン製剤は主にB型およびC型肝炎ウイルスに対して使用される．

問題 44　　　　　　　　　　　　　　　　　　　　　　　　　▷解答は311p.

効果のある抗ウイルス薬が存在するヘルペスウイルス科のウイルスはどれか．**2つ選べ**．
1. 単純ヘルペスウイルス　2. EBウイルス　3. サイトメガロウイルス
4. HHV-6　5. HHV-8

［寺田喜平］

E-3 真菌

抗真菌療法の原則

- ここでは深在性真菌症に対する治療について解説し，皮膚真菌症の治療については別項「C-11 皮膚軟部組織感染」に譲る．
- 多くの深在性真菌症は免疫状態や全身状態が不良な宿主に日和見的に発症し，急速に増悪する．したがって的確な診断に基づいた，適切で十分な薬物治療を可能な限り早期に開始するのが原則である．ただし，出血傾向を有する宿主や呼吸状態の不良な宿主も多く，侵襲的検査が施行できないこともあるので，診断を確定するのが難しいことが多い．そこで，血清診断法などを補助的に応用し，臨床診断に基づいて抗真菌療法を開始することになる．また深在性真菌症が疑われた時点で抗真菌薬の経験的投与が行われる場合もある．さらに宿主の基礎疾患によっては抗真菌薬の予防投与が実施されることも多い．近年では早期推定治療，または先制攻撃的治療などの考え方も拡がっている．

● 抗真菌療法実施時の考え方

- ガイドラインでは以下の5つの考え方が記されている[1]．
    - ①予防投与(prophylaxis)：造血幹細胞移植後など，深在性真菌症発症のリスク因子を有するすべての宿主に，発症前から抗真菌薬を投与するもの
    - ②経験的治療(empiric therapy)：宿主状態を考慮したうえで，非特異的な感染症状や検査値異常を早期に捉え，真菌感染症の可能性が否定できない場合に直ちに抗真菌療法を開始するもの
    - ③早期推定治療(early-presumptive therapy)：深在性真菌症の確定診断が得られなくても，血清診断法など迅速に結果の出る補助診断法を用いて本症を臨床診断し，より早期から抗真菌療法を開始するもの
    - ④先制攻撃的治療(preemptive therapy)：特定のリスク因子を有する宿主においては，真菌の保菌状態を確認した時点で，その発症を防ぐために抗真菌薬の投与を開始するもの．我が国では，保菌状態の確認に加え β-D-グルカン[※1]を組み合わせて抗真菌薬投与を決定する考え方もある
    - ⑤標的治療(targeted therapy)：病原真菌と感染部位を確認し，それに最適な抗真菌薬を選択して投与するもの
- 慢性肺アスペルギルス症や原発性肺クリプトコックス症などは，全身状態や免疫状態の保たれた宿主に発症し，比較的緩徐に進行する．したがって，免疫不全宿主に侵襲性病変を形成する病態と比して，侵襲的な検査を積極的に実施して確定診断を得ることが可能な場合が多い．この場合も血清診断法を診断の参考とできるが，偽陽性が生じることも少なくないので臨床判断には注意を要する．これらの慢性の病態では血清診断法の結果のみを鵜呑みにして安易に抗真菌療法を開始することは慎まなければならない．臨床症状と身体診察所見，画像や真菌学的検査，および血清診断法などを総合的に評価し

※1 β-D-グルカン
我が国で開発された深在性真菌症の血清診断法．我が国に3法，海外に1法のキットがある．侵襲性カンジダ症，侵襲性アスペルギルス症，ニューモシスチス肺炎などで上昇するが，非侵襲性の病態やクリプトコックス症では上昇しない．

E-3 真菌

て診断し，治療の適応を決定する．
◆深在性真菌症の治療を行う場合も，他の感染症と同様に診断の正確さが重要である．また，抗真菌療法のみでは深在性真菌症の制圧が困難な場合も多い．宿主の全身状態や免疫状態の改善を図ることが治療成功の鍵となることもある．

抗真菌薬

我が国で現在（2011年7月時点），臨床応用可能な抗真菌薬は4系統9薬剤である．以下に各々の抗真菌薬の特徴を述べる（**表1～3**）．

● ポリエン系

現在，我が国では2薬剤が臨床応用可能である．接合菌に対して臨床効果を期待できるのは本剤のみである．

表1 各種抗真菌薬の真菌種別抗真菌活性

真菌種	AMPH	MCZ	FLCZ	ITCZ	VRCZ	MCFG	5-FC
C. albicans	◎	○	◎	◎	◎	◎	○
non-albicans *Candida* 属	◎	○	△	◎	◎	◎	△
Cryptococcus 属	◎	△	◎	◎	◎	×	○
Aspergillus 属	◎	○	×	◎	◎	◎	△
Trichosporon 属	○	×	○	○	○	×	×
Fusarium 属	○	×	×	×	○	×	×
接合菌	○	×	×	△	×	×	×

◎良好な活性，○活性あり，△一部で活性，×活性なし．
上記評価は一般論で，○以上でも耐性，低感受性の株も存在する．

表2 代表的な静注用抗真菌薬の副作用比較

抗真菌薬	L-AMB	(F-)FLCZ	ITCZ	VRCZ	MCFG
腎毒性	○			○	
肝毒性	○	○	○	●*	○
血液毒性			○	○	
消化器症状	○		○		
QT延長		○		○	
薬物相互作用		○	●	●	
低K血症	○				
発熱	○				
視覚異常				●	
局所刺激性					
蓄積性	○			○*	
精神神経症状				○	

●高頻度もしくは重度，○要注意もしくは軽～中等度．
＊ 代謝酵素の有無に依存．

表3 我が国で深在性真菌症に対して使用できる抗真菌薬の剤形

	注射薬	経口薬
AMPH-B	○	×
L-AMB	○	×
5-FC	×	○
MCZ	○	×
FLCZ(F-FLCZ)	○	○
ITCZ	○	○
VRCZ	○	○
MCFG	○	×

a. アムホテリシンBデオキシコール酸（AMPH-B）

真菌細胞膜のエルゴステロール阻害を作用機序とし殺菌的に作用する．*Aspergillus* 属（アスペルギルス），*Candida* 属（カンジダ），*Cryptococcus* 属（クリプトコックス），接合菌など幅広い病原真菌に強力な活性を有する．強い毒性のため使用が難しい症例もある．腎毒性，発熱・悪寒，低K血症，悪心などが代表的有害事象である．髄液移行性が不良であるので髄膜炎への適応には注意を要する．

b. アムホテリシンBリポソーム製剤（L-AMB）

AMPH-Bの毒性を低減するため，アムホテリシンB（AMPH）をリン脂質二重層のリポソームに封入した剤形である．病巣でAMPHがリポソームから遊離し活性を発揮するため副作用の発現が少ない．このため，ポリエン系の中でもAMPH-Bの使用は限定的となり，多くの場合，L-AMBが選択されるようになった．

● **ピリミジン系**

a. フルシトシン（5-FC）

核酸合成障害を作用機序とする．*Candida* 属，*Cryptococcus* 属などの酵母に活性を持つ．耐性化傾向が強いため現在では単剤で用いられることはない．クリプトコックス症に対してAMPH製剤と併用されることが多い．

● **アゾール系**

真菌細胞膜のエルゴステロール[※2]合成阻害を作用機序とする．イミダゾール系とトリアゾール系の2系統があるが，現在ではトリアゾール系が主流である．幅広い活性を有し，安全性も高いものが多いが，多くの薬剤と相互作用を生じるので，併用には注意が必要である．

a. ミコナゾール（MCZ）

イミダゾール系薬．*Candida* 属，*Aspergillus* 属，*Cryptococcus* 属，*Coccidioides*（コクシジオイデス）属などに使用できる．しかし，薬物体内動態が不良であることから，トリアゾール系薬が多く導入された現在では使用範囲が限られてきている．

b. フルコナゾール（FLCZ）・ホスフルコナゾール（F-FLCZ）

トリアゾール系薬．*Candida* 属や *Cryptococcus* 属には高い活性を有しており，

※2 エルゴステロール
真菌細胞膜の構成成分の1つ．真核生物には細胞膜に脂質成分であるステロールが含まれている．真菌ではエルゴステロールが主体である．

E-3 真菌

安全性も高い．F-FLCZ は FLCZ のプロドラッグであり，静脈内投与後速やかに FLCZ に変化する．近年，FLCZ 低感受性・耐性のカンジダ属が増加傾向にある．この耐性傾向は他のアゾール系薬にも交差することが知られている．また本剤は *Aspergillus* 属には活性を有さないため注意が必要である．

c. イトラコナゾール（ITCZ）

トリアゾール系薬．*Candida* 属や *Cryptococcus* 属，*Aspergillus* 属など主要な病原真菌に活性を有する．胃酸を低下させるヒスタミン H_2 受容体拮抗薬やプロトンポンプ阻害薬などと ITCZ の経口薬を併用すると，本剤の吸収が低下する．

d. ボリコナゾール（VRCZ）

トリアゾール系薬．*Candida* 属，*Cryptococcus* 属，*Aspergillus* 属などに幅広く活性を有する．他のアゾール系薬同様，安全性には比較的優れる．羞明，色視症などの視覚異常は有害事象として有名であるが，一過性で後遺症を残さずに消失することが知られている．

● **キャンディン系**

現在はミカファンギン（MCFG）のみが我が国で臨床応用可能であるが，caspofungin も近々，臨床現場に導入予定である．

a. ミカファンギン（MCFG）

β-D-グルカン合成酵素阻害を作用機序とする．β-D-グルカンはヒトには存在しないため，副作用の少ない安全な薬剤である．*Candida* 属と *Aspergillus* 属には臨床効果を期待できる．ただし，*C. parapsilosis*（パラシローシス）には活性が劣るので注意を要する．*Cryptococcus* 属，*Trichosporon*（トリコスポロン）属，接合菌などには活性を示さない．

> ● **理解すべき原則**　適正な抗真菌療法は適切な診断に基づいて行われる
>
> 免疫不全宿主に発症した侵襲性真菌症に対する抗真菌療法は，迅速かつ適正に開始することが重要である．初期治療の遅れが予後を大きく左右することもある．ただし，無用な抗真菌療法は真菌の耐性化にもつながるので，適切な診断が肝要である．

問題 45　▷解答は 311p.

アスペルギルス症に効果を期待できないアゾール系薬は（　　　），（　　　）である．

● 文献

1) 深在性真菌症のガイドライン作成委員会（編）：深在性真菌症の診断・治療ガイドライン 2007，協和企画，2007．54-60

［吉田耕一郎］

F 予防の総論

F-1 予防接種

予防接種の歴史

Jennerは「牛の乳搾りによって牛痘に感染した子どもたちは天然痘にかからないか，かかっても軽い」という観察をもとに，牛痘に感染すると天然痘に罹患しないのでないかと考えた．1796年，Jennerが世界で初めて意図的に牛痘の膿を人の腕に接種し，天然痘の予防に成功した．

ワクチン接種の目的

◆ワクチンの被接種者だけが罹患を防止できるのでなく，集団免疫（herd immunity）によって流行を防止することで，ワクチンが接種できない弱者を感染症から守ることができる．ワクチンが接種できない弱者には，免疫抑制者などだけでなく，1歳未満の乳児も含まれる．多くの生ワクチンは，1歳未満児に対しては接種できない．

◆場合によっては感染症を根絶することもでき，すでに天然痘はワクチンによって根絶された．世界保健機構（WHO）は天然痘に続き，ポリオを根絶しようとしているが，アフリカやインド，アフガニスタンなどで流行が続いている．

◆がんに移行する可能性の高い感染症（例えば，HPV感染，B型肝炎）では，がんを予防する．

◆水痘や麻疹については，曝露後72時間以内の緊急ワクチン接種によって予防あるいは軽症化させることが可能である．

ワクチンによる予防の原理

◆生ワクチン接種により被接種者に不顕性感染させ，能動的に免疫を作成して感染症の罹患を防ぐ※1．

◆不活化ワクチン接種により微生物や毒素に対する抗体を能動的に作らせると，オプソニン効果※2が生じたり毒素が中和される．これにより罹患を防止したり重症化を軽減することができる．

ワクチンの種類

ワクチンは生ワクチンと不活化ワクチンに分類される．生ワクチンは，生きたウイルスや細菌を弱毒化して感染させ，罹患しないようにしたものである．不活化ワクチンは，不活化処理され増殖できないウイルスや菌体の一部，トキソイドを用いたものである（表）．

● 生ワクチン
弱毒化されているため不顕性感染※3となる．

● 不活化ワクチン
◆トキソイド※4は，トキソイドに対する抗体が毒素を中和する．

※1 受動免疫
能動免疫にはワクチンがあり，受動免疫にはガンマグロブリンや抗毒素，パリビズマブ（RSウイルスモノクローナル抗体）がある．

※2 オプソニン効果
細菌に抗体が付着することで，好中球やマクロファージが細菌を貪食しやすくなること．

※3 不顕性感染
顕性感染（罹患）とは症状が出現した感染で，不顕性感染とは症状が現れない感染である．

※4 トキソイド
菌が産生する毒素の毒性を抑え，抗原性のみを残す処理をしたもので，接種によってトキソイドに対する抗体が作られる．

表　生ワクチンと不活化ワクチン

生ワクチン	不活化ワクチン
麻疹・風疹混合（MR）	インフルエンザ
麻疹	日本脳炎
風疹	A型肝炎
ムンプス	B型肝炎
水痘	狂犬病
ポリオ	3種混合（DPT）：ジフテリア，百日咳，破傷風
BCG	2種混合（DT）：ジフテリア，破傷風
ロタ	破傷風トキソイド
黄熱病	ジフテリアトキソイド
天然痘	コレラ
	肺炎球菌
	インフルエンザ菌b型（Hib）
	ヒトパピローマウイルス（HPV）

- リポ多糖体などの菌体成分に対する抗体が菌に付着することによってオプソニン効果が生じ，好中球によって保菌をなくすため，感染症の発症が防止される．
- 乳児では，リポ多糖体は抗原性が低いので，輸送蛋白との結合型[※5]で有効となる．

定期接種と任意接種

定期接種は国が推奨するワクチン[※6]で，定められた期間内であれば市町村の負担で無料となる．任意接種は，できれば接種してほしいが有料であるため任意（接種を保護者に任せている）としている．

個別接種と集団接種

- 個別接種および集団接種は文字通りである．しかし，集団接種であっても接種前に予診を尽くすことが求められており，予診票のチェックに加えて個別接種と同様に接種直前診察と体温測定を行うことなどが求められている．
- 予診票（問診票）のチェックにより，接種不適当者と接種要注意者を特定する．
  ①接種不適当者：接種していけない者は，具体的には発熱37.5℃以上の発熱者，重篤な急性疾患を有する者，同一ワクチンでアナフィラキシーショックの既往がある者，妊婦（生ワクチンの接種はできない）
  ②接種要注意者：注意して接種すべき者は，基礎疾患を有する者，接種後2日以内に発熱やアレルギーのあった者，既往歴にけいれんやアレルギーのある者など

ワクチンの接種間隔

● 異なるワクチンを次に接種する場合

- 生ワクチン接種後は4週以上間隔をあける．
- 不活化ワクチン接種後は1週以上間隔をあける．

※5　結合型ワクチン
結合型ワクチンには，小児用肺炎球菌ワクチンやHibワクチンなどがある．23価肺炎球菌ワクチン（ニューモバックス®）は，結合型ではないので2歳以下に適応はない．

※6　定期接種の種類
定期接種が行われるワクチンには，3種混合ワクチン〔DPT，ジフテリア（diphtheria），百日咳（pertussis），破傷風（tetanus）の混合ワクチン〕，BCGワクチン，ポリオワクチン，MR（麻疹・風疹混合）ワクチン，日本脳炎ワクチン，2種混合（ジフテリア，破傷風）ワクチンがある．

F-1 予防接種

- **同一ワクチンを次に接種する場合**
◆生ワクチンおよび不活化ワクチンによる規定に加えて，同一ワクチンを接種する場合の規定によって制限される．例えば，3種混合ワクチン同士は3〜8週間隔をあける．また，ポリオワクチンは6週以上間隔をあけることになっている．

- **輸血後やガンマグロブリン投与後のワクチン接種間隔**
◆輸血後やガンマグロブリン投与後は，生ワクチンは3カ月間接種できない．不活化ワクチンは接種可能である．
◆川崎病や血小板減少性紫斑病などで大量ガンマグロブリン療法を行った後は，投与後6カ月経過しないと生ワクチンは接種できない．ただし，生ワクチンでもポリオやBCGは接種できる．RSウイルスモノクローナル抗体（パリビズマブ）投与後はいかなるワクチンでも接種できる．

同時接種[※7]

◆それぞれのワクチンに対する有効性について干渉はない．
◆それぞれのワクチンに対する有害事象，副反応の頻度は増加しない．
◆接種できるワクチンの本数に原則として制限はない．

- **同時接種の注意点**
◆複数のワクチンを同じシリンジに混ぜない．
◆接種部位として，上腕外側ならびに大腿前外側が候補としてあげられる．
◆近い場所に接種する場合，少なくとも2.5 cm離して接種する．
◆同日接種は認められない．
◆定期接種と任意接種の同時接種で健康被害が生じた場合，補償は定期接種で行われる．

ワクチン接種後の有害事象

◆MR（麻疹・風疹混合）ワクチンでは，1回目の接種で6〜12日に20％の発熱，10％の発疹を認める．2回目では，発熱は10％，発疹は1％程度である．
◆麻疹ワクチンによる脳炎発生率は1/100万，麻疹ウイルスによる自然感染では1/1,000と，発生率は圧倒的に自然感染で高い．

ワクチンの副反応[※8]を考慮する一般的な基準

◆アナフィラキシーは，ワクチンの種類に関係なく接種後24時間以内にみられる．
◆不活化ワクチンによる脳炎や脳症，中枢神経症状，局所の異常腫脹などは接種後7日以内，生ワクチン[※9]（ポリオを除く）による脳炎，脳症，けいれんを含む中枢神経症状は21日以内，ポリオワクチン接種後の副反応は，免疫不全のない場合35日以内，免疫不全のある場合1年以内にみられると考えられている．

[※7] 同時接種のメリット
①接種率が向上する，②早期に感染症から守られる，③時間的・経済的負担が軽減する，④医療者の時間的負担が軽減する，などがある．

[※8] 有害事象と副反応
有害事象とは，薬剤との因果関係がはっきりしないものを含め，薬剤を投与された患者に生じたあらゆる好ましくない症状や病気をさすが，副反応とは，薬剤との因果関係が考えられる場合である．

[※9] 生ワクチンの種類
生ワクチンには麻疹，風疹，ムンプス，水痘，ポリオ，BCG，ロタウイルス，黄熱病に対するものがあり，それ以外は不活化ワクチンである．

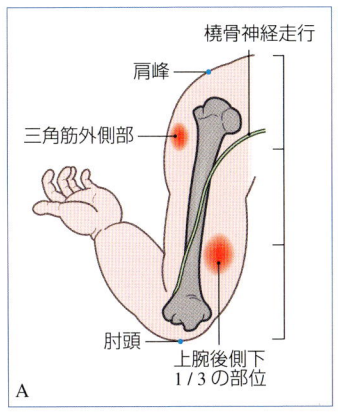

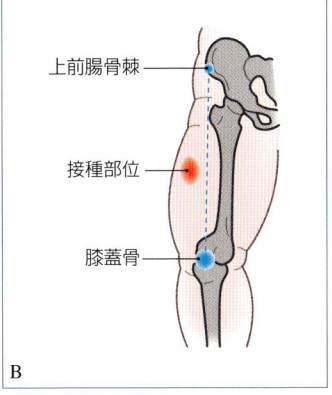

図 適切なワクチンの接種部位

ワクチン接種部位

適切な接種部位を図に示す．上腕の三角筋，および肩峰と肘頭の下 1/3 の場所（図 -A）と，上前腸骨棘と膝蓋骨の中間にある大腿外側広筋部位（図 -B）には神経走行がなく，安全に接種できる．

我が国におけるワクチンに関する問題点[※10]

我が国では，①使用できるワクチンのギャップがある，②世界の規格と異なる，③ワクチンに対する国の財政支援が少ない，などの問題がある．

> **理解すべき原則　生および不活化ワクチンの接種間隔**
>
> 生ワクチン接種では，その疾患に不顕性感染している．そのため，次に異なるワクチンを接種する場合は，4週間以上の間隔をあけることになっている．不活化ワクチン接種では，不活化処理され増殖できない微生物の一部やトキソイドを接種する．次に異なるワクチンを接種する場合は，1週間以上の間隔をあけることが規定されている．同時接種ではそれが問題とならず，生および不活化ワクチンの同時接種も可能である．

※10　我が国の問題点
米国と比べると，Hib ワクチンは 20 年，肺炎球菌ワクチンは 10 年，市販されるのが遅れた．米国では，小児に対して A 型肝炎，B 型肝炎，水痘，ムンプス，インフルエンザなどに対するワクチンも無料で接種でき，水痘やムンプスは 2 回接種である．ポリオワクチンは不活化ワクチンが使用されている．我が国では，経済的格差が接種に影響を与えている．

問題 46

我が国で使用されている生ワクチンを 8 種類述べよ．

▷解答は 311p．

文献
1) 寺田喜平．予防接種の概要．寺田喜平（編）．実践予防接種マニュアル 改訂 2 版．中外医学社，2008: 1-24

[寺田喜平]

F-2 院内感染対策

院内感染の定義

院内感染とは医療機関の中で，もしくは入院中に，細菌やウイルスに代表される病原体に感染することである[※1]．院内感染に対する言葉として市中感染があり，これは病院外の市中で感染症に罹患することを意味する．

院内感染の原因微生物の特徴

- 院内感染の原因微生物にはインフルエンザやノロウイルス感染症のような市中感染の原因になり得るものもあるが，入院中の患者は様々な要因によって免疫力が低下していることが多く，病原性の低い弱毒菌，抗菌薬に耐性を示す薬剤耐性菌が原因菌になることが多い．
- 日頃から院内感染の原因微生物の分離症状や感染症の発生状況をサーベイランスにより把握しておく必要がある．
- サーベイランスにより特定の原因微生物の分離や感染症の発生が増加していることが明らかになった場合は疫学調査を行う[※2]．

院内感染の種類

● 内因性感染

- 入院中の患者が保菌している微生物によって感染[※3]が起こることをさす．
- 内因性感染の多くは患者の感染症に対する抵抗力が低下している状態で引き起こされる日和見感染であることが多い．

● 外因性感染

- 入院中の患者に医療従事者などを介してもたらされた微生物が感染または保菌されることをさす．
- 院内感染対策の対象となるのは外因性感染に対する対策であることがほとんどである．

感染が成立する3要素

- 感染が成立するためには，①感受性宿主，②感染源となる原因微生物の存在，③感染経路の3つの要素が必要である（図1）．これら3つの要素が重なり合ったとき初めて感染が成立する．
- 3要素の中で，院内感染を予防するための対策の標的は感染経路の遮断である[※4]．

● 感受性宿主

- 院内感染発症の可能性を高める宿主側の要因として年齢，既往，栄養状態などがある（表1）．
- 入院中の患者では様々なデバイス[※5]が使用されていることが多く，デバイスによって正常粘膜の機能や表皮が損傷され，感染が起こりやすい状態になる．

[※1] **院内感染と医療関連感染**
病院内または入院中のみならず，外来や在宅ケア，老人保健施設などでも医療行為は行われている．これらの現場で引き起こされた感染症を医療関連感染とよび，近年では院内感染よりも医療関連感染という単語が使われることが一般的になりつつある．

[※2] **疫学調査**
現状を把握するための疫学調査には，様々な種類の膨大な情報を整理する必要がある．まず得られた情報を「時間」「場所」「人」の3つに分類して疾患の特徴をまとめる（記述疫学）．「時間」「場所」「人」の3つの要素を疫学の3要素という．

[※3] **感染と保菌**
感染とは微生物がヒトの組織に侵入し，何らかの症状を引き起こしている状態を示す．それに対して，保菌とは微生物がヒトに定着しているが感染症の症状は起こしておらず，ヒトに対して影響を与えていない状態を示す．しかし，実際には患者が「保菌」の状態にある場合でも「感染」ということがある（例：院内感染）．
院内感染対策には感染している患者のみならず，保菌患者も対象に対策をたて，実行する必要がある．

[※4] **感染経路の遮断以外の対策**
宿主への対応はワクチン接種や栄養状態の改善などに限定される．そもそも免疫力が正常で健康な患者は入院する必要がないのである．
原因微生物に対する対応には環境の消毒などがあげられるが，環境に存在する原因微生物を完全に消毒することはできない．

F 予防の総論

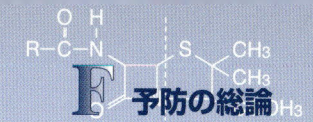

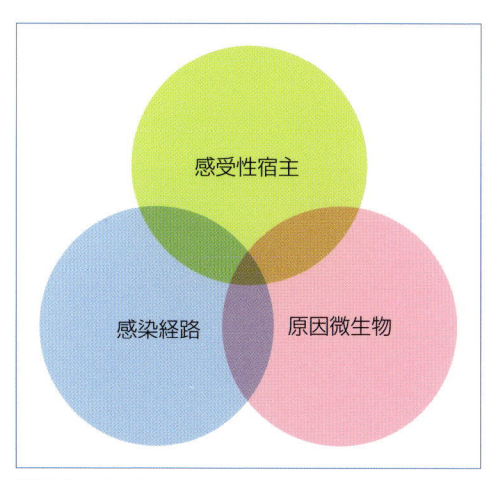

図1 感染成立のための3要素

表1 宿主の微生物に対する感受性に関与する因子の例

関与する因子	具体例
年齢	新生児 高齢者
既往	糖尿病 肝機能障害，腎機能障害などの臓器障害 脳血管障害（長期臥床や誤嚥の原因となる） 自己免疫疾患（治療薬には免疫力を低下させるものがある） 臓器移植（治療薬には免疫力を低下させるものがある）
栄養状態	栄養不良
遺伝	先天性免疫不全
生活習慣	タバコ アルコール多飲
デバイスの使用	挿管チューブ（人工呼吸器関連肺炎に関与） 尿路カテーテル（尿路感染症に関与） 血管内留置カテーテル（カテーテル関連血流感染に関与）
獲得免疫	ワクチンの接種

◆ワクチンの接種は対象となる原因微生物に対する感受性を下げる．

● 原因微生物
原因微生物の種類によってヒトに侵入する門戸が異なる．

● 感染経路
病院環境において重要なヒトからヒトへ原因微生物が伝播する経路には，①接触感染，②飛沫感染，③空気感染がある．これらの3種類の経路に加えて，医療従事者が注意すべき院内で起こりうる感染症として，針刺しなどによる血液を介した感染がある．

院内感染防止対策

◆院内感染を防止するために，病院内でどのような感染症がどれくらいの頻度で発生しているか，日頃から継続的に調査（サーベイランス[※6]）しておくこ

※5 **デバイス**
治療やバイタルサインのモニターなどを目的に患者に留置される医療機器のこと．院内感染に関与するデバイスの代表として，人工呼吸器を使用するための挿管チューブ，尿路カテーテル，血管内留置カテーテルがある．

※6 **サーベイランス**
サーベイランスには様々な種類があるが，医療行為が原因となる院内感染を防止するためのサーベイランスがよく行われている．具体的には，人工呼吸器使用患者の人工呼吸器関連肺炎，尿路カテーテル使用患者の尿路感染症，血管内留置カテーテル使用患者のカテーテル関連血流感染症，術後患者の手術部位感染症などが対象となることが多い．

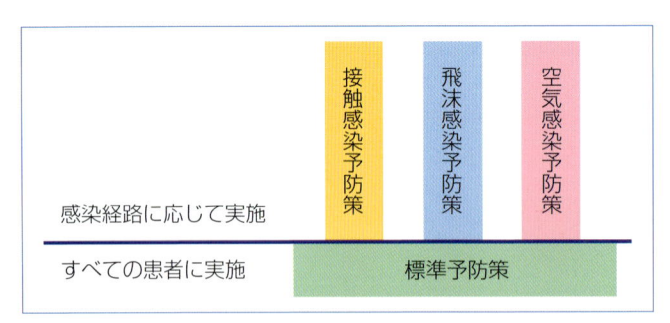

図2 標準予防策と感染経路別予防策の関係

とが重要である．サーベイランスを行うことによって，特定の感染症患者や原因微生物の保菌患者が急に増加するアウトブレイクを察知することができる．

◆ 院内感染を防止するための対策として，標準予防策と感染経路別予防策（接触感染予防策，飛沫感染予防策，空気感染予防策）がある（図2）．

● **標準予防策（standard precaution：スタンダードプリコーション）**

◆ 目的は，①患者の血液，体液を介する医療従事者への感染防止，②医療従事者が保持している原因微生物の患者への伝播防止，③患者から患者への原因微生物の伝播防止，である．

◆ 血液，汗を除く体液，分泌物，排泄物，粘膜，創傷のある皮膚はすべて感染性がある可能性があるものとして取り扱う．

◆ 感染の有無に関わらず，すべての患者に適応する必要がある．

◆ 必要に応じて手指衛生（図3）や個人防護具（personal protective equipment：PPE）を利用する（表2）．

● **感染経路別予防策**

a. 接触感染予防策

対象となる疾患は，接触感染によって伝播し，①ヒトから物を介しヒトへ，②ヒトからヒトへ，の2種類の経路がある．接触感染予防策はこの感染経路を遮断することを目的とする．

1）代表的な疾患および原因微生物

① メチシリン耐性黄色ブドウ球菌（methicillin-resistant *Staphylococcus aureus*：MRSA）や多剤耐性緑膿菌（multi-drug resistant *Pseudomonas aeruginosa*：MDRP）に代表される薬剤耐性菌[※7]

② 抗菌薬関連下痢症の原因となる *Clostridium difficile* [※8]

③ アデノウイルスによる流行性角結膜炎

④ ノロウイルス[※9]，腸管出血性大腸菌などの下痢を伴う腸管感染症

⑤ 伝染性膿痂疹や疥癬，単純ヘルペスウイルスによる皮膚感染症

2）対策

◆ 薬剤耐性菌については，感染症を発症した患者に加えて保菌患者についても対策の対象とする．

※7 問題となりつつある薬剤耐性菌
複数の抗菌薬に耐性を示す多剤耐性菌が特に問題となっている．多剤耐性菌の代表はグラム陽性菌ではMRSA，グラム陰性菌ではMDRPであるが，これ以外に，我が国では報告は少ないものの，グラム陽性菌ではバンコマイシン耐性腸球菌，グラム陰性菌では多剤耐性*Acinetobacter*属が世界的に問題となっている．多剤耐性*Acinetobacter*属のほとんどは*A. baumannii*であることが多い．

※8 *Clostridium difficile*
*C. difficile*は芽胞を形成するため，乾燥や消毒剤存在下でも生存する．このため，一度環境が汚染されると消毒・滅菌が非常に困難で，物理的に芽胞を除去するために頻回に環境を清掃する必要がある．

※9 ノロウイルス
ノロウイルスは市中のみならず，病院や老人保健施設などでもアウトブレイクを起こすことがある．吐物や下痢便に含まれるウイルスが経口で感染することにより発症する．吐物などの消毒にはアルコールは無効であり，次亜塩素酸ナトリウムを用いる．

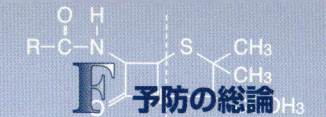

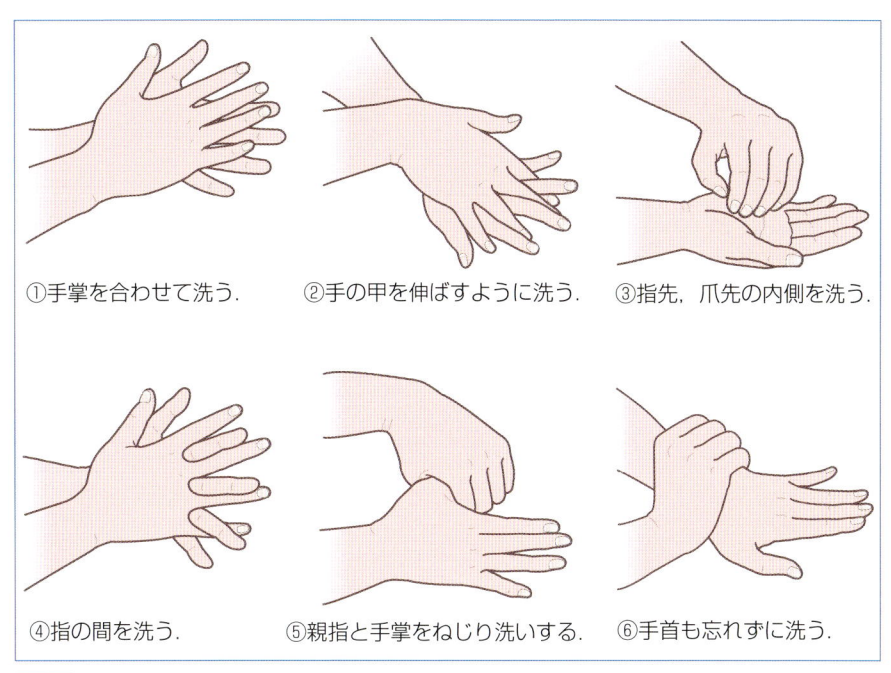

図3 流水下の手洗い法

①手掌を合わせて洗う．
②手の甲を伸ばすように洗う．
③指先，爪先の内側を洗う．
④指の間を洗う．
⑤親指と手掌をねじり洗いする．
⑥手首も忘れずに洗う．

表2 標準予防策の実際

手技および個人防護具	対応
手洗い	血液や体液に触れた場合 手袋を外した後 　明らかな汚染がある場合は手洗いが必要 　汚染がない場合はアルコール入り手指消毒薬を用いる
手袋	血液や体液に接触する場合 　採血時には血液に接触する可能性があるので手袋を着用する 粘膜や創部に接触する場合
マスク	血液や体液が飛び散り口，鼻を汚染する可能性がある場合
ゴーグル	血液や体液が目に入る可能性がある場合
ガウン	血液や体液で衣服が汚染される可能性がある場合

◆患者は個室に隔離する．同じ疾患を発症している患者が複数いる場合は同一の病室に入れる集団隔離を行う．
◆手袋の使用と手袋を外した後の手指消毒を徹底する[※10]．
◆ガウンを着用する．
◆患者に使用した器具を他の患者と共用しない．もし共用する場合はあらかじめ消毒する．

b.飛沫感染予防策

1）概要

◆患者のくしゃみ，咳や気管支鏡，気管内吸引などの医療行為によって排出された飛沫（粒子径5 μm以上）によって伝播する原因微生物による感染の予防対策である．

※10 接触感染予防策における手袋の使用
手袋は標準予防策，接触感染予防策の両方で着用することがあり，両者の区別について混乱する読者も多いであろう．実際の医療現場では両者を明確に分けることが難しい場合があるが，理解するための一助として，その違いを以下のように示す．
①接触感染予防策においては，創傷のない正常皮膚や患者周辺の環境に接する場合であっても，院内感染の原因微生物が手指に付着する危険のある場合には手袋を使用する必要がある
②これに対して，標準予防策で手袋を使用するのは患者由来の汗以外の湿性物質および粘膜に触れるおそれがある場合のみで，正常皮膚を触る場合には手袋を使用する必要はない

- ◆排出された粒子は通常 1 m 以内で地上に落ちる．

  2）対策
- ◆できるだけ患者は個室に収容する．患者が多数いる場合は同一の病室に収容する．
- ◆個室への収容が難しい場合は患者間を 1 m 以上離す．
- ◆患者へ 1 m 以内に近づく場合はマスクを着用する．
- ◆患者が検査などで部屋を離れる場合はあらかじめ患者にマスクを着用させる．この場合，周囲の医療従事者はマスクを着用する必要はない．

c. 空気感染予防策

1）概要
- ◆空気感染とは，患者のくしゃみや咳などで排出された飛沫の水分が蒸発し，1～2 μm の「飛沫核」となり，空中を浮遊し，これを吸入することによって感染が引き起こされることである．
- ◆この感染様式をとり，かつヒト－ヒト感染を引き起こす，結核，水痘，麻疹が予防策の対象疾患となる[※11]．
- ◆天然痘も空気感染するが，すでに撲滅されている感染症である．

2）対策
- ◆患者は陰圧に空調が管理された個室に収容する．
- ◆医療従事者は患者が収容されている部屋に入る際，N95 マスク[※12]を着用する．

d. 血液を介した感染とその予防

1）概要
- ◆様々な観血的医療行為が行われるうえで，血液に汚染された医療機器により医療従事者が受傷することがある．
- ◆もっとも多いのは使用済みの注射針による針刺しである．
- ◆血液を介して感染する代表的な原因微生物は B 型肝炎ウイルス（HBV），C 型肝炎ウイルス（HCV），ヒト免疫不全ウイルス（HIV）の 3 種類である．
- ◆これら 3 種類のウイルスのキャリアの血液に針刺しなどで曝露した場合，受傷者が感染する確率は概ね，HBV 30％，HCV 3％，HIV 0.3％ である．

2）対策
- ◆医療従事者は職に就く前に HBV に対するワクチンを接種しておくことが望ましい．
- ◆HBV および HIV に関しては抗 HB グロブリンの投与や抗 HIV 薬の内服による予防を行うことができるが，HCV に関しては現状でとることのできる予防対策はない．
- ◆血液に曝露しないための標準予防策を行う必要がある．また使用済みの針をリキャップする際に受傷することが多いため，針はリキャップしないことが重要である．

※11 **接触者の発症予防**
麻疹および水痘患者に接触し，抗体を保持していない医療従事者に対し，ワクチンの緊急接種，ガンマグロブリンの投与を行う．結核患者に接触し，感染が疑われる場合には，イソニアジド（INH）の予防投与を行う．
医療従事者はこれらの感染症発症患者に接触する機会が多く，感染する危険がある．事前に自己の免疫状態を調べ，必要であれば追加のワクチン接種も行っておくべきである．

※12 **N95 マスク**
米国労働安全衛生研究所（National Institute of Occupational Safety and Hearth）の定めた基準で，使用されている材質に耐油性がなく（Not resistant to oil），試験粒子（径 0.3 μm）を 95％ 以上捕集できる性能を持つマスクである．

予防の総論

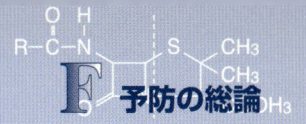

> 📁 **理解すべき原則** 　院内感染対策には，標準予防策と感染経路別予防策がある
>
> ・感染症の有無に関わらず，すべての患者に対して適応する必要がある標準予防策がある．
> ・ヒト−ヒト感染を起こす院内感染の原因微生物の伝播様式は3種類に大別される．
> ・標準予防策はすべての患者に対して適応され，「血液，汗を除く体液，分泌物，排泄物，粘膜，創傷のある皮膚は感染性がある可能性がある」という考えのもとに，これらの物質と接触しないように適切な対策をとることである．
> ・標準予防策に加えて，原因微生物の伝播様式によって接触感染予防策，飛沫感染予防策，空気感染予防策の3種類を使い分ける．

問題 47

次のうち正しいものはどれか．**2つ選べ**．

1. 感染が成立するために必要な要素に感受性宿主，感染源となる原因微生物，感染経路の3つがある．
2. 感染症を発症させないために宿主感受性を下げる対策は現状ではない．
3. 汗を除くすべての湿性物質は感染性があるという考えのもとにとる対策を標準予防策とよぶ．
4. 空気感染予防策の対象となる疾患に，麻疹，水痘，粟粒結核がある．
5. 針刺しにより感染する主な原因微生物にHBV，HCV，HIVがあり，とるべき予防策は接触感染予防策である．

▷解答は312p.

［山根一和］

F-3 感染症法

感染症法とは

伝染病予防法と性病予防法，エイズ予防法が統合されて，1999年（平成11年）に「感染症の予防及び感染症の患者に対する医療に関する法律」（当時，感染症新法とよばれた）として施行された．以来，状況に応じた改正が繰り返されている．

対象疾患の分類

- 感染症の感染力，重篤度および公衆衛生学的なインパクトによって，一類感染症から五類感染症に分類している．その他に，新型インフルエンザ等感染症，指定感染症，新感染症がある．表1[1)]に類型ごとの感染症を示した．
- 一類感染症は，致死率が高く，ヒト−ヒト感染を起こし，1例の発生でもリスクの高い感染症である．
- 二類感染症は，主に飛沫感染や空気感染でヒト−ヒト感染による流行を起こし，総合的に危険性が高い感染症である．結核[※1]，重症急性呼吸器症候群（severe acute respiratory syndrome：SARS），鳥インフルエンザなどがある．
- 三類感染症は，重症な腸管感染症であり，コレラ，赤痢，腸管出血性大腸菌感染症，腸チフス，パラチフスがある[※2]．
- 四類感染症は，主に人獣共通感染症と昆虫媒介感染症で，ヒト−ヒト感染がほとんどないものである．
- 五類感染症は，サーベイランス情報によって発生・拡大を予防すべき感染症で，全数把握疾患と定点把握疾患に分けられる．

類型別の対応

一類感染症は第一種感染症指定医療機関で，二類感染症は第二種感染症指定医療機関で入院・治療が行われる．三類感染症からは一般医療機関で入院や治療ができる．類型別の対応の詳細を表2[1)]に示す．

感染症サーベイランス

- 一類感染症から四類感染症までは，診断後，直ちに最寄りの保健所に届け出る必要がある．
- 五類感染症には全数把握疾患と定点把握疾患がある（表1[1)]参照）．全数把握疾患は，すべての医師が診断後，7日以内に最寄りの保健所に届け出る[※3]．定点把握疾患は，定点として指定された病院のみが報告することになっている．

病原体の管理

バイオセキュリティーおよびバイオテロ対策の強化のため，病原体の管理に

※1　結核
結核は二類感染症であることを忘れてはならない．結核の届出は，"結核予防法"では2日以内だったが，現在では診断後，直ちに届け出る必要がある．

※2　三類感染症
三類感染症は主に腸管感染症である．感染患者への入院勧告はないが，飲食物に関わる就業が制限される．これらの疾患も診断後，直ちに届け出なければならない．

※3　届出様式や届出の基準
厚生労働省「感染症法に基づく医師及び獣医師の届出について」（http://www.mhlw.go.jp/bunya/kenkou/kekkaku-kansenshou11/01.html）からダウンロードできる．

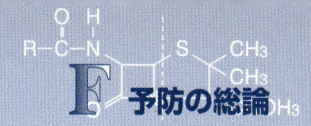

表1 感染症法に基づく届出疾病（2011年9月5日一部改正施行）

1. 全数把握の対象	
一類感染症（診断後直ちに届出）	エボラ出血熱*，クリミア・コンゴ出血熱*，痘そう*，南米出血熱*，ペスト*，マールブルグ病*，ラッサ熱*
二類感染症（診断後直ちに届出）	急性灰白髄炎*，結核*，ジフテリア*，重症急性呼吸器症候群（病原体がコロナウイルス属SARSコロナウイルスであるものに限る）*，鳥インフルエンザ（H5N1）*
三類感染症（診断後直ちに届出）	コレラ*，細菌性赤痢*，腸管出血性大腸菌感染症*，腸チフス*，パラチフス*
四類感染症（診断後直ちに届出）	E型肝炎*，ウエストナイル熱（ウエストナイル脳炎を含む）*，A型肝炎，エキノコックス症*，黄熱*，オウム病*，オムスク出血熱*，回帰熱*，キャサヌル森林病*，Q熱，狂犬病*，コクシジオイデス症*，サル痘，腎症候性出血熱*，西部ウマ脳炎*，ダニ媒介脳炎*，炭疽*，チクングニア熱，つつが虫病*，デング熱，東部ウマ脳炎*，鳥インフルエンザ（H5N1を除く）*，ニパウイルス感染症*，日本紅斑熱*，日本脳炎*，ハンタウイルス肺症候群*，Bウイルス病，鼻疽*，ブルセラ症*，ベネズエラウマ脳炎*，ヘンドラウイルス感染症*，発疹チフス*，ボツリヌス症*，マラリア，野兎病*，Lyme病*，リッサウイルス感染症*，リフトバレー熱*，類鼻疽*，レジオネラ症*，レプトスピラ症*，ロッキー山紅斑熱*
五類感染症（全数把握疾患）（診断から7日以内に届出）	アメーバ赤痢*，ウイルス性肝炎（E型肝炎およびA型肝炎を除く），急性脳炎（ウエストナイル脳炎，西部ウマ脳炎，ダニ媒介脳炎，東部ウマ脳炎，日本脳炎，ベネズエラウマ脳炎およびリフトバレー熱を除く）*，クリプトスポリジウム症，Creutzfeldt-Jacob病*，劇症型溶血性レンサ球菌感染症*，後天性免疫不全症候群*，ジアルジア症，髄膜炎菌性髄膜炎，先天性風疹症候群，梅毒，破傷風*，バンコマイシン耐性黄色ブドウ球菌感染症*，バンコマイシン耐性腸球菌感染症*，風疹，麻疹
新型インフルエンザ等感染症（診断後直ちに届出）	新型インフルエンザ*，再興型インフルエンザ*
2. 定点把握の対象	
五類感染症（定点把握疾患）	
インフルエンザ定点（週単位で報告）	インフルエンザ（鳥インフルエンザおよび新型インフルエンザ等感染症を除く）*
小児科定点（週単位で報告）	RSウイルス感染症，咽頭結膜熱*，A群溶血性レンサ球菌咽頭炎*，感染性胃腸炎*，水痘，手足口病*，伝染性紅斑，突発性発疹，百日咳*，ヘルパンギーナ*，流行性耳下腺炎*
眼科定点（週単位で報告）	急性出血性結膜炎*，流行性角結膜炎*
性感染症定点（月単位で報告）	性器クラミジア感染症，性器ヘルペスウイルス感染症，尖圭コンジローマ，淋菌感染症
基幹定点（週単位で報告）	クラミジア肺炎（オウム病を除く），細菌性髄膜炎*，マイコプラズマ肺炎，無菌性髄膜炎*
基幹定点（月単位で報告）	ペニシリン耐性肺炎球菌感染症，メチシリン耐性黄色ブドウ球菌感染症，薬剤耐性アシネトバクター感染症，薬剤耐性緑膿菌感染症
法第14条第1項に規定する厚生労働省令で定める疑似症疑似症定点（診断後直ちに報告，オンライン報告可）	摂氏38℃以上の発熱および呼吸器症状（明らかな外傷または器質的疾患に起因するものを除く）もしくは発熱および発疹または水疱（ただし，当該疑似症が二類感染症，三類感染症，四類感染症または五類感染症の症状であることが明らかな場合を除く）
3. オンラインシステムによる積極的疫学調査結果の報告の対象	
二類感染症	鳥インフルエンザ（H5N1）

* 病原体サーベイランスの対象となる疾病．
（厚生労働省．感染症発生動向調査事業実施要綱．）

対する規制がなされた．病原体により一種から四種に分類され，一種は原則一般研究や所持は禁止，二種は厚生労働大臣の許可が必要，三種は施設基準に合った施設でのみ届出で，四種は一定の基準の施設で所持が認められる．診断を目的とする検体は対象とならない[※4]．

※4 病原体の管理
詳細は厚生労働省「感染症法に基づく特定病原体等の管理規制について」（http://www.mhlw.go.jp/bunya/kenkou/kekkaku-kansen-shou17/03.html）で見ることができる．

F-3 感染症法

表2 類型別の施行可能な対策

方法＼類型	一	二	三	四	五
類似症への対応	○	○	×	×	×
無症状病原体保有者への対応	○	×	×	×	×
積極的サーベイランス	○	○	○	○	○
臨床医からの届出	○（直ちに）	○（直ちに）	○（直ちに）	○（直ちに）	○（7日以内）
動物が罹患した場合の獣医師からの届出	○	○	○	○	×
特定の職業での就業制限	○	○	○	×	×
入院勧告	○	○	×	×	×
消毒，媒介動物駆除	○	○	○	○	×
遺体の移動の禁止	○	○	○	×	×
建物や道路の封鎖措置	○	×	×	×	×
媒介動物の輸入禁止/検疫	○	○	○	○	×

（厚生労働省．感染症発生動向調査事業実施要綱．）

理解すべき原則　感染症の届出は義務である

感染症法では，医師は特定の疾患について診断後の届出が義務づけられており，届出のない場合は50万円以下の罰金に処することもできる．「届け出るべき感染症」と「診断から届出までの時間」を含めて，すぐに手元で調べることができるようにしておくべきである．

問題48

一類感染症から（　　）類感染症までは，診断後，直ちに最寄りの保健所に届け出なければならない．

▷解答は312p.

文献

1) 厚生労働省．感染症発生動向調査事業実施要綱．

[寺田喜平]

付録

付録1 感染症治療薬一覧

表中記載の用法・用量については，医薬品医療機器情報提供ホームページ（http://www.info.pmda.go.jp/）の医療用医薬品の添付文書情報に収載されている添付文書の最新の情報を入手し確認すること．

Cap：カプセル，DS：ドライシロップ，Sy：シロップ
＊：TDMについては右を参照．

一般治療濃度と危険域濃度

		GM	AMK	TOB	ABK	VCM	TEIC
一般治療濃度	ピーク	6-10	20-30	6-10	9-20	25-50	
	トラフ	<2	<8	<2	<2	10-20	10-20
危険度	ピーク	12≦	35≦	12≦		60-80≦	
	トラフ	2≦	10≦	2≦	2≦	30≦	60≦

一般名	略語	商品名（経口の剤形）	投与経路	用法・用量 成人［増量の場合］	用法・用量 小児［増量の場合］
ペニシリン系薬					
ベンジルペニシリンベンザチン水和物	DBECPCG	バイシリンG（顆粒）	経口	80-160万/日，分2-4 ［心内膜炎で増量］	―
ベンジルペニシリンカリウム	PCG	ペニシリンG	筋注	60-240万/日，6-12時間毎（1回30-60万）［髄膜炎，敗血症，心内膜炎で増量］	―
アンピシリン水和物，ナトリウム	ABPC	ビクシリン他	経口	1,000-3,000mg/日，分4-6 ［心内膜炎で増量］	25-50mg/kg/日，分4
		ビクシリン	筋注	500-4,000mg/日，6-12時間毎（1回250-1,000mg） ［心内膜炎で増量］	
			静注（点滴静注）	1-4g/日，12-24時間毎（1回0.5-4g）	―
アモキシシリン水和物	AMPC	アモリン，サワシリン，パセトシン他（顆粒，Cap，錠）	経口	750-1,000mg/日，分3-4	20-40mg/kg/日，分3-4
シクラシリン	ACPC	パストシリン（Cap，細粒）	経口	750-2,000mg/日，分3-4	25-50mg/kg/日，分3-4
ピペラシリンナトリウム	PIPC	ペントシリン，ピペラシリン，タイペラシリン他	静注（点滴静注）・筋注	2-4g/日，6-12時間毎（1回0.5-2g） ［8g/日（1回2-4g）まで増量可］	50-125mg/kg/日，6-12時間毎（1回12.5-62.5mg/kg） ［200mg/kg/日（1回50-100mg/kg）まで増量］
アスポキシシリン水和物	ASPC	ドイル	静注（点滴静注）	2-4g/日，6-12時間毎（1回0.5-2g） ［8g/日（1回2-4g）まで増量可］	40-80mg/kg/日，6-12時間毎（1回10-40mg/kg） ［160mg/kg/日（1回40-80mg/kg）まで増量］
スルタミシリントシル酸塩水和物	SBTPC	ユナシン（錠，細粒）	経口	750-1,125mg/日，分2-3	15-30mg/kg/日，分3
アモキシシリン水和物／クラブラン酸カリウム	AMPC/CVA	オーグメンチン（錠）（※AMPC/CVA＝1：2）	経口	750-1,000mg/日，分3-4	30-60mg/kg/日，分3-4
		クラバモックス（小児用DS）（※AMPC/CVA＝1：14）	経口		96.4mg/kg/日，分2
アンピシリン水和物，ナトリウム／クロキサシリンナトリウム水和物	ABPC/MCIPC	ビクシリンS（錠，Cap）	経口	750-2,000mg/日，分3-4	―
		ビクシリンS	点滴静注・筋注	2-4g/日，12時間毎（1回1-2g）	50-100mg/kg/日，6-8時間毎（1回12.5-33mg/kg）
アンピシリンナトリウム／スルバクタムナトリウム	ABPC/SBT	ユナシン-S，ユーシオン-S，ピシリバクタ，ユナスピン	静注（点滴静注）・キットは点滴静注	肺炎・腹膜炎：6g/日，12時間毎（1回3g） 膀胱炎：3g/日，12時間毎（1回1.5g）	60-150mg/kg/日，6-8時間毎（1回15-50mg/kg）
タゾバクタムナトリウム／ピペラシリンナトリウム	TAZ/PIPC	ゾシン（※TAZ：PIPC＝1：8）	静注（点滴静注）	敗血症・肺炎：13.5g/日，8時間毎（1回4.5g） 腎盂腎炎・複雑性膀胱炎：13.5g/日，8時間毎（1回4.5g）	敗血症・肺炎：337.5mg/kg/日，8時間毎（1回112.5mg/kg） 腎盂腎炎・複雑性膀胱炎：225mg/kg/日，12時間毎（1回112.5mg/kg）
セフェム系薬（経口薬）					
セファレキシン	CEX	ケフレックス，センセファリン，ラリキシン他（Cap，DS）	経口	1,000mg/日，分4 ［2,000mg/日］	25-50mg/kg/日，分4 ［重症は倍量］
セファクロル	CCL	ケフラール，セファクロル他（Cap，細粒）	経口	750mg/日，分3 ［1,500mg/日］	20-40mg/kg/日，分3
セフロキサジン水和物	CXD	オラスポア，セフロキサジン（DS）	経口		30mg/kg/日，分3
セファドロキシル	CDX	サリスロン，ドルセファン	経口	750mg/日，分3 ［1,500mg/日］	20-40mg/kg/日，分3

一般名	略語	商品名（経口の剤形）	投与経路	用法・用量 成人［増量の場合］	用法・用量 小児［増量の場合］
セフロキシムアキセチル	CXM-AX	オラセフ(Cap)	経口	750mg/分3，食後［1,500mg/日］	—
セフォチアムヘキセチル塩酸塩	CTM-HE	パンスポリンT(錠)	経口	300-600mg/日，分3［600-1,200mg/日］	—
セフィキシム	CFIX	セフスパン，セフィーナ，セキシム他(Cap，錠)	経口	100-200mg/日，分2［400mg/日］	3-6mg/kg/日，分2［重症：12mg/kg/日，分2］
セフテラムピボキシル	CFTM-PI	トミロン，セトラート，ソマトロン他(錠，細粒)	経口	150-300mg/日，分3，食後［300-600mg/日］	9-18mg/kg/日，分3
セフポドキシムプロキセチル	CPDX-PR	バナン，セポキシム他(錠，DS)	経口	200mg/日，分2，食後［400mg/日］	6-9mg/kg/日，分3［重症：13.5mg/kg/日，分3］
セフジニル	CFDN	セフゾン，セフジニル他(Cap，細粒)	経口	300mg/日，分3	9-18mg/kg/日，分3
セフチブテン水和物	CETB	セフテム(Cap)	経口	400mg/日，分2	—
セフジトレンピボキシル	CDTR-PI	メイアクトMS(錠，細粒)	経口	300mg/日，分3，食後［600mg/日］	9mg/kg/日，分3，食後
セフカペンピボキシル塩酸塩水和物	CFPN-PI	フロモックス(錠，細粒)	経口	300mg/日，分3，食後［450mg/日］	9mg/kg/日，分3，食後
セフェム系薬（注射薬）					
セファゾリンナトリウム	CEZ	セファメジンα，セファゾン，ラセナゾリン，タイセゾリン	静注（点滴静注）・キットは点滴静注	1g/日，12時間毎(1回0.5g)［重症：5g/日，8時間毎(1回1.7g)］	20-40mg/kg/日，12時間毎(1回10-20mg/kg)［重症：100mg/kg/日(1回33mg/kg)まで増量］
セフォチアム塩酸塩	CTM	パンスポリン，ハロスポア，ケミスポリン，セピナドリン他	静注（点滴静注）・キットは点滴静注・筋注	0.5-2g/日，6-12時間毎(1回0.125-1g)［敗血症：4g/日(1回1-2g)］	40-80mg/kg/日，6-8時間毎(1回10-27mg/kg)［重症：160mg/kg/日(1回40-53mg/kg)まで増量］
セフォタキシムナトリウム	CTX	クラフォラン，セフォタックス	静注（点滴静注）・筋注	1-2g/日，12時間毎(1回0.5-1g)［重症：4g/日(1回2g)］	50-100mg/kg/日，6-8時間毎(1回12.5-33mg/kg)［重症：150mg/kg/日(1回37.5-50mg/kg)まで増量］
セフォペラゾンナトリウム	CPZ	セフォビッド，セフォペラジン，セラーゼン	静注（点滴静注）・筋注	1-2g/日，12時間毎(1回0.5-1g)［重症：6g/日(1回3g)］	25-100mg/kg/日，6-12時間毎(1回6.25-50mg/kg)［重症：150mg/kg/日(1回37.5-75mg/kg)まで増量］
セフメノキシム塩酸塩	CMX	ベストコール	静注（点滴静注）・筋注	1-2g/日，12時間毎(1回0.5-1g)［重症：4g/日(1回2g)］	40-80mg/kg/日，6-8時間毎(1回10-27mg/kg)［髄膜炎：200mg/kg/日(1回50-67mg/kg)まで増量］
セフタジジム水和物	CAZ	モダシン，モシール，モダケミン，モベンゾシン	静注（点滴静注）	1-2g/日，12時間毎(1回0.5-1g)［重症：4g/日(1回2g)］	40-100mg/kg/日，6-12時間毎(1回10-50mg/kg)［重症：150mg/kg/日(1回37.5-75mg/kg)まで増量］
セフトリアキソンナトリウム水和物	CTRX	ロセフィン，セフィローム，セフキソン，セロニード他	静注（点滴静注）・キットは点滴静注	1-2g/日，12-24時間毎(1回0.5-2g)［重症：4g/日(1回2-4g)］	20-60mg/kg/日，12時間毎(1回10-30mg/kg)［重症：120mg/kg/日(1回60mg/kg)まで増量］
セフォジジムナトリウム	CDZM	ケニセフ	静注（点滴静注）	1-2g/日，12-24時間毎(1回0.5-2g)［重症：4g/日(1回2-4g)］	60-80mg/kg/日，6-8時間毎(1回15-27mg/kg)［重症：120mg/kg/日(1回30-40mg/kg)まで増量］
セフピロム硫酸塩	CPR	ブロアクト，ケイテン	静注（点滴静注）	1-2g/日，12時間毎(1回0.5-1g)［重症：4g/日(1回2g)］	60-80mg/kg/日，6-8時間毎(1回15-27mg/kg)［重症：120mg/kg/日(1回30-40mg/kg)，髄膜炎：200mg/kg/日(1回50-67mg/kg)まで増量］
セフェピム塩酸塩水和物	CFPM	マキシピーム	静注（点滴静注）・キットは点滴静注	1-2g/日，12時間毎(1回0.5-1g)［重症：4g/日(1回2g)］	—
セフォゾプラン塩酸塩	CZOP	ファーストシン	静注（点滴静注）・キットは点滴静注	1-2g/日，12時間毎(1回0.5-1g)［重症：4g/日(1回2g)］	40-80mg/kg/日，6-8時間毎(1回10-27mg/kg)［重症：160mg/kg/日(1回40-53mg/kg)，髄膜炎：200mg/kg/日(1回50-67mg/kg)まで増量］
セフォペラゾンナトリウム/スルバクタムナトリウム	CPZ/SBT	スルペラゾン，スペルゾン，スルタムジン，セフォセフ他	静注（点滴静注）・キットは点滴静注	1-2g/日，12時間毎(1回0.5-1g)［重症：4g/日(1回2g)］	40-80mg/kg/日，6-12時間毎(1回10-40mg/kg)［重症：160mg/kg/日(1回40-80mg/kg)まで増量］

付録1　感染症治療薬一覧

一般名	略語	商品名（経口の剤形）	投与経路	用法・用量 成人［増量の場合］	用法・用量 小児［増量の場合］
セフメタゾールナトリウム	CMZ	セフメタゾン，ピレタゾール，セフルトール，リリアジン	静注（点滴静注）・キットは点滴静注・筋注	1-2g/日，12時間毎（1回 0.5-1g）[重症：4g/日（1回2g）]	25-100mg/kg/日，6-12時間毎（1回 6.25-50mg/kg）[重症：150mg/kg/日（1回 37.5-75mg/kg）まで増量]
ラタモキセフナトリウム	LMOX	シオマリン	静注（点滴静注）	1-2g/日，12時間毎（1回 0.5-1g）[重症：4g/日（1回2g）]	40-80mg/kg/日，6-12時間毎（1回 10-40mg/kg）[重症：150mg/kg/日（1回 37.5-75mg/kg）まで増量]
フロモキセフナトリウム	FMOX	フルマリン	静注（点滴静注）・キットは点滴静注	1-2g/日，12時間毎（1回 0.5-1g）[重症：4g/日（1回2g）]	60-80mg/kg/日，6-8時間毎（1回 15-27mg/kg）[重症：150mg/kg/日（1回 37.5-50mg/kg）まで増量]
その他のβ-ラクタム系薬 **モノバクタム系薬**					
アズトレオナム	AZT	アザクタム	点滴静注・筋注	1-2g/日，12時間毎（1回 0.5-1g）[重症：4g/日（1回2g）]	40-80mg/kg/日，6-12時間毎（1回 10-40mg/kg）[重症：150mg/kg/日（1回 37.5-75mg/kg）まで増量]
ペネム系薬					
ファロペネムナトリウム水和物	FRPM	ファロム（錠，DS）	経口	450-600mg/日，分3 [肺炎・尿路感染：600-900mg/日，分3]	15mg/kg/日，分3，食後 [重症：30mg/kg/日まで増量]
カルバペネム系薬					
テビペネム ピボキシル	TBPM-PI	オラペネム（細粒）	経口	—	8mg/kg/日，分2，食後 [重症：12mg/kg/日まで増量]
イミペネム水和物/シラスタチンナトリウム	IPM/CS	チエナム他	点滴静注・筋注	0.5-1g/日，12時間毎（1回 0.25-0.5mg）[重症：2g/日（1回1g）]	30-80mg/kg/日，6-8時間毎（1回 7.5-27mg/kg）[重症：100mg/kg/日（1回 25-33mg/kg）まで増量]
パニペネム/ベタミプロン	PAPM/BP	カルベニン	点滴静注	1g/日，12時間毎（1回 0.5mg）[重症：2g/日（1回1g）]	30-60mg/kg/日，6-8時間毎（1回 7.5-20mg/kg）[重症：100mg/kg/日（1回 25-33mg/kg）まで増量]
メロペネム水和物	MEPM	メロペン	点滴静注	0.5-1g/日，8-12時間毎（1回 0.17-0.5g）[重症：3g/日，8時間毎（1回1g）]	30-60mg/kg/日，6-8時間毎（1回 7.5-20mg/kg）[重症：120mg/kg/日（1回 30-40mg/kg）まで増量]
ビアペネム	BIPM	オメガシン	点滴静注	0.6g/日，12時間毎（1回 0.3g）[重症：1.2g/日（1回 0.6g）]	—
ドリペネム水和物	DRPM	フィニバックス	点滴静注	500-750mg/日，8-12時間毎（1回 250mg）[重症：3g/日，8時間毎（1回1g）]	—
アミノグリコシド系薬 **アミノ配糖体系**					
ストレプトマイシン硫酸塩	SM	硫酸ストレプトマイシン	筋注	結核以外：1-2g/日，12-24時間毎（1回 0.5-2g）	—
カナマイシン硫酸塩	KM	カナマイシン（Cap, Sy, DS）	経口	2-4mg/日，分4	50-100mg/kg/日，分4
		硫酸カナマイシン	筋注	結核以外：1-2g/日，12-24時間毎（1回 0.5-2g）	30-50mg/kg/日，12-24時間毎（1回 15-50mg/kg）
アミカシン硫酸塩	AMK*	硫酸アミカシン，ビクリン，アミカマイシン他	点滴静注・筋注	200-400mg/日，12時間毎（1回 100-200mg）	4-8mg/kg/日，12時間毎（1回 2-4mg/kg）※TDMを実施
トブラマイシン	TOB*	トブラシン	点滴静注・筋注	180mg/日，8-12時間毎（1回 60-90mg）尿路感染症：120mg/日（1回 40-60mg）	3mg/kg/日，8-12時間毎（1回 1-1.5mg/kg）※TDMを実施
ジベカシン硫酸塩	DKB	パニマイシン	点滴静注・筋注	100mg/日，12時間毎（1回 50mg）	1-2mg/kg/日，12-24時間毎（1回 0.5-2mg/kg）※小児筋注のみ
ゲンタマイシン硫酸塩	GM*	ゲンタシン，エルタシン，ルイネシン	点滴静注・筋注	80-120mg/日，8-12時間毎（1回 27-60mg）	0.8-2.4mg/kg/日，8-12時間毎（1回 0.4-0.8mg/kg）※小児筋注のみ
イセパマイシン硫酸塩	ISP	イセパシン，エクサシン，イセシン，シオセシン他	点滴静注・筋注	400mg/日，12-24時間毎（1回 200-400mg）	—
アルベカシン硫酸塩	ABK*	ハベカシン，ブルバトシン	点滴静注・筋注	150-200mg/日，24時間毎点滴静注，30分-2時間かけて．必要に応じ，150-200mg/日，12時間毎（1回 75-100mg/kg）点滴静注も可．※成人に限り，静脈内投与が困難な場合，アルベカシン硫酸塩として150-200mg/日，12-24時間毎（1回 75-200mg）筋注も可	

一般名	略語	商品名（経口の剤形）	投与経路	用法・用量 成人［増量の場合］	用法・用量 小児［増量の場合］
マクロライド系薬 14員環					
エリスロマイシン	EM	エリスロマイシン（錠）	経口	800-1,200mg/日, 分 4-6	25-50mg/kg/日, 分 4-6
エリスロマイシンエチルコハク酸エステル	EM	エリスロシン	経口	800-1,200mg/日, 分 4-6	25-50mg/kg/日, 分 4-6
エリスロマイシンステアリン酸塩	EM	エリスロシン（錠）	経口	800-1,200mg/日, 分 4-6	25-50mg/kg/日, 分 4-6
エリスロマイシンラクトビオン酸塩	EM	エリスロシン	点滴静注	600-1,500mg/日, 8-12時間毎（1回 200-750mg）	―
クラリスロマイシン	CAM	クラリス, クラリシッド（錠, DS）	経口	400mg/日, 分 2 ［800mg/日］	10-15mg/kg/日, 分 2-3
ロキシスロマイシン	RXM	ルリッド, オーロライド他（錠）	経口	300mg/日, 分 2	―
15員環					
アジスロマイシン水和物	AZM	ジスロマック（錠, 細粒, Cap）	経口	500mg/日, 分 1, 3日 ［尿道炎・子宮頸管炎：1,000mg］	10mg/kg/日, 分 1, 3日
		ジスロマック	点滴静注	500mg/日, 分 1 2時間かけて	―
ロキタマイシン	RKM	リカマイシン（錠, DS）	経口	600mg/日, 分 3	20-30mg/kg/日, 分 3
ジョサマイシン	JM	ジョサマイシン（錠, DS, Sy）	経口	800-1,200mg/日, 分 3-4	30mg/kg/日, 分 3-4
ミデカマイシン	MDM	メデマイシン（Cap）	経口	800-1,200mg/日, 分 3-4	30mg/kg/日, 分 3-4
ミデカマイシン酢酸エステル	MDM	ミオカマイシン（錠, DS）	経口	600mg/日, 分 3	20-40mg/kg/日, 分 3-4
スピラマイシン酢酸エステル	SPM	アセチルスピラマイシン（錠）	経口	800-1,200mg/日, 分 4-6	
ケトライド系薬					
テリスロマイシン	TEL	ケテック（錠）	経口	600mg/日, 分 1, 5日	―
リンコマイシン系薬					
リンコマイシン塩酸塩水和物	LCM	リンコシン（Cap）	経口	1.5-2g/日, 分 3-4	20-30mg/kg/日, 分 3-4
		リンコシン, ペランコシン他	点滴静注	1,200-1,800mg/日, 8-12時間毎（1回 600mg）	
			筋注	600-900mg/日, 8-12時間毎（1回 300mg） ［1,200mg/日, 12時間毎（1回 600mg）］	20-45mg/kg/日, 8-12時間毎（1回 10-15mg/kg）
クリンダマイシン塩酸塩	CLDM	ダラシン（Cap）	経口	600mg/日, 分 4 ［900mg/日, 分 3］	15mg/kg/日, 分 3-4 ［重症：20mg/kg/日, 分 3-4］
クリンダマイシンリン酸エステル	CLDM	ダラシンS	点滴静注	600-1,200mg/日, 6-12時間毎（1回 150-600mg） ［2,400mg/日，（1回 600-1,200mg）まで］	15-25mg/kg/日, 6-8時間毎（1回 3.75-8.3mg/kg） ［40mg/kg/日（1回 10-13mg/kg）まで増量可］
			筋注	600-1,200mg/日, 6-12時間毎（1回 150-600mg）	―
キノロン系薬					
ナリジクス酸	NA	ウイントマイロン, ウイントリン他	経口	1-4g/日, 分 2-4	50mg/kg/日, 分 3-4
ピロミド酸	PA	パナシッド（錠）	経口	1,500-3,000mg/日, 分 3-4	50mg/kg/日, 分 3-4
ピペミド酸水和物	PPA	ドルコール, カルノマチン他（錠）	経口	尿路感染：0.5-2g/日, 分 3-4 ［その他：1.5-2g/日, 分 3-4］	―
シノキサシン	CINX	タツレキシン（Cap）	経口	400-800mg/日, 分 2	
ノルフロキサシン	NFLX	バクシダール, キサフロール他（錠）	経口	300-800mg/日, 分 3-4 ［腸チフス：1,200mg/日, 分 3］	6-12mg/kg/日, 分 3
オフロキサシン	OFLX	タリビッド, タリザート他（錠）	経口	300-600mg/日, 分 2-3 ［腸チフス：800mg/日, 分 4］	―
レボフロキサシン水和物	LVFX	クラビット（錠）	経口	100-300mg/日, 分 1-3 ［腸チフス：400mg/日, 分 4］	
		クラビット	点滴静注	500mg/日, 24時間毎 希釈して1時間以上かけて	
エノキサシン水和物	ENX	フルマーク（錠）	経口	300-600mg/日, 分 2-3	
シプロフロキサシン塩酸塩	CPFX	シプロキサン, ジスプロチン（錠）	経口	200-600mg/日, 分 2-3 ［炭疽：800mg/日, 分 2］	
シプロフロキサシン	CPFX	シプロキサン	点滴静注	600mg/日, 12時間毎（1回 300mg） 希釈して1時間以上かけて	
ロメフロキサシン塩酸塩	LFLX	ロメバクト, バレオン（Cap, 錠）	経口	200-600mg/日, 分 2-3	―
トスフロキサシントシル酸塩水和物	TFLX	オゼックス（錠, 細粒）, トスキサシン（錠）	経口	300-450mg/日, 分 2-3 ［骨髄炎・関節炎：450mg/日, 分 3］ ［腸チフス・重症：600mg/日, 分 4］	12mg/kg/日（最大 360mg）, 分 2

付録1　感染症治療薬一覧

一般名	略語	商品名（経口の剤形）	投与経路	用法・用量 成人［増量の場合］	用法・用量 小児［増量の場合］
スパルフロキサシン	SPFX	スパラ（錠）	経口	100-300mg/日，分1-2 ［腸チフス：200-400mg/日，分2］	—
プルリフロキサシン	PUFX	スオード（錠）	経口	400mg/日，分2 ［600mg/日，分2］	—
モキシフロキサシン塩酸塩	MFLX	アベロックス（錠）	経口	400mg/日，分1	—
シタフロキサシン水和物	STFX	グレースビット（錠，細粒）	経口	100mg/日，分2 ［最大200mg/日，分2］	—
パズフロキサシンメシル酸塩	PZFX	パシル，パズクロス	点滴静注	1,000mg/日，12時間毎（1回500mg）	—
その他の抗菌薬 テトラサイクリン系薬					
テトラサイクリン塩酸塩	TC	アクロマイシンV（Cap）	経口	1g/日，分4	30mg/kg/日，分4
デメチルクロルテトラサイクリン塩酸塩	DMCTC	レダマイシン（Cap）	経口	450-600mg/日，分2-4	—
ドキシサイクリン塩酸塩水和物	DOXY	ビブラマイシン他（錠）	経口	初日：200mg/日，分1-2 2日目以降：100mg/日，分1	—
ミノサイクリン塩酸塩	MINO	ミノマイシン，ミノペン他（Cap，錠，細粒）	経口	初回：100-200mg その後：100-200mg/日，分1-2	2-4mg/kg/日，分1-2
		ミノマイシン，ミノペン	点滴静注	初回：100-200mg その後：100-200mg/日，12-24時間毎（1回100mg）	—
クロラムフェニコール系薬					
クロラムフェニコール	CP	クロロマイセチン（錠，末）	経口	1.5-2g/日，分3-4	30-50mg/kg/日，分3-4
クロラムフェニコールコハク酸エステルナトリウム	CP	クロロマイセチンサクシネート	点滴静注	1-2g/日，12時間毎（1回0.5-1g）	30-50mg/kg/日，12時間毎（1回15-25mg/kg）
クロラムフェニコールパルミチン酸エステル	CP	クロロマイセチンパルミテート（液，小児用）	経口	1.5-2g/日，分3-4	30-50mg/kg/日，分3-4
ホスホマイシン系薬					
ホスホマイシンカルシウム水和物	FOM	ホスミシン，ハロスミン他（Cap，DS）	経口	2-3g/日，分3-4	40-120mg/kg/日，分3-4
ホスホマイシンナトリウム	FOM	ホスミシンS，イソラマイシン他	静注（点滴静注）・キットは点滴静注	2-4g/日，6-12時間毎（1回0.5-2g）	100-200mg/kg/日，6-12時間毎（1回25-100mg/kg）
ST合剤					
スルファメトキサゾール/トリメトプリム	ST合剤	バクタ，バクトラミン他（錠，顆粒）	経口	1,920mg/日，分2	—
		バクトラミン	点滴静注	15-20mg/kg/日，8時間毎（1回5-6.7mg）	—
ペプチド系薬					
コリスチンメタンスルホン酸ナトリウム	CL	メタコリマイシン，コリマイシンS（Cap，顆粒）	経口	900-2,400万単位/日，分3-4	30-40万単位/kg/日，分3-4
ポリミキシンB硫酸塩	PL-B	ポロミキシンB，メタミキシン他（錠，末，散）	経口	300万単位/日，分3	—
バンコマイシン塩酸塩	VCM*	塩酸バンコマイシン（散）	経口	0.5-2g/日，分4 骨髄移植：2-3g/日，分4-6	
		塩酸バンコマイシン，バンマイシン他	点滴静注	2g/日，12時間毎（1回1g）または6時間毎（1回0.5g） red neck症候群予防のため，30分以上かけて ※TDMを実施	40mg/kg/日，6-12時間毎（1回10-20mg/kg） red neck症候群予防のため，30分以上かけて ※TDMを実施
テイコプラニン	TEIC*	タゴシッド	点滴静注	初日：400mg/日，12時間毎（1回200mg）または800mg/日，12時間毎（1回400mg） 2日目以後：200または400mg/日，24時間毎 ［敗血症では初日：800mg/日，12時間毎（1回400mg） 2日目以後：400mg/日，24時間毎］ red neck症候群予防のため，30分以上かけて ※TDMを実施	10mg/kg/回，12時間毎，3回，その後 6-10mg/kg/日，24時間毎 red neck症候群予防のため，30分以上かけて ※TDMを実施
リネゾリド	LZD	ザイボックス（錠）	経口	1,200mg/日，分2 ※バイオアベイラビリティ100%	—
		ザイボックス	点滴静注	1,200mg/日，12時間毎（1回600mg）	—
キヌプリスチン/ダルホプリスチン	QPR/DPR	シナシッド	点滴静注	22.5mg/kg/日，8時間毎（1回7.5mg/kg），60分以上かけて	—

一般名	略語	商品名（経口の剤形）	投与経路	用法・用量	
				成人［増量の場合］	小児［増量の場合］
ダプトマイシン	DAP	キュビシン	点滴静注	敗血症，感染性心内膜炎；6mg/kg/日，24時間毎，30分以上かけて 皮膚軟部組織の感染症：4mg/kg/日，24時間毎，30分以上かけて	—
抗真菌薬 **ポリエンマクロライド系**					
アムホテリシンB	AMPH-B	ファンギゾン(Sy)	経口	200-400mg/日，分2-4	—
		ファンギゾン	点滴静注	投与開始日：0.25mg/kg/日，24時間毎 次回より漸増：0.5mg/kg/日，24時間毎 ［1mg/kg/日まで，または隔日1.5mg/kgまで］ 3-6時間以上かけて	—
		アムビゾーム	点滴静注	2.5mg/kg/日，24時間毎，1-2時間以上かけて ［5mg/kg/日まで（クリプトコックス髄膜炎：6mg/kg/日まで）］	—
フロロピリジン系					
フルシトシン	5-FC	アンコチル(錠)	経口	尿路・消化器真菌症：50-100mg/kg/日，分4 その他：100-200mg/kg/日，分4	—
アゾール系					
ミコナゾール	MCZ	フロリード(ゲル)	経口	10-20g/日，分4，14日まで （7日で効果なければ中止）	—
		フロリード-F	点滴静注	初回200mg，その後200-1,200mg/日，8-24時間毎（1回200-400mg），30-60分以上かけて（1%の場合，200mgあたり200mL以上の生理食塩水か5%ブドウ糖液で希釈．0.267%はそのまま）	—
フルコナゾール	FLCZ	ジフルカン(Cap) ジフルカン	経口・静注	カンジダ症：50-100mg/日，分1，24時間毎 クリプトコックス症・アスペルギルス症：50-200mg/日，分1，24時間毎 ［重症または難治性真菌感染症：400mg/日まで増量可］	—
ホスフルコナゾール	F-FLCZ	プロジフ	静注	カンジダ症：維持用量としてF-FLCZ 63.1-126.1mg（FLCZとして50-100mg）/日，24時間毎 初日，2日目は維持用量の倍量（F-FLCZ 126.1-252.3mg：FLCZとして100-200mg）投与 クリプトコックス症：維持用量としてF-FLCZ 63.1-252.3mg（FLCZとして50-200mg）/日，24時間毎 初日，2日目は維持用量の倍量（F-FLCZ 126.1-504.5mg：FLCZとして100-400mg）を投与 ［F-FLCZ 504.5mg（FLCZとして400mg）まで維持用量を増量可．初日，2日目は維持用量の倍量（F-FLCZ 1,009mg：FLCZとして800mg）まで投与可］	—

付録1 感染症治療薬一覧

一般名	略語	商品名（経口の剤形）	投与経路	用法・用量 成人［増量の場合］	小児［増量の場合］
イトラコナゾール	ITCZ	イトラコナゾール，イトラリール（錠），イトリゾール(Cap，経口液)	経口	内臓真菌症（深在性真菌症）：100-200mg/日，分1，食直後 ITCZ注射薬からの切り替え：400mg/日，分2，食直後 深在性皮膚真菌症：100-200mg/日［最大200mg］，分1，食直後 表在性皮膚真菌症（爪白癬以外）：50-100mg/日，分1食直後 爪カンジダ症およびカンジダ性爪囲爪炎：100mg/日［最大200mg］，分1，食直後 爪白癬（パルス療法）：400mg/日，分2，食直後，1週間．その後3週間休薬．これを1サイクルとし，3サイクル繰り返す	—
		イトリゾール	点滴静注	投与開始から2日間はITCZとして400mg/日，12時間毎（1回200mg） 3日目以降は200mg/日，12時間毎 必ず添付の専用フィルターセットを用い，1時間かけて投与 14日間を超えて投与した場合の安全性は確認されていない 継続治療が必要な場合は，ITCZカプセル剤400mg/日，12時間毎（1回200mg）に切り替える	—
ボリコナゾール	VRCZ	ブイフェンド（錠）	経口	〈体重40kg以上〉 初日：600mg/日，分2，2日目以降：300-400mg/日，分2，食間 ［症状に応じて，または効果不十分には増量可．初日投与量の上限：800mg/日．2日目以降投与量の上限：600mg/日］ 〈体重40kg未満〉 VRCZとして，初日：300mg/日，分2，2日目以降：200mg/日，分2，食間 ［症状に応じてまたは効果不十分には2日目以降の投与量を300mg/日まで増量可］	
		ブイフェンド	点滴静注	初日：12mg/kg/日，12時間毎（1回6mg）， 2日目以降：6mg/kg/日，12時間毎（1回3mg）または8mg/kg/日，12時間毎（1回4mg）	—
キャンディン系					
ミカファンギンナトリウム	MCFG	ファンガード	点滴静注	アスペルギルス症：50-150mg/日，24時間毎 ［重症または難治性アスペルギルス症：症状に応じて増量可．上限：300mg/日］ カンジダ症：50mg/日，24時間毎 ［重症または難治性カンジダ症：症状に応じて増量可．上限：300mg/日］ 造血幹細胞移植患者のアスペルギルス症・カンジダ症の予防：50mg/日，24時間毎	アスペルギルス症：1-3mg/kg/日，24時間毎 ［重症または難治性アスペルギルス症：症状に応じて増量可．上限：6mg/kg/日］ カンジダ症：1mg/kg/日，24時間毎 ［6mg/kg/日を上限］
抗寄生虫薬 抗線虫薬					
ピランテルパモ酸塩	—	コンバントリン(DS，錠)	経口		
メベンダゾール	—	メベンダゾール（錠）	経口	200mg/日，分2（朝・夕），3日間（体重20kg以下の小児には半量） ※小児等に対する使用経験は少ないが，本剤の経口吸収はきわめて低く，通常，成人と同量が用いられる．乳児への投与で痙攣発作等の報告あり	
ジエチルカルバマジンクエン酸塩		スパトニン（錠）	経口	投与開始から3日間：100mg/日，分1，夕食後 続く3日間：300mg/日，分3，毎食後 その後：週1回，300mg/日，8週	投与開始から3日間：50mg/日，分1，夕食後 続く3日間：150mg/日，分3，毎食後 その後：週1回，150mg/日，8週
イベルメクチン	—	ストロメクトール（錠）	経口	腸管糞線虫症：約200µg/kg，2週間隔で2回 疥癬：約200µg/kg，1回 ＜1回当たりの投与量＞ 体重(kg)　　　3mg 錠数 　15-24　　　　1錠 　25-35　　　　2錠 　36-50　　　　3錠 　51-65　　　　4錠 　66-79　　　　5錠 　≧80　　　約200µg/kg	
サントニン	—	サントニン（末）	経口		
抗吸虫薬					
プラジカンテル	—	ビルトリシド（錠）	経口		

一般名	略語	商品名（経口の剤形）	投与経路	用法・用量 成人［増量の場合］	小児［増量の場合］
抗条虫薬					
アルベンダゾール	—	エスカゾール（錠）	経口	600mg/日，分3，食事とともに．28日間連続投与し，14日間の休薬期間を設ける	
抗マラリア薬					
キニーネ塩酸塩水和物	—	塩酸キニーネ（末）	経口	1.5g/日，分3	—
スルファドキシン/ピリメタミン	—	ファンシダール（錠）	経口	初日：2錠/回 翌日：1錠/回	
メフロキン塩酸塩	—	メファキン（錠）	経口		
抗トリコモナス薬					
メトロニダゾール	—	フラジール（錠）	経口	トリコモナス症（腟トリコモナスによる感染症）：メトロニダゾールとして500mg/日，分2，10日（1クール） 胃潰瘍・十二指腸潰瘍におけるヘリコバクター・ピロリ感染症（アモキシシリン，クラリスロマイシンおよびプロトンポンプ阻害薬併用によるヘリコバクター・ピロリの除菌治療が不成功の場合）：メトロニダゾールとして500mg/日，分2，アモキシシリンとして1,500mg/日，分2，およびプロトンポンプ阻害薬の3剤同時投与，7日	—
		フラジール（腟錠）	腟内	250mg/日，分1，10-14日（1クール）	—
チニダゾール	—	ハイシジン（錠）	経口	チニダゾールとして，400mg/日，分2，7日（1クール）．またはチニダゾールとして2,000mgを1回投与も可 投薬終了後，腟トリコモナスを検出した場合：投薬終了時より少なくとも1週間程度の間隔を置いて再投与	—
		ハイシジン（腟錠）	腟内	200mg/日，分1，7日（1クール） 投薬終了後，腟トリコモナスを検出した場合：投薬終了時より少なくとも1週間程度の間隔を置いて再投与	—
ウイルス性肝炎治療薬 インターフェロン製剤					
インターフェロンアルファ	IFN α	スミフェロン，オーアイエフ	皮下注・筋注	HBe抗原陽性でかつDNAポリメラーゼ陽性のB型慢性活動性肝炎のウイルス血症の改善：300万-600万IU/日，24時間毎 C型慢性肝炎におけるウイルス血症の改善（血中HCV RNA量が高い場合を除く）：300万-900万IU/日，24時間毎を連日または週3回	
インターフェロンベータ	IFN β	フエロン，IFNβモチダ	静注・点滴静注	HBe抗原陽性でかつDNAポリメラーゼ陽性のB型慢性活動性肝炎のウイルス血症の改善：300万IU/回を初日1回，2日目以後6日間1-2回/日，2週目より1回/日 C型慢性肝炎におけるウイルス血症の改善：300万-600万IU/日，24時間毎で連日投与	
インターフェロンアルファ-2b	IFN α-2b	イントロンA	筋注	C型慢性肝炎におけるウイルス血症の改善：600万-1,000万IU/日，24時間毎，週6回または週3回 HBe抗原陽性でかつDNAポリメラーゼ陽性のB型慢性活動性肝炎のウイルス血症の改善：1週目：600万-1,000万IU/日，24時間毎 2週目以降：600万IU/日，24時間毎 投与開始日：300万IU/日，24時間毎または600万IU/日，24時間毎投与	—
インターフェロンアルファコン-1	IFN α Con-1	アドバフェロン	皮下注	1,200万-1,800万IU/日，24時間毎，連日または週3回	—
ペグインターフェロンアルファ-2a	PEG-IFN α-2a	ペガシス	皮下注	180μg/回，週1回	
ペグインターフェロンアルファ-2b	PEG-IFN α-2b	ペグイントロン	皮下注	1.5μg/kg/回，週1回	
抗肝炎ウイルス薬					
リバビリン	—	レベトール，コペガス（Cap）	経口	IFN α-2b（遺伝子組換え）またはPEG-IFN α-2b（遺伝子組換え）と併用．リバビリンを下記の用法・用量で投与	—

付録 1　感染症治療薬一覧

一般名	略語	商品名（経口の剤形）	投与経路	用法・用量 成人 [増量の場合]	用法・用量 小児 [増量の場合]
ラミブジン	3TC	ゼフィックス（錠）	経口	ラミブジン単独投与の場合：100mg/日，分1 アデホビルピボキシルとの併用の場合：ラミブジンとして 100mg/日，分1，アデホビルピボキシルとして 10mg/日，分1	—
アデホビル ピボキシル	—	ヘプセラ（錠）	経口	10mg/日，分1 ※ラミブジン 100mg/日，分1 を併用	
エンテカビル水和物	—	バラクルード（錠）	経口	空腹時（食後2時間〜次の食事の2時間前）0.5mg/日，分1．ラミブジン不応（投与中に B 型肝炎ウイルス血症またはラミブジン耐性変異ウイルスを認めるなど）には，エンテカビルとして 1mg/日，分1 の投与が推奨される	—
抗ウイルス薬（抗 HIV 薬・ウイルス性肝炎治療薬を除く）					
抗ヘルペスウイルス薬					
アシクロビル	ACV	ゾビラックス，アシクリル，ビクロックス，アストリック，アシビル（顆粒，Sy，DS，内服ゼリー，錠剤）	経口	単純疱疹：1,000mg/日，分5 骨髄移植における単純ヘルペスウイルス感染症の発症抑制：1,000mg/日，分5，骨髄移植施行7日前より施行後35日まで投与 帯状疱疹：4,000mg/日，分5 水痘：80mg/kg/日（最大 3,200mg），分4	水痘：アシクロビルとして 80mg/kg/日，分4 [最大 800mg/回]
			点滴静注	15mg/kg/日，8時間毎（1回 5mg），1時間以上かけて，7日 [脳炎・髄膜炎：必要に応じて投与期間の延長もしくは増量可．上限は 30mg/kg/日（1回 10mg）まで]	小児に対しては必要最小限の使用にとどめる（慎重投与） [小児および新生児の上限は1回 20mg/kg まで]
バラシクロビル塩酸塩	VACV	バルトレックス（錠，顆粒）	経口	単純疱疹：1,000mg/日，分2 帯状疱疹：3,000mg/日，分3 性器ヘルペスの再発抑制：500mg/日，分1 HIV 感染症（CD4 リンパ球数 100/mm³ 以上）・水痘：3,000mg/日，分3．	75mg/kg/日 [最大 3,000mg]，分3
ビダラビン	Ara-A	アラセナ -A	点滴静注	単純ヘルペス脳炎：10-15mg/kg/日，24時間毎，10日 免疫抑制患者における帯状疱疹：5-10mg/kg/日，24時間毎，5日	小児に対しては必要最小限の使用にとどめる（慎重投与）
抗サイトメガロウイルス薬					
ガンシクロビル	GCV	デノシン	点滴静注	初期投与：10mg/kg/日，12時間毎（1回 5mg），1時間以上かけて，14日 維持投与：後天性免疫不全症候群の患者または免疫抑制剤投与中の患者で，再発の可能性が高い場合は必要に応じ維持投与に移行することとし，6mg/kg/日，5日/週または 5mg/kg/日，7日/週，1時間以上かけて	小児等に投与する必要がある場合には，長期投与による発癌性および生殖毒性の可能性があることを慎重に考慮し，治療上の有益性が危険性を上まわると判断される場合にのみ投与する
バルガンシクロビル塩酸塩	VGCV	バリキサ（錠）	経口	初期治療：1,800mg（450mg 錠4錠）/日，分2，食後，21日 維持療法：900mg（450mg 錠2錠）/日，分1，食後	小児等に投与する必要がある場合には，長期投与による発癌性および生殖毒性の可能性があることを慎重に考慮し，治療上の有益性が危険性を上まわると判断される場合にのみ投与する
ホスカルネットナトリウム水和物	—	ホスカビル	点滴静注	初期療法：180mg/kg/日，8時間毎（1回 60mg/kg），1時間以上かけて，または 180mg/kg/日，12時間毎（1回 90mg/kg），2時間以上かけて，2-3週間以上行う 維持療法：90-120mg/kg/日，24時間毎，2時間以上かけて 維持療法中に再発が認められた場合：初期療法の用法・用量により再投与可	動物実験で，本剤の歯あるいは骨への沈着は，成熟動物より幼若・成長期の動物に多いことが報告されており，ヒトでも同様の作用が予想されるので，小児には治療上の有益性が危険性を上まわると判断される場合にのみ投与する
抗インフルエンザ薬					
アマンタジン塩酸塩	—	シンメトレル（錠，細粒）	経口	A 型インフルエンザウイルス感染症：通常，アマンタジン塩酸塩として 100mg/日，分1-2．なお，症状，年齢に応じて適宜増減する．ただし，高齢者及び腎障害のある患者では投与量の上限を 100mg/日とすること	

一般名	略語	商品名（経口の剤形）	投与経路	用法・用量 成人［増量の場合］	用法・用量 小児［増量の場合］
オセルタミビルリン酸塩	—	タミフル(Cap, DS)	経口	治療：通常，成人および体重37.5kg以上の小児には150mg/日，分2，5日 予防：通常，成人および13歳以上の小児には75mg/日，分1，7-10日 ※1歳未満の患児(低出生体重児，新生児，乳児)に対する安全性および有効性は確立していない ＜警告＞ ①10歳以上の未成年の患者においては，因果関係は不明であるが，本剤服用後に異常行動を発現し，転落等の事故に至った例が報告されている．このため，この年代の患者には，合併症，既往歴等からハイリスク患者と判断される場合を除いては，原則として本剤の使用を差し控える ②小児・未成年者については，万一の事故への予防的な対応として，本剤による治療が開始された後は，(1)異常行動の発現のおそれがあること，(2)自宅において療養を行う場合，少なくとも2日間，保護者等は小児・未成年者が一人にならないよう配慮することについて，患者・家族に対し説明を行う ③インフルエンザ脳症等によっても，同様の症状が現れるとの報告があるので，上記と同様の説明を行う	
ザナミビル水和物	—	リレンザ(ドライパウダー)	吸入	治療：通常，成人および小児には20mg(5mgブリスター×4)/日，分2，5日，専用の吸入器を用いる 予防：通常，成人および小児には10mg(5mgブリスター×2)/日，分1，10日，専用の吸入器を用いる ＜注意＞ 因果関係は不明であるが，本剤使用後に異常行動等の精神・神経症状を発現した例が報告されている．小児・未成年者については，異常行動による転落等の万一の事故に対する予防的な対応として，本剤による治療が開始された後は，下記にについて，患者・家族に対し説明を行う ①異常行動の発現のおそれがあること ②自宅において療養を行う場合少なくとも2日間，保護者等は小児・未成年者が一人にならないよう配慮すること なお，インフルエンザ脳症等によっても，同様の症状が現れるとの報告があるので，上記と同様の説明を行う	
ラニナミビルオクタン酸エステル水和物		イナビル吸入粉末剤	吸入(粉末剤)	40mg，1回吸入投与	10歳以上：40mg，1回吸入 10歳未満：20mg，1回吸入
ペラミビル水和物	—	ラピアクタ	点滴静注	通常，成人にはペラミビルとして300mgを15分以上かけて1回．合併症等により重症化するおそれのある患者には，600mg/日を15分以上かけて1回点滴静注するが，症状に応じて連日反復投与できる．年齢，症状に応じて適宜減量する	10mg/kg/日［最大600mg］，1回投与，症状に応じて連日反復投与できる
抗RSV薬					
パリビズマブ	—	シナジス	筋注		
SSPE予防					
イノシンプラノベクス	—	イソプリノシン(錠)	経口	50-100mg/kg/日，分3-4	—
抗ヒトパピローマウイルス薬					
イミキモド	—	ベセルナクリーム5%	外用	疣贅部位に適量を1日1回，週3回，就寝前に塗布する．塗布後はそのままの状態を保ち，起床後に塗布した薬剤を石鹸を用い，水又は温水で洗い流す	
抗HIV薬 ヌクレオシド系逆転写酵素阻害薬(NRTI)					
ジドブジン	AZT	レトロビル(Cap)	経口	500-600mg/日，分2-6	—
ジダノシン	ddI	ヴァイデックス，ヴァイデックスEC(錠，Cap)	経口	体重60kg以上：400mg/日，分1，食間 体重60kg未満：250mg/日，分1，食間	—
ラミブジン	3TC	エピビル(錠)	経口	300mg/日，分1-2	—
サニルブジン	d4T	ゼリット(Cap)	経口	体重60kg以上：80mg/日，分2 体重60kg未満：60mg/日，分2	—
アバカビル硫酸塩	ABC	ザイアジェン(錠)	経口	600mg/日，分1-2	—
テノホビル ジソプロキシルフマル酸塩	TDF	ビリアード(錠)	経口	300mg/日，分1（テノホビル ジソプロキシルとして245mg）．投与時は必ず他の抗HIV薬と併用する	—
エムトリシタビン	FTC	エムトリバ(Cap)	経口	200mg/日，分1．投与時は必ず他の抗HIV薬と併用する	—
エムトリシタビン/テノホビルジソプロキシルフマル酸塩配合剤	FTC/TDF	ツルバダ(錠)	経口	1錠/日，分1．投与時は必ず他の抗HIV薬と併用する	—
ジドブジン/ラミブジン配合剤	AZT/3TC	コンビビル(錠)	経口	2錠/日，分2	—
ラミブジン/アバカビル硫酸塩配合剤	3TC/ABC	エプジコム(錠)	経口	1錠/日，分1	—

付録1　感染症治療薬一覧

一般名	略語	商品名（経口の剤形）	投与経路	用法・用量 成人[増量の場合]	小児[増量の場合]
非ヌクレオシド系逆転写酵素阻害薬(NNRTI)					
ネビラピン	NVP	ビラミューン(錠)	経口	200mg/日, 分1, 14日. その後, 維持量として400mg/日, 分2. 投与時は必ず他の抗HIV薬と併用する	―
エファビレンツ	EFV	ストックリン(Cap)	経口	600mg/日, 分1. 投与時は必ず他の抗HIV薬と併用する	―
デラビルジンメシル酸塩	―	レスクリプター(錠)	経口	1,200mg/日, 分3. 投与時は必ず他の抗HIV薬と併用する	―
HIVプロテアーゼ阻害薬(PI)					
インジナビル硫酸塩エタノール付加物	IDV	クリキシバン(Cap)	経口	2,400mg/日, 分3, 空腹時(食事の1時間以上前または食後2時間以降). 投与時は必ず他の抗HIV薬と併用する ※腎結石症の発現を防止する目的で, 治療中は通常の生活で摂取する水分に加え, さらに24時間に少なくとも1.5Lの水分を補給する	―
サキナビルメシル酸塩	SQV	インビラーゼ(錠, Cap)	経口	サキナビルとして2,000mg/日, 分2, リトナビルとして200mg/日, 分2, 食後2時間以内に同時投与. 投与時は必ず他の抗HIV薬と併用する	―
リトナビル	―	ノービア(Cap, リキッド)	経口	1,200mg/日, 分2, 食後 初日：600mg/日, 分2 2-3日目：800mg/日, 分2 4日目：1,000mg/日, 分2 5日目以降：1,200mg/日, 分2, 食後	―
ロピナビル/リトナビル配合剤	―	カレトラ(錠, リキッド)	経口	ロピナビル・リトナビルとして800mg・200mg(10mL)/日, 分2, 食後	―
ネルフィナビルメシル酸塩	NFV	ビラセプト(錠)	経口	2,500mg/日, 分2または2,250mg/日, 分3, 食後. 投与時は必ず他の抗HIV薬と併用する	―
ホスアンプレナビルカルシウム水和物	FPV	レクシヴァ(錠)	経口	投与時は, 必ず他の抗HIV薬と併用する ①抗HIV薬の治療経験がない患者 ・ホスアンプレナビル1,400mg/日, 分2とリトナビル200mg/日, 分2, 併用投与 ・ホスアンプレナビル1,400mg/日, 分1とリトナビル200mg/日, 分1, 併用投与 ・ホスアンプレナビル2,800mg/日, 分2 ②HIVプロテアーゼ阻害剤の投与経験がある患者 ・ホスアンプレナビル1,400mg/日, 分2とリトナビル200mg/日, 分2, 併用投与	―
アタザナビル硫酸塩	ATV	レイアタッツ(Cap)	経口	400mg/日, 分1, 食中または食直後(投与時は必ず他の抗HIV薬と併用する). 中等度の肝障害患者には300mg/日, 分1に減量投与が推奨される	―
ダルナビルエタノール付加物	―	プリジスタ(錠)	経口	ダルナビル1,200mg/日, 分2とリトナビル200mg/日, 分2, 食中または食直後に併用投与(投与時は, 必ず他の抗HIV薬と併用する)	―
血液製剤(免疫グロブリン製剤) ヒト免疫グロブリン					
人免疫グロブリン	―	グロブリン「ベネシス」	筋注	無または低ガンマグロブリン血症：100-300mg/kg/回, 1回/月 麻疹, A型肝炎およびポリオの予防および症状軽減：15-50mg/kg/回	
乾燥ペプシン処理 人免疫グロブリン	―	献血静注グロブリン「化血研」	静注・点滴静注	2,500mg(50mL)/回	

一般名	略語	商品名 (経口の剤形)	投与 経路	用法・用量	
				成人［増量の場合］	小児［増量の場合］
乾燥スルホ化 人免疫グロブリン	—	献血ベニロン-I	静注・点 滴静注	低および無ガンマグロブリン血症，重症感染症において抗菌薬との併用： 2,500-5,000mg（50-100mL）/回	低および無ガンマグロブリン血症，重症感染症において抗菌薬との併用： 50-150mg（1-3mL）/kg/回
ポリエチレングリコール処理人免疫グロブリン	—	献血ヴェノグロブリン-IH	静注・点 滴静注		
乾燥ポリエチレングリコール処理人免疫グロブリン	—	献血グロベニン-I	静注・点 滴静注		
乾燥pH4処理人免疫 グロブリン	—	サングロポール	静注・点 滴静注		
pH4処理酸性人免疫 グロブリン	—	日赤ポリグロビンN	静注・点 滴静注		
乾燥イオン交換樹脂処理人免疫グロブリン	—	ガンマガード	静注・点 滴静注	低および無ガンマグロブリン血症，重症感染症において抗菌薬との併用： 人免疫グロブリンG 2,500-5,000mg（50-100mL）/回	低および無ガンマグロブリン血症，重症感染症において抗菌薬との併用： 人免疫グロブリンG 50-150mg（1-3mL）/kg/回

（満田年宏．感染症予防ならびに治療薬一覧．砂川慶介，他（編）．小児感染症治療ハンドブック2011-2012．診断と治療社　2010: 154-189より改変）

付録2 薬物相互作用一覧

1) 一般抗菌薬の主な相互作用

	A欄(薬剤)	B欄(薬剤または食品，食物アレルギー)		相互作用および注意すべき症状・病態
ペニシリン系	ペニシリン系薬(サワシリン®, ビクシリン®, クラバモックス®, ゾシン®など)	ワルファリンカリウム(ワーファリン)		Bの作用増強
		メトトレキサート(メソトレキセート®)		Bの作用増強
セフェム系	セフェム系薬	フロセミド(ラシックス®)		腎毒性増強
	セフジニル(セフゾン®)	鉄剤(インクレミン®)		Aの吸収低下
		制酸剤(マーロックス®)		Aの吸収低下
		ワルファリンカリウム(ワーファリン®)		Bの作用増強
		調製粉乳(粉ミルク)		便が赤くなる
	セフメタゾールナトリウム(セフメタゾン®)	アルコール		顔面紅潮，頭痛
	セフォタキシムナトリウム(クラフォラン®)	アニリド系麻酔薬(リドカインなど)アレルギー	禁忌	アレルギー反応
アミノグリコシド系	ゲンタマイシン硫酸塩(ゲンタシン®)	アムホテリシンB(ファンギゾン®)		腎毒性増強
		フロセミド(ラシックス®)		腎・聴覚毒性増強
		バンコマイシン塩酸塩(バンコマイシン), テイコプラニン(タゴシッド®)		腎・聴覚毒性増強
		シスプラチン(ランダ®), カルボプラチン(パラプラチン®)		腎・聴覚毒性増強
		インドメタシン(インダシン®)		Aの作用増強
カルバペネム系	パニペネム・ベタミプロン配合(カルベニン®), メロペネム水和物(メロペン®), イミペネム・シラスタチンナトリウム配合(チエナム®), テビペネムピボキシル(オラペネム®)	バルプロ酸ナトリウム(デパケン®)	禁忌	Bの作用減弱
	イミペネム・シラスタチンナトリウム配合(チエナム®)	ガンシクロビル(デノシン®)		けいれん
		ファロペネムナトリウム水和物(ファロム®)		Bの作用増強
合成抗菌薬	ST合剤(スルファメトキサゾール・トリメトプリム合剤)(バクタ®)	フェニトイン(アレビアチン®)		Bの作用増強
		メトトレキサート(メソトレキセート®)		Bの作用増強
		ワルファリンカリウム(ワーファリン®)		Bの作用増強
		ジゴキシン(ジゴシン®)		Bの作用増強
		グリベンクラミド(オイグルコン®)		Bの作用増強
		イミプラミン塩酸塩(トフラニール®)		Bの作用減弱
		シクロスポリン(ネオーラル®)		腎毒性増強
ニューキノロン系	ノルフロキサシン(バクシダール®)	テオフィリン(テオドール®)		Bの作用増強
		非ステロイド性抗炎症薬(NSAID)(ブルフェン®など)		けいれん
		制酸剤(マーロックス®)		Aの吸収低下
		鉄剤(インクレミン®)		Aの吸収低下
		カルシウム製剤(乳酸カルシウム)		Aの吸収低下
		牛乳，ヨーグルト		Aの吸収低下
		シクロスポリン(ネオーラル®)		Bの作用増強
		ワルファリンカリウム(ワーファリン®)		Bの作用増強
マクロライド系	エリスロマイシン(エリスロシン®), クラリスロマイシン(クラリス®)	イソニアジド(イスコチン®)		Bの作用増強
		エルゴタミン製剤(ジヒデルゴット®, クリアミン®)	禁忌	Bの作用増強
		ピモジド(オーラップ®)	禁忌	Bの作用増強
		テオフィリン(テオドール®)		Bの作用増強
		副腎皮質ステロイド(プレドニン®など)		Bの作用増強
		カルバマゼピン(テグレトール®), バルプロ酸ナトリウム(デパケン®)		Bの作用増強
		プランルカスト(オノン®)		Bの作用増強
		ジゴキシン(ジゴシン®)		Bの作用増強
		ジソピラミド(リスモダン®)		Bの作用増強
		カルシウム拮抗薬(アダラート®など)		Bの作用増強
		ワルファリンカリウム(ワーファリン®)		Bの作用増強
		イリノテカン(トポテシン®), ビンブラスチン(Tクザール®)		Bの作用増強
		ミダゾラム(ドルミカム®)		Bの作用増強
		トリプタン系薬(イミグラン®, レルパックス®など)		Bの作用増強
		イトラコナゾール(イトリゾール®)		Bの作用増強

	A欄(薬剤)	B欄(薬剤または食品,食物アレルギー)		相互作用および注意すべき症状・病態
マクロライド系	エリスロマイシン(エリスロシン®),クラリスロマイシン(クラリス®)	グリベンクラミド(オイグルコン)		Bの作用増強
		シメチジン(タガメット®)		Aの作用増強
		シクロスポリン(ネオーラル®),タクロリムス(プログラフ®)		腎毒性増強
		グレープフルーツジュース		Aの作用増強
	エリスロマイシン(エリスロシン®)	クリンダマイシン(ダラシン®)	禁忌	A,Bの作用減弱
	アジスロマイシン(ジスロマック®)	制酸剤(マーロックス®)		Aの吸収低下
		ワルファリンカリウム(ワーファリン®)		Bの作用増強
		シクロスポリン(ネオーラル®)		Bの作用増強
テトラサイクリン系	ミノサイクリン(ミノマイシン®)	ワルファリンカリウム(ワーファリン®)		Bの作用増強
		スルホニル尿素血糖降下薬(アマリール®)		Bの作用増強
		メトトレキサート(メソトレキセート®)		Bの作用増強
		ジゴキシン(ジゴシン®)		Bの作用増強
		インスリン		Bの作用増強
		鉄剤(インクレミン®)		A,Bの吸収低下
		制酸剤(マーロックス®)		Aの吸収低下
		シメチジン(タガメット®)		Aの吸収低下
		カルシウム製剤(乳酸カルシウム)		Aの吸収低下
		牛乳,ヨーグルト		Aの吸収低下
リンコマイシン系	クリンダマイシン(ダラシン®)	エリスロマイシン(エリスロシン®)	禁忌	A,Bの作用減弱
抗MRSA薬	バンコマイシン塩酸塩(バンコマイシン)	全身麻酔薬(チオペンタールなど)		アレルギー反応
		アミノグリコシド系薬〔ゲンタマイシン(ゲンタシン®)など〕,白金含有抗悪性腫瘍薬〔シスプラチン(ランダ®)など〕		腎・聴覚毒性増強
		アムホテリシンB(ファンギゾン®)		腎毒性増強
		シクロスポリン(ネオーラル®)		腎毒性増強
	テイコプラニン(タゴシッド®)	フロセミド(ラシックス®)		腎・聴覚毒性増強
		アミノグリコシド系薬〔ゲンタマイシン(ゲンタシン®)など〕,白金含有抗悪性腫瘍薬〔シスプラチン(ランダ®)など〕,アムホテリシンB(ファンギゾン®),シクロスポリン(ネオーラル®)		腎・聴覚毒性増強
	リネゾリド(ザイボックス®)	ドパミン(イノバン®),アドレナリン(ボスミン®)		血圧上昇
		リファンピシン(リファジン®)		Aの作用減弱
		チラミン含有食品(チーズ,ワイン,ビール)		血圧上昇,動悸
抗結核薬	イソニアジド(イスコチン®)	リファンピシン(リファジン®)		Aの肝毒性増強
		ワルファリンカリウム(ワーファリン®)		Bの作用増強
		カルバマゼピン(テグレトール®)		Aの肝毒性増強,Bの作用増強
		フェニトイン(アレビアチン®)		Bの作用増強
		テオフィリン(テオドール®)		Bの作用増強
		シクロスポリン(ネオーラル®)		Bの作用減弱
		イトラコナゾール(イトリゾール®)		Bの作用減弱
		ペチジン塩酸塩(オピスタン®)		呼吸抑制,けいれん
		エリスロマイシン(エリスロシン®)		Aの作用増強
		アセトアミノフェン(アセトアミノフェン)		肝毒性
		チラミン含有食品(チーズ,ワイン,バナナ,タラコ)		頭痛,発汗,動悸
		ヒスチジン含有食品(イワシ,マグロ,サンマ)		顔面紅潮,頭痛
	リファンピシン(リファジン®)	抗HIV薬,ボリコナゾール(ブイフェンド®)	禁忌	Bの作用減弱
		エタンブトール(エサンブトール®)		視力障害
		イソニアジド(イスコチン®)		Bの肝毒性増強
		アセトアミノフェン(アセトアミノフェン)		肝毒性
		ワルファリンカリウム(ワーファリン®),テオフィリン(テオドール®)など多数(添付文書参照)		Bの作用減弱
		ラモトリギン(ラミクタール®)		Bの作用減弱
抗ウイルス薬	アシクロビル(ゾビラックス®)	テオフィリン(テオドール®)		Bの作用増強
		プロベネシド(ベネシッド®)		Aの作用増強
		シメチジン(タガメット®)		Aの作用増強
	ガンシクロビル(デノシン®)	プロベネシド(ベネシッド®)		Aの作用増強
		イミペネム/シラスタチン(チエナム®)		けいれん

付録2　薬物相互作用一覧

	A欄（薬剤）	B欄（薬剤または食品，食物アレルギー）		相互作用および注意すべき症状・病態
抗ウイルス薬	ガンシクロビル（デノシン®）	アムホテリシンB（ファンギゾン®）		腎毒性増強
		シクロスポリン（ネオーラル®）		腎毒性増強
		ビンクリスチン（オンコビン®），ビンブラスチン（エクザール®），ドキソルビシン（アドリアシン®）		A，Bの作用増強
抗真菌薬	ボリコナゾール（ブイフェンド®）	リファンピシン（リファジン®），カルバマゼピン（テグレトール®），フェノバルビタール（フェノバール®）	禁忌	Aの作用減弱
		ピモジド（オーラップ®）	禁忌	Bの作用増強
		エルゴタミン製剤（ジヒデルゴット®など）	禁忌	Bの作用増強
		トリアゾラム（ハルシオン®）	禁忌	Bの作用増強
		フェニトイン（アレビアチン®）		Aの作用減弱，Bの作用増強
		シクロスポリン（ネオーラル®），タクロリムス（プログラフ®）		Bの作用増強
		ワルファリンカリウム（ワーファリン®）		Bの作用増強
		オメプラゾール（オメプラール®）		Bの作用増強
		ビンクリスチン（オンコビン®），ビンブラスチン（エクザール®）		Bの作用増強
		イブプロフェン（ブルフェン®）		Aの作用増強
	アムホテリシンB（ファンギゾン®）	白血球輸血	禁忌	急性肺機能障害
		シスプラチン（ランダ®）		腎機能障害
		アミノグリコシド系薬〔ゲンタマイシン（ゲンタシン®）など〕		腎機能障害
		シクロスポリン（ネオーラル®）		腎機能障害
		ガンシクロビル（デノシン®）		腎機能障害
		タクロリムス（プログラフ®）		腎機能障害
		フロセミド（ラシックス®）		腎機能障害
		バンコマイシン塩酸塩（バンコマイシン），テイコプラニン（タゴシッド®）		腎，聴覚毒性増強
		副腎皮質ステロイド〔ヒドロコルチゾン（ソル・コーテフ®）など〕		低カリウム血症
		ジゴキシン（ジゴシン®）		Bの作用増強
	ミコナゾール（フロリード®），イトラコナゾール（イトリゾール®），フルコナゾール（ジフルカン®）	ピモジド（オーラップ®）	禁忌	不整脈
		トリアゾラム（ハルシオン®）	禁忌	Bの作用増強
		エルゴタミン製剤（ジヒデルゴット®など）	禁忌	Bの作用増強
		グリベンクラミド（オイグルコン®），グリクラジド（グリミクロン®）		Bの作用増強
		フェニトイン（アレビアチン®），カルバマゼピン（テグレトール®）		Bの作用増強
		ワルファリンカリウム（ワーファリン®）		Bの作用増強
		イリノテカン（トポテシン®）		Bの作用増強
		シクロスポリン（ネオーラル®），タクロリムス（プログラフ®）		Bの作用増強
		ミダゾラム（ドルミカム®）		Bの作用増強
		ジソピラミド（リスモダン®）		Bの作用増強
		ニフェジピン（アダラート®）		Bの作用増強
		ビンクリスチン（オンコビン®）		Bの作用増強
		シルデナフィル（レバチオ®）	（禁忌）	Bの作用増強，イトラコナゾールでは禁忌
		リファンピシン（リファジン®）		Aの作用減弱
	イトラコナゾール（イトリゾール®）	クラリスロマイシン（クラリス®），エリスロマイシン（エリスロシン®）		Aの作用増強

（木実谷貴久，他．小児科診療　2010; **73**: 912-915）

2）HIV 治療薬の主な相互作用

A 欄（薬剤）		B 欄（薬剤または食品，食物アレルギー）		相互作用および注意すべき症状・病態
ヌクレオシド系逆転写酵素阻害薬	ジダノシン	アタザナビル硫酸塩		B の吸収↓
		アルコール		膵炎の危険性↑
		アルミニウムまたはマグネシウムを含有する制酸剤		B の副作用↑
		アロプリノール		B の副作用↑
		イソニアジド		末梢神経障害の危険性↑
		胃内酸性度により吸収に影響を受ける薬剤（インジナビル硫酸塩エタノール付加物，リトナビルなど）		A の吸収↓
		ガンシクロビル		B の副作用↑
		キノロン系薬	禁忌	B の濃度↓
		サニルブジン		末梢神経障害の危険性↑
		ジアフェニルスルホン		末梢神経障害の危険性↑
		シスプラチン		末梢神経障害の危険性↑
		テトラサイクリン系薬	禁忌	B の濃度↓
		ビンクリスチン硫酸塩		末梢神経障害の危険性↑
		テノホビルジソプロキシルフマル酸塩		B の副作用↑
		ペンタミジンイセチオン酸塩		膵炎の危険性↑
		メトロニダゾール		末梢神経障害の危険性↑
		ラミブジン		膵炎の危険性↑
		リバビリン		B の副作用↑
	ジドブジン	イブプロフェン		出血傾向↑
		インターフェロン		A の毒性↑
		ST 合剤		A の毒性↑
		ガンシクロビル		A の毒性↑
		サニルブジン		B の作用↓
		ドキソルビシン塩酸塩		A の毒性↑
		ピリメタミン		A の毒性↑
		ビンクリスチン硫酸塩		A の毒性↑
		ビンブラスチン硫酸塩		A の毒性↑
		フェニトイン		B の濃度↓
		フルコナゾール，ホスフルコナゾール		A の濃度↑
		フルシトシン		A の毒性↑
		プロベネシド		A の濃度↑
		ペンタミジンイセチオン酸塩		A の毒性↑
		リトナビル		A の濃度↓
		リバビリン		A の作用↓
		リファンピシン		A の濃度↓
	エムトリシタビン ラミブジン	ST 合剤		A の濃度↑
	サニルブジン	ジドブジン		A の作用↓
	テノホビル ジソプロキシルフマル酸塩	ジダノシン		B の濃度↑
		アタザナビル硫酸塩		A の濃度↑，B の濃度↑

付録 2 薬物相互作用一覧

	A 欄(薬剤)	B 欄(薬剤または食品, 食物アレルギー)		相互作用および注意すべき症状・病態
プロテアーゼ阻害薬	ネルフィナビルメシル酸塩 ロピナビル インジナビル硫酸塩エタノール付加物 アタザナビル硫酸塩 サキナビルメシル酸塩	ピモジド	禁忌	B の濃度↑
		ミダゾラム	禁忌	B の濃度↑
		トリアゾラム	禁忌	B の濃度↑
		H₂ 受容体拮抗薬		A の濃度↓
		シルデナフィルクエン酸塩		B の濃度↑
		HMG-CoA 還元酵素阻害薬		B の濃度↑
		免疫抑制薬(タクロリムス水和物, シクロスポリン)		B の濃度↑
		セイヨウオトギリソウ		A の濃度↓
		プロトンポンプ阻害薬(アタザナビル硫酸塩は禁忌)	(禁忌)	A の濃度↓
		Ca 拮抗薬		B の濃度↑
		リファンピシン (インジナビル硫酸塩エタノール付加物除く)		A の濃度↓, B の濃度↑
		マクロライド系薬 (アタザナビル硫酸塩除く)		B の濃度↑
		抗けいれん薬(フェノバルビタール, フェニトイン, カルバマゼピン)		A の濃度↓, (ロピナビルのみ) B の濃度↑
		アゾール系抗真菌薬 (サキナビルメシル酸塩除く)		A の濃度↑, B の濃度↑
		抗不整脈薬(リドカイン塩酸塩など) (ネルフィナビルメシル酸塩, ロピナビル, アタザナビル硫酸塩)		B の濃度↑
		経口避妊薬 (ネルフィナビルメシル酸塩, アタザナビル硫酸塩)		B の濃度↓
		リファンピシン (ネルフィナビルメシル酸塩のみ)	禁忌	A の濃度↓
		キニジン硫酸塩水和物 (ロピナビル, インジナビル硫酸塩エタノール付加物, アタザナビル硫酸塩)	禁忌	B の濃度↑
		エルゴタミン酒石酸塩	禁忌	B の濃度↑
		ジヒドロエルゴタミンメシル酸塩	禁忌	B の濃度↑
		エルゴメトリンマレイン酸塩	禁忌	B の濃度↑
		メチルエルゴメトリンマレイン酸塩 (ロピナビル, アタザナビル硫酸塩)	禁忌	B の濃度↑
		バルデナフィル塩酸塩水和物(レビトラ)	禁忌	B の濃度↑
		ベプリジル塩酸塩水和物	禁忌	B の濃度↑
		ワルファリンカリウム (ロピナビル, サキナビルメシル酸塩)		B の濃度↑
		コルチコステロイド (ロピナビルのみ)		B の濃度↑
		ボリコナゾール	禁忌	B の濃度↓
		テオフィリン (インジナビル硫酸塩エタノール付加物, アタザナビル硫酸塩)		B の濃度↓
		抗うつ薬 (インジナビル硫酸塩エタノール付加物, サキナビルメシル酸塩)		B の濃度↑
		グレープフルーツジュース (インジナビル硫酸塩エタノール付加物のみ)		インジナビル硫酸塩エタノール付加物の濃度↓, サキナビルメシル酸塩の濃度↑
		アミオダロン塩酸塩 (アタザナビル硫酸塩のみ)	禁忌	B の濃度↑
		イリノテカン塩酸塩水和物	禁忌	B の濃度↑
		シンバスタチン (アタザナビル硫酸塩のみ)	禁忌	B の濃度↑
		インジナビル硫酸塩エタノール付加物	禁忌	B の濃度↑
		ブロナンセリン	禁忌	B の濃度↑
		プロトンポンプ阻害薬	禁忌	A の濃度↓
		テノホビル ジソプロキシルフマル酸塩 (サキナビルメシル酸塩のみ)		A の濃度↓
		ジゴキシン		B の濃度↑

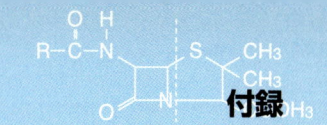

	A欄（薬剤）	B欄（薬剤または食品，食物アレルギー）		相互作用および注意すべき症状・病態
非ヌクレオシド逆転写酵素阻害薬	エファビレンツ	トリアゾラム	禁忌	Bの濃度↑
		ミダゾラム	禁忌	Bの濃度↑
		エルゴタミン酒石酸塩・無水カフェイン	禁忌	Bの濃度↑
		ジヒドロエルゴタミンメシル酸塩	禁忌	Bの濃度↑
		メチルエルゴメトリンマレイン酸塩	禁忌	Bの濃度↑
		エルゴメトリンマレイン酸塩	禁忌	Bの濃度↑
		ボリコナゾール	禁忌	Aの濃度↑，Bの濃度↓
		リファンピシン		Aの濃度↓
		クラリスロマイシン		Aの濃度↑，Bの濃度↓
		経口避妊薬		Bの濃度↓
		セイヨウオトギリソウ		Aの濃度↓
		プロテアーゼ阻害薬（インジナビル硫酸塩エタノール付加物，サキナビルメシル酸塩，ホスアンプレナビルカルシウム水和物，アタザナビル硫酸塩）		Bの濃度↓
		リトナビル		副反応↑
		HMG-CoA還元酵素阻害薬		Bの濃度↓
		イトラコナゾール		Bの濃度↓
		ジルチアゼム塩酸塩		Bの濃度↓
	ネビラピン	経口避妊薬	禁忌	Bの濃度↓
		ケトコナゾール	禁忌	Aの濃度↑，Bの濃度↓
		プロテアーゼ阻害薬（インジナビル硫酸塩エタノール付加物，サキナビルメシル酸塩，リトナビル，ホスアンプレナビルカルシウム水和物）		Bの濃度↓
		マクロライド系薬		Aの濃度↑
		イトラコナゾール		Aの濃度↑
		ワルファリンカリウム		Bの作用変化
		リファンピシン，リファブチン		Aの濃度↓
		セイヨウオトギリソウ		Aの濃度↓

（大石智洋．薬剤相互作用．砂川慶介，他（編）．小児感染症治療ハンドブック 2011-2012．診断と治療社　2010: 117-119 より改変）

問題の解答

問題 1 の解答 ▶▶▶ 1, 2

1. ○ 3種類の抗菌薬はそれぞれ作用する箇所は異なるが，すべて細胞壁合成阻害薬である．
2. ○ 結核菌はグラム染色では染色されにくく，抗酸菌染色により染色される．
3. × 莢膜を有する細菌感染は液性免疫が障害されている時に起こりやすい．
4. × 芽胞は，高圧蒸気滅菌やグルタラール，過酢酸などによる化学的滅菌で失活し，通常の臨床で用いられる消毒薬では失活しない．
5. × 内毒素の本質は細胞壁の構成成分であるリポ多糖（LPS）である．

問題 2 の解答 ▶▶▶ 不活化

不活化ワクチンの皮下接種であるため，分泌型IgA抗体は誘導できず，血中のIgG，IgM抗体を誘導する．ワクチンの主目的は感染防御ではなく，発症防御や重症化阻止である．

問題 3 の解答 ▶▶▶ 細胞壁

細菌感染症で頻用されるβラクタム系薬（細胞壁合成阻害薬）が無効である点が臨床上，重要である．

問題 4 の解答 ▶▶▶ ニューキノロン系薬

リケッチア症の診断おいて，臨床症状のみでのつつが虫病と日本紅斑熱の鑑別は困難である．いずれもテトラサイクリン系薬が第一選択であるが，中等症あるいは重症例では日本紅斑熱の可能性も考慮して，早期からニューキノロン系薬を併用することが望ましい．

問題 5 の解答 ▶▶▶ 2

淋病はグラム陰性球菌である淋菌（*Neisseria gonorrhoeae*）が原因菌である．梅毒とならんで性行為感染症として重要である．
Weil病はレプトスピラ症の重症型で，発熱，筋肉痛，結膜充血などに加えて，黄疸，出血傾向，腎不全などの臓器障害を伴う．

問題 6 の解答 ▶▶▶ 幼虫移行症

人獣共通寄生虫症の大部分を占めており，アニサキス症，イヌ回虫症，多包条虫症などが含まれる．

問題 7 の解答 ▶▶▶ 仮性菌糸

問題 8 の解答 ▶▶▶ 3

プリオンは核酸を持たない感染因子であり，熱，紫外線，放射線，ホルマリン，アルコールなどの処理に耐性である．不活化には界面活性剤などで蛋白を変性させて3次構造を破壊しなくてはならない．

問題 9 の解答 ▶▶▶ IgM

母子感染では母親がすでに感染しているので，IgG抗体は経胎盤的に移行して患児に存在している．IgM抗体は経胎盤移行抗体に含まれないので，IgM抗体は患児が産生したものである．

問題 10 の解答 ▶▶▶ 細菌

高齢者の発熱の90%は感染症といわれている．そして，そのうちウイルス感染症は5%程度であり，細菌感染症が大部分を占める．早期に適切な治療を開始しなければ重篤化する懸念もある．

問題 11 の解答 ▶▶▶ ニューモシスチス肺炎

日和見感染，関節リウマチによる間質性肺炎，薬剤性肺炎（特にメトトレキサート肺炎）のうち，β-D-グルカンの高値より特にニューモシスチス肺炎を考え，ST合剤による治療を開始すべきである．

問題 12 の解答 ▶▶▶ 4

透析患者における結核症の発症頻度は一般人口より6倍高く，透析導入後の半年間に発症例が多い．肺外結核などの非典型的な病像を示し診断が遅れる．細胞性免疫力の低下によりツベルクリン反応陰性のことが多い．耐性化が問題となっている．

問題 13 の解答 ▶▶▶ 4

糖尿病患者にみられる自律神経障害は，神経因性膀胱を合併する．残尿が多くなり，さらに血糖値が高いと免疫能の低下に加え，脱水傾向となり，容易に尿路感染症を引き起こす．特に女性では注意が必要である．

問題14 の解答 ▶▶▶ 2
抗酸菌，*Cryptococcus* 属，*P. jirovecii*，CMV は，T 細胞性免疫障害において罹患しやすい原因微生物である．無顆粒球症では緑膿菌感染から全身菌血症へ進展しやすいことに留意する．

問題15 の解答 ▶▶▶ 日和見
日和見感染ではニューモシスチス肺炎などが問題となる．その他，compromised host，抗がん剤化学療法と febrile neutropenia，腸粘膜萎縮・障害と bacterial translocation などのキーワードを押さえておくべきである．

問題16 の解答 ▶▶▶
HHV-1（HSV-1：単純ヘルペス1型）
→［ヘルペス口内炎，ヘルペス脳炎など］
HHV-2（HSV-2：単純ヘルペス2型）
→［性器ヘルペスなど］
HHV-3（VZV：水痘・帯状疱疹ウイルス）
→［帯状疱疹など］
HHV-4（EBV：Epstein-Barr ウイルス）
→［移植後リンパ増殖性疾患など］
HHV-5（CMV：サイトメガロウイルス）
→［肺炎，胃腸炎，網膜炎，骨髄抑制など］
HHV-6（ヒトヘルペスウイルス6型）
→［脳炎，骨髄抑制など］

問題17 の解答 ▶▶▶ 感染症，悪性腫瘍，膠原病
成人では 75 ～ 90% 前後の確率で原因が判明し，主な原因は感染症，悪性腫瘍，膠原病である．

問題18 の解答 ▶▶▶ 2
発症 3 日目以降になると，サイトカインやケモカインの影響で局所に好中球が遊走し鼻汁が膿性傾向になる．強い膿性鼻汁は細菌感染の 1 つの指標になるが，必ずしも「膿性鼻汁」＝「細菌感染」ではない．

問題19 の解答 ▶▶▶ 経耳管感染
鼻・副鼻腔炎，咽頭炎に続発して，耳管を通じて中耳に炎症が波及する．上咽頭の肺炎球菌，インフルエンザ菌，*M. catarrhalis* が原因菌となる．

問題20 の解答 ▶▶▶ 1
1. × 人口 10 万人に対する肺炎の死亡率は 1950 年代が最低で，その後は増加を続けている．したがって，この文章は誤っている．
2. ○ 院内肺炎の原因菌は，一般入院患者，あるいは全体の入院患者の喀痰から分離される MRSA を含むブドウ球菌，緑膿菌，グラム陰性桿菌などとよく一致している．何らかの疾患を持って（体が弱って）入院している患者がこれらの菌によって肺炎をきたす．
3. ○ 若年成人は非定型病原体により肺炎をきたす割合が多く，特に *Mycoplasma pneumoniae* が原因である比率が高い．
4. ○ 一方，高齢者では細菌による市中肺炎が多く，誤嚥が誘因となり，肺炎を繰り返すことが治療あるいは予防のうえで大きな問題である．
5. ○ 肺炎球菌ワクチンは肺炎球菌感染を予防するものであり，現在，我が国で使用されている 23 価ワクチンは，肺炎球菌のうち，23 種類の莢膜を持つ菌に有効なものである．

問題21 の解答 ▶▶▶ 飛沫核感染（空気感染）
結核菌は咳とともにヒトの肺から水分が付着した状態で空気中に喀出され，他のヒトの肺に吸入され外来性感染をきたす．

問題22 の解答 ▶▶▶ 1，3
急性単純性腎盂腎炎は 20 ～ 30 歳代の性的活動期に多く，原因菌の約 70% は大腸菌である．

問題23 の解答 ▶▶▶ 体温，心拍数，呼吸数，末梢血白血球数
115p．C-7- 表1 に示したように，体温，心拍数，呼吸数の 3 つのバイタルサインの変動と末梢血白血球数で規定されている．

問題24 の解答 ▶▶▶ 経胆道，大腸菌
細菌性では多発傾向にあり，胆管と交通すると改善が遅れる．また，画像で周囲が造影される腫瘍には，肝内胆管がん（intrahepaticcholangio-carcinoma：ICC）があり，鑑別を要する．

問題の解答

問題25 の解答 ▶▶▶ 先天性心疾患，後天性心臓弁膜症，人工弁置換，歯科処置，耳鼻科治療，泌尿器科治療

問題26 の解答 ▶▶▶ 4
細胞種類が単核球優位であり，糖低下している所見は4である．3はウイルス性，5は細菌性髄膜炎の所見である．2は蛋白細胞解離であり，Guillain-Barré症候群などでみられる所見である．

問題27 の解答 ▶▶▶ 不活化，増殖
皮疹発症から6日以上経過した症例では，ウイルス増殖のピークを過ぎている可能性がある．十分な問診と観察を行い，皮疹が拡大傾向にある場合に限り抗ヘルペスウイルス薬の投与を検討する．

問題28 の解答 ▶▶▶ デブリードメント
外傷による開放創は，皮膚の常在菌や曝露された環境に存在する細菌に汚染されている可能性が高い．しかし，受傷直後に開放創の適切な洗浄とデブリードメントを行うことにより，重篤な感染症を回避することが可能である．

問題29 の解答 ▶▶▶ 3
H. pyloriはらせん状のグラム陰性桿菌であり，微好気性で強いウレアーゼ活性を有している．我が国での感染率は60歳以降では約60%と高いが，若年層での感染率は低い．関連疾患には，胃潰瘍，十二指腸潰瘍，胃がん，胃腺腫，低悪性度胃MALTリンパ腫，特発性血小板減少性紫斑病などがある．治療にはまずPPIにクラリスロマイシンとアモキシシリンを併用する．

問題30 の解答 ▶▶▶ 3
1. × 三類感染症に指定されている．
2. × 志賀赤痢菌の志賀毒素に酷似している．
3. ○ 潜伏期が長いため孤発例では感染源が特定できないことも多い．
4. × HUSは小児，高齢者に多くみられるが腸管出血性大腸菌感染症全体では3～10%程度に留まる．
5. × 特に右側結腸における浮腫による著明な腸管壁の全周性肥厚を伴った粘膜障害が本症に特徴的である．

問題31 の解答 ▶▶▶ 3
化膿性関節炎の早期発見にはMRI，血液検査，関節穿刺が有用である．X線は簡便に行うことができ，他の疾患(骨折や骨腫瘍など)の除外診断のため必要である．骨シンチグラフィは，骨髄炎の診断に有用であるが，化膿性関節炎の診断には必ずしも必要ではなく，また初期検査には適さない．

問題32 の解答 ▶▶▶ 2, 4
STDについては妊娠時の取り扱いについて注意しておく必要がある．母子感染を予防する目的で帝王切開術を選択することが一般的であるものは外陰ヘルペス(新生児ヘルペスがきわめて重篤であるため)とHIV(帝王切開術を行うことで母子感染率を明らかに軽減できる)である．
1. × 分娩後，免疫グロブリン投与とワクチン接種によって感染予防を行う．
2. ○
3. × 母乳感染が中心であるので断乳を考慮する．
4. ○
5. × 胎盤感染が中心であるので妊娠中にペニシリン投与を行う．

問題33 の解答 ▶▶▶ 3, 5
クラミジア性尿道炎の排膿は漿液性で少量であり，治療にはアジスロマイシン，クラリスロマイシン，ミノサイクリンなどを用いる．

問題34 の解答
▶▶▶ 1)性行為，90，劇症，A
HBVの現代の大きな感染経路は性行為感染であるが，肝炎を発症しても90%以上が治癒する．ただし，劇症肝炎に移行する症例もあり，欧米に多いgenotype Aによる感染は，我が国に多いgenotype B，Cよりも慢性化に移行しやすく，HIVとの合併が多い．
▶▶▶ 2)輸血・手術，感染，HCV-RNA，70%
本文を参照のこと．HCVによる性行為感染は少なく，劇症肝炎移行もまれであるが，ワクチンによる予防ができず，感染すると高率に持続感染する．

問題35 の解答 ▶▶▶ 3
カポジ肉腫，活動性結核，ニューモシスチス肺炎，サイトメガロウイルス網膜炎は，ともに我が国で頻度が

高い AIDS 指標疾患である．急性感染期には無菌性髄膜炎の他に，伝染性単核球症様症候群や口腔カンジダ症がよくみられる．

問題 36 の解答 ▶▶▶ ミカファンギン（MCFG）
ミカファンギンはクリプトコックスに活性を示さない．

問題 37 の解答 ▶▶▶ 肺炎球菌
乳児期の化膿性髄膜炎では，インフルエンザ菌，肺炎球菌，髄膜炎菌が 3 大原因菌であるが，この中でグラム陽性菌は肺炎球菌である．

問題 38 の解答 ▶▶▶ 胎児水腫，無形成発作（aplastic crisis）
パルボウイルス B19 は赤血球前駆細胞に感染し減少する．その結果，赤血球系造血能が低下するが，健常者での赤血球寿命は約 120 日であるため，貧血は表面化しない．赤血球系造血能の亢進によってバランスを保っている遺伝性球状赤血球症では，急激な貧血（無形成発作：aplastic crisis）となる．また造血能が亢進している胎児でも貧血から非免疫性胎児水腫となり，その結果，流産や早産となる．

問題 39 の解答 ▶▶▶ 4，6
麻疹は赤みの強い丘疹性紅斑，溶血性レンサ球菌感染症では淡い紅斑を認める．その他は水疱性発疹を形成する疾患である．

問題 40 の解答 ▶▶▶ 熱帯熱マラリア
発症直後に全身状態が保たれていても油断は禁物である．治療開始の遅れは予後に大きく影響する．ガーナ滞在中にハマダラカに刺咬されたとすれば潜伏期も合致する．末梢血塗抹ギムザ染色標本を鏡検し，熱帯熱マラリアの鑑別を必ず行う．

問題 41 の解答 ▶▶▶ 2，5
1. ○ 海外，特に熱帯地方には我が国には蔓延していない感染症が数多くあり，熱帯熱マラリアのように，見逃すと命に関わる感染症も少なくないため，必ず聴取すべきである．人畜共通感染症の可能性を調べるため，動物との接触歴を聴取することは重要である．
2. × 重症感染症の場合は白血球が正常もしくは低値を示すことも多い．
3. ○ 結果が出るまでに時間がかかる欠点がある．このためグラム染色などの塗抹検査によって原因菌を推定し，抗菌薬を投与する必要がある．
4. ○ 初感染の場合は IgM の上昇が認められる．ペア血清は 4 倍以上の抗体価の上昇を有意とする．
5. × 陽性的中率は罹患率に左右される．

問題 42 の解答 ▶▶▶ 好気性
各血液培養ボトルには適量を入れるのが原則である．採血量が十分でない時は，適量以下の血液を好気性および嫌気性ボトルの 2 本に分けて入れるより，好気性ボトルには適量を入れ，残りの血液を嫌気性ボトルへ入れれば，偏性嫌気性菌以外の菌の検出は本来の感度で検出できる．採血量が 1 本分のみの時，嫌気性ボトルへ接種したのでは緑膿菌などの好気性菌や酵母様真菌などが検出しにくくなる．

問題 43 の解答 ▶▶▶ 1，5
抗菌薬は①濃度依存的により強く殺菌作用を発するもの（濃度依存的殺菌性），②濃度よりも菌と抗菌薬の接触時間の長さで殺菌作用が強く現れるもの（時間依存的殺菌性），に区別される．代表的な抗菌薬がどちらに区分されるかを知っておくことは，抗菌薬療法の計画を立てる際に不可欠である．

問題 44 の解答 ▶▶▶ 1，3
抗ウイルス薬があるのは，ヘルペスウイルス科，インフルエンザウイルス，B 型および C 型肝炎ウイルス，HIV ウイルスのみである．そのうち，ヘルペスウイルス科では単純ヘルペス，水痘・帯状疱疹，サイトメガロウイルスに対する抗ウイルス薬がある．

問題 45 の解答 ▶▶▶ フルコナゾール，ホスフルコナゾール
我が国で使用可能なアゾール系薬のうち，フルコナゾール，ホスフルコナゾールのみは *Aspergillus* 属に活性を持たないので，使用には注意を要する．他のアゾール系薬は使用可能である．

問題 46 の解答 ▶▶▶ 麻疹，風疹，ムンプス，水痘，ポリオ，BCG，ロタウイルス，黄熱病

問題の解答

生ワクチンは不活化ワクチンより数が少ないので，こちらを覚える方が簡単である．黄熱病ワクチンは検疫所で実施され，一般の病院では接種しない．

問題47 の解答 ▶▶▶ 1，3

1. ○ 院内感染対策は 3 つの要素のうちの感染経路を遮断するための対策をとることが多い．
2. × ワクチン接種によって特定の原因微生物に対しての宿主感受性を下げることは可能である．
3. ○ 汗を除くすべての湿性物質および粘膜に触れる可能性のある場合は，すべての患者に対して標準予防策をとる必要がある．
4. × 粟粒結核は肺結核と異なり結核菌が排菌されないため，空気感染予防策をとる必要はない．理論的には排菌のない結核には標準予防策を適応する．
5. × 前半は正しい．血液に曝露する可能性がある医療行為を行う場合に標準予防策をとる必要があるが，接触感染予防策は必要ない．

問題48 の解答 ▶▶▶ 四

五類感染症は診断後 7 日以内に届け出ることになっている．ただし，麻疹は五類感染症の全数把握疾患であるが，24 時間以内に届け出る必要がある．

INDEX

和文

あ
アーテミシニン誘導体	246
アウトブレイク	282
亜急性硬化性全脳炎	227
悪性腫瘍	71
足白癬	141
アスペルギルスガラクトマンナン抗原	205
アゾール系	273
アデノウイルス	236
アナプラズマ症	21
アムホテリシン B デオキシコール酸（AMPH-B）	273
アムホテリシン B リポソーム製剤（L-AMB）	273
アメーバ赤痢	160

い
胃アニサキス症	153
易感染性	53
易感染性宿主	56, 60
一次性ワクチン効果不全	41
一般検査	252
イトラコナゾール	274
医療・介護関連肺炎	93
陰性的中率	256
インターフェロン	15
インターフェロン製剤	267
インテグラーゼ阻害薬	200
咽頭炎	76, 213
咽頭結膜炎	236
院内感染	280
院内肺炎	93, 96
院内肺炎の重症度分類	99
インフルエンザ（ウイルス）	77, 237
インフルエンザ（菌）	80

う
ウイルス性食道炎	152
ウエストナイルウイルス	249
ウシ海綿状脳症	36

え
エーリキア	21
壊死性筋膜炎	54, 143, 147
エルトール型コレラ菌	249
エンテロウイルス	235
エンベロープ	10

か
回帰熱	26
回帰発症	15
疥癬	29, 142
外毒素	6
下気道	89
角化型疥癬	29
ガス壊疽	54, 146
ガス産生性感染症	53
かぜ症候群	75, 237
カタル期	227
カテーテル出口部感染	50
化膿性関節炎	168
化膿性骨髄炎	166
化膿性髄膜炎	41
化膿性脊椎炎	167
芽胞	5
カポジ水痘様発疹症	142, 242
カポジ肉腫	196
カルタヘナ議定書	10
カンジダ眼内炎	204
カンジダ症	151, 173, 194, 204
カンジダ食道炎	151
間質性肺炎	60
感受性宿主	280
関節炎	168, 222
間接蛍光抗体法	23
関節結核	169
感染経路	281
感染経路別予防策	282
感染症法	156
感染性ウィンドウ期	198
感染性腸炎	156
感度	256
肝膿瘍	120
カンピロバクター	163

き
気管支炎	89, 215, 238
気管支拡張症	90
気腫性腎盂腎炎	111
気道過敏性の亢進	18
キニーネ	246
キャンディン系	274
急性 HIV 感染症	81, 199
急性咽頭炎	76
急性気管支炎	89
急性喉頭炎（クループ症候群）	76, 86, 237
急性喉頭蓋炎	76, 86
急性腎盂腎炎	111, 223
急性声門下喉頭炎	86
急性単純性膀胱炎	110
急性中耳炎	83
急性副鼻腔炎	83
急性扁桃炎	84
狂犬病ウイルス	247
狂犬病ワクチン	247
胸水貯留	99
恐水発作	247
莢膜	5
胸膜炎	99, 216
莢膜被包菌	57
巨細胞封入体症	233
菌血症	41, 116

く
空気感染	103, 281
空気感染予防策	284
クォンティフェロン（QFT）®	51, 104
クラミジア	17, 81, 172, 178
グラム陰性桿菌	2
グラム陰性菌	2
グラム染色	2, 139
グラム陽性球菌	2
グラム陽性菌	2
クリプトコックスグルクロノキシロマンナン抗原	207
クリプトスポリジウム	162
クループ症候群（急性喉頭炎）	76, 86, 237

け
経験的治療	271
経胎盤移行抗体	40
劇症肝炎	190

INDEX

血液培養	257	細菌性腸炎	219	**す**	
結核	225	細菌性肺炎	96	垂直感染	40
結核腫	131	最高血中濃度	263	水痘	231, 242
結合型ワクチン	277	最小発育阻止濃度	263	水痘・帯状疱疹ウイルス	58
血中濃度曲線下面積	263	サイトメガロウイルス	47, 154, 233	水平感染	13
血糖コントロール	55	サイトメガロウイルス胃炎	154	髄膜刺激徴候	128
原因菌の推定	262	細胞性免疫不全宿主	211	スピロヘータ	26
原因微生物	281	細胞壁	4		
検体採取	257	細胞膜	5	**せ**	
原虫	28	サルマラリア	245	性感染症	171
原発性腹膜炎	122			性器クラミジア	172, 178
		し		性器ヘルペス	175, 179
こ		ジアルジア症	161	成人T細胞白血病	200
抗HIV療法	198, 269	時間依存的殺菌作用	263	成人市中肺炎初期治療	96
抗インフルエンザ薬	269	子宮頸管炎	171	精巣上体炎	112
抗ウイルス薬	267	子宮内膜炎	171	生物学的製剤	46
抗肝炎ウイルス薬	269	持続感染	13	世代時間	258
抗菌薬選択	262	市中感染	280	接合菌門	32
抗菌薬投与期間	265	市中肺炎	93	接合胞子	31
口腔カンジダ症	194	子嚢菌門	32	接触感染	281
膠原病	71	子嚢胞子	31	接触感染予防策	282
抗原不連続変異	16	周期性一側てんかん型放電	135	尖圭コンジローマ	180
抗原連続変異	16	周期性同期性放電	137	全身性エリテマトーデス	124
後天性免疫不全症候群	193	重症敗血症	116	全身性炎症反応症候群	115
喉頭蓋炎	214	修飾麻疹	227	先制攻撃的治療	271
抗ヘルペス薬	267	手指衛生	282	蠕虫	28
抗マラリア薬	245	出血性膀胱炎	111, 237	先天性サイトメガロウイルス（CMV）感染症	233
呼吸	3	上気道	89	先天性風疹症候群	229
個人防護具	282	猩紅熱	241	先天性免疫不全	42
骨結核	169	常染色体優性多発性囊胞腎	50	潜伏感染	14
骨髄炎	166, 222	除菌療法	152	前立腺炎	112
骨盤内炎症性疾患	174	食中毒	162		
骨盤腹膜炎	171	真核微生物	31	**そ**	
古典型コレラ菌	249	新型つつが虫病	22	早期推定治療	271
古典的つつが虫病	22	心原性ショック	125	創処置	145
コレラ	157, 249	人工呼吸器関連肺炎	99		
コレラ菌	249	浸潤性子宮頸がん	196	**た**	
		新生児TSS(toxic shock syndrome)様発疹症	241	第一選択薬無効	265
さ				帯状疱疹	141, 231, 242
サーベイランス	280, 282, 286	新生児髄膜炎	225	耐性	7
細気管支炎	238	新生児敗血症	225	耐性機序	8
細菌性心外膜炎	224	迅速検査法	196	多剤耐性菌	8
細菌性心内膜炎	224	身体所見	252	担子菌門	32
細菌性髄膜炎	212	心タンポナーデ	124	担子胞子	31
細菌性赤痢	157			単純性尿路感染症	108
細菌性腟症	174				

単純ヘルペスウイルス 175, 179, 233
丹毒 140

ち
チフス菌 249
中耳炎 83, 218
腸管出血性大腸菌 158
腸チフス 159, 249
腸チフスワクチン 249
治療の評価 265

つ
通性嫌気性菌 3
つつが虫病 20, 143

て
手足口病 235
定期接種 277
テタノブリン® 148
デングウイルス 248
デング出血熱 248
デング熱 248
伝染性紅斑（りんご病） 230, 241
伝染性単核球症 81, 234
伝染性単核球症様症候群 194
伝染性膿痂疹 140, 220
伝達性海綿状脳症 35
癜風 141

と
同時接種 278
動物咬傷 149
ドキシサイクリン（DOXY） 25
特異度 256
特発性細菌性腹膜炎 122
突発性発疹 232, 241
届出基準 286
届出疾病 287
届出様式 286
トリコモナス腟炎 173

な
内毒素 5
生ワクチン 276
軟部組織感染 145

に
二次性ワクチン効果不全 41
日本紅斑熱 20
日本脳炎 238
ニューキノロン系薬 25
ニューモシスチス肺炎 47, 57, 195
尿道炎 178
尿路感染症 54, 108
尿路結核 113
尿路バイオフィルム感染症 112
任意接種 277

ね
ネッタイシマカ 248
熱帯熱マラリア 245

の
膿胸 100
脳底髄膜炎 131
濃度依存的殺菌作用 263
脳膿瘍 213
脳マラリア 245
ノロウイルス 162, 238

は
肺アスペルギローマ 205
肺炎 47, 57, 60, 93, 195, 215
肺炎球菌 43, 80
肺炎クラミジア 81
肺炎の重症度分類 96
バイオフィルム 49, 112
敗血症 115, 147, 225
敗血症性ショック 116
肺接合菌症 209
梅毒 172, 175, 177
梅毒トレポネーマ 26
肺膿瘍 93
破傷風菌 148
破傷風トキソイド 148
バスキュラーアクセス 50
発酵 3
発熱性好中球減少症 56, 60
ハマダラカ 245
パラチフス 159, 249
パラチフス菌 249
針刺し 284

伴性劣性無ガンマグロブリン血症 42

ひ
非チフス性 *Salmonella* 属 163
非定型肺炎 96
非定型病原体 17, 89
ヒト T 細胞白血病ウイルス I 型 200
ヒトスジシマカ 248
ヒトパピローマウイルス 180
ヒトパルボウイルス B19 230
ヒト免疫不全ウイルス 193
鼻脳型接合菌症 210
皮膚糸状菌症 34
ヒプノゾイト 247
飛沫核感染 103
飛沫感染 281
飛沫感染予防策 283
びまん性汎細気管支炎 90
病原体検査 253
病原体の管理 287
標準予防策 282
標的治療 271
病歴の聴取 252
日和見感染 46, 60, 96, 280
ピリミジン系 273
ピンポン感染 172

ふ
風疹 241
不活化ワクチン 276
複雑性尿路感染症 108
副腎皮質ステロイド 46, 118
副鼻腔炎 83, 218
腹膜炎 50, 121, 171
服薬アドヒアランス 200
不顕性感染 18
ブドウ球菌性熱傷様皮膚症候群 220, 242
プラスミド 7
フラビウイルス 248
プリオン 35
フルコナゾール 273
ブレイクスルー感染症 210
プロカルシトニン 253

INDEX

へ
ヘルパンギーナ	235
偏性嫌気性菌	3
偏性好気性菌	3
扁桃炎	76, 84, 213
扁桃周囲膿瘍	85

ほ
蜂窩織炎	140, 221
膀胱炎	110, 223, 237
房室ブロック	125
墨汁染色	133, 208
母子感染	202
ホスフルコナゾール	273
ポリオ	235
ボリコナゾール	274

ま
マイコプラズマ	17, 81
マクロライド療法	92
麻疹	227, 241
マダニ	24
マラリア	245
慢性壊死性アスペルギルス症	205
慢性下気道感染症	90
慢性活動性 Epstein-Barr ウイルス（EBV）感染症	234
慢性気管支炎	89
慢性腎臓病	49
慢性肉芽腫症	42
慢性肺アスペルギルス症	205
慢性副鼻腔炎	84
慢性閉塞性肺疾患	90

み・む
ミカファンギン	274
三日熱マラリア	245
ミノサイクリン（MINO）	25
無菌性髄膜炎	194

め
メフロキン	246
免疫ペルオキシダーゼ法	23

ゆ
有害事象	278

輸入感染症	244
輸入真菌症	34

よ
溶血性レンサ球菌感染症	79, 241
陽性的中率	256
幼虫移行症	29
四日熱マラリア	245
予防投与	271

ら・り・ろ
卵形マラリア	245
リケッチア	20
流行性角結膜炎	236
流行性筋痛症	236
流行性耳下腺炎	234
淋菌感染症	175, 178
リンパ節炎	221
ロタウイルス	238

わ
ワクチン接種の目的	276

欧文

A
A 型肝炎	182
A 群溶血性レンサ球菌	79
ADA（adenosine deaminase）	101
AIDS（acquired immunodeficiency syndrome）	193
aplastic crisis	230
ART（antiretroviral therapy）	198
Aspergillus 属	33
atovaquone / proguanil	247
AUC	263

B
B 型肝炎	183
bacterial translocation	60
basal meningitis	131
Borrelia 属	26
BSE（bovine spongiform encephalopathy）	36

C
C 型肝炎	186
C. albicans	203
Candida 属	33, 203
CCR5 指向性	200
C_{max}	263
compromised host	56, 60
Creutzfeldt-Jakob 病	36
CRP	253
Cryptococcus neoformans	33, 207
CT-halo sign	205

D・E
D 型肝炎	189
de novo 急性 B 型肝炎	57, 61
E 型肝炎	189

F
Fitz-Hugh-Curtis 症候群	173
FN（febrile neutropenia）	56, 60
fulminant hepatitis	190

H
HBV genotype	185
HBV マーカー	186
Helicobacter pylori	152, 219
HHV-6（human herpesvirus 6）脳炎	64
HIV（human immunodeficiency virus）	81, 193, 269, 269
HIV-1-p24 抗原	196
HIV-RNA 定量法	197
HTLV-1（human T-cell leukemia virus type I）	200
HTLV-1 関連脊髄症	200
HTLV-1 関連ブドウ膜炎	201
HTLV-1 キャリア	201

I
IFA	23
IP	23

J
Janeway 発疹	125
jolt accentuation	128

K
Koplik 斑	227
kuru 病	35

L
Leptospira 属	27
liver abscess	120
Lyme 病	26

M
MAC（*Mycobacterium avium* complex）	106
MIA（malnutrition-inflammation-atherosclerosis）	49
MIC（minimum inhibitory concentration）	263
Miller and Jones の分類	258
MUC5AC 産生	18

N
non-albicans *Candida*	204
NTED	241

O
Orientia tsutsugamushi	22
Osler 結節	125

P
PCP（pneumocystis pneumonia）	57
peritonitis	121
PID（pelvic inflammatory diseases）	174
PK-PD 理論	263
PLED（periodic lateralized epileptiform discharge）	135
primaquine	247
primary peritonitis	122
primary vaccine failure	41
PSD（periodic synchronous discharge）	137
PTLD（post-transplant lymphoproliferative disorder）	65

R
Ramsay-Hunt 症候群	232
Rickettsia japonica	21
Roth 斑	125
RS ウイルス	238

S
Sabouraud 培地	133
SBP（spontaneous bacterial peritonitis）	122
scrapie	35
secondary vaccine failure	41
SIRS（systemic inflammatory response syndrome）	115
SLE（systemic lupus erythematosus）	124
SSSS（staphylococcal scalded skin syndrome）	220, 242
Surviving Sepsis Campaign Guideline	118

T・V・W
time above MIC	264
TORCH	40
Tzanck test	139
VZV（varicella-zoster-virus）	58
Weil-Felix 反応	23

ギリシャ文字
β-D-グルカン	51, 253

・本書の複製権・翻訳権・上映権・譲渡権・公衆送信権（送信可能化権を含む）は株式会社診断と治療社が保有します．

・JCOPY 〈(社)出版者著作権管理機構 委託出版物〉
本書の無断複写は著作権法上での例外を除き禁じられています．
複写される場合は，そのつど事前に，(社)出版者著作権管理機構
（電話 03-3513-6969，FAX03-3513-6979，e-mail：info@jcopy.or.jp）
の許諾を得てください．

診療に役立つ学べる 感染症
―カラーイラストレイティッド―

ISBN978-4-7878-1919-2

2012年2月6日　初版第1刷発行

編　集	寺田喜平(責任編集)，松島敏春，二木芳人，尾内一信
発　行　者	藤実彰一
発　行　所	株式会社　診断と治療社
	〒100-0014　東京都千代田区永田町 2-14-2　山王グランドビル4階
	TEL：03-3580-2750(編集)　03-3580-2770(営業)
	FAX：03-3580-2776
	E-mail：hen@shindan.co.jp(編集)
	eigyobu@shindan.co.jp(営業)
	URL：http://www.shindan.co.jp/
	振替：00170-9-30203
表紙デザイン	株式会社　ジェイアイ
本文イラスト	有限会社　イオジン　小牧良次
印刷・製本	株式会社　加藤文明社

©Kihei TERADA, 2012. Printed in Japan.　　　　　　　　　　　　　［検印省略］
乱丁・落丁の場合はお取り替えいたします．